U0237479

胸外科手术麻醉
经典病例解析

ANESTHESIA FOR THORACIC SURGERY

CLASSIC CASE ANALYSIS

主　审　邓小明

主　编　李文志　杨万超

人民卫生出版社

·北　京·

版权所有，侵权必究！

图书在版编目（CIP）数据

胸外科手术麻醉经典病例解析/李文志，杨万超主编. —北京：人民卫生出版社，2021.7

ISBN 978-7-117-31692-7

Ⅰ.①胸…　Ⅱ.①李…②杨…　Ⅲ.①胸部外科手术-麻醉学　Ⅳ.①R655②R614

中国版本图书馆 CIP 数据核字（2021）第 098313 号

人卫智网　**www.ipmph.com**	医学教育、学术、考试、健康，购书智慧智能综合服务平台
人卫官网　**www.pmph.com**	人卫官方资讯发布平台

胸外科手术麻醉经典病例解析
Xiongwaike Shoushu Mazui Jingdian Bingli Jiexi

主　　编：李文志　杨万超
出版发行：人民卫生出版社（中继线 010-59780011）
地　　址：北京市朝阳区潘家园南里 19 号
邮　　编：100021
E - mail：pmph @ pmph.com
购书热线：010-59787592　010-59787584　010-65264830
印　　刷：人卫印务（北京）有限公司
经　　销：新华书店
开　　本：787×1092　1/16　印张：21
字　　数：524 千字
版　　次：2021 年 7 月第 1 版
印　　次：2021 年 7 月第 1 次印刷
标准书号：ISBN 978-7-117-31692-7
定　　价：149.00 元

打击盗版举报电话：**010-59787491**　E-mail：**WQ @ pmph.com**
质量问题联系电话：**010-59787234**　E-mail：**zhiliang @ pmph.com**

编委会名单

主　　审　邓小明　中国人民解放军海军军医大学第一附属医院

主　　编　李文志　哈尔滨医科大学附属第二医院
　　　　　杨万超　哈尔滨医科大学附属第二医院

副 主 编　王秋实　哈尔滨医科大学附属第二医院
　　　　　于　巍　哈尔滨医科大学附属第四医院
　　　　　谭宏宇　北京大学肿瘤医院
　　　　　徐美英　上海市胸科医院
　　　　　王　锷　中南大学湘雅医院

编　　委（以姓氏汉语拼音为序）

丁　超　哈尔滨医科大学附属第二医院　　　　谭宏宇　北京大学肿瘤医院
丁　蕾　北京大学肿瘤医院　　　　　　　　　王　锷　中南大学湘雅医院
代小奇　哈尔滨医科大学附属第二医院　　　　王　楠　哈尔滨医科大学附属第二医院
段　彬　中南大学湘雅医院　　　　　　　　　王　琦　哈尔滨医科大学附属第二医院
高　伟　哈尔滨医科大学附属第二医院　　　　王　杨　哈尔滨医科大学附属第一医院
顾广英　哈尔滨医科大学附属肿瘤医院　　　　王红蕾　哈尔滨医科大学附属第二医院
侯武刚　中国人民解放军空军军医大学　　　　王秋实　哈尔滨医科大学附属第二医院
　　　　第一附属医院　　　　　　　　　　　谢克亮　天津医科大学总医院
姜　涛　哈尔滨医科大学附属第二医院　　　　徐美英　上海市胸科医院
姜陆洋　北京大学人民医院　　　　　　　　　徐　杨　哈尔滨医科大学附属肿瘤医院
李　凯　吉林大学中日联谊医院　　　　　　　闫宇博　哈尔滨医科大学附属肿瘤医院
李晶媛　哈尔滨医科大学附属第二医院　　　　杨万超　哈尔滨医科大学附属第二医院
李文志　哈尔滨医科大学附属第二医院　　　　于　巍　哈尔滨医科大学附属第四医院
刘　晶　哈尔滨医科大学附属第二医院　　　　张　炜　哈尔滨医科大学附属第四医院
罗　娟　哈尔滨医科大学附属第二医院　　　　张丽娟　哈尔滨医科大学附属第二医院
潘　鹏　哈尔滨医科大学附属第二医院　　　　张学忠　哈尔滨医科大学附属第二医院
覃　罡　中南大学湘雅医院　　　　　　　　　赵　欣　首都医科大学附属北京儿童
邱郁薇　上海市胸科医院　　　　　　　　　　　　　　医院
任宪凤　中日友好医院

编写秘书　罗　娟　哈尔滨医科大学附属第二医院

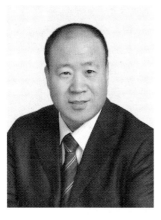

李文志，哈尔滨医科大学附属第二医院麻醉科主任、主任医师、教授、博士研究生导师。黑龙江省"龙江学者"特聘教授、卫生部有突出贡献中青年专家、黑龙江省名医，享受国务院政府特殊津贴。现任中国高等教育学会医学教育专业委员会麻醉学教育研究会副理事长、黑龙江省医学会麻醉学分会主任委员、黑龙江省麻醉科医疗质量控制中心主任、黑龙江省麻醉专科联盟主席、国家卫生健康委能力建设和继续教育麻醉学专家委员会副主任委员、国家心血管病专家委员会麻醉专业委员会常务委员。《中华麻醉学杂志》顾问、《临床麻醉学杂志》常务编委、《国际麻醉学与复苏杂志》副总编辑。

从事麻醉学临床、教学、科研工作至今 37 年，获得黑龙江省十大杰出青年、省优秀教师、省优秀研究生指导教师、省教学名师等称号。2015 年荣获第二届"中国杰出麻醉医师"荣誉称号。

主编、主讲的《危重病医学》课程为国家级精品课程、国家资源共享课程等，麻醉学本科专业获批国家一流专业建设点。主要从事围手术期多器官功能保护的研究，近年来在国际国内专业杂志上发表论文 269 篇，其中 SCI 收录 62 篇。参与编写教材 15 部，其中主编、副主编 10 部；参与出版著作 25 部，其中主编、副主编 13 部。主持国家自然科学基金面上项目 5 项，目前在研 1 项，以第一完成人身份获教育部科学技术进步二等奖 1 项、黑龙江省科学技术进步二等奖 1 项。

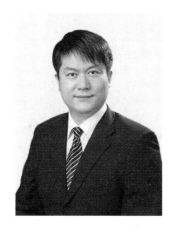

杨万超，哈尔滨医科大学附属第二医院麻醉科党支部书记、主任医师、教授、硕士研究生导师。现任黑龙江省医师协会麻醉青年专业委员会副主任委员，黑龙江省医学会麻醉学专科分会青年委员会党支部书记，中俄医科大学联盟疼痛学术委员会青年委员，黑龙江省医师协会加速康复外科委员会委员，中国研究型医院学会麻醉学专业委员会委员，中国心胸血管麻醉学非心脏手术分会委员。《临床麻醉学杂志》青年编委。

从事麻醉学临床、教学、科研工作至今 10 余年。获得原卫生部医院管理研究所中国初级创伤救治（PTC）培训项目优秀教师称号。培养毕业硕士研究生 6 名，在读硕士研究生 8 名。主要从事围手术期多器官功能保护的研究，近年来在国际国内专业杂志上发表论文 29 篇，其中 SCI 收录 19 篇。参编著作 2 部。主持国家自然科学基金项目 1 项，省厅级课题 10 项。

　　胸外科自出现以来发展迅速,特别是近几年电视胸腔镜技术和机器人辅助手术的兴起,更是给胸外科带来了质的飞跃。胸外科麻醉在促进胸外科发展的诸多因素中占有重要地位。该书从临床实际出发,以疾病种类为导向,对胸外科手术中涉及的基本理论、临床实践问题及特殊病人的麻醉要点进行了系统的阐述。该书结合手术处理原则,清晰而准确地介绍了胸外科围手术期麻醉管理的精髓,并对特殊病例进行了针对性的分析讲解,简明扼要,图文并茂,相信对从事胸外科麻醉的专业人员提高围手术期管理会有很大帮助。

　　参与编撰《胸外科手术麻醉经典病例解析》的作者,均为中青年麻醉学专家,知识渊博,基础扎实,有丰富的胸外科麻醉临床管理经验,在编撰内容上,突出重点,结合临床病例进行分析,切实提高麻醉科医师的术前评估和准备,术中监护和管理,术后快速康复等方面的能力。尤其值得注意的是:该书的写作模式是一种创新,即以病例为中心,以问题为导向,科学、准确、细致地回答了临床一线遇到的实际问题,并从问题中延伸出相关的基础理论和临床研究进展。该书的优点在于将麻醉基础理论研究与临床医学紧密结合,因此,它不仅对从事胸外科手术麻醉的临床医师有很大的参考价值,而且对于研究生、住院医师及专科医师的规范化培训都是一本很实用的参考书。

　　由书写到出版,我感受到我国不仅有李文志教授等中流砥柱,更有麻醉界后继者的奋进与奋斗精神,希望通过大家的共同努力,能够得到广大同道的关注与指正,使胸外科麻醉的管理日臻完善。

徐州医科大学终身教授

2020 年 6 月 18 日

胸外科手术麻醉一直是国内外麻醉学研究的热点领域之一,在这一领域的研究虽然不断地深入,但在基础研究和临床应用方面还存在许多有待解决的问题。当前很多教材或参考书对胸科手术麻醉都有一些描述,但没有非常理想的书籍系统全面地讲解如何做好胸外科手术麻醉,如何在围手术期做好肺功能保护。为此,我们组织了几十名专家和学者编写了这本书,他们在胸外科手术麻醉方面积累了十几年甚至二十几年的经验,具有丰富的研究成果。期望通过本文的研究,能够给读者在胸外科手术麻醉的基础研究和临床应用方面一些启示,并将胸外科手术麻醉提高到一个新的水平。

根据《孙子兵法》的说法,善守者,藏于九地之下;善攻者,动于九天之上;所以可以自保而全胜。围手术期麻醉管理也是如此,"守"患者生命体征平稳,内环境稳定;"攻"疾病本身,手术操作,以及术前合并症等都会对机体产生不良影响。只有做到"知己知彼",才能"百战不殆"。

外科手术与麻醉的关系是相辅相成的,相互制约的。外科手术技术的发展,要求麻醉方法不断改进,而麻醉技术的改进,又推动了更多外科手术的发展。所以,要做好手术麻醉,首先要了解手术过程。因此,本书的第一章详细说明了胸外科手术中常见的疾病和手术方式。在充分了解手术种类、手术方式、手术需求及对机体影响的基础上,才能更细致地进行围手术期麻醉管理。

围手术期的麻醉管理离不开气道解剖、术前的评估和术中的管理,这是与气道解剖知识和呼吸生理学密切相关的。呼吸系统、循环系统的管理在围手术期麻醉管理中占有重要地位。胸外科手术的特殊之处在于单肺通气,无论呼吸系统还是循环系统功能都会受到严重影响,因此,本书以一章讲解胸外科手术的容量管理和循环监控。

编写此书是为了规范胸外科围手术期麻醉管理,这就要求书中所讲的内容要有一定的覆盖面,而且要循序渐进,所以内容既不追求深度,也限制了篇幅。本书就是从这个角度出发,在第四章中选择了十多个常见而又特殊的案例,对知识点逐一讲解,力求攻守兼备。

胸外科手术后疼痛问题一直是困扰临床工作者的难题,该书详细讲解了最常用的术后镇痛方法,结合大量图片资源,有助于解决了围手术期疼痛管理的问题,提高病人满意度和舒适度。

我们团队一直致力于围手术期肺功能保护的研究。本书的最后一章,结合最新研究进展,分别从术前、术中、术后风险因素及治疗策略三个方面进行了阐述,希望对读者的临床工作有所帮助,为科研探索提供新的思路。

　　真诚地希望每一位临床麻醉医师读完此书后,再面对胸外科手术麻醉时,能够做到守必固,攻必克,务求万无一失!与此同时,在科技和医学的飞速发展面前,我总感觉自己才疏学浅,书中存在的疏漏或不当之处希望得到您的批评与斧正,以便重印时参考和改正。

李文志　杨万超

2020 年 6 月于哈尔滨

第一章 胸外科手术类型及手术方式

第一节 肺实质占位性病变

肺部实质占位是指肺组织占位性病变,主要表现为肺部肿瘤和肺部某些良性病变。肺肿瘤包括原发性和转移性肿瘤。原发肿瘤多为恶性肿瘤,以肺癌最为常见。肺部转移性肿瘤大部分是由其他组织、器官的恶性肿瘤血行转移到肺部。世界范围内肺癌病死率较高,居恶性肿瘤之首。其发病原因尚未完全明确,但长期大量吸烟是肺癌发病的主要危险因素。肺癌中肺腺癌的发病率明显增加,并且已经超越肺鳞状细胞癌(简称肺鳞癌)成为肺癌最常见的组织学类型。女性患者多发,且发病年龄较小。血行转移有时在早期发生,淋巴转移发生较晚。肺鳞癌多好发于50岁以上中老年男性,与吸烟关系密切,一般先经淋巴转移,后血行转移。其临床表现较复杂,多与肿瘤的部位、大小、病理类型、是否侵犯邻近器官及有无转移等有关,而早期肺癌,特别是周围型肺癌,往往没有任何症状。肺良性肿瘤不常见,可见于肺实质、支气管或脏层胸膜。良性肿瘤主要有肺囊肿、肺脓肿、炎性假瘤、错构瘤、硬化性血管瘤、支气管平滑肌瘤、肺脂肪瘤和良性透明细胞瘤等。肺结核灶钙化、真菌球、肺包虫囊肿、肺阿米巴病等也常表现为肺实质占位。胸部 CT 是首选的辅助诊断。对于肺癌来说,尤其是小细胞肺癌,手术治疗是获得长期生存的最重要手段,良性肿瘤也是进行手术的绝对适应证,所以手术对于肺实质占位性病变的治疗具有重要意义。伴随着科技进步和医疗水平提高,胸腔镜技术无疑给胸外科手术带来了质的飞跃。由胸腔镜辅助下小切口到经典的三孔法,再逐步发展为双孔法,再到单孔胸腔镜下微创手术,对患者术后的康复有很大的帮助。

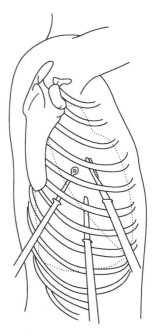

(一)常用手术切口

1. 胸腔镜手术切口(video-assisted thoracic surgery,VATS)

(1)经典三孔法(图 1-1-1):切口设计常常根据患者的身高、体重和膈肌高度的不同而改变。一般选用腋中线 6~8 肋间长 1~2cm 的切口作为胸腔镜观察孔,应避免位置过低,以免损伤膈肌和腹腔器官。主要手术孔一般选择在腋前方与锁骨中线之间的第 3~5 肋间,切口长度取决于切除标本的大小,是否有胸腔粘连。副手术孔一般选择在肩胛下角和腋后线之间的第 7、8 肋间,取 1~2cm 作为辅助切口。无需肋骨撑开器,在条件允许的情况下,可采用切口保护套,以减少肋间血

图 1-1-1 经典三孔法

管和神经的损伤,从而降低在切口处种植肿瘤的风险,并便于手术器械进出操作。切断皮肤及皮下组织,止血钳钝性切断肋间肌肉,置入防护套内。做切口时,应嘱咐麻醉科医师保持健侧肺行单肺通气,患侧肺萎陷时应避免手术器械进入胸腔对膨胀肺造成伤害。

（2）双孔法（单操作孔）:切口位置根据患者的病灶位置和手术目的而定,一般手术孔选择在腋前方与锁骨中线之间的第4或5肋间,一般以刚好穿过切口的标本为宜。胸腔镜观察孔通常选在腋中线第7或第8肋间。切口及注意事项同三孔法。

（3）单孔法（图1-1-2）:切口的位置和大小可以根据手术的具体要求和操作的灵活性而有

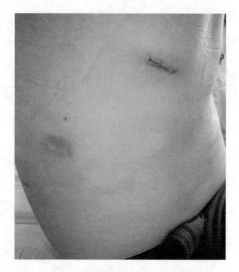

图 1-1-2   单孔法切口

所改变,一般选择腋前线和锁骨中线之间第4~6肋间。进胸腔时同样应当嘱咐麻醉科医师配合单肺通气。

2. 后外侧切口（图1-1-3）   是外科手术中最常见的一种手术切口,它能很好地暴露手术部位,提供良好的手术视野。最常选用的后外侧切口是经第4~7肋间入胸。根据损伤部位的不同,可以选择不同的肋间手术,原则上第3~10肋间可以进入胸腔。切面呈弧形,沿着背部肩胛骨内侧缘和脊柱中间线,在平肩胛冈间下方绕过肩胛下角,向外延伸到腋部。通过皮肤、皮下组织,到达的第一层肌肉是斜方肌和背阔肌,第二层是菱形肌和前锯肌。一般选择在听诊器三角区切开,因为该区域组织较薄,血管较少,容易与胸壁分离。识别胸腔内肋间,沿着肋骨方向切开背阔肌和前锯肌,然后向后切开斜方肌和菱形肌进入胸腔。

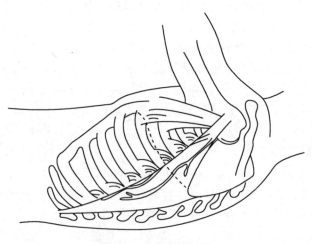

图 1-1-3   后外侧切口

3. 前外侧切口（图1-1-4）   其优点在于切口较小,此处肌肉较少,组织损伤较轻,易于快速进入胸腔。通常选择第4、5肋间入胸。在已选择的肋间作一弧形切口,乳房向上绕过腋下。将第4或第5肋骨缝隙内的皮肤、皮下组织、胸大肌、胸小肌和部分前锯肌切除。在切开胸骨缘肋间隙时,注意不要损伤胸廓内动静脉。

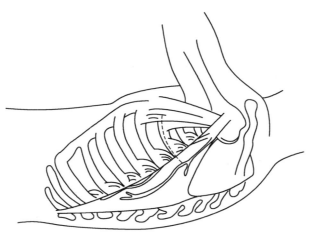

图 1-1-4　前外侧切口

4. 腋下切口（图 1-1-5）　这一类型手术具有隐蔽性强，对上肢功能损伤小，切口疼痛轻等优点。常用于较简单的肺叶切除、全肺切除以及开胸活检术。

（二）手术体位

一般采用健侧卧位、折刀位（图 1-1-6）。

摆体位注意事项：患者取健侧 90°卧位，头部固定枕头支撑，注意保证耳廓和眼睛不受压。维持胸椎与颈椎处于同一轴心，避免颈椎过度侧弯，健侧腋窝适当垫高，使肋骨间隙增宽，避免腋动脉和臂丛神经受压。双上肢前伸放于支架上，固定可靠，保持肩肘关节 90°以下的角度，肘部垫上垫子，以防压迫尺神经。臀部下方放置一软垫，臀部前后用软垫或沙袋支撑，避免外阴受压。使用宽大的约束带穿过患者的髋部，保持患者侧卧位在手术床上，注意避免压迫坐骨神经。腿部用软垫隔开，避免对腓神经的压迫，术侧下肢伸直，健侧下肢屈曲，有利于稳定。踝关节放置软垫防止压迫。

（三）手术种类

1. 肺楔形切除　这是一种非解剖型部分肺切除。适合病灶位于肺周围三分之一肺野的患者。

2. 肺段切除　这是对解剖学上肺叶的部分切除。与肺楔形切除相比，肺段切除能在保证充分切缘的基础上保持残留肺的良好形态，清除段间淋巴结，减少恶性病变的局部复发。特别是对某些病位较深的肺

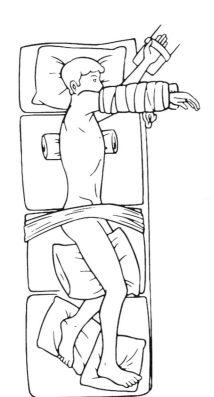

图 1-1-5　腋下切口

楔形切除术患者，肺段切除更具优势。与肺叶切除相比，肺段切除能最大限度地保留正常肺组织，能起到肺功能保护作用。现在建议早期肺癌的患者行肺段切除。若病位距肺门较近，无法保证充分切缘，病灶恶性程度较高，且高度怀疑有淋巴结转移者则禁用肺段切除术。

3. 肺叶切除　这是一种解剖学上的整个肺叶切除。肺叶切除术是最常见的手术方式，

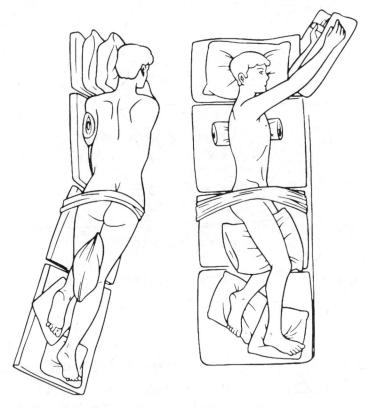

图 1-1-6　手术体位

它的成功与否,取决于肺解剖知识的掌握程度,肺内动静脉与支气管的关系是手术成功与否的关键。各种类型的肺叶切除手术基本上都可以通过胸腔后外侧切口完成。而在一般情况下,右肺中叶切除可以采用前外侧切口。在肺叶切除手术中,可以根据患者术中的具体情况决定肺动、静脉和支气管的切断顺序,一般先切断肺静脉、肺动脉,最后切断支气管的顺序来完成肺叶切除。对于肺脓肿、支气管扩张、大咯血患者可先行支气管离断,再行肺动静脉处理。

4. 全肺切除　全肺切除术是指左、右肺全部切除。其主要适应证为中央型肺癌、肺叶间裂或肺门主干血管伴有较大肺肿瘤、肺转移癌、某些良性病变、肺部炎症(如肺结核和真菌感染)、创伤和某些先天性肺病。全肺切除术后并发症发生率和病死率较高,只有在病灶累及范围较大且袖状肺叶切除(见本章第二节)难以完成时,才考虑进行全肺切除。术中首先要确定胸壁层有无种植转移结节,胸腔有无可转移的胸腔积液等,详细探查肺门情况,包括肿瘤的位置、大小、肺门是否固定、有无侵犯等。

5. 随着人工智能技术的发展和医疗保健水平的提高,出现了机器人辅助外科手术,并逐渐得到推广。

(四)手术基本程序

1. 肺叶切除、淋巴结清扫术(胸腔镜手术切口)、全开胸以及介于两者之间的开胸条件均可进行肺叶切除、淋巴结清扫和肺叶部分切除术。本文主要以右肺上叶切除术为例对相关内容进行阐述。患者全身麻醉后置入双腔支气管插管,左侧卧位,常规区消毒,铺无菌巾。于右侧第 5 肋间后外侧切开,皮肤、皮下组织和肌肉逐层分开进入胸腔。经检查胸腔无明显粘连和积液,确认无转移后,探查右肺叶肿物,明确肿物位置。引导右肺上叶向后、下方向拉扯,在肺门处打开纵隔胸膜,解剖肺门,显露上叶静脉,直至获得足够的距离使闭合的血管离断,如见淋巴结可一并清除。用线切割闭合器处理叶间裂,如果叶间裂发育良好,可以用电刀直接切开,切开时可看到叶间淋巴结并同时清除。向右肺上叶动脉显露并游离,用血管闭合器闭合离断。左肺上叶向前牵拉,切开纵隔胸膜,在肺门后方可见右肺上叶支气管,将上叶周围淋巴结游离并清扫干净,用线性闭合器闭合右肺上叶支气管,并嘱麻醉科医师吸痰、膨肺,确认无误后行肺分离。残端消毒,并将右肺上叶组织清除。分离肺下韧带,并清除其淋巴组织。冲洗胸腔,确认支气管残端无漏气及活动性出血,留置胸腔闭式引流管,清点器械、纱布无误后,逐层关胸,术毕。

2. 胸腔镜下肺叶切除、淋巴结清扫术　以右肺下叶切除为例,采用胸腔镜肺叶切除,淋巴结清扫。全身麻醉后行双腔支气管插管,患者左卧,常规区消毒,铺无菌巾。用右腋中线第7肋间切口作胸腔镜观察孔,观察胸腔有无明显粘连和积液。在第4肋间腋前部与锁骨中线间作手术孔。切开胸腔,观察胸膜光滑度,见右肺下叶肿块。开放叶间裂,用腔镜直线式切开闭合器依次闭合右肺下叶静脉、右肺下叶背和基底段动脉及右肺下叶支气管,并清除2、4、7、9、10、11组淋巴结(表1-1-1)。证实支气管、血管残端和肺组织无漏气、出血等情况发生,冲洗胸腔,留置胸腔引流管,逐层关胸,术毕。

表 1-1-1　肺癌纵隔淋巴结分组

上纵隔淋巴结	第1组	最高纵隔淋巴结	位于左无名静脉上缘水平线以上的淋巴结
	第2组	上气管旁淋巴结	在主动脉弓上缘水平与第一组淋巴结下缘之间的淋巴结
	第3组	血管前和气管后淋巴结	3A和3P组,位于中线的淋巴结归为同侧淋巴结
	第4组	下气管旁淋巴结	在气管中线一侧、主动脉弓上缘切线水平与上叶支气管上缘处穿过主支气管的延长线之间包含在纵隔胸膜内的淋巴结,右侧包括奇静脉淋巴结,左侧以动脉韧带为界
主动脉淋巴结	第5组	主动脉下淋巴结	位于动脉韧带与左肺动脉第一分支间且包含在纵隔胸膜内的淋巴结
	第6组	主动脉旁淋巴结	位于升主动脉与主动脉弓或者无名静脉前方及一侧且又在主动脉弓上缘切线水平以下的淋巴结
下纵隔淋巴结	第7组	隆突下淋巴结	位于隆突下,不包括位于肺内动脉或者支气管周围的淋巴结
	第8组	食管旁淋巴结	位于中线一侧隆突水平以下附于食管旁的淋巴结,不包括隆突下淋巴结
	第9组	肺下韧带淋巴结	位于肺下韧带内,包括肺下静脉后方与低位的淋巴结
N1淋巴结	第10组	肺门淋巴结	位于肺门处,在纵隔胸膜反折远侧最接近肺叶的淋巴结
	第11组	叶间淋巴结	位于两肺叶之间的淋巴结
	第12组	叶淋巴结	附着于叶支气管远侧的淋巴结
	第13组	段淋巴结	附着于段支气管的淋巴结
	第14组	亚段淋巴结	位于亚段支气管周围的淋巴结

3. 全肺切除术　以左肺切除为例。全身麻醉后行双腔支气管插管,患者右侧卧位,常规区域消毒,铺无菌巾。于左侧第4或5肋间后外侧切开,将肌肉逐层分离入胸腔。仔细探查胸腔,特别是肺门。牵拉左侧肺叶,显露肺下韧带,自下而上切开至肺下静脉下缘,同时清除肺下韧带上的淋巴结,分离肺下静脉。牵拉左肺上叶,在左肺门前、膈神经后切开纵隔胸膜,显露并分离出上叶肺静脉。打开左肺门上的纵隔胸膜,显露左肺动脉主干并分离出来。这时,麻醉科医师需要注意肺动脉主干血流阻塞时,患者的心率、血压及血氧饱和度的变化。确定患者是否能耐受左全肺切除,胸外科医师采用血管闭合器依次关闭肺内动静脉,使之闭合分离。牵拉左肺叶上下叶,暴露并游离左主支气管,沿左主支气管4、5、6、7、10组淋巴结清扫,用气管闭合器封闭左主支气管,间断缝合加固支气管残端,冲洗胸腔,确认左主支气管残端无漏气,可游离心包外脂肪组织对左主支气管残端进行包埋。彻底止血,留置胸腔引流管,清点器械,纱布无误后,逐层关闭胸腔,术毕。

（五）手术注意事项

肺切除术中处理支气管时,用吻合器夹闭,嘱麻醉科医师吸痰、膨肺,再次确认是否正确离断目标肺叶支气管。离断支气管后进行"试水"试验,即在胸腔内注入少量温生理盐水,并嘱麻醉科医师吸痰、膨肺,观察支气管断端是否有气泡冒出,以判断其完整性。夹闭左肺动脉主干根部阻断肺动脉血流时,密切观察患者的血压、心率和血氧饱和度是否有明显波动。手术后患者在恢复平卧位时,要注意是否有纵隔移位、心脏疝(全肺切除术心包有损伤者)等并发症。

（王秋实　闫宇博　编写　杨万超　审校　吴立波　制图）

第二节　气管肿瘤

在组织学上,气管肿瘤与肺及主支气管肿瘤相似,且发病率较低,而气管恶性肿瘤以鳞状细胞癌、腺样囊性癌为多见。与恶性肿瘤相比,气管内良性肿瘤更罕见,主要表现为软骨瘤、错构瘤、乳头状瘤、纤维瘤和血管瘤。气管肿瘤患者最常见的临床表现为运动性呼吸困难和劳累性气促,部分患者还会出现咯血,其中以鳞状细胞癌最为常见。支气管镜检查对于诊断和临床评价气管肿瘤是必要的,但组织切片检查有一定的潜在危险性。气管肿瘤能否全部切除并完成气管重建是决定患者预后的重要因素。

（一）气管肿瘤可实施袖状切除的病变部位（图1-2-1）

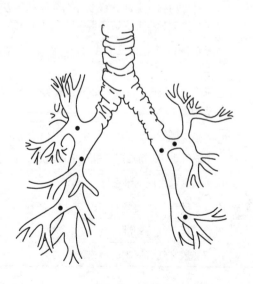

图1-2-1　可施行袖状切除的病变部位（黑点标记处）

（二）手术切口与体位

手术切口及体位可参考第一节肺实质占位性病变部分相关内容。

（三）手术方式及基本过程

支气管成形术实际上是一个综合术语，其目的是在保证足够切缘距离的前提下，尽可能地保留正常肺组织。相对于全肺切除，支气管成形术能有效避免全肺切除，术后并发症发生率、死亡率和长期生存均有明显改善，大大提高了患者术后生存质量。严格意义上说，支气管袖状切除术不包括肺实质，适用于单纯气管肿瘤，且能保证足够的切缘距离。但是一般习惯将其与袖状肺叶切除术同用。

1. 袖状肺叶切除术　即肺叶及主支气管袖状切除，并将残余支气管吻合。将肿瘤远、近端分别离断正常支气管，证实残端切缘阴性后，行气管断端吻合。在无法行支气管侧壁成形术或支气管侧壁成形术不能保证肿瘤完全切除的情况下，可采用此方法进行支气管侧壁切除。用袖状肺上叶切除术（图 1-2-2）举例说明其基本过程。全身麻醉下行双腔支气管插管后，患者行左侧卧位，术区常规消毒，铺无菌巾。采用第 4、5 肋间后外侧切开，分层入胸。经胸腔探查，证实右肺中叶、胸膜无肿瘤转移灶，肺血管完整，经支气管探查，肿瘤位于右肺中叶上叶支气管起始部。割断肺下韧带，从下向上将肺下静脉分离。把右肺上叶向后牵拉，在肺门前，膈神经后部，打开纵隔胸膜，以血管闭合器的方式，游离并暴露上叶肺静脉离断。处理叶间裂后，牵拉右肺上叶，将其向后拖出，游离并结扎右肺动脉，用血管闭合器切断。在右肺门后方游离出右肺上叶支气管、右肺中间干支气管和右主支气管，并分别以缝线作牵引，按预定切线在中间干支气管标线的近端切断中间段支气管，在右主支气管牵引线的远端切断右主支气管，将右肺上叶及一段右主支气管移除，将支气管切缘标本送冰冻病理检查。回报阴性后修剪右主支气管和中干支气管残端，用无创伤可吸收线间断缝合，先缝合后壁，再缝合前壁。缝好之后，用温生理盐水试水。为了降低吻合口支气管瘘的发生率，可用带蒂心包外脂肪组织在吻合口包埋加固吻合。彻底止血后，冲洗胸腔，留置闭式引流管，清点器械、纱布无误后，逐层关胸，术毕。

2. 支气管侧壁成形术　本术式无需完全切断主支气管，只需在保证切缘阴性的前提

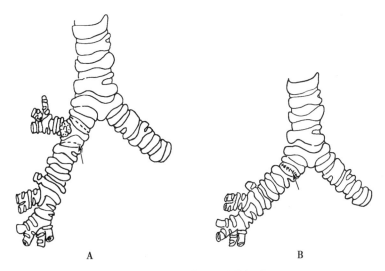

图 1-2-2　右肺上叶袖状切除
A. 切除前；B. 切除后。

下,将已切除部分支气管缝合、修补即可,使受累管壁部分切除。侧壁成形吻合口的血供保持得较好,因此吻合口瘘切除率低于袖状切除手术。但是该方法术后支气管易出现狭窄或成角情况,从而影响通气,严重时可发生阻塞性肺炎。

(四) 手术注意事项

在行肺叶袖状切除术时,切断受累支气管后,将断端送至冰冻病理检查,必须保证远、近两端均无肿瘤细胞残留,才能进行缝合。另外,在病理切缘阴性之前,应扩大切除范围。重复扩大切除送检不能达到切缘阴性要求时,应考虑全肺切除。另外需注意的是,要避免过多地游离于支气管断端,否则更容易造成断端血运差进而影响吻合口的愈合。在支气管吻合术完成后,请麻醉科医师配合检查吻合口是否漏气,如发现漏气应及时修补。为了降低术后支气管胸膜瘘的发生率,可以采用后纵隔胸膜包埋吻合口或心包外脂肪组织包埋吻合口来增强效果。切开支气管残端时,要注意避开患者气管导管,也要尽量避免采用全周连续缝合,以免术后因局部吻合口愈合不良而松动缝线。

(王秋实　闫宇博　编写　杨万超　审校　吴立波　制图)

第三节　食　管　肿　瘤

食管癌是较常见的上消化道恶性肿瘤,世界许多地区发病率均较高,特别是发展中国家,目前居世界恶性肿瘤发病率的第九位。但食管良性肿瘤较罕见,仅占食管肿瘤的1%左右。

一、食管癌

我国是食管癌的高发国家之一,具有地区分布特点和家族聚集性,在豫、晋、冀三省交界地区发病率最高。50岁以上人群发病率较高,男性食管癌发病率高于女性。食管癌的发生与吸烟、饮酒、不良饮食习惯、遗传因素以及某些微量元素和维生素缺乏等多方面因素有关。

食管癌可发生于食管的任何部位,我国患者中发生于食管中段更常见,以鳞癌居多。临床症状多不明显,早期食管癌不易觉察。可有胸骨后不适,吞咽食物时会有一过性哽噎感、异物感、烧灼感、胀痛感等症状,病程可长达数年。进展期食管癌患者的典型症状是进行性吞咽困难,初始可表现为进食固体食物较困难,进而进食半流食不能下咽,最后可发展为饮水也不能下咽。进展期食管癌患者可能会因为肿瘤压迫、侵袭周围组织和器官或远处转移而产生一系列特殊的症状(例如,侵袭后纵隔持续胸背痛,压迫气管造成刺激性咳嗽和呼吸困难,侵犯喉返神经造成声音嘶哑等)。

诊断食管癌,首选食管镜(胃镜)+活检。超声内镜是评价食管癌临床分期的重要检查方法,它可以判断肿瘤在食管内的浸润程度、向外浸润深度及淋巴结转移程度,并决定病变是否适合内镜下切除。治疗原则是以多学科综合治疗为主,手术是食管癌的首选治疗方法,而对于颈部食管癌,放疗为首选治疗方法。对临床Ⅰ、Ⅱ、Ⅲ期肿瘤,只要患者能耐受,手术治疗仍是首选。现在最常用的食管替代物是胃,也可以用结肠或空肠(图1-3-1,图1-3-2)来代替食管。

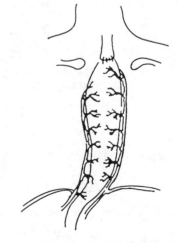

图1-3-1　胃代食管

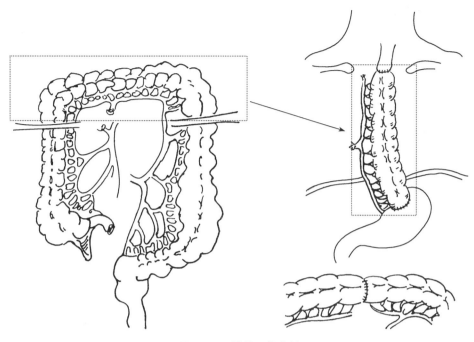

图 1-3-2 横结肠代食管

（一）手术切口

因为食管肿瘤的位置不同，手术方式和切口的选择也会有所不同。普通手术切口主要有以下几种：

1. 颈、胸、腹三切口 以食管中上段肿瘤切除为主，颈、胃食管吻合（图 1-3-3）。因为上中段食管位于胸部稍偏右侧，所以右胸腔入路可以更好地显示手术视野。常见的切口有右前外侧切口和右后外侧切口，前者多见于第 4 肋间进入胸腔，后者可在第 5 肋间进入胸腔。近几年来，随着对食管肿瘤淋巴结清扫意识的提高，人们认为右后外侧切口较前外侧切口更有利于胸腔淋巴结显露和清除，因此目前多采用右后外侧切口。完成胸部手术后变换体位为仰卧位，头偏右，再次消毒铺上无菌巾，进行腹部及颈部手术。通常选择左颈部切开，沿胸锁乳突肌内侧缘平甲状软骨的水平，下至胸骨上窝。腹腔切口选择上腹正中切口，上至剑突，下至脐部。

2. 右胸和上腹部二切口（Ivor-Lewis 术）用于胸腔中下段食管肿瘤，比颈、胸和腹的三切口创伤小。采用腹腔上腹正中切口，胸腔右后外侧第 5、6 肋间切口。

3. 胸腹联合切口 此切口适用于食管下段、贲门、胃底等手术，如食管下段累及贲门或贲门肿瘤累及食管下段，则可行上腹部和下胸部手术。可以在第 6~8 肋间，通常在左侧第 7 肋间，取肩胛下角两个横指，用剑突对脐做斜切口。或作传统的后外侧切口，延长切口横跨上腹部至前正中线。手术中视野完全暴露，同时兼具开胸和开腹的优点。单个切口直视下完成解剖和吻合等操作，提高了手术安全性，但难以达到规范化淋巴清扫的要求。

（二）体位

1. 颈、胸、腹三切口 患者取左侧 90° 卧位，先做胸腔手术，当胸腔手术完成后转至仰卧位，头偏右，行腹部和颈部手术。双侧上肢置一软垫平放于躯干两侧固定。

2. 右胸和上腹部二切口 患者先作仰卧位，待腹部手术结束后，改变体位以左侧卧位

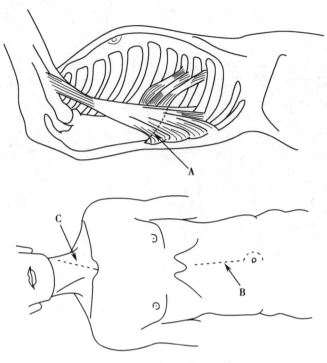

图 1-3-3　颈、胸、腹三切口示意图
A. 胸部切口；B. 腹部切口；C. 颈部切口。

继续进行胸部手术。

3. 胸腹联合切口　患者取右侧 90° 或 45° 卧位，左侧躯干下垫高固定，左侧上肢弯曲固定在麻醉头支架上。注意使脊柱、躯干保持在同一轴线上。

（三）手术方式和手术基本程序

1. 颈、胸、腹三切口食管癌切除术　以食管中段肿瘤为例，行颈、胸、腹三切口食管癌切除术。全身麻醉后置入双腔支气管插管，患者左侧卧位，于右侧第 5 肋间后外侧切口入胸，探查胸腔及肿瘤部位，可完全切除。肺下韧带、食管和奇静脉的游离，食管下套阻断带的牵引，直到胸段食管完全游离，同时清除食管周围的淋巴结、隆突下淋巴结及左右喉返神经旁淋巴结（如有必要，可结扎胸导管）（表 1-3-1）。检查是否有活动性出血，检查器械、纱布是否正确，留置胸腔引流管，逐层关闭胸腔。胸部手术结束后，改体位为仰卧位，头右偏，重新消毒，铺无菌巾。取上腹正中切口，进腹腔后沿胃大弯无血管区向下游离胃结肠韧带至幽门，注意保护胃网膜右动脉，尽可能保留胃右动脉。将胃网膜左支和胃短血管向上离断，注意保护脾脏。离断胃膈韧带和胃后血管，离断肝胃韧带，游离显露胃左血管，清除胃左动脉旁淋巴结，切断胃左动静脉。采用线切闭合器将胃切成管状，间断包埋浆肌层，连接断端，检查腹腔有无活动性出血。颈侧胸锁乳突肌内侧缘平甲状软骨水平切口，切开皮肤、皮下组织和颈阔肌的筋膜，将胸锁乳突肌和颈动脉鞘向外侧拉起，将舌骨肌、胸骨甲状肌等肌群向内侧拉起，在甲状腺后气管旁解剖游离食管。有条件时，可以同时做腹部和颈部的手术。把做好的管状胃经胸骨后径路（也可经食管床径路）拉出至颈部，保持管状胃的张力适中，在颈部切口，将管状胃与颈部食管断端吻合，留置鼻胃管，十二指肠营养管，将胃残端闭合，浆肌层间断包埋。颈部留置引流条或负压吸引球，腹部一般不留置引流。手术完成后逐层缝合各切口。

表 1-3-1　食管癌的区域淋巴结分布

锁骨上淋巴结	位于颈静脉切迹和锁骨上
上气管旁淋巴结	右侧位于气管和无名动脉根部交角与肺尖之间；左侧位于主动脉弓顶与肺尖之间
主动脉淋巴结	位于主动脉弓下、主动脉旁及动脉导管侧面
前纵隔淋巴结	位于升主动脉和无名动脉前方
后纵隔淋巴结	位于气管分叉水平以上
下气管旁淋巴结	右侧位于气管和无名动脉根部交角和奇静脉之间；左侧位于主动脉弓顶与气管隆突之间
隆突下淋巴结	位于气管隆突下
食管旁淋巴结	位于气管隆突和食管胃交界之间
肺下韧带淋巴结	位于肺下韧带内
左/右气管支气管淋巴结	右侧位于奇静脉与右上叶支气管之间；左侧位于隆突与左上叶支气管之间
膈肌淋巴结	位于膈肌膨隆水平与膈脚之间
贲门周围淋巴结	位于胃食管交界贲门周围
胃左动脉旁淋巴结	位于胃左动脉周围
肝总动脉旁淋巴结	位于肝总动脉周围
脾动脉旁淋巴结	位于脾动脉周围
腹腔动脉旁淋巴结	位于腹腔动脉周围

2. 右胸、上腹部二切口　双腔支气管插管全身麻醉后，患者平卧位，常规区消毒，铺无菌巾。于上腹正中切口逐层进入腹腔，注意保留胃网膜右动脉和胃右动脉，准确结扎胃左血管，适当扩大食管裂孔。腹腔手术结束后，分层关腹变换体位，左侧卧位后再行胸部操作。再次消毒，铺上无菌巾。右后外侧第 5 或 6 肋间切口入胸，纵隔胸膜开放食管游离，食管肿瘤切除后，胃通过食管裂孔引至胸内，选择合适的位置作吻合，注意保持胃张力适当。彻底止血后，留置引流管，关胸，术毕。

3. 胸腹联合切口食管癌切除术　患者右侧卧位为 45°或 90°，通常为胸腹第 7 肋间联合切口。入胸后作放射状切口，向食管裂孔方向切开膈肌，向胃和食管游离，切除肿瘤后吻合。彻底止血后，放置引流器，逐层关胸，完成手术。

近几年来，随着腔镜设备和技术的改进与提高，胸腔镜、腹腔镜下食管癌切除术也越来越普及。

（四）手术中的注意事项

在行胃食管吻合手术时，应注意保持一定的张力，避免过大或过小。保证良好的单肺通气，以利于手术视野的暴露和操作。麻醉科医师在颈、胸、腹三切口食管肿瘤及右胸、上腹两切口食管肿瘤切除时，应配合改变体位，以避免体位变换时发生意外情况。食管游离时，注意避免损伤胸导管造成术后乳糜胸的发生。另外在颈、胸、腹三切口食管肿瘤切除术中，要充分游离胸廓入口处和腹段食管，以利于开腹和颈部食管游离，另外还要避免在颈部左侧建立中心静脉通道，以免影响手术。

二、食管良性肿瘤

其发病年龄较小,病程较长,临床症状、体征与食管癌的发生部位、大小密切相关。按组织来源,可分为腔内型(息肉及乳头状瘤)、黏膜下型(血管瘤及颗粒细胞成肌细胞瘤)和食管间壁平滑肌瘤。食管平滑肌瘤好发在中年男性,多发生在食管下段和中段,起源于食管壁肌层。上消化道造影、超声内镜和 CT 均可诊断。

(一)手术切口

1. 开放性手术　切口的选择主要根据肿瘤的位置来决定,颈段的食管平滑肌瘤可以选择颈部切口,胸上、中段平滑肌瘤则选取左胸、右胸入路均可,但为了更清楚地暴露食管,通常选择右胸入路,对于胸下段特别是腹段的平滑肌瘤则宜选择左侧入胸腔。

2. 胸腔镜下手术　一般选择第 7、8 肋间腋中线为胸腔镜观察孔,第 4 肋间腋后线和第 5 肋间腋前线为手术操作孔。孔肋间可以根据肿瘤位置进行调整。

(二)体位

通常选择健侧卧位。

(三)手术方式和手术的基本程序

1. 经胸开放性手术　这种传统的食管良性肿瘤切除术能很好地显露食管。全身麻醉后行双腔支气管插管,患者侧卧位,常规消毒,铺无菌巾。按肿瘤部位选择适当的肋间作为切口,皮肤、皮下组织逐层进入胸腔。对食管肿瘤进行探查,游离出食管后,在肿瘤上方切开部分肌层,显露肿瘤,仔细分离肿瘤与黏膜间的间隙,建议用小纱布团进行钝性分离,完全切除肿瘤送检,确认食管黏膜无损伤,检查无活动性出血,清点器械,纱布无误后,逐层关胸,术毕。

2. 胸腔镜下手术　全身麻醉行双腔支气管插管后,患者侧卧位,术区常规消毒,铺无菌巾。选取适当的肋间切口入胸腔,探查肿瘤的位置,分离食管周围组织,将肿瘤部位食管向后方提起,切开食管部分肌层,钝性分离食管肌层与食管肿瘤之间的组织,彻底切除肿瘤,确认食管黏膜无损伤,检查无活动性出血,清点器械、纱布无误后,缝合各切口,术毕。

(四)手术注意事项

食管肿瘤患者在手术前应常规留置鼻胃管。术中尽量选择钝性分离肿瘤,以避免食管黏膜损伤。手术切除肿瘤后,将鼻胃管退至肿瘤相应位置,用卵圆钳闭合食管上、下端,胸腔内注入少量生理盐水,并请麻醉科医师配合,快速在胃管内注入空气,观察食管黏膜是否有局部隆起及损伤。

（闫宇博　编写　杨万超　审校　吴立波　制图）

第四节　纵隔占位性病变

纵隔内器官、组织较多,胎源结构复杂,纵隔肿瘤的种类也较多。畸胎瘤、胸骨后甲状腺肿、纵隔囊肿、神经源性肿瘤、胸腺瘤等是常见的纵隔肿瘤。原发性和继发性肿瘤均可见,一般原发性肿瘤以良性多见,但也有相当一部分是恶性的。纵隔肿瘤手术切口和体位的选择通常取决于患者肿瘤的大小、部位和病理类型。

一、胸腺瘤

胸腺瘤体多位于前上纵隔,为成人最常见的前纵隔肿瘤,主要发生于胸腺上皮细胞,即胸腺瘤和胸腺癌。胸腺瘤是一种无明显细胞异型变异的胸腺上皮肿瘤,大多数是由于胸腺增生或退化不良所致,由来自上皮的正常或反应性淋巴细胞所组成。胸腺瘤分为皮质、髓质和混合型三种类型。患者通常没有明显的临床症状。多呈椭圆形实性阴影或分叶状,边缘清晰,包膜完整。有些患者伴有重症肌无力。但胸腺癌是一种源于胸腺上皮细胞,具有不同于胸腺瘤的病理组织学特征,在临床上有转归性的特殊恶性肿瘤,其中以鳞状上皮细胞癌和淋巴上皮样癌最为常见。

(一) 手术切口

1. 经胸骨正中切口 此切口适用于胸腺和前纵隔脂肪广泛清扫,术野充分暴露,操作简便(图1-4-1)。常规胸骨正中切口沿胸骨上切迹,经皮肤及胸骨筋膜下腹白线到达剑突下,切口上端注意显露,锯开胸骨前应先暂停机械通气使肺部萎陷,锯开胸骨后用纱布压迫和电凝刀控制骨膜出血,用骨蜡控制胸骨骨髓出血。胸骨后间隙的钝性分离,避免损伤血管、心包、神经等。

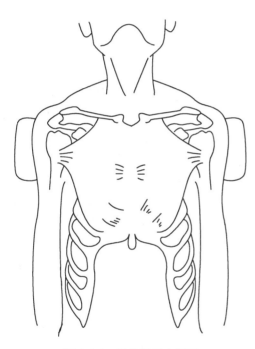

图1-4-1 经胸骨正中切口

2. 颈部切口 此切口适用于位置较高的胸腺瘤,手术创伤较小,但因手术空间较小,故对术者的手术技能要求较高。在胸骨切迹上2cm处作弧形切口,两侧达胸锁乳突肌内侧缘,切开颈阔肌,将颈前肌群与胸骨柄和胸锁关节连接处纵行分开。因部分患者在经颈切口手术后纵隔内仍残留部分胸腺组织,导致术后症状复发,故应用较少。

3. 胸腔镜手术 目前应用最多的手术方法。随着设备和技术的不断改进和完善,大多数胸腺手术都可以通过胸腔镜手术来完成。具有创伤小,手术视野清晰,术后恢复快等优点。胸腔镜手术切口的选择主要是根据病灶的位置、大小等情况进行调整。一般在第5、6肋间腋前方作胸腔镜观察孔,在第4、5肋间腋前方及锁骨中线作操作孔。

(二) 体位

1. 仰卧位 经胸骨正中切开及经颈部切开术。患者取仰卧位,头、肩加垫,避免颈部过度拉伸,双上肢置于躯干两侧,加垫保护,固定,避免肘部神经挤压。膝、踝关节着力点处加软垫,以免受压。头、颈、躯干应保持在同一轴线上(图1-4-2)。

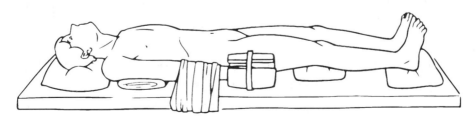

图1-4-2 仰卧位

2. 半侧卧位 一般胸腔镜手术采取此体位。患者取左侧或右侧 45° 卧位，躯干下垫高固定，上侧上肢弯曲固定于麻醉头架上。注意使脊柱、躯干保持在同一轴线上（图 1-4-3）。

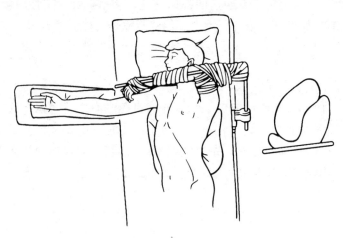

图 1-4-3 半侧卧位

（三）手术方式和手术的基本程序

1. 胸腔镜下胸腺瘤切除术 全身麻醉行双腔支气管插管后，患者左侧 45° 卧位，常规区消毒，铺无菌巾。从右腋尖第 6 肋间 1.5cm 处切开，置入胸腔镜下观察是否有胸腔积液和粘连。在右腋前线第 4 肋间和锁骨中线第 5 肋间开胸做手术孔。观察胸腔，可见肿瘤位于前上纵隔，边界是否清楚，有无明显外侵。游离始于胸腺下极、膈神经前方，沿心包面将心包前脂肪组织与无名静脉分离，翻转整块组织，可见无名静脉中的胸腺静脉，经结扎后切断。摘除无名静脉胸腺，整个胸腺被完全切除，送冰冻病理检查。如果病理结果为良性，彻底止血，清点器械、纱布无误后，留置胸腔引流，逐层缝合关胸，术毕。如果病理结果提示恶性胸腺瘤，则应行胸腺扩大切除术，即切除左右肺门之间包括双侧纵隔胸膜、胸膜腔、心膈角、膈神经旁和气管前的整个胸腺组织、脂肪和淋巴组织。上腔静脉与主动脉间脂肪、无名静脉后脂肪组织和主动脉窗脂肪组织同时切除。

2. 胸骨正中劈开胸腺瘤切除术 患者采用仰卧位，全身麻醉下进行气管插管，常规手术区消毒，铺上无菌巾。以剑突为切口，切开皮肤，皮下组织至胸骨膜，分离胸骨上的颈前肌附着部，钝性分离胸骨后软组织。用胸骨锯纵行劈开胸骨，涂以骨蜡，断端止血，显露胸腔，可见肿瘤位于前上纵隔，首先从胸腺下极和胸腺两叶下极开始解剖游离，连同附着的所有脂肪、软组织一并切除，外侧达胸膜心包返折处，止于膈神经，清除所有无名静脉周围及无名动脉旁软组织，准确结扎胸腺动、静脉。牵引胸腺瘤向下，暴露肿瘤上极，注意保护无名静脉和肿瘤后方的上腔静脉等重要血管。在颈部上极钝性分离后，将其与胸腺一起切除。如果在手术中发现肿瘤侵犯胸膜、心包和大血管等并向肺组织播散，考虑到可能为恶性胸腺瘤，行胸腺扩大切除手术。手术后进行辅助治疗，如放疗和化疗。

（四）手术中的注意事项

术中应注意双侧胸廓内动脉分支的处理，避免损伤膈神经。若主动脉窗区脂肪组织游离时暴露了喉返神经，应避免使用电凝灼烧。如果选择左胸入路胸腔镜手术，显露游离上腔静脉和无名静脉连接处要非常小心，应尽量在胸腔镜监视下操作。因为有许多重要器官、组织和大血管，纵隔区内有许多复杂的结构，所以操作时一定要小心、轻柔。手术中如不慎发生大血管破裂出血,切忌慌乱使用血管钳夹闭,应用手指压迫止血,吸引器吸净术野,明确血管损伤部位,再用血管钳准确夹住,缝合止血。

二、纵隔神经源性肿瘤

神经源性肿瘤多位于后纵隔脊柱旁肋脊区内,以单侧多见,在纵隔肿瘤中较为常见,在儿童期更常见。大多数来源于交感神经,少数来源于周围神经。纵隔神经源性肿瘤的临床表现多无特异性,大多数患者在行胸部X线或胸部CT检查时发现,部分患者发现肿瘤增生后压迫神经干或恶性病变侵袭及时可出现疼痛症状。典型表现为后纵隔圆形或椭圆形软组织肿物,边界清晰,肿块上下均可见压痕。神经源性恶性肿瘤的影像学表现可以是肋骨骨质破坏和椎间孔扩大。胸部CT对神经源性肿瘤具有较高的准确性和敏感度,如果需要判断肿瘤是否侵犯椎管及其范围,可以选择磁共振成像(magnetic resonance imaging,MRI)检查。

(一)手术切口

肿瘤能否完全切除,关键在于手术切口的选择。纵隔肿瘤手术切口可根据患者肿瘤的大小、部位、性质及是否侵犯椎管等因素而改变。伴随着医疗技术和器械的不断发展,胸腔镜下纵隔神经源性肿瘤切除术由于具有创伤小,术后恢复快等优点而成为一种常规的手术方法。对有脊髓或交感神经受压症状且术前怀疑有恶性可能的肿瘤患者,不宜采用胸腔镜手术切除。胸腔后外侧切口适用于瘤体较大的前、中纵隔神经源肿瘤和较为复杂的后纵隔肿瘤,便于手术部位暴露清晰,便于手术操作。

(二)体位

对于后纵隔的神经源性肿瘤通常选择健侧卧位。患者取健侧90°卧位,固定枕头支撑,注意不能压迫耳廓和眼睛,保持颈椎、胸椎在同一轴线,避免颈椎过度侧弯。健侧腋下垫适当软垫,使肋骨间隙增宽,避免腋动脉和臂丛神经受压。双上肢前伸于支架上,固定稳妥,保持肩、肘关节角度小于90°,在肘部垫一软垫,以防止压迫尺神经。髋下垫一软垫,在髋下和后背前后垫一软垫或沙袋,避免压迫生殖器,在患者髋部垫一条宽的约束带,使患者保持侧卧位,固定在手术床上,注意避免压迫坐骨神经。双腿用软垫分开,避免了对腓神经的压迫,患侧腿部伸展,健侧腿部弯曲有利于稳定。踝关节放置软垫防止受压。

(三)手术基本程序

胸腔镜下后纵隔肿物切除为例。全身麻醉置入双腔支气管插管后,患者侧卧位。常规区消毒,铺无菌巾。在第4肋间腋前线、第5肋间腋中线和第5肋间腋后线作切口(切口位置可根据患者的具体情况进行调整),切开皮肤、皮下组织,辅以单肺通气后置入胸腔镜,用腔镜电凝钩或超声刀将胸壁表面的胸膜表面切开,仔细游离,完全切除肿瘤。准确止血,冲洗术野,吸痰、膨肺,检查是否有活动性出血,清点器械、纱布无误后,留置闭式引流管,分层缝合切口,术毕。

(四)手术中的注意事项

切勿在椎间孔外牵拉过多的肿瘤,以免造成脊髓损伤或椎间孔及椎管内出血,造成术后脊髓休克,甚至永久截瘫等。如在手术中发生椎管内出血,不可盲目采用填塞压迫止血,更不可采用电凝止血,以免引起脊髓损伤。止血时可切除肋骨小头和部分肋骨,或在切除椎间孔周围组织、部分椎体和椎弓板明确出血点后止血。

三、纵隔畸胎瘤

纵隔畸胎瘤以位于前纵隔、心底大血管前缘为多见,是常见的纵隔肿瘤,成熟畸胎瘤在纵隔生殖源性肿瘤中最常见。男性和女性的发病比例无明显差别,但是男性发病的恶性程度更高。纵隔畸胎瘤是一种胚源性肿瘤,根据胚层来源的不同,可分为表皮样囊肿、皮样囊肿和畸胎瘤,但其发生学特征基本一致。大多数畸胎瘤为实性肿瘤,可包含大小不一、数目不等的囊肿。囊内常伴有钙化,囊内可有表皮、真皮和皮脂腺等组织,并伴有皮脂和胆固醇结节或毛发。实质可以包含骨、软骨、肌肉、支气管、肠壁和淋巴等。胸部 CT 是纵隔畸胎瘤的首选检查方法,其影像学表现为骨质、肌肉、脂肪和囊性结构等不同密度。其典型表现为脂肪肿块位于上部,而液体位于下部,在脂肪-液面上有线状或索条状混合密度的圆形毛发团影。部分患者可以看到肿块中或边缘有钙化影。纵隔畸胎瘤患者在早期肿瘤体积较小时,可无任何症状,即使肿瘤体积较大时,也可无任何不适症状,大多数患者于体检时发现而就医。其临床症状以胸痛、咳嗽、呼吸困难等为主,若肿瘤压迫上腔静脉可出现上腔静脉综合征,肿瘤压迫喉返神经可出现声嘶。有时瘤体破裂进入气管支气管树,囊腔内容物可咳出,多为豆腐渣状皮脂甚至有毛发或牙齿。恶性畸胎瘤患者术后预后不佳,多死于两年内。

(一) 手术切口

肿瘤是否能被切除,切口的选择是非常重要的。对肿瘤位于前上部正中或与心包、大血管密切相关者,可选择胸骨正中切开。单侧较复杂的巨大肿瘤或有需合并切除的肺组织,应选择胸部后外侧切口或胸部前外侧切口。对特殊病例,可根据病情选择合适的切口进行手术。

(二) 体位

胸骨正中劈开切口手术取仰卧位,选择胸部后外侧切口的患者取健侧卧位。

(三) 手术种类

术式为单纯肿瘤切除,肿瘤切除+受累的邻近肺组织楔形切除,肿瘤切除+同侧全肺切除,经心包瘤切除。为了减少出血,避免误伤大血管,手术切除肿瘤时应尽可能在肿瘤包膜内精细游离,如果肿瘤侵犯周围组织或器官,可同时切除。如上腔静脉受累,可考虑适当行局部扩大切除或血管置换术。对肿瘤侵犯重要血管或器官且粘连严重、难以分离瘤体的患者,可保留部分瘤体作姑息性切除,术后辅以综合治疗。

(四) 手术中的注意事项

在手术前应明确肿瘤与周围重要组织和脏器的关系,并仔细鉴别、分离,避免损伤心脏和大血管等重要组织和器官。对瘤体难以完全切除的患者,可考虑分段切除,充分显露术野后再尽可能切除被侵犯的周围组织和器官。对张力较大的囊性肿瘤,可考虑先将瘤体减压后再切除。对肿瘤较大、气管受压较长、气道严重狭窄的患者,若快速顺序诱导插管可能演变为急症气道,麻醉科医师可优先考虑采用清醒气管插管,以避免呼吸循环障碍。手术中注意无菌操作,避免术后肿瘤破裂引起胸腔感染,甚至脓胸。

四、纵隔囊肿

纵隔囊肿半数以上位于中纵隔,约三分之一位于后纵隔,少部分位于前纵隔。有多种类型的纵隔囊肿,其中最常见的是支气管源性囊肿、心包囊肿和肠源性囊肿,其中支气管源性和心包囊肿位于中纵隔,肠源性囊肿多位于后纵隔。纵隔囊肿大多为良性病变,多无明显临床症状。纵隔囊肿在胸部 CT 表现为边界清晰、密度均匀的圆形或椭圆形,常无明显强化或边缘轻微强化,CT 值随囊液组成和囊壁厚度的不同而变化。大多数患者预后良好,复发率低。

（一）手术切口和体位

手术切口及体位的选择可参考胸腺瘤切除时的选择。

（二）手术基本程序

全身麻醉行双腔支气管插管后,患者侧卧位,术区常规消毒,铺无菌巾。于患侧腋中线第7肋间作切口,置入胸腔镜,于患侧第4肋间腋中线及第7肋间肩胛下角线作切口,作手术孔,开纵隔胸膜,用电凝钩、超声刀沿肿物边缘逐步分离,直至肿物被完全切除。在检查是否有活动性出血并彻底止血,检查器械、纱布是否正确后,留置胸腔闭式引流管,逐层缝合切口,术毕。

（三）手术的注意事项

尽可能避免手术中囊肿破裂,完全切除囊肿。如果囊肿大,可考虑先开窗减压,然后切除。

五、胸骨后甲状腺肿

胸骨后甲状腺肿是指甲状腺体积的50%以上位于胸骨上缘以下。一般分为三种类型:Ⅰ型为不完全型胸骨后甲状腺肿;Ⅱ型为完全型胸骨后甲状腺肿;Ⅲ型为胸内甲状腺肿。前两者多因甲状腺本身的自重及胸腔的负压作用而逐渐坠入胸腔。颈前两层深筋膜间的甲状腺组织受颈前肌群的制约,当有甲状腺肿大或肿瘤发生时,由于重力的作用,容易向下发展。在接触胸廓入口后,又被胸腔负压所吸引,促使肿块坠入胸腔。包块有蒂、条索或韧带连接着颈部的甲状腺,血液来自甲状腺的上下动脉,且多为膨胀的,有完整的包膜。这种胸内甲状腺肿又称坠入性胸内甲状腺肿或继发性胸内甲状腺肿。在临床上看到的大多数病例属于这一类。另一种情况是胚胎期甲状腺胚基部分或全部离开原基,在纵隔中发育而成的胸内甲状腺肿或异位性甲状腺肿,其血液来源为胸部血管,与颈部甲状腺无联系,临床上较为罕见。

胸骨后甲状腺肿常位于前上纵隔,少数可发生于后纵隔。另一种分类将胸骨后甲状腺肿分为单纯性胸骨后甲状腺肿和超过主动脉弓水平的胸骨后甲状腺肿,该分类更倾向于指导手术方式的选择。病理学上可以是结节性甲状腺肿、甲状腺腺瘤、甲状腺癌或甲状腺炎。手术方法和预后因病理类型的不同而有所不同。另外,由于异常甲状腺位于胸腔内,其治疗和预后也与一般颈部甲状腺肿有所不同。

（一）手术切口

1. 颈部低位领式切口　最经典的常规术式。通常较常规甲状腺切口低1cm,损伤小,并发症少。

2. 颈部低位领式切口+胸骨正中劈开法　可直视下手术,止血彻底,但创伤较大。

3. 开胸法　创伤大且难以切除颈部病变,较少使用,仅用于胸内迷走甲状腺肿。

（二）体位

患者仰卧位,肩下垫布枕,头部适度后仰以不影响呼吸为宜。

（三）并发症及注意事项

1. 气管插管困难及喉头水肿　常采用经口明视气管插管。胸骨后甲状腺肿可导致气管受压移位,需选择合适的气管导管。还可实施清醒气管插管,采用可视喉镜或纤维支气管镜辅助插管。

颈部或胸骨后甲状腺,尤其是双侧环周甲状腺肿,如果一开始不能成功插管,再次插管有发生喉头水肿的危险。其主要原因是巨大的双侧甲状腺肿块压迫造成静脉和淋巴回流量长期减少。此病例喉头水肿可持续数周,必要时行气管切开术。

2. 气管塌陷　胸骨后甲状腺肿患者的气管因受到不同程度的长期压迫而变软。甲状腺肿切除后,患者在吸气时,气道负压可使气管进一步塌陷,严重时可引起窒息。所以术中处理时,应仔细检查气管是否有软化,有疑虑的可悬吊气管外筋膜。对是否行气管切开,目前争议较大。

3. 气胸　胸膜顶损伤可致气胸。因此术中冲洗时注意,膨肺时若术野可见气泡,则需要术者上提胸膜后结扎胸膜。

4. 术后出血　术后出血可导致气管压迫性窒息。此时需要迅速打开切口,解除压迫并急诊手术探查处理出血部位。

5. 喉返神经损伤　巨大的甲状腺肿可引起喉返神经位置改变。经验表明大约有16%的病例喉返神经走行于肿物表面,并在甲状腺肿的筋膜带内固定或牵开。如果没有进行喉返神经探查,甲状腺肿在被牵拉时切除,将会对神经造成损害。所以手术时要注意精细解剖,避免发生副损伤。为避免损伤喉返神经,可采用双侧喉返神经监护仪。

6. 甲状旁腺功能低下　上极的甲状旁腺位置较为固定,在手术过程中常可见到,因此更容易保留。下极的甲状旁腺容易受手术干扰并且更可能由于下极甲状腺肿大而变化并被切除。因此,处理下极时必须紧贴包膜解剖,以防切除下极的甲状旁腺。

【病例】

50岁男患因呼吸憋闷2周入院。既往身体健康,2年前于当地医院行甲状腺手术,术式及病理不详。查体:甲状腺右侧可触及一鸡蛋大小肿物,质地韧,活动度差,边界尚清,表面光滑,无压痛,随吞咽上下活动。患者自备彩超提示:双侧甲状腺大小正常,右侧叶可探及一约3cm×3cm肿物。CT回报:巨大胸骨后甲状腺肿(图1-4-4)。

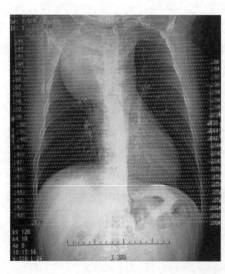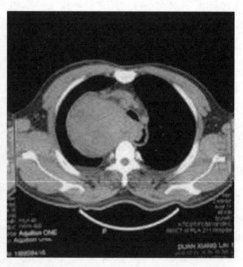

图1-4-4　CT成像

由于胸腔内甲状腺肿物巨大且为复发,手术预案为颈部低位领式切口加胸骨正中劈开法(图1-4-5)。但通过三维重建模型(图1-4-6)评估手术风险后,调整手术方式为甲状腺低位切口。

手术过程顺利(图 1-4-7),患者预后良好。

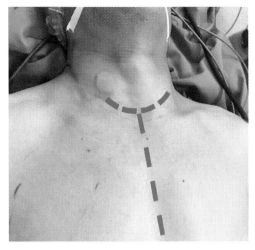

图 1-4-5　颈部低位领式切口加胸骨正中劈开法

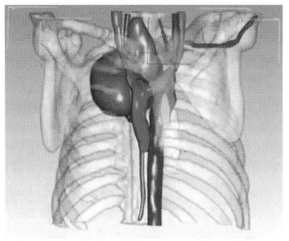

图 1-4-6　三维重建影像

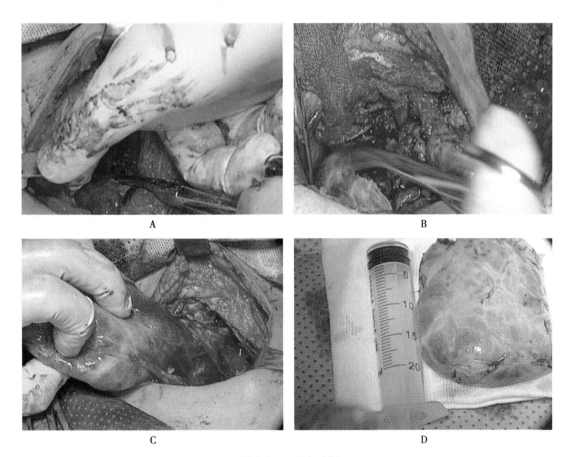

图 1-4-7　手术过程

A.手术探查;B.分离肿瘤;C.分离肿瘤;D.肿瘤切除。

(丁超　编写　杨万超　审校)

第五节　膈　疝

膈疝是指脏器通过膈肌裂孔、薄弱的孔隙或缺损进入腹腔,在腹腔内或腹腔后形成的一种疾病状态。临床上主要分为先天性膈疝、创伤性膈疝和食管裂孔疝。这一章主要以食管裂孔疝为例。

食管裂孔疝的主要临床表现是胸骨后或剑突下的烧灼感、上腹饱胀、反酸和嗳气等胃食管反流症。因疝囊受压可出现哽咽感或吞咽困难,且餐后出现胸骨后或剑突下不适,伴不同性质和程度的疼痛,类似心绞痛、胆绞痛等,可向心前区、上胸、左肩、左臂等放射。疝大时压迫心、肺、纵隔可出现心悸、气短、咳嗽、呼吸困难、发绀等症状。对于怀疑有食管裂孔疝的患者,上消化道造影是首选的检查方法,还可以结合胃镜、胸部 CT、食管测压和心电图等辅助检查,以明确诊断。一般而言,不管患者有没有症状,一旦诊断就应该手术治疗。

(一) 手术切口

食管裂孔疝的手术入路主要分为经胸和经腹两种。经胸手术创伤较大,对患者心肺功能影响较大。经腹手术创伤较小,对患者心肺功能影响较小,术后呼吸系统并发症较少,尤其适用于心肺功能不全或合并其他慢性病症者。对于创伤性膈疝,经胸、经腹或胸腹联合切口可根据胸部和腹部各器官损伤程度选择手术方法。

(二) 手术体位

经胸入路采用侧卧位,经腹入路一般采用仰卧位。

(三) 手术方式和手术的基本程序

1. 经胸入路　全身麻醉行双腔气管插管后,患者右侧卧位,术区常规消毒,铺无菌巾。于左第 5~8 肋间切口进入胸腔探查,见胃疝入胸腔,将胃、网膜或结肠等回流入腹腔,准确修补并缩小食管裂孔,将食管裂孔与食管悬吊固定。术中观察是否有活动性出血,冲洗胸腔,留置胸腔闭式引流管,检查器械、纱布是否正确,逐层关闭胸腔,术毕。

2. 经腹入路　全身麻醉行气管插管后,患者仰卧位,术区常规消毒,铺无菌巾。取上腹正中切口,逐层入腹腔并探查,将胃牵拉下移,横行切断食管下端前方的腹膜,钝性分离膈食管韧带,断续缝合食管后侧膈脚内外段,使缝合后的食管裂孔松紧,断续缝合食管下端与膈食管韧带,用食管裂孔固定。检查是否有活动性出血,检查器械、纱布是否正确,逐层关腹,术毕。

对初发、临床症状较轻、无明显合并症的患者也可考虑行腹腔镜微创手术。

(四) 手术的注意事项

在经胸入路手术时,应配合单肺通气。术中发现胃内压过高,胃内容物过多时,可考虑将胃壁切开减压后再缝合胃壁。在修复食管裂孔时,应注意保持松紧适中,避免过紧引起局部组织坏死或过松导致复发。对是否行胃底折叠术,特别是对那些无明显胃食管反流症状仅有疝症状的食管裂孔疝患者,仍存在争议。胃底折叠术的术者认为,食管裂孔疝患者有一定的抗反流能力,虽然无反流症状,但如果不能进行折叠术,术后一旦出现反流症状,再进行手术是非常困难的。对此持反对意见的术者认为,胃底折叠术可大大提高术后患者吞咽困难、胃胀等并发症的发生率。

(王秋实　编写　杨万超　审校)

第六节　支气管扩张

支气管扩张(bronchiectasis)是指由于炎症破坏支气管壁和周围肺组织而导致支气管不可逆的异常扩张。长期反复的肺部感染与支气管阻塞形成恶性循环,是引起支气管扩张的主要原因。扩张性支气管多位于3~4级支气管,好发于双肺下叶、舌叶和中叶。临床主要表现为咳嗽、咳大量黏液脓痰和咯血,反复发作的呼吸道感染和肺部感染常持续数月甚至数年。高分辨CT是目前诊断支气管扩张的首选和最重要的影像学检查方法,主要分为柱状、囊状和混合型。外科手术是对充分内科治疗无效的患者,反复发作的肺炎和咯血,经证实有局限性的支气管扩张和心肺功能可耐受肺叶切除的有效治疗方法。

（一）手术切口

手术切口常因手术方式的不同而有所不同,可参考本章第一节肺实质占位性病变部分。

（二）手术体位

通常采取健侧卧位。

（三）手术种类

由于病变范围、严重性、治疗目的和病因的不同,手术方式也有很大的改变。术中主要采用肺楔形切除、肺段切除、肺叶切除、全肺切除及肺移植。

（四）手术中的注意事项

为隔离健侧肺组织,避免患侧肺内大量脓性分泌物的污染,麻醉时应采用双腔支气管插管通气。对有较多呼吸道分泌物的患者,在气管插管前应尽可能清理呼吸道分泌物,以免术中挤压患侧肺部造成大量痰液涌出支气管。为了预防脓性痰和血液内灌,在手术过程中应尽可能先接触并处理支气管,然后再处理血管。肺内反复感染可引起胸腔和肺内密集粘连、血管增生或异常,术中应彻底止血,防止术后大量出血和渗血。对支气管扩张性咯血的急诊患者,麻醉时还应注意预防患者窒息。

（王秋实　编写　杨万超　审校）

第七节　脓胸和血胸

一、脓胸

脓胸是指由化脓性病变变所致的胸膜腔内积脓。化脓性肺部感染直接扩散至胸腔是脓胸最常见的病因,其他原因还包括胸腔开放伤、肺损伤、气管和食管损伤、胸腔附近感染灶扩散、败血症或脓毒血症时细菌通过血液循环进入胸膜腔、胸腔手术污染、纵隔畸胎瘤破裂和继发性感染等。常见的致病菌有肺炎球菌、链球菌,但随着广谱抗生素的使用和细菌耐药性的产生,金黄色葡萄球菌、大肠埃希菌、铜绿假单胞菌、厌氧菌和真菌等致病菌也在不断增多。脓胸按病程发展可分为急性脓胸、亚急性脓胸和慢性脓胸。根据致病菌的不同,可分为化脓性脓胸、结核性脓胸和特异性脓胸。根据病变波及范围的不同,可分为全脓胸和局限性脓胸。典型症状有发热、胸痛、气短、食欲差等。胸片X线和胸部CT检查是诊断、评价疗效、追踪胸腔积液的常规辅助检查。尽管脓胸的临床病理分期是分阶段的,但由于它们之间存在着相互发展的过程,因而没有明显的时间界限,因此对脓胸的病期进行综合判断,谨慎评价疗效,有利于及时调整治疗方案。对急性脓胸患者,早期积极选用对病菌敏感的抗生素,促进肺内脓液排净,尽早复张,有效控制原发感染,并给予全身营养支持是治疗的关键,大多数患者的病情都能得到良好的治疗。但对亚急性纤维化脓期患者,在此期间胸腔内纤维素沉积,脓细胞及纤维蛋白增多,积液由浆液性转变为脓性,且易分隔成多个脓腔,造成粘连和包裹肺表面,此时即使抗感染、引流,也很难消灭脓腔使全肺复张,从而进入慢性病程。慢性脓胸患者,由于治疗延误或引流不畅,在壁层和脏层胸膜表面成纤维细胞大量生长,形成胶原纤维,增厚的纤维板包裹着肺部,束缚肺的扩张。因病程较长,多数患者患侧胸壁塌陷变形,肋间间隙缩窄,脊柱侧弯,如不采取手术干预,肺内纤维板剥脱术不能复张。若仍不采取有效治疗,脓胸可侵及邻近组织,甚至侵透胸壁引起破溃溢脓。

(一) 手术切口

可根据患者胸部 X 线、胸部 CT、超声等检查结果,确定穿刺部位和手术切口等。

(二) 手术体位

患者进行胸腔穿刺或胸腔闭式引流时,可选择坐位或半卧位。一般情况下,侧卧位取健侧卧位进行胸腔镜手术或开胸手术。

(三) 手术方式和手术的基本程序

1. 胸腔穿刺术　选择合适的穿刺部位,患者采用坐位或半卧位,局部消毒,铺无菌巾。以利多卡因局部浸润麻醉,试穿取出少量积液,手持穿刺针沿肋骨上缘刺入胸膜进行抽液,第一次抽液不能超过 700ml,术毕拔出针头,无菌纱布覆盖穿刺部位。大多数急性期患者都可以通过这种疗法和抗生素的使用达到治愈。

2. 胸腔闭式引流术

(1) 经肋间插管法:选择合适的穿刺部位,局部消毒,铺无菌巾。经穿刺点局部浸润麻醉至胸膜,试穿取出少量脓液,沿肋骨上缘做 2~3cm 的切口,依次切开皮肤和皮下组织,用止血钳钝性分离胸壁肌层至肋骨上缘,从肋间穿破壁层胸膜进入胸膜,再用止血钳夹住引流管头,退出止血钳,引流管头与胸腔封闭引流瓶连接,确认引流管头通畅后,将引流管头固定,缝合切口。还可以用中心静脉穿刺包留置闭式胸腔引流管,如果有大量胸腔积液渗出,纤维蛋白沉积,易造成引流管堵塞者,则不宜选用留置中心静脉导管。

(2) 经肋床插管法:于脓腔相应部位切开皮肤、皮下组织和肌肉,取长约 3~4cm 的肋骨一段,结扎肋间前、后端的血管,再经肋骨床切开胸膜,用手探查脓腔,使包住的多房脓腔贯通,有利于引流。引流后留置较粗的引流管,引流管妥善固定后连接胸腔封闭引流瓶。在排净脓液之后,肺逐渐复张,空腔逐渐关闭。如肺复张不满意或留有空腔,可采用胸腔扩清及纤维膜剥离术。如有需要,可用抗生素冲洗胸腔。

3. 胸腔镜下脓胸扩清、纤维板剥脱术　适用于急性脓胸、全脓胸引流不畅、脓液黏稠或患者未形成明显致密纤维板的脓胸。但是,如果患者病程较长,胸腔内有大量粘连,纤维板钙化等情况,则不宜采用胸腔镜手术。胸腔镜手术具有创伤小,术野清晰,术后恢复快等优点。全身麻醉行双腔支气管插管后,健侧卧位,常规区域消毒,铺无菌巾。选择合适的肋间作为胸腔镜观察孔和操作孔,探查脓胸的范围,寻找病因,确定肺扩张程度,穿刺脓腔隔膜,剥离肺表面纤维板,清除胸腔内异物,准确止血,反复冲洗胸腔,膨肺无明显漏气,肺复张良好,留置胸腔引流管,逐层缝合切口。

4. 开胸脓胸扩清、纤维板剥脱术　对于机化期慢性脓胸患者,由于病程较长,纤维板明显增厚、钙化,胸腔内粘连严重、范围广,建议采用开胸脓胸扩清、纤维板剥脱术(图 1-7-1)。

全身麻醉行双腔支气管插管后,取健侧卧位,常规区域消毒,铺无菌巾。选5肋间后外侧切口(可根据患者具体情况调整),切开皮肤、皮下组织,逐层进入胸腔,探查胸腔粘连,吸净胸腔内脓液,仔细游离胸腔内粘连,剥除肺表面纤维板,进行病理送检,尽量避免剥离时造成肺组织损伤,准确止血后,过氧化氢和碘伏水反复冲洗胸腔,膨肺,肺复张良好,无明显漏气,留置胸腔闭式引流管,清点器械、纱布无误后,逐层关闭胸腔。

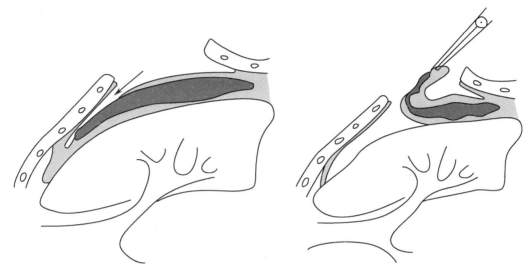

图 1-7-1　胸膜纤维板剥脱示意图

(四)　手术中的注意事项

在进行胸腔穿刺或胸腔闭式引流时,局部浸润麻醉时应注意回吸,确认回吸无血后再注药。穿刺和留置引流管时注意沿肋骨上缘进行,避免损伤肋间血管和神经。穿刺抽液的过程不宜过快,如有胸痛、咳嗽、面色苍白、大汗、胸闷气短等症状,应立即停止操作,并嘱患者平躺或半卧位,必要时给予吸氧、心电监护及肾上腺素皮下注射。在剥除纤维板时要注意动作轻柔、细心,尽量避免损伤肺组织。在胸腔镜手术中,纤维板难以剥离时,应及时进行开胸手术,避免造成较大的肺损伤和大量出血。手术治疗慢性脓胸的关键因素是能否有效地剥除胸膜纤维板。对长期脓胸病程的患者,可考虑将脏层胸膜与壁层胸膜一起剥除。当胸膜纤维板脱落后,肺不能完全复张,留有部分残腔时,可用胸壁肌瓣或网膜移植进行填充,效果较好。将引流管置于术中最小位置有利于术后引流,加快患者康复。

二、血胸

血胸是指胸膜腔内积血,常因外伤造成胸腔内脏器出血或血管破裂出血所致。如果和气胸同时出现,就叫作血气胸。胸外伤引起血胸的发生率较高,胸部钝性损伤的发生率为25%~75%,胸腔穿透伤为60%~80%。胸内积血主要来源于心脏、胸腔内大血管及其分支、胸壁、肺组织、膈肌和心包血管出血。如果胸腔积血超过了肺、心包、膈肌等的去纤维作用,胸腔内血液就会凝固,从而形成凝固性血胸;如果血胸未积极处理,血凝块机化形成纤维板,限制肺和胸廓的活动,影响呼吸功能,这就是所谓的机化性血胸;如果持续大量出血而导致胸膜腔积液,就称为进行性血胸。胸部血液是良好的培养基,细菌会在积聚的血液中快速繁殖,形成感染性血胸,然后发展成脓胸。患者的临床表现不同于胸腔内出血的速度、胸腔积血量和个人体质。诊断主要依据患者的胸部创伤史、临床表现、胸部体征、胸部 X 线或 CT 表现等。对非进行性血胸,可根据积血量选择胸腔穿刺术或胸腔闭式引流术,及时排除胸腔积血,促进肺复张改善呼吸功能,并应用抗生素预防感染,可达到有效治疗效果。但对进行性血胸、凝固性血胸及机化性血胸,则应积极行开胸术。

(一) 手术切口

胸腔闭式引流管通常留置在第 5、6 肋间的腋中线或腋后线。开胸术宜选择第 5 或 6 肋间后外侧切口。穿孔部位和手术切口的选择也可以根据患者胸部 X 线、CT、超声等影像学检查确定。

(二) 手术体位

患者进行胸腔穿刺或胸腔闭式引流时,可选择坐位或半卧位。一般情况下,侧卧位取健侧卧位进行胸腔镜手术或开胸手术。

(三) 手术方式和手术的基本程序

术中主要采取胸腔穿刺、胸腔闭式引流、开胸探查止血和镜下止血等方法。胸腔穿刺和胸腔闭式引流的有关内容可参考本节脓胸部分。

开胸探查止血术:全身麻醉后行双腔支气管插管,患者侧卧,术区常规消毒,铺无菌巾。从第 6 肋间后外侧切开皮肤、皮下组织逐层进入胸腔。对胸腔积液进行吸血,清除凝血,探查整个胸腔,确定出血部位,如有肋间或胸廓内血管出血则钳夹止血;如有肋间或胸廓内血管出血,用结扎或缝合止血。如有较大较深的肺组织撕裂,无法缝合修复,可考虑行肺叶切除术。如无心脏或大血管损伤出血,可根据病情采取相应处理措施。认真妥善止血后,充分冲洗胸腔,检查是否有活动性出血,留置胸腔闭式引流管,检查器械、纱布是否正确,逐层缝合关胸。

(四) 手术中的注意事项

在进行胸腔闭式引流时,应尽量选用口径较大的引流管,以方便引流和排净胸腔内积血,必要时可留置 2 根或 3 根引流管。对行开胸止血探查术的患者,为了保证麻醉的安全性,可采用麻醉插管前进引流胸腔。对凝血胸患者,应在病情稳定后尽早行手术治疗,清除血凝块,剥去胸膜表面血凝块机化形成的包膜,促进患侧肺复张。

(王秋实　编写　杨万超　审校　吴立波　制图)

第八节　气　胸

气胸(pneumothorax)是指在胸膜内的气体积聚。肺脏、气管、支气管、食管破裂引起气体逸入胸膜腔时,或因胸壁创口损伤引起胸膜破裂,使胸膜腔与外界连通而引起气体流入胸膜。通常将气胸分为闭合性气胸、开放性气胸和张力性气胸。开放性气胸多因锐器伤或火器伤造成胸壁创口或软组织缺损,使胸膜与外界大气层相通,气体通过胸膜自由进出,引起呼吸时胸膜两侧周期性的压力不平衡,造成纵隔摆动,是较为严重的胸部损伤。抢救时先将开放的气胸转为闭合性气胸,明确伤情,待患者呼吸循环基本稳定后,尽早清创缝合,留置胸腔引流管,对怀疑有胸腔内脏器损伤、进行性出血或胸腔内异物者,应积极开胸探查。张力性气胸是由气管、支气管、肺组织或胸壁损伤处形成单向活瓣,每次吸气时活瓣打开时,气体进入胸腔而积聚,造成胸膜内压力高于大气压,严重压迫肺和纵隔,可迅速导致呼吸循环功能障碍甚至衰竭,是一种可迅速死亡的危急重症。对张力性气胸患者应立即进行排气减压,并对患者留置胸腔闭式引流管进行进一步处理,如持续漏气肺复张困难或症状不能缓解,可考虑行开胸探查手术或胸腔镜下手术治疗。自发性气胸是指因肺病引起胸膜脏层破裂,或因胸膜下肺大疱破裂而引起肺和支气管内气体进入胸膜腔而造成肺组织压缩。这一章主要以自发性气胸的治疗为例对相关内容进行阐述。

(一)旨在减轻或消除症状的治疗措施

临床症状不明显,初次发作时肺组织压缩小于30%,CT检查未见明显肺大疱,不伴随血胸,拒绝接受有创检查或治疗,可采取单纯观察,待气体自行吸收。一周后再复查气胸吸收情况,如果情况没有好转或有进展,则需要进一步治疗。对气胸体积小,呼吸困难症状轻,心肺功能尚可,未伴有血胸或胸腔积液的气胸患者,可采用胸腔穿刺治疗,可迅速缓解症状,加快肺复张。常选用患侧锁骨第2肋间的中线作为穿刺点,局限性气胸则选用相应部位进行穿刺。大多数继发性自发性气胸或经单纯穿刺抽气治疗无效的原发性自发性气胸,肺组织压缩严重,有明显的呼吸困难症状,反复发作的气胸,应考虑行胸腔闭式引流(图1-8-1)。置管位置一般选择在锁骨中线第2肋间,或腋前、腋中线第4~6肋间。胸腔积液或胸腔积液伴有局限性气胸的患者可根据影像资料选择适当位置插管。依据患者肺组织压力、是否伴有胸腔积液及胸膜破裂大小选择适当口径的引流管。为了减轻置管对患者的伤害,也可以使用中心静脉穿刺导管进行穿刺,导管放置于患侧锁骨中线的第2肋间或相应的位置。

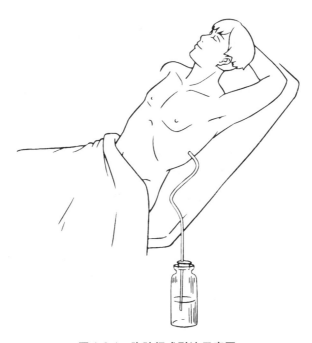

图1-8-1 胸腔闭式引流示意图

(二)以去除病因减少复发为目的的治疗措施

对反复发作的自发性气胸,手术结扎或肺大疱切除后胸膜固定是唯一有效的治疗方法。

1. 切口 传统开胸切口,即后外侧切口,因对患者创伤大、影响美观等缺点,已经逐渐被微创小切口或者胸腔镜下手术所取代。微创小切口取腋前线第3肋间至腋后线第8肋间5~8cm切口,多选择第3或第4肋间进胸。与后外侧切口相比,微创小切口对胸部肌肉损伤较小,术后疼痛较轻,位置隐蔽。随着技术水平的不断提高,胸腔镜手术因其创伤小、出血少、术后恢复快等诸多优点已经成为目前治疗气胸的首选方法。常规三孔法为选择腋中线第7肋间或原引流口为观察孔,腋前线第4肋间为操作孔,必要时可取腋后线第5肋间作辅助操作孔;两孔法即一个观察孔与一个操作孔,选择在腋中线第7肋间作为观察孔,第3或第4肋间腋前线或腋中线作操作孔;单孔法即指操作孔和观察孔在同一个切口孔道,一般选择在腋中线第4~6肋间。

2. **体位**   选择健侧卧位,腋下加垫,上肢向前固定。

3. **手术类型**   传统开胸手术及腋下微创小切口手术逐渐被胸腔镜手术所取代。以单孔胸腔镜手术为例进行阐述。全身麻醉行双腔支气管插管后,常规术区消毒、铺无菌巾。选择合适肋间作切口,切开皮肤、皮下组织。患者行单肺通气后进入胸腔,置入胸腔镜,探查胸腔、分离粘连,寻找到肺大疱进行结扎或切除,"试水试验"无漏气,以纱布团行胸膜固定,检查无活动性出血,留置胸腔闭式引流管,膨肺,逐层关胸,术毕。

4. **手术注意事项**   因患肺萎陷所致漏气孔已关闭,肺大疱变空瘪,位置不易确定或隐蔽,有漏气可能,麻醉科医师在与外科医师的配合下,使患侧肺慢慢萎陷。不容易找到破口时,可进行"试水试验"。在切除肺大疱时,要注意切除部位包括正常肺组织,以免残留病灶肺大疱,导致术后持续漏气或复发。术毕膨肺时注意要轻柔缓慢。用纱布团固定胸膜,注意避免过度用力导致胸膜持续渗血。

(王秋实 编写　杨万超 审校　吴立波 制图)

第九节　肋　骨　骨　折

在暴力作用于肋骨的情况下,肋骨骨折常为主要的直接暴力损伤,也可能是由于肋骨的病理性疾病所致。其骨折部位与肋骨的结构特征有密切关系。第1~3肋骨短粗,且有锁骨、肩胛骨和肌肉保护,因此一般不易发生骨折;第4~7肋骨长而薄,是最容易发生骨折的部位;第8~10肋骨前端肋软骨与胸骨相连,形成肋弓,比较稳定,不易骨折;第11、12肋骨为浮肋,前段自由不固定,前段活动灵活,弹性较大,因此也不易骨折。骨折断端移位可刺穿胸膜、肋间血管和肺组织,造成血胸、气胸、皮下气肿和咯血。多根肋骨骨折使胸壁局部失去完整肋骨支撑,造成胸壁软化,出现反常呼吸运动,即吸气时胸壁内陷,呼气时胸壁外突,称为连枷胸(flail chest),胸壁明显畸形,局部压痛明显。胸痛引起患者咳嗽无力、呼吸变浅、呼吸道分泌物增多潴留,易引起肺不张和肺感染。连枷胸的反常呼吸运动可使患侧肺部受到塌陷胸壁的压迫,呼吸时造成两侧胸腔压力不均引起纵隔摆动(图1-9-1),影响肺部通气,进而造成缺氧和二氧化碳潴留,严重时可发生呼吸循环衰竭。连枷胸常因广泛的肺组织挫伤而引起肺弥散功能障碍,造成低氧血症。大部分连枷胸患者需要手术治疗。

(一) 手术切口

通常在肋骨骨折的上方进行切口选择,根据多处肋骨骨折的情况选择横行、纵行、斜行或弧形切口。

(二) 手术体位

通常选择健侧卧位。

(三) 手术种类

对闭合性单根肋骨骨折,一般移位、重叠不明显,多可自愈,较少需要手术,治疗重点是解除疼痛,固定胸膜,预防肺部并发症。胸壁软化范围较大,多根多处肋骨骨折,异常呼吸运

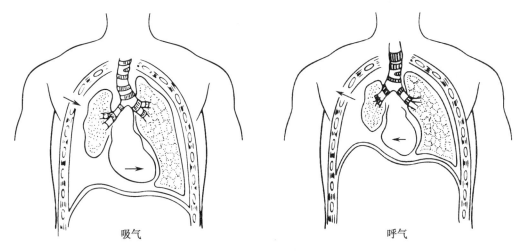

吸气　　　　　　　　　　　　　　　呼气

图 1-9-1　严重开放性胸部损伤时纵隔扑动示意图

动严重,合并症多,需行肋骨骨折切开复位内固定术,以消除异常呼吸,固定胸壁,改善呼吸功能,防止肋间神经、血管和肺组织二次损伤。全身麻醉行气管插管后,取健侧卧位,于肋骨骨折上方切开,切开皮肤、皮下组织,探查肋骨骨折及移位,游离肌,必要时选用合适的肋间肌,探查心包、膈肌、肺组织及胸腔内血管等是否有损伤,游离肌、肋间肌与肋间肌的适当位置,复位移位肋骨断端,放置内固定装置,目前广泛使用钛镍合金记忆环抱器,放置后冲洗胸腔,检查是否有活动性出血,清点器械、纱布是否正确,留置胸腔闭式引流管,逐层缝合切口,术毕。

(四) 手术中的注意事项

对于术前血氧饱和度较低,难以维持的患者,需快速进入胸腔,大部分患者开胸后血氧饱和度可改善,手术时要注意维持血氧饱和度。对合并肺损伤的患者,缝合后需配合"试水试验",以确定是否有漏气。术中麻醉科医师配合吸痰清除呼吸道分泌物,可减少术后并发症,有利于患者康复。

(王秋实 编写　杨万超 审校　吴立波 制图)

第二章 气道管理

第一节 气道解剖及气体交换

呼吸功能与麻醉密不可分,特别是机械通气在全身麻醉中对呼吸功能和肺生理有重要影响。如果患者合并呼吸系统疾病,则影响更为明显,甚至会引起低氧血症。使麻醉科医师更好地认识到麻醉引起的呼吸生理变化,有助于保护患者的呼吸生理功能,减少或避免麻醉对患者呼吸功能的不良影响。

【知识点】

1. 呼吸系统的组成和基本功能如何?防御功能包括哪些方面?
2. 呼吸系统的细胞种类及其功能?
3. 鼻腔结构是什么?有什么作用?
4. 气管和支气管的结构分级是什么?
5. 胸膜和肺的组成是什么?
6. 什么是无效腔及肺泡通气?
7. 什么是通气血流比值?临床意义何在?正压通气对它的影响是什么?
8. 什么是功能残气量?
9. 完成肺通气的动力原理是什么?
10. 肺内压和胸膜内压是什么?
11. 肺部通气时如何产生阻力?
12. 吸入气体在肺内是怎样分布的?
13. 肺换气的机制是什么?
14. 肺循环的生理特征是什么?
15. 重力如何影响肺内血流量的分布?
16. 何谓低氧性肺血管收缩?
17. 什么是肺内分流?
18. 单肺通气如何影响呼吸功能?
19. 呼气末正压通气的作用机制是什么?
20. 内源性呼气末正压是什么?
21. 术后发生肺不张的原因是什么?

1. 呼吸系统的组成和基本功能如何?防御功能包括哪些方面?

呼吸系统包括呼吸道和肺两个主要部分。呼吸道包括鼻、咽(包括鼻咽、口咽和喉咽)、喉、气管和各级支气管;肺由肺实质和肺间质组成,肺实质包括支气管树状结构和肺泡,肺间质包括结缔组织、血管、神经、淋巴管和淋巴结。上下呼吸道以环状软骨为界:鼻腔、咽腔、喉腔构成上呼吸道,气管到细支气管构成下呼吸道(图 2-1-1)。表 2-1-1 显示了呼吸系统的基本功能和防御功能。

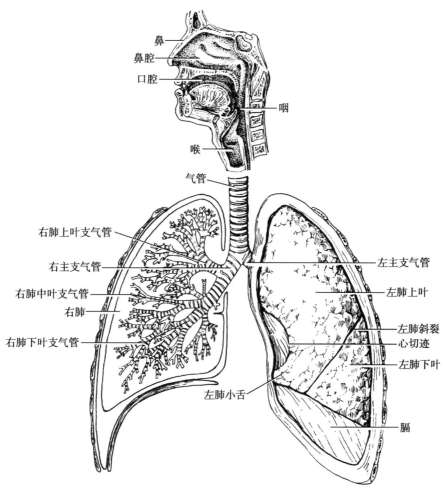

图 2-1-1　呼吸系统全貌

表 2-1-1　呼吸系统的基本功能和防御功能

呼吸系统的基本功能	呼吸系统的防御功能
过滤、加温及加湿空气,完成气体吸入和呼出肺的通气过程	调节和净化吸入的空气
换气功能,为肺泡与血液间气体交换提供巨大的肺泡表面积	清除气道异物;反射性的防御功能,即咳嗽、喷嚏和支气管收缩
参与体液酸碱平衡的调节	以肺泡巨噬细胞为主,清除侵入肺泡的有害物质
参与发声功能和辅助嗅觉功能	免疫防御功能

2. 呼吸系统的细胞种类及其功能?

气道大部分被覆纤毛,为假复层柱状纤毛上皮,其中散在有分泌黏液的杯状细胞,少部分(声襞和会厌)为复层鳞状上皮,从气道到细支气管由假复层柱状纤毛上皮逐渐变为单层立方上皮。Ⅰ型肺泡细胞是位于肺泡壁内衬的薄鳞状上皮细胞,占肺泡面积的95%,是气体交换的主要场所;Ⅱ型肺泡细胞是位于肺泡壁内衬的单层立方细胞,分泌表面活性物质,覆盖在肺泡表面,降低肺泡表面张力,防止肺萎陷。

在空气到达敏感的肺泡之前,气道上皮会被过滤,加热和湿润。富含血管网,能使空气温暖,纤毛上皮顶端有杯状细胞分泌形成的黏液层,帮助空气湿润并吸附颗粒物质,纤毛摆动能有效清除颗粒物质和病原菌,最终将其吞咽或咳出。

3. 鼻腔结构是什么？有什么作用？

鼻包括鼻骨和大部分软骨。气流从鼻孔进入和流出,然后进入鼻前庭,鼻腔后部成对的鼻后孔进入鼻咽。鼻借部分额骨、筛骨、蝶骨与头颅隔开,借硬腭与口腔隔开。鼻中隔把鼻腔分成左右两个腔。鼻中隔前1/3为软骨,后2/3为骨质。

鼻侧壁有三个鼻甲凸向鼻腔,鼻甲下裂隙为鼻道,鼻甲与鼻道的形成,使覆其上的鼻黏膜表面积大大增加,有利于鼻腔的加温、加湿和过滤。鼻的上部是嗅区,覆盖有嗅觉上皮,有特殊的细胞能感受嗅觉刺激(图2-1-2)。

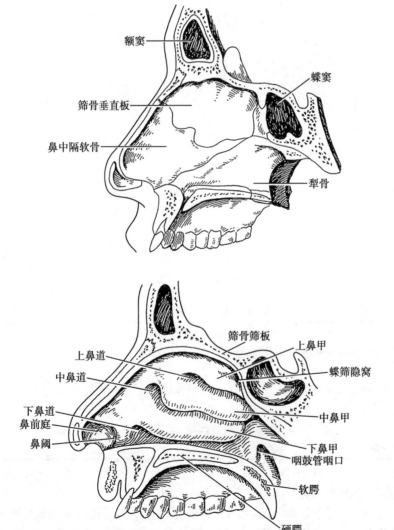

图 2-1-2 鼻中隔及鼻腔外侧壁

4. 气管和支气管的结构分级是什么？

气道和支气管是输送肺部空气的管道。气管长约 13cm，直径 2.0~2.5cm，位于食管前缘和主动脉弓后缘；气管由 16~20 个 C 形软骨环组成，开口部向后，由环状韧带连接；支气管位于胸骨角（5~6 胸椎之间），分为左主支气管和右主支气管，分叉上呈向上凸起的半月状峰为气管隆突；右主支气管较左主支气管短、粗、陡直；二级支气管左侧 2~3 支供给每侧肺；三级支气管每侧 10 支，供给支气管肺段（图 2-1-3）。第三级支气管远端气道明显狭窄，最终失去软骨支持形成细支气管，并最终将其送入肺小叶。肺小叶中，呼吸性细支气管再分支为肺泡管，肺泡囊及肺泡。

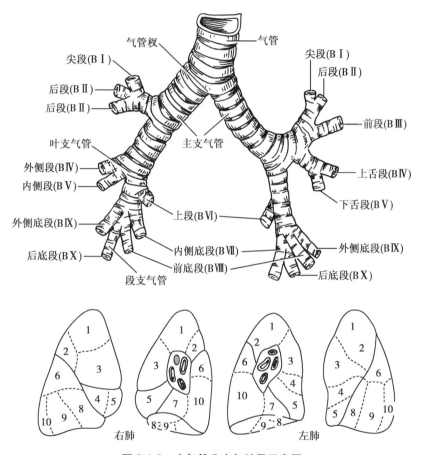

图 2-1-3　支气管分支与肺段示意图

5. 胸膜和肺的组成是什么？

胸膜是一薄层浆膜，可分为脏胸膜和壁胸膜两部分。脏胸膜覆盖于肺部表面，与肺部紧密相连，脏胸膜返折形成壁胸膜，附着在胸壁内部。脏胸膜与壁胸膜之间为闭腔，也就是胸膜腔。胸膜腔被纵隔隔开，左右不相通。一般情况下，胸膜腔内为负压，是潜在性的腔隙，含有少量浆液作润滑，可减少呼吸时的摩擦。脏胸膜无痛觉神经分布，而壁胸膜有感觉神经末梢分布，对疼痛敏感。壁胸膜覆盖于胸廓内面、膈上和纵隔表面，依其所衬部位不同分为肋胸膜、纵隔胸膜、膈胸膜和胸膜顶。胸膜返折线是各部壁胸膜相互移行返折之处。胸膜隐窝是壁胸膜返折移行处，肺无法完全伸入其内的胸膜腔，如肋膈隐窝和肋纵隔隐窝。

肺部成分包括肺叶、水平裂、斜裂、压迹、肺门、肺小舌、心切迹、肺韧带和支气管肺段,其中左肺2叶,右肺3叶。水平裂仅在右肺出现,沿第4肋行进。两肺均有斜裂,从第2胸椎骨到第6肋软骨,左肺由斜裂分为上、下两叶,右肺由斜裂和肺副裂分为上、中、下三叶。压迹由相邻器官在肺表面形成;肺门是支气管、肺动脉、肺静脉、支气管动脉、支气管静脉、神经以及淋巴进出肺的区域。肺小舌和心切迹是左肺上的突出部分。肺韧带是从肺门垂下的双层壁胸膜,标志着脏胸膜返折成壁胸膜。每侧支气管肺段有10个功能肺段,由肺动脉和肺段动脉供应血液(图2-1-4)。

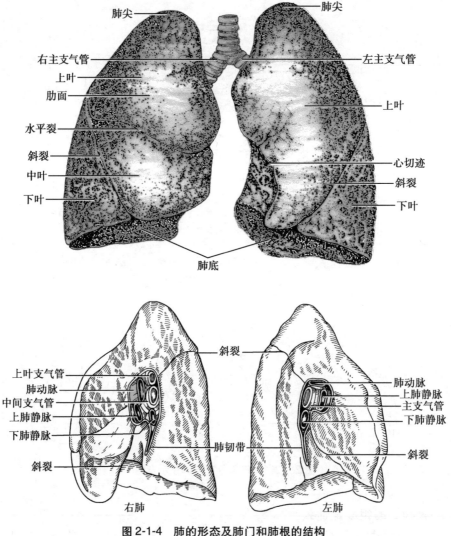

图2-1-4　肺的形态及肺门和肺根的结构

6. 什么是无效腔及肺泡通气?

新鲜气体通过呼吸进入肺,其速度和深度由代谢需求决定,通常为7~8L/min。大多数吸入的气体会到达肺泡,但每个潮气量(tidal volume,V_T)中的一些气体(100~150ml)仍然留在气道中,不能参与气体交换,称为无效腔(图2-1-5)。无效腔通常占V_T的1/3。无效腔包括解剖无效腔和肺泡无效腔。解剖无效腔是由鼻腔到终末细支气管之间的气道,作用仅为

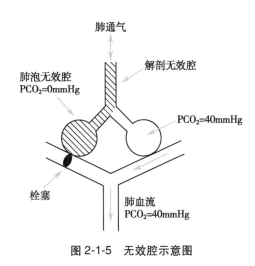

图 2-1-5 无效腔示意图

传导气体。当气体进入肺泡时,如部分肺泡血流灌注不足则这部分肺泡内的气体无法交换,这部分进入肺泡却未发生气体交换的气体量叫做肺泡无效腔。解剖无效腔和肺泡无效腔共称为生理无效腔(dead space volume,V_D)。生理无效腔与潮气量的比值可以反映肺的通气效率:即通气效率=$1-V_D/V_T$。V_D/V_T降低,通气效率增加;V_D/V_T升高,通气效率下降。正常人在生理情况下,平卧体位时肺泡 V_D 的量非常小,生理 V_D 接近于解剖 V_D。患者接受全身麻醉时,麻醉面罩、螺纹管、气管导管等都会产生 V_D,称为机械 V_D。每分钟到达肺泡和呼吸细支气管并参与气体交换的新鲜气体称为每分钟肺泡通气量(V_A),约为 5L/min。

7. 什么是通气血流比值?临床意义何在?正压通气对它的影响是什么?

通气血流比例($\dot{V}_A/\dot{Q}$)是指每分钟肺泡通气量与每分钟肺血流量的比值,其数值反映了肺通气与肺循环的匹配状态,其正常平均值为 0.84;$\dot{V}_A/\dot{Q}$ 增大,表示通气过剩,血流不足,V_D 增大;$\dot{V}_A/\dot{Q}$ 减小,表示通气不足,血流过剩,血液中的气体不能充分交换。人体在直立体位时,因为重力的影响,从肺底到肺尖,肺内通气量与血流量都逐渐减少,但血流量的改变更为明显,这造成了 $\dot{V}_A/\dot{Q}$ 的改变,肺尖部高达 3.3,肺底部低至 0.63,见图 2-1-6。

传导气道体积的增加(例如支气管扩张)只会略微增加总的无效腔量。当大量通气的肺泡血液灌注被中断时,无效腔量会显著增加,如肺栓塞。当发生大面积肺栓塞时,V_D/V_T 会达到 0.7~0.8,此时患者会发生严重的低氧血症,并表现为呼吸困难。一些患有阻塞性肺疾病的患者,气体过度进入没有发生阻塞的肺泡,而非灌注不足的原因,局部即发生了 $\dot{V}_A/\dot{Q}$ 增大的现象。

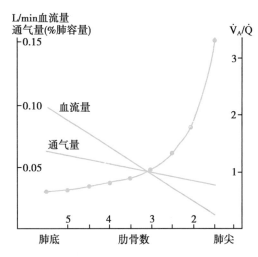

图 2-1-6 正常人直立时肺通气与血流的分布

正压通气时胸腔内压力梯度改变,发生通气分布不均的现象。肺的上部通气增加,下部通气减少,垂直位置较低部位的肺组织血液灌注分布更多,造成生理无效腔增加,$\dot{V}_A/\dot{Q}$ 失调明显。

8. 什么是功能残气量?

平息后呼气时,肺部残留的气体被称为功能性残余容量(functional residual capacity,FRC),由肺部弹性收缩力和胸腔外阻力共同作用形成,正常 FRC 约 3~4L。肺部弹性收缩是由肺部弹性纤维、气管平滑肌收缩和肺泡表面张力引起的。肋骨、关节和胸壁肌肉产生胸廓外阻力。在生理上,FRC 起到了稳定肺泡内气体分压的缓冲作用,减少了通气间歇对肺泡内气体交换的影响。若无 FRC,呼气末期的肺泡会完全陷闭。FRC 升高提示肺泡扩张,FRC 降低提示肺泡缩小或陷闭。其临床意义:FRC 明显增高,提示 COPD、肺气肿、肺心病等,FRC 水平下降常发生在肺纤维化和肺切除术后。

9. 完成肺通气的动力原理是什么?

肺部膨胀依赖于肺泡内压和胸膜内压的差异,即"跨肺压"。生理学上,气体进入气道的直接动力是肺内压力和大气压之间的压差。吸气时,肺部扩张,肺部压力低于大气压,空气进入呼吸道。呼气时,肺收缩,肺内压高于大气压,呼出空气。吸气末和呼气末,肺内压与大气压相同,因此没有气体流动。肺部通气在生理条件下为负压通气。

10. 肺内压和胸膜内压是什么?

肺泡内的气压形成肺内压,并随呼吸运动而改变。在生理条件下,由于吸气肌(膈肌和肋间外肌群)的收缩使胸廓体积增大,肺扩张,肺内压降低,气体进入呼吸道;膈肌和肋间外肌舒张,或与呼气肌(肋间内肌、腹壁肌群)配合,使胸廓体积减小,肺萎缩,肺内压升高,气体呼出呼吸道。肺通气的基本动力是呼吸肌的收缩和舒张,见图 2-1-7。

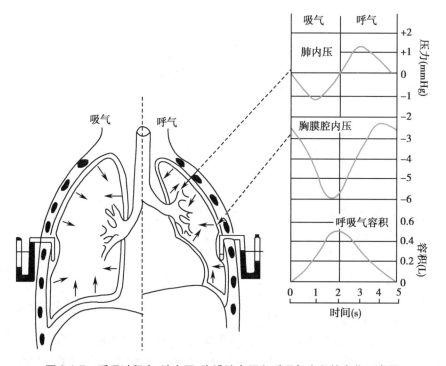

图 2-1-7　呼吸过程中,肺内压、胸膜腔内压和呼吸气容积的变化示意图

胸膜腔内压随胸廓运动而改变。在正常平静呼吸时,胸膜内压始终为负压。特别是屏气、咳嗽等情况,呼气阻力显著增加,胸膜内压为正压。胸膜腔内压对维持肺部扩张有重要作用。

11. 肺部通气时如何产生阻力?

肺部通气阻力包括弹性阻力和非弹性阻力。弹性阻力又分为肺弹性阻力和胸廓弹性阻力。气道阻力以非弹性阻力为主。肺有弹性,变形时产生弹性阻力。肺部发生扩张的难易程度被称为肺顺应性。顺应性与肺扩张的难易程度成反比关系。此外,呼吸时胸腔也产生弹性阻力,当出现胸膜肥厚、风湿性病变等病症时,胸廓顺应性下降。

正如前面所提到的,气道包括鼻、咽、喉、气管、支气管和它们的分支。吸进的气体通过气道时,气体分子之间及气体分子与气道壁之间产生的摩擦力叫做气道阻力。气道阻力受许多因素的影响,如气体的黏滞程度、气道的长度、气道的直径、气流的速度以及气流的形态等。其中,气道口径对气道阻力的影响最大。随着呼吸周期的不同,小气道的口径也不同。吸气时,肺部发生扩张,小气道口径增大,气道阻力减少;呼气时,小气道口径减小,气道阻力增加。气道痉挛在哮喘发作时发生,气道阻力明显增加,呼气时气道管径变窄,呼气阻力增加更为显著。

12. 吸入气体在肺内是怎样分布的?

吸进的气体在整个肺部分布不均。在吸气时,更多的气体进入那些扩张最大的肺单位。吸气时,大部分气体进入基底单位。仰卧时,背部肺泡进入较多气体,而右侧卧位时,右下肺叶进入较多气体。这是由于肺部的位置及顺应性对胸膜扩张压分布的影响。气体分布随体位改变而改变,基底会优先通气。同位标记技术发现,与仰卧位相比,肺部通气分布较均匀。此外,通气流速还影响气体在肺部的分布:当通气流速为<3L/s 时,2/3 的通气会流向肺的下半部;当通气流速达到 4~5L/s 时,肺上下部分均匀通气。

13. 肺换气的机制是什么?

肺换气是指气体在肺泡和肺毛细血管之间的交换。血液经过肺的毛细血管时,血液中

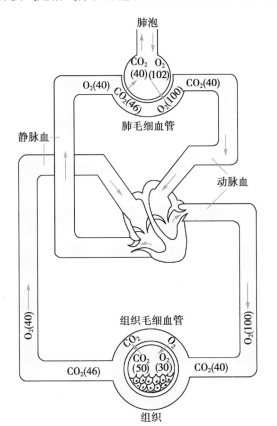

图 2-1-8　肺换气和组织换气示意图

的 O_2 分压低于肺泡气的 O_2 分压,血液中 CO_2 分压高于肺泡气中的 CO_2 分压。在这种压力差的作用下,O_2 由肺泡扩散进入肺毛细血管,CO_2 由肺毛细血管扩散进入肺泡。如此血液经过肺毛细血管后,O_2 分压升高,CO_2 分压降低,完成了气体在机体内的交换,见图 2-1-8。肺换气的过程非常迅速,只需要 0.3s,而血液流过肺毛细血管需要 0.7s。多种因素对肺的换气功能产生影响,见表 2-1-2。

表 2-1-2　影响肺换气功能的因素

影响因素	对肺换气功能的影响
呼吸膜的厚度	气体弥散要通过肺泡与肺毛细血管之间的呼吸膜,气体弥散的速度与呼吸膜的厚度成反比
呼吸膜的表面积	成人肺泡的总面积约为 $70m^2$,静息状态下仅需 $40m^2$ 的呼吸膜面积即可满足换气的需要。呼吸膜的面积减少,肺换气的效率则下降
压力梯度	呼吸膜两侧 O_2 和 CO_2 的压力梯度是其弥散的直接动力,气体弥散速度与压力梯度成正比
气体分子量	气体弥散速度与气体分子量的平方根成反比
气体的溶解度	气体弥散速度与气体在组织中的溶解度成正比。气体分子越大越难通过呼吸膜
$\dot{V}_A/\dot{Q}$	$\dot{V}_A/\dot{Q}$ 正常值 0.84,$\dot{V}_A/\dot{Q}$ 增加,通气过剩、血流不足;$\dot{V}_A/\dot{Q}$ 减低,通气不足、血流过剩

14. 肺循环的生理特征是什么?

肺部的血供来自支气管动脉和肺动脉。支气管动脉给气管、支气管和肺供血。从肺动脉流出的血液进入肺泡毛细血管进行气体交换。少数支气管静脉血经肺循环和体循环的吻合支进入肺静脉,这部分血液不经过气体交换就进入左心。

肺动脉壁厚度仅占动脉壁的 40%,弹性纤维较少且较短,具有较大的扩张性。当肺循环中的血量增加时,肺动脉的压力波动很小,从而起到储存血液的作用。肺循环阻力较低,其通路短,仅为体内循环阻力的 1/10。平均肺动脉压约 13mmHg,远低于主动脉血压。在临床上,当肺动脉压力超过 40mmHg 时,称为肺动脉高压。由于肺组织及肺血管有较大的顺应性,肺循环的血容量会有周期性的改变。吸气时,肺部血管扩张,肺部静脉血流量减少,动脉血压降低。呼气时肺血管收缩,血流流入左心,动脉压升高。肺部血液分布受重力的影响,从上向下逐渐增加,从而使肺部不同部位的通气血流比例不同。当患者处于侧卧位时,上侧的肺灌注比下侧低。卧位时,肺血流和肺血管阻力都会增加。

15. 重力如何影响肺内血流量的分布?

由于肺部血管壁非常薄,有较大的扩张性,重力对肺部血液分布有很大的影响。肺部上端至下端的肺动脉压力逐渐增高,使上端动脉压力与肺底部动脉压力相差 $11\sim15$mmHg。在直立体位时,肺内血流的分布被划分为三个区域:1 区位于肺上部,受周围肺泡内压的作用,肺血管内血流减少,形成无效腔通气;2 区位于肺中部,肺血流量取决于肺动脉压与肺泡内压的压差;3 区位于肺下部,其血流量取决于肺动脉压与肺静脉压之间的压差。卧位时,1 区不存在;血容量下降时,可出现 1 区;血容量明显下降时,1 区范围扩大,等于增加了解剖无效腔。当正压通气时,特别是施加 PEEP 时,肺泡内压升高,高于血管内压力,会使肺 2 区变为 1 区,肺血流明显减少。肺中心部较外周分布有更多的血流量,这种不均匀的血流量分布不能用重力来解释,称为肺血流量分布的不均匀性。不同部位的肺血管形态和结构的差异可引起这种现象。

16. 何谓低氧性肺血管收缩?

低氧性肺血管收缩(hypoxic pulmonary vasoconstriction,HPV)是肺通气与肺血流之间的一种自身调节,当肺泡氧分压降低时,低氧区的肺血管收缩,肺血流发生降低的现象。其意义在于低氧区的肺血管收缩,使血液更多地灌注非缺氧区域的肺组织,调节局部的通气血流比例,避免动脉氧分压下降。HPV 受多种因素影响。肺动脉压增高、CO_2 分压下降以及扩血管药均可抑制 HPV。在单肺通气时,非通气侧肺会发生 HPV,这样使通气侧肺得到更多的血液灌注,维持通气血流比例趋于正常。

17. 什么是肺内分流?

肺内静脉血未经氧合,与已经氧合的血液相混合,导致血液的 O_2 分压下降,称为肺内分流,也称静脉血掺杂。发生通气血流比例失调时,如通气少于血流,通气血流比例降低,肺内发生分流。某些病理情况下,如肺不张、肺水肿等肺毛细血管内血液不能充分进行氧合,即形成了肺内分流。严重的肺内分流会导致严重的低氧血症。

18. 单肺通气如何影响呼吸功能?

单肺通气时,非通气侧肺发生萎陷,通气侧肺位于下面受到纵隔的压迫,使通气侧肺和胸廓的顺应性降低。在重力的作用下,血液更多地供应下面通气侧肺,上面非通气侧肺血流减少,另外非通气侧肺发生 HPV,进一步减少非通气侧肺的血流,这些都有利于维持通气血流比例趋于正常。

19. 呼气末正压通气的作用机制是什么?

呼气末正压(positive end-expiratory pressure,PEEP)是由吸气相的麻醉机或呼吸机产生的正压,气体进入肺部,并且当呼气末气道打开时,气道压力仍然维持在大气压以上,以防止肺泡萎缩和萎陷。对急性呼吸窘迫综合征(acute respiratory distress syndrome,ARDS)、肺水肿的治疗有重要作用。当 PEEP 值为 $5cmH_2O$ 时,FRC 可增加 500ml;当萎陷的肺泡复张时,肺内动静脉血流量减少,通气血流比例和弥散功能也有所改善,并且对肺血管外水肿、增强肺顺应性、减少呼吸功有积极作用。随着 PEEP 水平的升高,PaO_2 和 SaO_2 持续升高,但心排血量不受影响时,全身氧输送量增加。实验结果表明,PEEP 由 0 升至 $10cmH_2O$ 时,肺泡直径呈正比增大趋势,而胸腔压力无明显变化。当 PEEP>$10cmH_2O$,肺泡直径变化趋小。PEEP>$15cmH_2O$ 时,肺泡容量很少增加,反使胸腔压力随肺泡压增加而增加,从而影响静脉血回流,尤其在血容量不足、血管收缩调节功能差的情况下,将会减少心排血量。因此过高的 PEEP 虽然可以增加 PaO_2 和 SaO_2,却会由于心排血量的减少而影响组织的氧供应。PEEP 升高也可引起气胸及纵隔气肿的发生。最理想的 PEEP 应该是 SaO_2 达到 90% 以上,而 FiO_2 应该达到 PEEP 的安全限度。当患者维持有效血容量,保证组织灌注时,PEEP 宜先从低水平 $3\sim5cmH_2O$ 开始,逐渐增加到最佳水平。

20. 内源性呼气末正压是什么？

内源性 PEEP 是指应用无外源 PEEP 时,呼气末肺泡内正压状态。通常,呼气末容积是由弹性收缩力和胸壁相互作用力决定的,这些力保持平衡,所以呼气末体积没有气流流动和气压差。内源性 PEEP 的形成有两个主要机制:正常肺在机械通气过程中,如呼吸频率过快或呼气时间过短,下一次呼吸之前,没有足够的时间充分呼出气体,这种效应积累将导致呼气末气道正压形成。因此,每分钟通气量增加的患者(如感染、创伤)或吸气/呼气比率高的患者有可能发生内源性 PEEP。内源性 PEEP 的另一个主要机制是与肺自身的潜在疾病相关,即慢性阻塞性肺疾病(chronic obstructive disease,COPD)和支气管哮喘的严重发作时,由于有呼气气流限制,呼气气流被迫提前暂停,呼气末容积逐渐增加,形成动态肺过度充气。呼气末肺泡内压高于气道开口处,此时肺泡内压为内源性 PEEP。

21. 术后发生肺不张的原因是什么？

术后肺不张是常见现象,无论是全身麻醉(静脉麻醉或者吸入麻醉)还是椎管内麻醉。正压通气时术中通气不足和高浓度吸氧等会造成低通气、肺泡内气体被迅速吸收,肺泡膨胀不全发生肺泡萎陷,形成肺不张。另外患者高龄、肥胖、吸烟、肺部疾病等都是术后肺不张的危险因素。

【思考题】

1. 单选题:下面哪种细胞分泌肺表面活性物质

　　A. Ⅰ型肺泡细胞　　　　　B. Ⅱ型肺泡细胞　　　　　C. 单层纤毛柱状细胞

　　D. 肺泡内皮细胞　　　　　E. 肺泡上皮细胞

【答案】B

【答案解析】 Ⅰ型肺泡细胞占肺泡表面积的 95%,是气体交换的主要场所;Ⅱ型肺泡细胞分泌肺表面活性物质,形成一层薄膜覆盖在肺泡表面,可降低肺泡表面张力,防止肺萎陷。

2. 单选题:一儿童误将花生吸入了肺部,花生最有可能在肺的哪个部位

　　A. 左主支气管　　　　　B. 左肺下叶　　　　　C. 右肺三级支气管

　　D. 右主支气管　　　　　E. 右肺二级支气管

【答案】D

【答案解析】支气管在胸骨角水平分为左、右主支气管,右主支气管较左主支气管短、粗而陡直,因此吸入的异物更易进入右主支气管。

3. 单选题:下列肺的组成部分中,哪一项不存在于左肺

　　A. 水平裂　　　　　B. 斜裂　　　　　C. 肺小舌

　　D. 心切迹　　　　　E. 肺尖

【答案】A

【答案解析】水平裂只存在于右肺,沿第4肋走行;斜裂,两肺均有,从 T_2 椎骨行至第6肋软骨;肺小舌是左肺上的舌状结构;心切迹是左肺上心脏的压迹。

4. 单选题:呼吸系统的主要功能应除外哪一项

    A. 过滤和加温、湿润空气   B. 肺泡与血液之间的气体交换功能

    C. 调节体液酸碱平衡   D. 过滤血浆

    E. 通气功能

【答案】D

【答案解析】呼吸系统的基本功能:过滤和加温、湿润空气,完成肺的通气;提供巨大的肺泡表面积,实现肺泡与血液之间的气体交换;参与体液酸碱平衡的调节;参与发声功能和探查气味的功能。而过滤血浆是肾小球的基本功能。

5. 单选题:一名40岁女性患者体检时发现左肺下叶存在动静脉畸形。该患者从仰卧位变为直立体位时可能发生下列哪种改变

    A. 动脉 O_2 分压升高   B. 肺泡与动脉间的分压差下降

    C. 肺泡氧分压下降   D. 肺内分流增加

    E. 肺内分流减少

【答案】D

【答案解析】直立体位时,在重力的作用下,血液更多的供应肺的下部,使位于左肺下叶的动静脉分流量增加。

6. 单选题:仰卧位对肺通气有怎样的影响

    A. 通气血流比例不变   B. 功能残气量增加

    C. 功能残气量不变   D. 功能残气量减少

    E. 肺总量增加

【答案】D

【答案解析】仰卧位时膈肌上抬,肺总量减少,功能残气量平均减少800ml。

7. 单选题:通气血流比例的正常平均值是多少

    A. 0.84   B. 0.74   C. 0.64   D. 0.54   E. 0.65

【答案】A

【答案解析】通气血流比例是每分钟肺泡通气量与每分钟肺血流量的比值,其数值反映了肺通气与肺循环的匹配状态,其正常平均值为0.84。

(徐杨 顾广英 编写 刘晶 审校)

参考文献

[1] 庄心良,曾因明,陈伯銮,等. 现代麻醉学[M]. 3 版. 北京:人民卫生出版社,2004:42-47.

[2] JOHN T,HANSEN. Netter's Anatomy Coloring Book[M]. 2nd ed. 欧阳钧主译. 北京:北京科学技术出版社,273-287.

[3] 罗自强,闵苏. 麻醉生理学[M]. 4 版. 北京:人民卫生出版社,2019:47-77.

[4] WEST JB,LUKS AM. West 呼吸生理学精要[M]. 10 版. 詹庆元主译. 北京:北京大学医学出版社,2018:15-97.

[5] MILLER RD. 米勒麻醉学[M]. 6 版. 曾因明,邓小明主译. 北京:北京大学医学出版社,2006.

第二节   呼吸功能评估

【病例一】

患者,男性,78 岁。诊断"左肺上叶占位",拟行"胸腔镜下左肺上叶切除术"。既往诊断慢性阻塞性肺疾病 5 年余,自觉呼吸不受影响,有症状时间断使用沙美特罗替卡松气雾剂,目前仍有轻度咳嗽、咳白痰。吸烟史 40 余年,每天 5 支左右,戒烟 5 年。平素活动量可,可连续登 3 层楼。

【病例二】

患者,男性,56 岁。诊断"食管癌",拟行"颈胸腹腔镜下三切口食管癌切除术"。既往有冠心病病史,经皮冠状动脉介入治疗术后 1 年,置入 2 枚支架,术后规律口服冠心病二级预防用药,未再出现心前区不适症状。吸烟史 30 余年,每天 20 支未严格戒烟。平素活动量尚可,可连续登 4 层楼。

【知识点】

1. 胸外科患者为何要进行呼吸功能的评估?

2. 哪些胸外科手术需要进行肺功能检查?

3. 患者的呼吸功能评估包括哪些方面?

4. 呼吸力学评估包括哪些指标?

5. 评估肺实质功能包括哪些指标?

6. 心肺联合功能评估有哪些方法?

7. 胸外科手术患者为何要进行心脏功能方面的检查? 心脏功能检查包括哪些项目?

8. 特殊手术和疾病状态的患者进行术前肺功能评估需要注意哪些方面?

9. 术后肺部并发症的定义及相关危险因素有哪些? 通过术前呼吸功能评估,如何预测术后并发症风险?

10. 通过哪些术前准备可改善患者呼吸功能,降低术后并发症?

1. 胸外科患者为何要进行呼吸功能的评估?

外科患者,尤其是并存肺部疾病患者,由于急性或者长期慢性病变,呼吸功能多存在不同程度的减退。与普通人群相比,伴有中重度呼吸功能不全者,行开胸或上腹部手术,术后并发症率和病死率较高。加之麻醉和手术会使呼吸功能进一步受损,围手术期呼吸衰竭等并发症会增加。因而手术前准确进行呼吸功能的评估,必要时联合心肺功能检查,对于决定手术指征、选择麻醉方式、制定合理的围手术期治疗方案、达到术后预期效果及降低术后并发症和病死率至关重要。

2. 哪些胸外科手术需要进行肺功能检查?

开胸手术中,肺组织切除手术、不切除肺组织的食管手术、纵隔切开或者纵隔肿瘤切除术、膈肌手术、胸膜或部分胸壁手术,都需要在术前进行肺功能检查。患者经历了麻醉和手术后,肌肉力量未完全恢复、卧床、疼痛不敢用力呼吸和咳嗽,均会导致不同程度的肺容量和肺通气量的降低。准确地评估呼吸功能,能够了解患者术前肺功能耐受程度、决定手术时机、指导术前改善肺功能及预测术后肺功能,将最大程度上避免上述并发症的发生。

3. 患者的呼吸功能评估包括哪些方面?

对呼吸功能评估包括主观症状和客观检查两大类。

(1) 主观症状:对呼吸功能评估应从询问病史开始,通常以有无气短及气促症状为标准。对于平时运动耐量良好的中青年患者,比如一次登楼>4 个楼层或垂直高度>14m,可以不作任何呼吸系统的相关检查。对于老年患者及出现运动耐量明显下降如登楼垂直高度<12m 的患者,则应考虑进行肺功能检查。

主观症状采用六级制,即按日常生活中出现气短、气促症状,分成六级,见表 2-2-1。

表 2-2-1　主观症状分级

分级	症状
0 级	虽存在不同程度的呼吸功能减退,但活动正常。日常生活能力不受影响,即和正常人一样,并不过早出现气短、气促
1 级	一般劳动时出现气短
2 级	平地步行不气短,速度较快或登楼、上坡时,同行的同龄健康人不感到气短而自己有气短
3 级	慢走不及百步出现气短
4 级	讲话或穿衣等轻微动作时有气短
5 级	安静时也有气短,无法平卧

(2) 客观检查(即肺功能检查):肺功能检查包括三个方面。

1) 通气力学的评估(静态肺功能):主要通过体积描记仪进行。

2) 肺实质功能的评估:包括血气分析、一氧化碳弥散率(carbon monoxide diffusing capacity,DLCO)测定和肺通气-灌流扫描检查。

3) 心肺联合功能(储备功能)的评估:运动试验。

以往过多强调了静态肺功能的作用,但上述呼吸功能评估的三个方面彼此不可相互替代,故应作综合考虑。

4. 呼吸力学评估包括哪些指标?

肺功能检查(pulmonary function tests,PFTs)主要的呼吸力学指标包括肺容积功能和肺通气功能。

(1) 肺容积功能,见图 2-2-1。

1) 潮气容积(tidal volume,V_T)

概念:一次平静呼吸进出肺内的气量。

正常值:成人大约 500ml 左右。

临床意义:V_T 主要受呼吸肌功能,特别是膈肌运动影响。V_T 在呼吸肌功能障碍时下降。

2) 补呼气容积(expiratory reserve volume,ERV)与补吸气容积(inspiratory reserve volume,IRV)

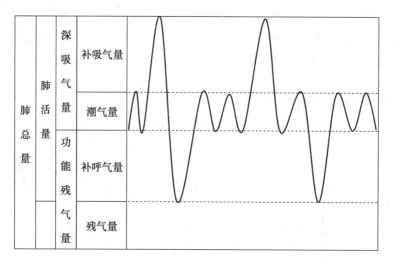

图 2-2-1　肺容积和肺总量的测定

概念:补呼气容积为平静地呼气后再用力呼气所能呼出的最大气量,补吸气容积为平静地吸气后所能吸入的最大气量。

正常值:补呼气容积:男性(1 603±492)ml,女性(1 126±338)ml。补吸气容积:男性2 160ml,女性1 400ml。

临床意义:当吸气肌与呼气肌功能减弱时,补呼气容积与补吸气容积减少。

3) 深吸气量(inspiratory capacity,IC)

概念:为平静呼气末尽力吸气所能吸入的最大气量,即潮气容积加补吸气容积(V_T+IRV)。

正常值:男性(2 617±548)ml,女性(1 970±381)ml。

临床意义:影响深吸气量的主要因素是吸气肌力。胸廓、肺活动度降低与肺组织弹性回缩力增高和气道阻塞等因素也可使深吸气量减少。

4) 肺活量(vital capacity,VC)

概念:是最大吸气后所能呼出的最大的气量,即IC+ERV 或 VT+IRV+ERV。右肺肺活量占全肺肺活量的55%。

正常值:(4 217±690)ml,女性(3 105±452)ml;

实测值/预测值<80%为异常,60%~79%为轻度降低,40%~59%为中度降低,<40%为重度降低。

临床意义:肺活量是一种简单且最有价值的肺功能指标。肺功能减低者以各种限制性通气障碍为主,其次为呼吸肌功能减低,也可表现为严重阻塞性通气功能减低。胸廓畸形、广泛性胸膜增厚、胸腔积液、气胸、肺不张、弥漫性肺间质纤维化、腹腔积液、腹腔巨大肿瘤等临床常见,也可见于重症肌无力、膈肌麻痹、传染性多发性神经根炎、慢性阻塞性肺疾病、支气管哮喘等严重疾病。

5) 肺总量(total lung capacity,TLC)

概念:深吸气后肺内所含全部气量,是肺活量与残气量之和。

正常值:男性(5 766±782)ml,女性(4 353±644)ml。

临床意义:TLC 增加,主要见于阻塞性肺气肿,但肺气肿患者 TLC 也可正常,主要取决于残气量和肺活量的增减情况;TLC 减少,见于限制性肺疾病。

6) 功能残气量(functional residual capacity,FRC)

概念:平静呼气后残留于肺内的气量。

正常值:男性(3 112±611)ml,女性(2 348±479)ml。

临床意义:FRC 在生理上接近于正常呼吸模式,反映胸廓弹性回缩和肺弹性回缩力。FRC 增加,提示肺弹性回缩力下降,肺内充气过度,见于阻塞性肺气肿和气道部分阻塞;减少则见于弥漫性限制性肺疾病如肺间质纤维化、ARDS,或肥胖伴腹压增高使胸廓弹性回缩力下降。

7) 残气容积(residual volume,RV)

概念:最大呼气后残留于肺内的气量。

正常值:男性(1 625±397)ml,女性(1 245±336)ml。

临床意义:与 FRC 相同。其 RV/TLC 占肺组织总量的百分比常作为临床判断标准。正常情况下,RV 约占 TLC 的 25%,随 FRC 的变化而变化,但在肺限制性病变中 RV 下降较轻,在小气道病变中,FRC 可以正常,但 RV 可能略有升高。RV/TLC≤35% 正常,若大于 40% 则提示肺气肿。

(2) 肺通气功能

通气功能又称为动态肺容积,是指单位时间内随呼吸运动进出肺的气量和流速。

1) 最大通气量(maximal ventilatory volume,MVV)

概念:是指在 1min 内以最大的呼吸幅度和最快的呼吸频率呼吸所得的通气量。

正常值:MVV 男性(104±2.71)L/min;女性(82.5±2.17)L/min。低于预计值的 80% 为异常。

临床意义:MVV 是临床上常用作评估通气功能障碍、肺功能储备的敏感指标,可用来评估肺组织弹性、气道阻力、胸廓弹性和呼吸肌力量。无论是阻塞性或限制性通气障碍均可使之降低,临床常见于气道阻塞和肺组织弹性减退(如阻塞性肺气肿),呼吸肌肌力降低和呼吸功能不全,胸廓、胸膜、弥漫性肺间质疾病和大面积肺实变等疾病。

MVV 可作为通气储备能力考核指标,常以通气储备百分比表示,计算公式为:

$$通气储量\% = \frac{每分钟最大通气量-每分钟静息通气量}{每分钟最大通气量} \times 100\%$$

通气储备百分比被认为是胸外科手术术前判断肺功能状况、预计胸外科手术术后并发症、发生风险的预测指标以及职业病劳动能力鉴定的指标。正常值>95%,低于 86% 提示通气储备不足,气急阈为 60%~70%。

2) 用力肺活量(forced vital capacity,FVC)

概念:是指深吸气至肺总量后以最大用力、最快速度所能呼出的全部气量。1 秒用力呼气量(forced expiratory volume in 1 second,FEV$_1$)是指最大吸气至肺总量位后,开始呼气第 1 秒钟内的呼出气量。正常人 3s 内可将肺活量全部呼出,第 1s、2s、3s 所呼出气量各占 FVC 的百分率正常值分别为 83%、96%、99%,见图 2-2-2。临床上常用的指标 FEV$_1$ 以及 1 秒用力呼气量与用力肺活量的比值(FEV$_1$/FVC),较单纯时间肺活量有意义,如慢性阻塞性肺疾病患者 FEV$_1$ 降低而 FVC 可正常。

正常值:FEV$_1$:男性(3 197±117)ml/s,女性(2 314±48)ml/s;FEV$_1$/FVC:>80%。

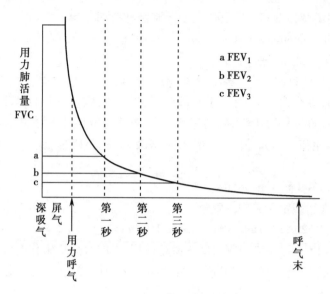

图 2-2-2　用力肺活量

临床意义:是测定呼吸道有无阻力的重要指标。COPD、支气管哮喘等阻塞性通气障碍患者,其 FEV_1 和 FEV_1/FVC 因气道阻塞、呼气延长而下降,而可逆性气道阻塞如支气管哮喘,在使用支气管扩张剂后,其值也有明显提高。有限制通气障碍的患者,如弥漫性肺间质病变、胸廓畸形等都可以达到正常甚至 100%。由于此时呼出气流虽不受限制,但肺弹性和胸廓顺应性下降,呼气运动迅速停止,使大部分肺活量在极短时间内快速呼出。

3) 最大呼气中段流量(maximum mid-expiratory flow,MMEF)

概念:通过 FVC 曲线计算得到用力呼出的平均肺活量为 25%~75%,这是检测阻塞性通气障碍的又一灵敏方法。

正常值:男性(3 452±1 160)ml/s,女性(2 836±946)ml/s。

临床意义:可作为小气道早期阻塞性评价指标。因为 MMEF 主要依赖于 FVC 的非用力依赖性部分,包含 MMEF 的低肺容量位流量变化只与小气道直径有关。已有的研究表明,当 FEV_1 和 FEV_1/FVC 与气道阻力都正常时,MMEF 可以减小,但 MMEF 可以更好地反映小气道阻力的增加。

4) 最大呼气流量(peak expiratory flow,PEF)

概念:指在用力肺活量测定过程中,呼气速度最快时的瞬时速度,亦称呼气峰值速度。PEF 主要反映呼吸肌的力量和气管是否被阻塞。在正常人群中,PEF 在不同的时间点在 1d 中可以有不同的值,称为日变异率或日间波动率。

正常值:24h PEF 波动率<8%。

临床意义:①诊断支气管哮喘。可作为支气管激发试验的反应指标(用于筛查),24h PEF 波动率:正常 <8%,哮喘 ≥ 20%,慢性阻塞性肺疾病(chronic obstructive pulmonary,COPD)<20%。②哮喘病情严重度分级。PEF 波动率<20% 为轻度,20%~30% 为中度,>30 为重度。③可作为哮喘发作与否、疗效判断、指导哮喘治疗的参考。若日变异率明显增大,提示病情加重,需行相应处理。④判断大气道阻塞性病变及程度。

(3) 临床应用

1) 呼吸功能不全分级,见表 2-2-2。

表 2-2-2 国内呼吸功能评定标准

呼吸功能评定	MVV%	RV/TLC%	FEV$_1$ 预计值%
正常	≥75	≤35	≥70
轻度损害	60~74	36~50	55~69
中度损害	45~59	51~65	40~54
重度损害	30~44	66~80	25~39
极重度损害	<30	>80	<25

综合评定:重度,三项中至少有两项达重度损害;中度,①三项中至少有两项为中度损害;②三项中轻中重度损害各一项;轻度,不足中度损害。

2)通气功能障碍分型:阻塞性通气功能障碍的特点是以流速(如 FEV$_1$/FVC)降低为主,限制性通气障碍则以 FVC 减少为主,其分型见表 2-2-3。

表 2-2-3 肺通气功能评估

肺通气功能类型	PFT 指标
正常	FEV$_1$/FVC>70%,FVC>80%预计值
阻塞性	FEV$_1$/FVC<70%,且
	临界:FEV$_1$≥80%预计值
	轻度:FEV$_1$ 60%~79%预计值
	中度:FEV$_1$ 40%~59%预计值
	重度:FEV$_1$<40%预计值
限制性	FEV$_1$/FVC>70%,且
	轻度:FVC 60%~80%预计值
	中度:FVC 50%~59%预计值
	重度:FVC<50%预计值
混合性	FEV$_1$/FVC<70%,且 FVC<80%预计值
小气道异常	FEF$_{25-75}$<65%预计值

气道阻塞性肺疾病的严重程度,可用积分法肺功能评定:对患者 FEV$_1$%(预计值),FEV$_1$/FVC,峰值流速分别评分,而后累加获得肺功能评价,见表 2-2-4,表 2-2-5,表 2-2-6。

3)支气管舒张试验和激发试验:对于合并哮喘的患者,尤其一些症状、体征不典型,但是又疑似哮喘的患者,除了上述常用的肺功能指标以外,还可以辅助检查支气管舒张试验和支气管激发试验,对于除外或确定哮喘的诊断有重要的意义。

表 2-2-4 年龄<40 岁患者的评分

积分	0 分	1 分	2 分	3 分
FEV$_1$(预计值%)	≥80	70~79	55~69	<55
FEV$_1$/FVC(实际值)	>75	65~75	55~64	<55
Peak Flow(预计值%)	≥80	70~79	55~69	<55

表 2-2-5　年龄>40 岁患者的评分

积分	0 分	1 分	2 分	3 分
FEV_1(预计值%)	>75	60~75	50~59	<50
FEV_1/FVC(实际值)	>72	60~72	50~59	<50
Peak Flow(预计值%)	>75	60~75	50~59	<50

表 2-2-6　积分与肺功能

积分	肺功能评价
0~1(MMEF≥60%预计值)	正常肺功能
0~1(MMEF<60%预计值)	低肺容量时呼气流速减慢,符合小气道病变
2~4	轻度阻塞性肺功能障碍
5~7	中度阻塞性肺功能障碍
>7	重度阻塞性肺功能障碍

哮喘患者肺功能的特征之一是具有可逆性。哮喘发作时,气道明显狭窄,呼出气体受限,患者感胸闷、气喘,但这些症状可自行缓解或通过药物扩张气道缓解。可逆性试验的测定方法就是支气管舒张试验。具体的测定方法先测定基础 FEV_1(或 PEF),然后吸入支气管扩张剂(β_2 激动剂),15min 后重复测定 FEV_1(或 PEF),计算 FEV_1(或 PEF)改善率。

$$FEV_1(或 PEF)改善率=\frac{吸药后 FEV_1(或 PEF)-吸药前 FEV_1(或 PEF)}{吸药前 FEV_1(或 PEF)}\times100\%$$

如吸入药前后改善率≥15%,或绝对值>200ml,则试验阳性,见表 2-2-7。支气管舒张试验尤其适用于急性发作的哮喘患者和症状较为明显的患者,但是患者在检测前必须停用支气管舒张剂(短效停用 6h 以上,长效停用 12~24h 以上。支气管舒张试验阳性有助于哮喘的诊断,但结果阴性则不足以否定哮喘的诊断,尤其是晚期重症哮喘患者或合并慢性支气管炎的哮喘患者。此外约 10%的 COPD 患者支气管舒张试验可为阳性。

表 2-2-7　支气管舒张试验

结果	PFT 指标
阳性	用药后 FEV_1 增加≥15%及绝对值增加>0.2L
	轻度可逆:FEV_1 增加 15%~24%
	中度可逆:FEV_1 增加 25%~40%
	高度可逆:FEV_1 增加>40%
可疑阳性	用药后 FEV_1 增加>12%及绝对值增加>0.2L
阴性	用药后 FEV_1 增加<12%,或绝对值增加<0.2L

支气管哮喘以气道高反应为特征,而支气管激发试验则是检测气道反应性的一种方法,目前主要采用吸入组胺或醋甲胆碱激发。启动激发试验前,患者应无明显气促、呼吸困难症状,FEV_1≥70%预期值可保证患者安全。抗哮喘药在试验前需要停止使用。首先确定 FEV_1

的基础值,然后吸入生理盐水、不同浓度的组胺或醋甲胆碱(浓度由低到高),每一浓度吸入后都进行 FEV_1 的测定,直到 FEV_1 比基本值下降≥20%时或已达到所测定的最大浓度时,停止试验,然后再吸入适量的支气管扩张剂。在 FEV_1 降低 20%时(PD 20-FEV_1)气道反应性的判断主要是通过增加组胺 PD 20-FEV_1<7.8μmol,醋甲胆碱 PD 20-FEV_1<12.8μmol 来确定,如表 2-2-8 所示。正常人群气道反应正常,因此,支气管激发试验阴性,而哮喘患者中90%以上的激发试验是阳性的。但是并不是所有的气道反应性增高都是哮喘,需要结合临床综合判断。

表 2-2-8 支气管激发试验

结果	PFT 指标
阳性	用药后 FEV_1 下降>20%(<70%不做); 气道高反应性程度以(组胺)PD20-FEV_1 判断: 　极轻度:3.3~7.8μmol(990~2340μg) 　轻度:0.9~3.2μmol(250~980μg) 　中度:0.1~0.8μmol(30~240μg) 　明显:<0.1μmol(30μg)
可疑阳性	用药后 FEV_1 下降<15%及 FEF_{25-75} 下降>25%以上
阴性	用药后 FEV_1 下降<15%

4)预测术后呼吸系统并发症:肺部通气功能指标中,FEV_1 和术后预期 FEV_1(PPO-FEV_1)是预测术后呼吸系统并发症最有价值的指标。结果表明,FEV_1 和 PPO-FEV_1%的下降有增加的术后并发症和围手术期死亡风险。传统指南曾提出主要通过 FEV_1 的绝对值来进行初步筛选:FEV_1>2.0L 可行全肺切除术,>1.5L 可行肺叶切除术,此类患者无需进一步评估。但 FEV_1 在不同体格的患者中有明显的个体差异,单凭 FEV_1 的绝对值来筛选患者可能会出现偏差。从大量的数据统计中,根据患者的性别、身高、体重和年龄建立预测肺功能的模型,采用 FEV_1 占预计值比例,能较好地解决了个体差异的问题。许多研究表明,它是一个独立的危险因素,可以用来预测手术风险,并且证实>60%的预测值是最好的筛选阈值,大大减少围手术期并发症的发生。

PPO-FEV_1%(预计值)可通过假设被切肺组织所占百分比计算得出:

对于全肺切除患者:PPO-FEV_1% = 术前 FEV_1%×(1-所切除侧肺功能所占功能比例)

对于肺叶切除患者:PPO-FEV_1% = 术前 FEV_1%×(1-具有功能并将被切除的肺段数量/具有功能的肺段数量)

简易的方法是将两肺功能性肺组织分为 42 段,通常右肺功能占 52%~55%,左肺功能占45%~48%,右肺上、中、下叶功能性分段为 6、4、12 段,左肺上、下叶各有 10 段。

静态肺功能正常及运动心电图正常无须进一步检查;如 PPO-FEV_1%>40%,FEV_1>1 300ml 为低危,肺切除后发生呼吸并发症的危险较低,不须进一步检查可以进行手术;如PPO-FEV_1%在 30%~40%或 FEV_1 在 800~1 300ml 为中危,则考虑进行心肺运动试验;PPO-FEV_1%<30%或 FEV_1<800ml 为高危,术后易出现呼吸功能不全,不可手术。但是,因为公式计算的结果低估了气道阻塞患者术后肺功能,所以公式只适用于无气道阻塞患者。以往研究以 PPO-FEV_1%<40%的预测值作为判断手术高风险的阈值,提示围手术期并发

症增加。

目前为大家所接受的最低保证术后长期存活的内外科标准为:术前 $FEV_1\%>60\%$,肺叶切除后术后 $PPO\text{-}FEV_1\%>40\%$,动脉二氧化碳分压 $(PaCO_2)<50mmHg$ 。

5. 评估肺实质功能包括哪些指标?

肺实质功能的评估主要判断患者的氧合功能。弥散功能主要是通过一氧化碳弥散容量 (diffusing capacity for carbon monoxide, D_LCO)来实现的。若检查表明肺功能中度以上损害,则还应做动脉血气分析,帮助评估肺弥散功能。如果患者有显著的低氧血症,则应考虑肺通气-灌流扫描检查,明确是否有明显的分流存在。

(1) 肺泡弥散功能

概念:肺泡弥散是肺泡内气体中及肺泡壁毛细血管中的 O_2 和 CO_2 ,通过肺泡壁毛细血管膜进行气体交换的过程,以弥散量作为判定指标。影响肺泡毛细血管弥散的因素有弥散面积、弥散距离(厚度)、肺泡与毛细血管的氧分压差、气体分子量、气体在介质中的溶解度、肺泡毛细血管血流以及气体与血红蛋白的结合力。临床上弥散障碍主要是指 O_2 弥散障碍。由于一氧化碳(CO)有与氧分子相类似特性,临床上通常采用 CO 气体测定 D_LCO 。

正常值:男性 18.23~38.41ml/(mmHg·min);女性 20.85~23.9ml/(mmHg·min)。

临床意义: D_LCO 值与年龄、性别、体位、身材等相关,男性大于女性,青年人大于老年人。DLCO 降低,如小于正常预计值的 80%,则提示存在弥散功能障碍。常见于肺间质纤维化、石棉沉着病、肺气肿、肺结核、气胸、肺感染、肺水肿、先天性心脏病、风湿性心脏病、贫血等。DLCO 增加可见于红细胞增多症、肺出血等。

D_LCO 同 FEV_1 一样也是预测肺切除术后并发症和死亡的独立风险因素。校正后的 D_LCO 值亦可用来计算术后预计一氧化碳弥散量(PPO-DLCO),计算方法同 $PPO\text{-}FEV_1$ 。 $PPO\text{-}FEV_1$ 和 $PPO\text{-}D_LCO$ 的计算需要明确有效肺段数量以及需要切除的有效肺段数量。无论是肺叶、肺段、联合肺段(亚段)、联合肺叶切除手术,都可根据指南提供的计算方式,通过对 $PPO\text{-}FEV_1$ 和 $PPO\text{-}D_LCO$ 的计算来评估患者肺功能情况。如实际情况比较复杂,如切除肺组织部分或非手术切除部分肺组织存在功能不一致(有无效区域或者非均质病变,尤其是对于伴有非均质分布的肺部弥漫性疾病的患者),需借助 CT 或核素肺灌注-通气扫描检查,评估有效肺单位的数量,从而更精准地预测 $PPO\text{-}FEV_1$ 和 $PPO\text{-}D_LCO$ 。

对于拟行肺部手术患者,美国胸科医师学会指南推荐同时使用 FEV_1 和 D_LCO 进行评估,要求根据切除范围进行 $PPO\text{-}FEV_1$ 和 $PPO\text{-}D_LCO$ 的计算和评估,如均>60%预计值,则无需进一步评估,可行包括全肺切除在内的手术治疗。 $PPO\text{-}D_LCO$ 40%预计值通常预示着较高的术后心肺系统并发症。

推荐意见如下:

1) 对于拟行根治性手术的患者推荐检测患者的 FEV_1 和 D_LCO ,并且根据患者手术切除范围,对患者的 $PPO\text{-}FEV_1$ 和 $PPO\text{-}D_LCO$ 进行计算和评估(推荐级别:ⅠB 级)。

2) 对于拟行根治性手术的患者,根据拟切除范围,患者的 $PPO\text{-}FEV_1$ 和 $PPO\text{-}D_LCO$ 均>60%预计值,则无需进一步评估,可按原计划进行手术切除治疗(推荐级别:ⅠC 级)。

3) 对于拟行根治性手术的患者,根据拟切除范围,患者的 $PPO\text{-}FEV_1$ 或 $PPO\text{-}D_LCO<$ 60%预计值,且二者均>30%预计值,则推荐采用低科技运动功能试验,包括:登楼试验、往返步行试验等(推荐级别:ⅠC级)。

4)对于拟行根治性手术的患者,根据拟切除范围,患者的PPO-FEV$_1$或PPO-D$_L$CO<30%预计值,则推荐进行心肺运动功能试验对患者进行评估,检测患者VO$_2$max(推荐级别:ⅠB级)。

(2)血气分析和酸碱测定

血气分析既往被视为肺部手术术前重要的评估指标,尤其在没有条件进行肺弥散功能检测时,动脉血气分析结合患者通气功能可在一定程度上评价患者肺弥散功能。

血液气体和酸碱平衡正常是体液内环境稳定、机体赖以生存的一个重要方面。血液中有生理效应的气体是O$_2$和CO$_2$,CO$_2$不仅与O$_2$有关,而且与酸碱平衡有关。血气分析可以了解O$_2$的供应及酸碱平衡状况,是抢救危重患者和手术中监护的重要指标之一。临床上血气分析的标本常用动脉血,主要指标包括:

1)动脉血氧分压(PaO$_2$)

概念:指血液中物理溶解的氧分子所产生的压力。健康成人随年龄增大而降低,预计公式为PaO$_2$=100mmHg-(年龄×0.33)±5mmHg。

正常值:95~100mmHg。

临床意义:①判断有无缺氧和缺氧程度。造成低氧血症的原因有肺泡通气不足、通气血流比例失调、分流及弥散功能障碍等。当PaO$_2$在20mmHg(相应血氧饱和度32%)以下,由于不同组织器官间氧浓度差消失,脑细胞不能再从血液中摄氧,有氧代谢不能正常进行,生命难以维持。根据PaO$_2$数值,低氧血症分为轻、中、重三型:轻度PaO$_2$为80~60mmHg;中度PaO$_2$为60~40mmHg;重度PaO$_2$<40mmHg。②判断有无呼吸衰竭的指标。若在海平面附近、安静状态下呼吸空气时PaO$_2$<60mmHg,并可除外其他因素(如心脏内分流等)所致的低氧血症,即可诊断为呼吸衰竭。呼吸衰竭根据动脉血气分为Ⅰ型和Ⅱ型。Ⅰ型是指缺氧而无CO$_2$潴留(PaO$_2$<60mmHg,PaCO$_2$降低或正常);Ⅱ型是指缺氧伴有CO$_2$潴留(PaO$_2$<60mmHg,PaCO$_2$>50mmHg)。

2)动脉血氧饱和度(SaO$_2$)

概念:指动脉血氧与血红蛋白(hemoglobin,Hb)结合的程度,是单位Hb含氧百分数。

正常值:95%~98%。

临床意义:可作为判断机体是否缺氧的一个指标,但是反映缺氧并不敏感,而且有掩盖缺氧的潜在危险。主要原因是由于血红蛋白离解曲线呈S形的特性,即PaO$_2$在60mmHg以上,曲线平坦,在此段即使PaO$_2$有大幅度变化,SaO$_2$的增减变化很小,即使PaO$_2$降至57mmHg,SaO$_2$仍可接近90%;只有PaO$_2$在57mmHg以下,曲线呈陡直,PaO$_2$稍降低,SaO$_2$即明显下降。因此,SaO$_2$在较轻度的缺氧时尽管PaO$_2$已有明显下降,SaO$_2$可无明显变化。

血红蛋白离解曲线受pH、PaCO$_2$、温度和红细胞内2,3二磷酸甘油酸(2,3-DPG)含量等因素影响而左右移动,并进而影响Hb与氧结合的速度、数量。pH降低,曲线右移,虽SaO$_2$略降低,但氧合血红蛋白易释放氧,有利于提高组织氧分压;相反pH升高,曲线左移,会加重组织缺氧。

3)动脉血二氧化碳分压(PaCO$_2$)

概念:指物理溶解在动脉血中的CO$_2$(正常时每100ml中溶解2.7ml)分子所产生的张力。CO$_2$是有氧代谢的最终产物,经血液运输至肺排出,在血中有三种形式存在:物理溶解、化学结合和水合形成碳酸。

正常值:35~45mmHg。

临床意义.①判断呼吸衰竭类型与程度的指标。Ⅰ型呼吸衰竭,$PaCO_2$ 可正常或略降低;Ⅱ型呼吸衰竭,$PaCO_2$ 必须>50mmHg;肺性脑病时,$PaCO_2$ 一般应>70mmHg。②判断呼吸性酸碱平衡失调的指标。$PaCO_2$>45mmHg 提示呼吸性酸中毒;$PaCO_2$<35mmHg 提示呼吸性碱中毒。$PaCO_2$ 升高可由通气量不足引起,如慢性阻塞性肺疾病、哮喘、呼吸肌麻痹等疾病;呼吸性碱中毒表示通气量增加,见于各种原因所致的通气增加。③判断代谢性酸碱失调的代偿反应。代谢性酸中毒时经肺代偿后 $PaCO_2$ 降低,最大代偿极限为 $PaCO_2$ 降至10mmHg。代谢性碱中毒时经肺代偿后 $PaCO_2$ 升高,其最大代偿极限为 $PaCO_2$ 升至55mmHg。

4)pH 值

概念:是表示体液氢离子浓度[H^+]的指标或酸碱度。pH 值取决于血液中碳酸氢盐缓冲对[HCO_3^-]/[H_2CO_3],其中碳酸氢根由肾调节,碳酸由肺调节。

正常值:pH 7.35~7.45;[H^+]35~45mmol/L。

临床意义:可作为判断酸碱失调中机体代偿程度的重要指标。pH<7.35 为失代偿性酸中毒;pH>7.45 为失代偿性碱中毒;pH 值正常可有三种情况:无酸碱失衡、代偿性酸碱失衡、混合性酸碱失衡。临床上不能单纯用 pH 值来区别代谢性与呼吸性酸碱失衡,尚需结合其他指标进行判断。

5)标准碳酸氢盐(standard bicarbonate,SB)和实际碳酸氢盐(actual bicarbonate,AB)

概念:SB 指在38℃,血红蛋白完全饱和,经 $PaCO_2$ 为40mmHg 的气体平衡后的标准状态下所测得的血浆[HCO_3^-]浓度。AB 指在实际 $PaCO_2$ 和血氧饱和度条件下所测得血浆[HCO_3^-]含量。

正常值:均为22~27mmol/L。

临床意义:①SB 一般不受呼吸的影响,是准确反映代谢性酸碱平衡的指标。②AB 同样反映酸碱平衡中的代谢性因素,与 SB 的不同之处在于 AB 尚在一定程度上受呼吸因素的影响。③AB 增高可见于代谢性碱中毒,亦可见于呼吸性酸中毒经肾脏代偿时的反映;AB 降低既见于代谢性酸中毒,亦见于呼吸性碱中毒经肾脏代偿的结果。④AB 与 SB 的差数,反映呼吸因素对血浆[HCO_3^-]影响的程度。当呼吸性酸中毒时,AB>SB;当呼吸性碱中毒时,AB 正常值。

6)剩余碱(bases excess,BE)

概念:指在38℃,血红蛋白完全饱和,经 $PaCO_2$ 为40mmHg 的气体平衡后的标准状态下,将血液标本滴定至 pH 等于7.40 所需要的酸或碱的量,表示全血或血浆中碱储备增加或减少的情况。

正常值:(0±2.3)mmol/L。

临床意义:BE 只反映代谢性因素的指标,与 SB 的意义大致相同。

机体通过酸碱平衡调节机制调节体内酸碱物质含量及其比例,维持血液 pH 值在正常范围内的过程,称为酸碱平衡。体内无论是酸性物质还是碱性物质过多,超出机体的代偿能力,或者肺和肾脏功能障碍使调节酸碱平衡功能发生障碍,均可导致酸碱平衡的失调。动脉血气 pH<7.35 称为酸血症;pH>7.45 称为碱血症。酸中毒或碱中毒是指机体内以[HCO_3^-]、$PaCO_2$ 为原发改变引起 pH 值变化的病理生理过程。以[HCO_3^-]下降为原发改变称为代谢性酸中毒，以［HCO_3^-］升高为原发改变称为代谢性碱中毒；以 $PaCO_2$ 升高为原发改变称为呼吸性酸中毒；以 $PaCO_2$ 下降为原发改变称为呼吸性碱中毒。酸碱平衡失调时体内的调节机制加强，以恢复［HCO_3^-］/［H_2CO_3］达到正常水平，即为代偿过程。代偿后，若血浆 pH 可维持在正常范围，称为代偿性酸碱平衡失调；若代偿后［HCO_3^-］/［H_2CO_3］比值不能达到 20/1，则称为失代偿性酸碱平衡失调。

通过血气分析可判断酸碱平衡失调类型并预测术后并发症概率。若在静息、吸入空气的情况下，患者血气分析结果 $PaO_2 < 60mmHg$，高度提示术后可能出现并发症；如 $PaO_2 < 50mmHg$，则说明患者肺功能已无力承担开胸手术（除非手术治疗能改善患者的通气功能）；如 $PaCO_2 > 45mmHg$，表明患者肺功能损害严重或有肺部进展性疾病，肺的通气储备功能很低，术后并发症的发生率及呼吸衰竭的可能性大大增加，无论何种手术，均为手术的相对禁忌证。

对全肺切除的患者，术前应常规进行肺功能测定及动脉血气分析。当 $FEV_1 < 2L$，$FEV_1\% < 50\%$、$MV <$ 预计值的 50%、$PaCO_2 > 45mmHg$ 时，表明全肺切除术后风险较大，一侧肺切除后所余肺组织难以维持机体的正常呼吸功能。

血气分析可以在一定程度上反映肺组织弥散功能，可以结合影像学检查来评估一部分低危的患者。如患者血气分析结果正常，胸部 CT 提示患者肺组织除切除部分以外无明显病变，肺质地均匀且正常，且临床对进行 D_LCO 测定有困难，则可通过此方法评估患者弥散功能。但对于血气有异常，或者影像学存在异常的患者，推荐进行 D_LCO 测定来评估患者弥散功能。

推荐意见：术前动脉血气分析已不再作为肺切除手术术前功能评估的主要检测指标，在没有条件开展弥散功能检测时，动脉血气分析结合患者肺通气功能可在一定程度上评价患者肺弥散功能（推荐等级：ⅠC）。

（3）通气血流比例（ventilation/perfusion ratio，$\dot{V}_A/\dot{Q}$）

肺有效的气体交换不仅要求有足够的通气量和血流量，而且要求二者在数量上比例适当。在静息状态下，健康成人每分钟肺泡通气量（$\dot{V}_A$）约 4L，血流量（$\dot{Q}$）约 5L，$\dot{V}_A/\dot{Q}$ 比值为 0.8。但是肺内不同肺间区的 $\dot{V}_A/\dot{Q}$ 比值存在很大差异，其原因是其受重力、体位和肺容积的影响，其中重力和体位的影响最大。直立位时单位肺容积的通气肺底部最多，肺尖部最少；而肺血流亦同样为肺底部最多，肺尖部最少，结果导致 $\dot{V}_A/\dot{Q}$ 从肺底向肺尖进行性增高；但通过生理上的调节，使肺脏整体 $\dot{V}_A/\dot{Q}$ 适当，以保证最有效的气体交换。$\dot{V}_A/\dot{Q}$ 比值失调，无论升高或降低均可造成换气功能障碍，导致机体缺氧，PaO_2 降低，一般并无 CO_2 潴留，但可出现 $PaCO_2$ 降低。

1）比值增大：可能由于肺泡通气量加大，形成无效通气，不但损耗呼吸功，还因氧合血红蛋白不能过饱和，也无增加氧合作用；也可能由于血流灌注减少，进入肺泡的气体未能和充足血流交换，不能携带足够氧，导致低氧血症，多见于肺血管性疾病如肺栓塞、高度肺气肿时毛细血管被压闭等。

2）比值减少：多由于局部气道阻塞，肺泡通气量减少，成为无效灌注，而导致静-动脉分流效应，见于慢性阻塞性肺疾病（尤其是慢性支气管炎和肺气肿）、神经肌肉性疾病（多发性脊髓神经根炎），呼吸中枢抑制（麻醉药过量，脑疾病）等病，此时呈现通气功能障碍，不但造成低氧血症，还出现 CO_2 潴留，引起高碳酸血症。

3）比值为零：肺泡通气完全停止，毛细血管血液未能接触氧，仍为静脉性血液即注入左心进入体循环,实为静脉血掺杂,造成低氧血症。混入动脉系统的静脉血液占心输出量的百分比,称为分流量(Qs/Qt)。Qs/Qt增加常见于肺不张、肺萎陷、肺水肿、肺部感染等疾病。

如果患者有显著的低氧血症,则应该考虑作肺通气-灌流扫描检查,明确是否存在明显的分流,并根据检查结果判断手术预后(图2-2-3)。若病变肺存在通气血流比例失调,剩余肺正常,病变肺切除后可以改善氧合,则应积极考虑手术;若病变肺通气血流比例正常,则应术前仔细评估,以保证手术后剩余肺通气单元能够满足机体氧供需求;若病变肺通气血流比例正常,剩余肺通气血流比例失调,则应注意考虑手术风险,争取非手术治疗。

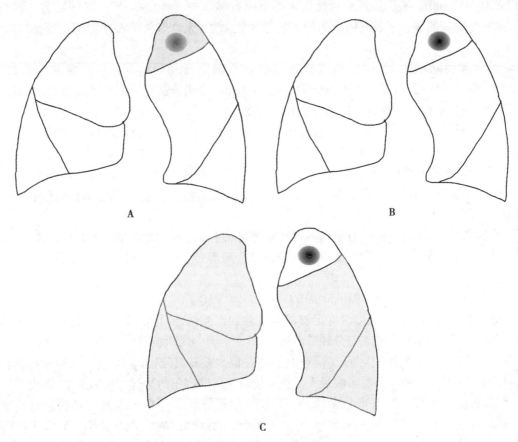

图2-2-3   肺通气血流比例
A.病变肺存在通气血流比例失调,剩余肺正常;B.病变肺通气血流比例正常;C.病变肺通气血流比例正常,剩余肺通气血流比例失调。

6. 心肺联合功能评估有哪些方法?

日常肺功能检查提示患者存在中、重度呼吸功能不全,但手术指征很明确,需进行心肺联合运动试验,以最终判断患者的手术状况。心肺功能的简单评估方法是低科技运动试验,但受限于这类试验的精确度,目前更多作为初筛项目。对肺功能危重患者,更准确的评价策略是采用心肺功能运动试验,并进行呼吸气体分析。

(1)低科技运动功能试验

1)体力活动负荷试验:测量心功能,一定程度反映肺功能。患者在速度3MPH(3miles

per hour）、倾斜 10°的踏步机上,如果不能坚持踏步 2min,则行全肺切除术的危险性很大。

2）吹火柴试验:测定 FEV_1,患者在张口时不闭上嘴唇,吹气时吹灭唇前 15cm 处的火柴火焰。如果能够吹灭火柴火焰,说明 FEV_1 是正常的,否则可能存在呼吸道阻塞性肺疾病。

3）时间肺活量:吸气至最深时,做最大呼气,呼气时间>5s,则可能发生气道阻塞性肺疾病。

4）屏气试验:平静呼吸后屏气时间<15~20s,或深呼吸数分钟后再深吸气时,屏气时间<30s,则提示心肺储备功能不足。

5）登楼试验:登楼时,患者需要调动大量肌肉进行锻炼,一定程度上反映了患者的心肺功能状况。患者心率、呼吸频率均能在 10min 内完全恢复到登楼前水平,无心律不齐,提示患者能较好的耐受心胸手术。但是也有其局限性:由于患者爬楼的速度,楼层的高度,患者的体重等因素,都会使结果产生变异。所以有学者把楼层的层数改为登楼的总高度,相关研究表明登楼高度小于 12m 的患者术后心肺并发症的发生率及死亡率增加,登楼高度与心肺运动功能测试结果之间存在明显的相关性。

6）往返步行试验:往返步行试验要求患者在两个相距 10m 的标记物之间进行来回行走,行走速度由声音信号控制,速度每分钟逐渐增加,直至受试者因气促而无法继续达到信号要求的速度为结束。目前已有研究表明,步行往返的距离与最大运动量下的耗氧量之间存在一定的相关性,但存在低估患者最大耗氧量(VO_2max)的可能性。当前临床上来回步行试验应用较少,其对患者的肺功能评价效果比登楼试验稍差,但仍可作为肺功能评价的补充试验,提高低科技运动试验评价的准确性。

7）6min 步行试验:以往的研究认为 6min 步行 500m 以上的路程可以耐受开胸手术。但是由于目前还没有关于 6min 步行试验的详细定义方法和标准,相关的研究也很少,而且各研究之间有明显的不一致,所以国际上发表的指南并不建议将其作为术前肺功能评估的方法。

推荐意见:对于所有可能接受根治性手术的患者,如患者经往返步行试验后,步行≥5程（≥400m）,或者经登楼试验,爬楼高度>22m 患者,术前评估为低风险患者。如患者经往返步行试验,步行<25 程（<400m）,或者经登楼试验,登楼高度<22m,则推荐进行心肺运动功能试验,对患者进一步评估,测定患者 VO_2max（推荐级别:ⅠC 级）。

（2）心肺功能运动试验:对 FEV_1 或 D_LCO 中有任何<80%预测值的患者,建议进行心肺运动功能测试,以评估患者的手术风险。心肺功能测试是一项较为复杂的生理测试技术,它要求实时记录患者在平板运动或蹬车运动时的心电图,运动负荷心率,每分通气量和每分钟摄氧量,以及静息、定量运动后和恢复期间的耗氧量,或测最大运动能力时的 VO_2max 及活动中的每分耗氧量（VO_2）。

许多结果表明,运动中的 VO_2max 水平与患者术后死亡风险有密切关系。如果心肺运动功能检测提示运动过程中 VO_2max>20ml/（kg·min）或>75%的预测值,则患者可以进行所有计划内手术,包括全肺切除;对于运动过程中 VO_2max<20ml/（kg·min）的预测值,则患者需要根据手术切除范围进行 $PPO-FEV_1$ 和 $PPO-D_LCO$ 计算,如果两者均大于 30%的预测值,则可以进行计划切除范围手术;如果其中任何一个<30%,则患者需要根据手术切除范围进行 $PPO-VO_2max$ 计算,$PPO-VO_2max$>10ml/（kg·min）或>35%的预测值,才能进行计划切除范围手术。

PPO-VO$_2$max 计算公式：

全肺切除患者：PPO-VO$_2$max ＝术前检测 VO$_2$max×（1−所切除侧肺功能所占功能比例）

肺叶切除患者：PPO-VO$_2$max ＝术前检测 VO$_2$max×（1−具有功能并将被切除的肺段数量/具有功能的肺段数量）

VO$_2$max 在 10~15ml/（kg·min）时，不仅提示肺部并发症发生率明显增高，同时还提示发生心血管并发症的风险显著增加，开胸手术患者的远期生存较差；VO$_2$max＜10ml/（kg·min）的患者，具有极高的术后死亡率，为开胸手术禁忌证。因此推荐使用心肺运动功能试验作为肺切除患者术前评估的方法，对预测患者术后心肺并发症非常重要。

由于肺部疾病及长期吸烟，胸外科患者可合并冠状动脉粥样硬化及心功能不全等，心肺运动功能试验也可对患者进行心肌血流灌注评价及检测，故多项指南建议心肺运动功能试验作为有心肌缺血病史患者术前评估的方法，以评估患者心肌灌注储备量及心功能状况。由于心肺运动功能试验是对患者的一种负荷试验，进行试验前应对患者的心功能进行评估，避免患者在试验期间发生心血管事件。AHA/ACC 和欧洲心脏病学会/欧洲麻醉学会（ESC/ESA）推荐使用经修订的心脏风险指数（revised cardiac risk index，RCRI）来评估心脏患者手术风险。布伦内利等的研究结果表明，下列四个指标与肺切除术后并发症有密切关系：脑血管疾病（1.5 分）、心肌缺血（1.5 分）、肾功能异常（肌酐＞2mg/dl 或＞176.8μmol/L）、全肺切除（1.5 分）。这四个指标目前被用作胸科心脏风险指数（thoracic RCRI，ThRCRI），在手术前根据患者的病史和相关检查进行评分。如果 ThRCRI＜2，则不需要再进行心脏功能检查，可以直接进行肺功能检查，并根据患者的肺功能状况进行心肺运动功能检查。当 ThRCRI≥2 时，评价患者的心肌灌注和心功能状况；如果需要手术干预，则不做其他评价，包括心脏运动功能测试，经皮冠脉介入或冠脉旁路移植术，治疗 6 周后再评价。当患者 ThRCRI≥2，但尚无手术指征时，在药物治疗和医学干预下，患者进行心肺运动功能测试及肺功能评估。

总之，心肺运动功能测试不仅对于肺部并发症，而且对于心血管并发症，对于肺切除术前患者的风险评估，可以起到重要作用。但是心肺运动功能测试需要复杂的仪器设备和专业的检测人员，目前国内开展情况较为有限，仅限于大型临床中心，因此其应用价值尚未体现。

推荐意见：

1）对于拟行根治性手术的患者，如心肺运动功能试验提示 VO$_2$max＞20ml/（kg·min）或者＞75%预计值，则患者归为手术低风险组，可以进行包括全肺切除在内的手术治疗（推荐级别：ⅠC 级）。

2）对于拟行根治性手术的患者，如心肺运动功能试验提示 VO$_2$max＜10ml/（kg·min）或者＜35%预计值，则患者归为手术高风险组，需要谨慎选择治疗方式，包括缩小手术范围重新计算并评估，或者选用非手术治疗方案（推荐级别：ⅠC 级）。

3）对于拟行根治性手术的患者，如心肺运动功能试验提示 VO$_2$max 为 10~20ml/（kg·min）或者 35%~75%预计值，则需要根据患者切除范围计算 PPO-VO$_2$max，如经计算后 PPO-VO$_2$max＞10ml/（kg·min）或者＞35%预计值，则建议行所计算切除范围的手术治疗，但仍需注意患者手术风险为相对高风险（推荐级别：ⅠC 级），见图 2-2-4。

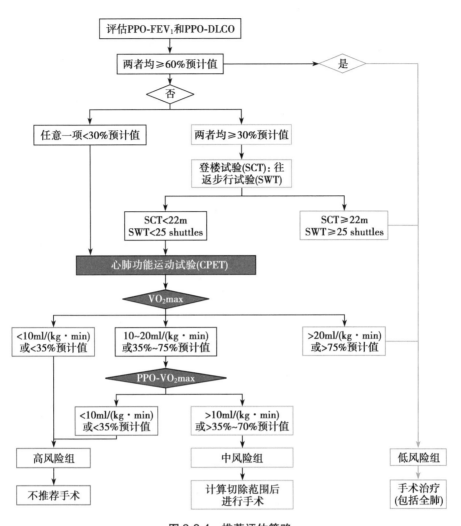

图 2-2-4 推荐评估策略

综上,呼吸功能评估常用指标见表 2-2-9。

表 2-2-9 呼吸功能评估常用指标

肺功能	常用的指标
肺容量	肺容积:潮气量、补吸气量、补呼气量、残气量
	肺容量:深吸气量、功能残气量、肺活量、肺总量
肺通气	用力肺活量、用力呼气量、最大通气量、最大呼气中段流量
肺换气	通气血流比例($\dot{V}_A / \dot{Q} \approx 0.8$)、肺弥散功能(一氧化碳弥散量)
气道高反应	激发试验、舒张实验、呼气峰流速变异率
运动肺功能	最大耗氧量、心肺运动功能试验(因操作存在风险,临床较少开展)
综合评价	动脉血气分析、外周血氧饱和度

7. 胸外科手术患者为何要进行心脏功能方面的检查？心脏功能检查包括哪些项目？

心肺关系密切，开胸手术对患者呼吸循环功能有很大影响。对心脏功能进行术前检查，有利于预防和减少手术并发症，降低手术死亡率。

心功能方面的评价需要了解患者的心脏病史，心脏听诊，心电图，心脏彩超，冠脉造影，核素心肌显像等检查结果。在这些项目中，必需的包括心电图和心脏彩超。有冠状动脉支架置入术的冠心病患者应增加 24h 动态心电图，具体可咨询专业医师，协助评估手术风险。

近几年来，冠心病患者的数量不断增加，但合并有胸腔疾病的冠心病患者并不多。普通心肌梗死至少 6 个月后再无心绞痛患者可手术治疗。

8. 特殊手术和疾病状态的患者进行术前肺功能评估需要注意哪些方面？

（1）同期双侧肺癌手术患者术前肺功能的评估：由于 CT 检查的普及，早期肺癌的诊断时间提前，双侧同期原发肺癌的诊断率也有所提高，对这类患者的术前肺功能评估和手术切除范围的确定，已经成为新时期的挑战。双侧同期肺癌根治术已有相关报道，证实双侧肺癌手术是可行的，并提示其具有良好的长期生存能力。但是，由于双侧胸腔完整性同时受到损害，且没有健侧代偿，短时间内肺功能受损较单侧手术更严重，其围手术期并发症也较单侧手术更为严重。术前评估方法可采用单侧肺叶切除术，或单侧肺叶切除联合对侧亚段肺叶切除术。然而，目前还没有明确的方法来评价同期双侧主要肺组织切除手术的肺功能，有研究建议提高推荐阈值，但具体评估阈值还有待于进一步研究。

（2）COPD 与其他弥漫性肺病患者术前肺功能的评估：有中至重度 COPD 的肺癌患者，如果肿瘤在 COPD 主病变等肺实质，经肿瘤根治术切除后，由于肺减容效应的存在，患者术后肺功能损失预计会减少，甚至有部分改善的可能，肺癌根治手术对此类患者的肺功能影响是小于无 COPD 病史的患者。所以对于这类患者的评价应适当放宽标准，同时采用更多的检测方法来进行更详细、准确的评价。由于双上叶病变常大于双下叶，COPD 患者在术前可适当放宽上叶切除的指征，但在行下叶切除时，手术应持相对谨慎的态度。在 COPD 患者术前做好呼吸系统的准备（用化痰药清除呼吸系统分泌物，鼓励患者登楼梯等体力活动），可明显改善患者的肺功能。对这类患者，初次评估后，可经呼吸道准备后再进行评估，以符合手术肺功能的要求。

对于弥散性肺病患者（如弥散性肺大疱或间质性肺病等）的术前肺功能评估，由于患者没有明确的病变区或无功能区，因此，在理论上，这类患者的评估方法与普通患者相同。但是根据疾病的不同特征，可以在术前对肺功能进行相应的评估。间质性肺病是指由弥漫性肺实质、肺泡炎、间质纤维化为主的基本病理病变，由活动性呼吸困难、影像学弥漫性改变、限制性通气功能障碍、弥散功能减退和低氧血症等多种临床表现所组成的不同类型的临床-病理实体的总称。在这些疾病中，特发性肺纤维化患者术前评估要更加谨慎，这类患者的肺功能异常主要表现为 FVC 和 $D_L CO$ 明显下降，而 FEV_1 下降不明显，所以采用 FEV_1 作为评估指标，肺功能常常被高估，但是对于这类患者术前 FVC 指标还没有统一的阈值。手术后患者可能出现爆发性恶化，因此在评价这类患者时，应结合 FVC 和 $D_L CO$ 指标，并结合手术切除部分和保留肺组织功能及间质性改变等因素。由于间质性肺病患者的肺部病变多为双下叶，所以上叶切除术前的评估应更加严格。与此同时，对于特发性纤维化的患者，即使术前肺功能通气和弥散功能指标符合手术要求，术后仍应告知患者及患者的家属，因为肺间质性病变的急性加重而有死亡的危险。如果条件允许,可进行肺通气/灌注成像检查。但是需要注意的是,该方法提供的结果不是三维资料,而且不同肺叶功能区域的明显重叠可能导致无法将检测结果明确分离,从而使上叶切除患者的肺功能损失往往被高估,该方法只能提供一些参考价值。

（3）术前评估合并有局限性病变或无功能肺组织的患者的肺功能:肺部一些良性疾病是肺癌发生的高危因素,肺癌也可合并在这些基础病变部位,如COPD,间质性肺病和肺结核等。另外,部分来源于近端支气管的肿瘤会阻塞远端的管腔,导致阻塞性肺炎或肺不张。良性肿瘤可局限于某一区域,导致该区肺功能下降。因存在局限性病变区域或者无功能局域,有效肺单位分布不均匀,所以术前评估肺功能,要看手术切除部位是否包含这一区域。非功能性区域是指不能正常完成血气交换的组织,通过肺通气/灌注显像可以明确这些区域,并评估每个肺组织区域的通气/灌注水平。但是,由于其存在重叠效应,对术后肺功能的评价也可能过高或过低。已有研究表明,对肺功能受损的肺癌患者,切除无功能区的病变肺组织可以提高通气血流比例,而不增加术后发生呼吸衰竭等并发症的风险。对于这类患者,术前评估肺功能的阈值应适当放宽。但对仅有有效肺单位被切除,且无功能区未被切除的患者,术前评估应谨慎。对肺部受到限制的肺功能受损区患者,由于手术切除部分的肺功能明显低于正常肺单元,因此预期的肺功能常常被低估,更精确的肺功能评估可以通过单光子发射计算机断层成像(single photon emission computed tomography,SPECT)来计算特定肺区域的功能状况,而不受空间重叠效应的影响。

（4）二次肺部手术患者术前肺功能评估:二次手术的术前评估是复杂的,其主要原因在于初次手术后患者血流和通气的重新分配,导致每个肺叶的功能不再按原来的比例分配。所以,需要对同侧或对侧再手术情况进行具体分析,必要时行肺通气/灌注显像,在一定程度上明确分侧及各部位的功能比例,以判断预切除肺组织的功能,并计算 PPO-FEV$_1$ 和 PPO-D$_L$CO,以评估手术风险。此外,术前的评估也应包括下列对二次肺部手术的肺功能有影响的因素:

1）两次手术是否为同侧手术。若为同侧手术,则术后肺功能减退程度较轻;若为对侧手术,则对肺功能的影响较大,更易发生呼吸衰竭。

2）两次手术间隔时间。如果两次手术间隔时间在 6 个月以上,那么首次手术导致的肺功能降低已基本恢复;如果两次手术间隔时间在 6 个月以内,首次手术导致的肺功能降低还有进一步恢复的可能。

3）PPO-FEV$_1$ 和 PPO-D$_L$CO 的计算。术侧余肺的功能可能因第一次手术造成患者术侧胸廓缩小,胸壁肌肉损伤等而受到严重影响,所以不应直接以肺段数目来计算 PPO-FEV$_1$ 或 PPO-D$_L$CO。手术后余肺的肺功能评价,建议以血流量比例测定与肺通气功能测定相结合。

推荐意见:①双侧同期手术,由于双侧胸腔完整度同时受到损害,且没有健侧代偿,因此短期内肺功能丧失比单侧手术更多,其围手术期并发症也更多(推荐等级:ⅠC)。对弥漫性肺部疾病患者,应结合实际情况,分析单个肺叶的功能状况,评价手术切除范围中所占的功能比例,并计算预期术后肺功能。当情况复杂时,需要进行肺通气/灌注显像以明确计算(推荐等级:ⅠC)。②对于特发性肺纤维化患者,术前评估要更加谨慎,这类患者的肺功能异常主要表现为 FVC 和 D$_L$CO 明显下降,而 FEV$_1$ 明显下降,故采用 FEV$_1$ 作为评价指标,肺功能常被高估,但对于这类患者,术前 FVC 指标尚无统一的阈值指标(推荐等级:ⅠC)。

9. 术后肺部并发症的定义及相关危险因素有哪些? 通过术前呼吸功能评估,如何预测术后并发症风险?

手术后肺部并发症(postoperative pulmonary complications,PPC)是大手术尤其是胸科手术后最常见的并发症,是手术和与麻醉有关的风险中的一个重要部分,它可以延长住院时间,增加诊断费用,增加死亡率。PPC被广泛定义为一种影响呼吸系统的临床病程,不利于患者术后恢复。它一般发生于手术结束拔除气管导管后48h。其主要表现为自限性功能障碍和严重的呼吸功能障碍。自限性功能障碍即一过性的围手术期低氧血症,如轻度肺不张,支气管痉挛,气管支气管炎等。但是,即使是较轻的PPC,也会延长氧疗需求时间,增加术后早期死亡率和进入ICU的机会。PPC还可引起严重的不良后果,如严重的肺不张、支气管痉挛、气管支气管炎、术后肺炎、肺脓肿、气胸、ARDS、肺栓塞、呼吸衰竭等。

与PPC有关的危险因素包括:

(1)术前患者自身因素

1)研究发现≥60岁的老年PPC发生率显著增高。老年患者肺部弹性、胸壁顺应性和膈肌力量下降。各级别支气管的支撑力明显降低,肺弹性阻力逐渐下降,静态肺顺应性增强,肺表面活性物质减少,小气道和肺泡压力降低,FEV_1和PaO_2随年龄增长逐渐减少,肺泡内残气量逐渐增加,闭合气量逐渐增加,肺活量逐渐减少,肺功能下降。

这些变化使得气体交换减少,呼吸功能增强,引起呼吸肌疲劳,阻碍上呼吸道通畅。而上呼吸道保护性咳嗽在老年患者中反应较迟钝,术后呼吸道分泌物清除能力减弱,更容易发生术后肺不张、低氧血症等并发症。年长者对缺氧和二氧化碳的低反应性,以及对麻醉品和阿片类药物的低清除率,使得它们对呼吸抑制更加敏感。结果表明:老年患者术后低氧血症发生率明显增高,肺功能恢复困难。

2)美国麻醉科医师协会(American Society of Anesthesiologists,ASA)分级:有研究表明,ASA分级≥Ⅲ级是PPC的独立危险因素。并且相对于年龄因素来说,ASA分级较高的患者较容易出现ARDS和与年龄相关的二次插管。

3)肺动脉高压:近年来,肺动脉高压也被认为是PPC发生的危险因素。肺动脉炎是以肺血管阻力逐渐增高为主要特征的一类肺血管疾病,由于其与外周气道的解剖学关系密切,其解剖生理变化对其结构和功能有较大影响。以前认为肺动脉高压的肺功能表现为正常的肺容量和限制性的通气功能障碍。近年来认为肺动脉高压也常有阻塞性通气障碍。老年患者发生肺动脉高压的概率明显增高,肺动脉高压术后发生呼吸衰竭的概率明显增加。

4)肺功能异常:一般认为,COPD、哮喘等疾病也是PPC的危险因素,患者术后发生呼吸衰竭的概率比一般人高。合并中、重度呼吸功能不全者,行开胸或上腹部手术者,其并发症及死亡率均高于一般人群。

5)阻塞性睡眠呼吸暂停(obstructive sleep apnea,OSA):众所周知,OSA与围手术期风险增加有关。还有研究显示,OSA的严重程度与PPC的发生率也有密切关系。

6)体重指数(body mass index,BMI)和内脏脂肪容积(visceral fat area,VFA):肥胖(BMI≥30kg/m²)患者呼吸做功增加,补呼气量减少,甚至可低于闭合气量,导致肺泡动脉血氧分压差增大,PaO_2偏低,可能增加PPC发生率。也有研究发现,VFA是PPC的独立危险因素。肥胖是根据BMI定义的,而内脏脂肪的分布却是有个体化差异的。对于评估肥胖的状态来说BMI和VFA是相互独立的,BMI并不能很好地反映VFA,因此,BMI≥30kg/m²是否为PPC的危险因素,还需要进一步的研究来证实。与此同时也有研究表明低体重指数(BMI<

$18.5kg/m^2$)也是 PPC 的危险因素,这可能与低体重指数患者营养不良,呼吸肌强度减弱,缺乏锻炼,易疲劳,全身虚弱等有关。因此,术前关注肥胖的同时,还要关注低 BMI 患者。

7) 吸烟和酗酒:吸烟导致碳氧血红蛋白升高,使氧解离曲线向左偏移,从而引起 PPC 的发生。术前戒烟有助于降低 PPC 发生率。但是值得注意的是,在临床上,术前进行短暂戒烟的患者比不进行短暂戒烟的患者更容易出现 PPC。戒烟初期 1~2 个月咳嗽咳痰加重,但也可能是由于选择偏倚所致。因此,术前戒烟能否有效降低 PPC 发生率仍有争议。酒精会损害肺表面活性物质的生成,削弱肺泡上皮细胞的屏障功能,降低肺免疫功能和抗氧化能力。研究表明,酗酒会增加术后气管插管及呼吸衰竭的危险。

8) 低蛋白(白蛋白<35g/L)和低血红蛋白(100g/L)是营养不良的表现之一。恶性肿瘤患者普遍存在长期营养不良,使患者呼吸肌肉变弱,呼吸功能减低,造成细胞免疫和体液免疫均受抑制。由于蛋白质水平低下,胶体渗透压降低,从而引起肺间质水肿,增加了肺部感染和 PPC 的发生率。术前纠正低蛋白、低血红蛋白可有效预防 PPC 的发生。

(2) 与麻醉相关的因素:肌松药、麻醉方式、液体管理、术后镇痛。

(3) 与手术有关的因素:切口位置和手术姿势,手术时间,鼻胃管,腔镜手术和开放手术(下一部分详细介绍了手术中和术后的因素)。

减少 PPC 的发生重在预防,术前加强对患者年龄、ASA 分级、营养状况、肺部基础疾病和肺动脉高压等因素的评估,提前估计患者可能发生 PPC 的情况,并采取相应的处理措施,是减少 PPC 的有效措施。

10. 通过哪些术前准备可改善患者呼吸功能,降低术后并发症?

(1) 戒烟:目前虽然没有明显的证据表明术前戒烟少于 8 周会增加 PPC,但还是建议所有计划行胸科手术的患者尽快戒烟,戒烟长于 8 周更佳。

(2) 胸部体疗:指导患者咳嗽、深呼吸动作,锻炼腹式呼吸,运用激励肺量仪对患者进行深慢吸气和屏气,协调患者呼吸动作。良好的术前胸部体疗可以大大降低 PPC 的发生。

(3) 抗生素:有脓性痰或痰液性状改变,提示有下呼吸道感染,应使用敏感抗生素控制肺部感染。

(4) 化痰治疗:盐酸氨溴索,每日雾化吸入,也可口服或静注。

(5) 气道解痉治疗:口服长效磷酸二酯酶抑制剂(如氨茶碱)、白三烯受体拮抗剂(如扎鲁司特或孟鲁司特),并有规律地定时吸入糖皮质激素。

(6) 治疗右心功能不全:应用洋地黄及利尿剂治疗右心功能不全。

(7) 适当的体能训练:最简单的训练可让患者进行症状自限的登山活动,一般要求一次能登上四层以上。运动一方面能协调呼吸运动,另一方面能适当提高无氧阈值,可相对增加心肺储备功能。

(8) 适应性无创正压通气(non-invasive positive ventilation,NIPV)训练:对于提示患有 PPC 危险因素的心肺运动试验患者,建议进行大约 3d 的适应性 NIPV 训练。它旨在使患者熟悉术后可能遇到的医疗环境和适应压力面罩的压力感觉。尽管没有足够的证据表明术前进行短期 NIPV 训练有助于改善患者的心肺储备功能,但是术前 NIPV 训练确实能够改善患者的依从性,并有利于术后 NIPV 的实施。

(9) 良好的营养支持:肠道营养有问题(食管病变)的患者,可考虑全静脉营养。

【思考题】

1. 单选题：下列关于术前肺功能评估的描述，错误的是

A. 肺活量低于预计值的 60%，术后有发生呼吸功能不全的可能

B. FEV_1/FVC<60%，术后有发生呼吸功能不全的可能

C. 屏气试验，屏气时间在 30s 以上为正常

D. 对于行全肺切除者最好能进行健侧肺功能测定

E. 术前 PaO_2<55mmHg，$PaCO_2$>50mmHg，术后有发生呼吸功能不全的可能

【答案】E

【答案解析】术前 PaO_2<55mmHg，$PaCO_2$>50mmHg，术前已发生呼吸功能不全，术后会加重。

2. 单选题：在术前对患者进行呼吸功能评估中，经肺功能检查发现肺活量与预计比值（FVC%）正常，而 FEV_1%低于正常，表明患者存在

A. 限制性通气功能障碍　　　　　　B. 阻塞性通气功能障碍

C. 吸气性呼吸困难　　　　　　　　D. 混合性通气功能障碍

E. 部分膈神经麻痹

【答案】B

【解析】限制性和吸气性呼吸困难表现为 FVC%降低、FEV_1%正常，混合性通气障碍和部分膈神经麻痹表现为 FVC%、FEV_1%均减低，故选择 B。

3. 病例分析多选题：本节中病例一中的患者

（1）术前应做什么特殊检查

A. 肺功能测定　　　　　　　　　　B. 超声心动图

C. 屏气试验　　　　　　　　　　　D. 24h 动态 ECG 检查

E. 血气检查

（2）下列哪些指标增加麻醉及手术风险

A. FCV<60%预计值　　　　　　　　B. 通气储备百分比<70%

C. FEV_1/FCV<60%　　　　　　　　D. FCV<15ml/kg

E. $PaCO_2$<45mmHg

（3）术前应做什么准备

A. 戒烟　　　　　　　　　　　　　B. 锻炼呼吸功能

C. 使用激素防止支气管痉挛　　　　D. 雾化吸入咳嗽排痰

E. 控制呼吸道感染

【答案】（1）ABCE；（2）ABCD；（3）ABDE

【解析】对做肺部手术的患者，术前应评估肺功能状态，预计围手术期可能出现呼吸系统并发症的风险，并在术前做好各项准备工作，以减少术后并发症的发生率。

（谭宏宇　丁蕾　编写　刘晶　审校）

参考文献

[1] GABALLO A，CORBO GM，VALENTE S. Preoperative evaluation and risk factors of lung cancer[J]. Rays，

2004,29(4):391-400.

[2] FLEISHER L A,BECKMAN J A,BROWN K A,et al. ACC/AHA 2007 guidelines on perioperative cardiovascular evaluation and care for noncardiac surgery:a report of the American College of Cardiology/American Heart Association Task Force on Practice Guidelines(Writing Committee to Revise the 2002 Guidelines on Perioperative Cardiovascular Evaluation for Noncardiac Surgery):developed in collaboration with the American Society of Echocardiography,American Society of Nuclear Cardiology,Heart Rhythm Society,Society of Cardiovascular Anesthesiologists,Society for Cardiovascular Angiography and Interventions,Society for Vascular Medicine and Biology,and Society for Vascular Surgery[J]. Circulation,2007,116(17):e418-e499.

[3] BRUNELLI A,CHARLOUX A,BOLLIGER C T. ERS/ESTS clinical guidelines on fitness for radical therapy in lung cancer patients(surgery and chemo-radiotherapy)[J]. Eur Respir J,2009,34(1):17-41.

[4] TRZASKA-SOBCZAK M,SKOCZYNSKI S,PIERZCHALA W. Pulmonary function tests in the preoperative evaluation of lung cancer surgery candidates. A review of guidelines[J]. Pol,2014,11(3):278-82.

[5] ERHUNMWUNSEE L,TONG BC. Preoperative Evaluation and Indications for Pulmonary Metastasectomy[J]. Thorac Srug Clin,2016,26(1):7-12.

[6] 姜格宁,张雷,朱余明,等.肺切除手术患者术前肺功能评估肺科共识[J].中国胸心血管外科临床杂志.2020,27(1):1-9.

第三节　单肺通气与肺隔离技术

【病例一】

患者,男性,52 岁,体重 68kg,身高 172cm。因"咳嗽伴胸痛十余天"来院就诊,胸部 CT 显示左肺上叶阴影,以"左肺上叶占位"入院。患者发病以来神志清楚,食欲、睡眠、大小便均未见明显改变,体重无明显减轻。既往无呼吸系统、循环系统及其他系统病史。否认手术史、食物药物过敏史。吸烟史约 20 年,每日约 10 支,目前戒烟 2 周。入院血压 142/79mmHg,心率 72 次/min。心电图示窦性心律,未见明显心律失常。肺功能测定:通气功能示 $FEV_1/FVC\%$ 为 78.32%,弥散功能正常,气道阻力轻度增加。纤维支气管镜检查:气管、左右支气管通畅。心脏超声、腹部超声均未见异常,血常规、凝血象、生化检查均未见异常。拟行"胸腔镜下左肺上叶切除及淋巴结清扫术"。

【知识点】

1. 该患者的气道评估检查有哪些?
2. 如何选择双腔支气管导管及如何进行气管插管?
3. 双腔支气管插管如何定位?
4. 纤维支气管镜检查的适应证、禁忌证和并发症有哪些?
5. 单肺通气(one-lung ventilation,OLV)的指征是什么?
6. 单肺通气在临床应用中出现的常见问题有哪些及如何管理?
7. 肺隔离时可能发生的并发症有哪些?
8. 呼吸道吸引应当注意些什么? 什么情况下考虑延迟拔管或更换单腔导管?

1. 该患者的气道评估检查有哪些?

良好的气道管理是保证围手术期麻醉安全的重要措施,但在麻醉实施过程中经常会遇到困难气道。对于气道的评估,可通过了解患者的相关病史,如打鼾或睡眠呼吸暂停综合征史、气道手术史或过敏史、鼻出血史等,有无义齿,进而判断患者是否是困难气道。困难气道的分级可通过以下 5 个步骤来评估:

第一,查看患者的甲颏间距,头部极度后仰,测量颏结节到甲状软骨切迹之间的距离,如甲颏间距≥6.5cm 则插管无困难,甲颏间距<6cm(三指),则为困难气道;第二,头颈活动度,寰椎关节的伸展度反映头颈运动的幅度,伸展幅度越大就越能使口轴接近咽轴和喉轴,在颈部屈曲和寰椎关节伸展的体位下最易实施喉镜检查,正常的头颈屈伸度范围为 165°~90°,如果<80°则为插管困难;第三,张口度,正常人最大张口时,上下门齿间的距离≥3cm(二指),小于 3cm 则有插管困难可能;第四,改良 Mallampati 分级法(图 2-3-1A),即根据口咽部结构的可见度进行分级:1 级,可见软腭、咽腭弓、腭垂;2 级,可见软腭、咽腭弓、腭垂部分被挡住;3 级,仅见软腭;4 级,未见软腭。Mallampati 分级为 3 级及 4 级者可能会出现插管困难。咽部结构分级愈高预示喉镜显露愈困难,特别是 4 级属困难气道。但该分级是一项综合指标,其结果受到患者张口度、舌体大小和活动度及上腭等其他口内结构和颅颈关节运动的影响。第五,Comack-Lehane 喉头分级(图 2-3-1B),根据直接喉镜暴露下喉头结构的可见度进行分级:1 级,声门完全暴露,可见前后联合;2 级,仅见声门后半部分及后联合;3 级,仅见会厌;4 级,未见会厌。Comack-Lehane 喉头分级为 3 级及 4 级者可能出现插管困难。气道评估后,还需检查患者咽腔内声带情况,既往有无声带损伤史、有无气管移位等,必要时可以进一步辅助检查。若患者气道评估正常,则采用常规麻醉方式插管;若评估后认为存在气管插管困难,则按困难气道准备。

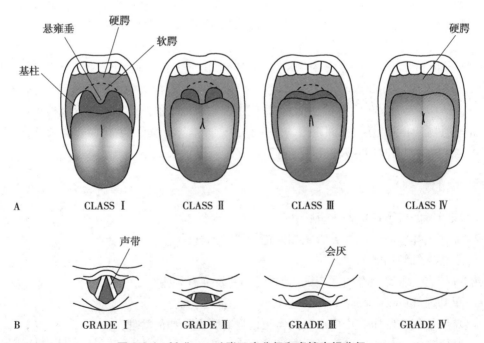

图 2-3-1   Mallampati 张口度分级和喉镜直视分级

A. Mallampati 张口度分级;B. 喉镜直视分级。坐位患者术前检查结果无法看见咽部结构(Ⅲ级和Ⅳ级)可预计经口插管困难(Ⅲ级和Ⅳ级)。

2. 如何选择双腔支气管导管及如何进行气管插管?

双腔支气管导管(double lumen endotracheal tube,DLT)的选择不仅与患者的性别、身高有关,还与麻醉科医师的习惯有关。由于DLT横截面呈卵圆形,不宜以直径反映其规格。目前以DLT周长与相同周长单腔管的尺寸表示其规格。本书针对于亚洲人采取简化的双腔支气管导管选择方案(表2-3-1)。

表2-3-1 双腔支气管导管选择方案

性别	身高(cm)	DLT型号(F)
男性	>180	41
	160~180	37 或 39
	≤159	37
女性	>170	35 或 37
	150~170	35
	≤149	32

理想的双腔支气管导管以能顺利插入目标支气管内最大型号的双腔支气管导管为原则。合适的双腔支气管导管大体上应满足以下3个条件:①双腔支气管导管能够插入顺利,管端可以正确到达目标支气管;②主气管套囊内注气2~6ml后套囊内压力<25cmH$_2$O,正压通气时气道峰压达30cmH$_2$O时无漏气现象;③支气管套囊内注气1~3ml后套囊内压力<20cmH$_2$O,正压通气气道峰压达30cmH$_2$O时两肺隔离良好。

首先,关于双腔支气管插管方向的选择。一些医疗中心除左上叶袖式切除及左全肺切除术外,其他胸科手术无论手术侧方向,均选择左侧双腔支气管插管,认为左侧双腔支气管插管在控制肺膨胀方面有比较突出的优势。解剖学发现右侧支气管从主气管发出后呈趋向短直下的方向在右肺内发出分支,但发出后的第一支即右肺上叶的尖支距离气管隆突的位置最近,成人此处的距离平均约为2.04cm,而左侧支气管的分支从主气管发出的走向是趋于水平向下在左肺内分支,左支气管第一支开口的位置距离隆突的位置较远,一般可达4.0~6.0cm。所以,临床麻醉插入右侧双腔支气管导管时,可能存在插管过深超过了右肺第一支的支气管开口,支气管导管阻挡了右肺第一支的支气管肺通气,如再坚持进行单肺通气,患者可能出现氧合不足,因而改为双肺通气,但手术侧肺萎陷不充分,影响手术。目前随着右侧双腔支气管导管的尖端不断改良,很多医疗中心依旧按照传统的气道管理方式,例如左侧入路开胸手术插入右侧双腔支气管导管、右侧入路开胸手术插入左侧双腔支气管导管,之后行纤维支气管镜定位,术中单肺通气效果也较好。因此关于左右侧双腔支气管导管方向的选择要根据手术特点、麻醉科医师的临床经验、对纤维支气管镜定位操作的熟练程度等情况来决定。

其次,双腔支气管导管选择过细,通气阻力增加,分泌物引流不畅,为避免气道漏气,需增加套囊注气量,过高的套囊内压必然增加黏膜接触压力,引起气道损伤和黏膜坏死。双腔支气管导管选择过粗,可能引起声带和气道损伤,甚至造成支气管破裂,插管困难。在满足双腔支气管导管主管能通过喉,支气管端能进入预定主支气管的情况下,相对大型号的双腔支气管导管比较好。

性别、身高、体重等指标都可单独或联合用于选择双腔支气管导管型号,然而精确的方式还是测量气管及支气管直径。研究表明双腔支气管导管所选用的导管型号与气道直径测量值呈高度直线相关,气道测量的数值越大,选择的双腔支气管导管型号越大,最精确的方式就是测量左主支气管。左主支气管的宽度可通过 X 线胸片或肺 CT 测量,有 50%~75% 的患者左主支气管能在胸片上清晰可见,当无法获得左主支气管宽度时,可测量气管宽度来估计左主支气管宽度,二者关系为左主支气管宽度(mm)= 0.45×气道内径(mm)+3.3(mm)(胸片测量)。有一种简化的方式,左主支气管宽度约为气管宽×0.68mm(胸片测量),测量后选择对应的导管型号,具体见表 2-3-2。

表 2-3-2　气管宽度、预测左主支气管宽度与双腔管型号的选择

测量气管宽度/mm	预测左主支气管宽度/mm	双腔管型号/F
≥18	≥12.2	41
≥16	≥10.9	39
≥15	≥10.2	37
≥14	≥9.5	35
≥12.5	≥8.5	32
≥11	≥7.5	28

3. 双腔支气管插管如何定位?

一般可以分为四种方法确定双腔支气管插管位置:

(1) 公式法,用公式计算双腔支气管插管深度:

1) 距门齿距离(cm)= 12.5+身高(cm)/10

2) 男性插管深度(cm)= 0.11×身高(cm)+10.53

3) 女性插管深度(cm)= 0.11×身高(cm)+10.94

当患者身高为 170cm 时,插管深度为 29cm,随着身高每增加或减少 10cm,插管深度相应增加或减少 1cm。若身高增加的不是 10 的整数倍时,则适当调整插管深度,总之在插管前可以根据患者身高粗略判断插管深度。

(2) 听诊法,这是双腔支气管插管定位最基础,也是最常用的方法,双腔支气管导管插入后,先充气套囊,以正压通气时气道不漏气为准,双肺进行几次正压通气,听诊两肺呼吸音应与置管前相同,确认导管位于气管内;再向支气管套囊注气,两肺呼吸音应与注气前相同,然后行 OLV,通气侧的上、下肺呼吸音应正常,非通气侧肺的呼吸音消失;再换另一侧,重新进行上述操作,此法可以确定所使用的左右双腔支气管导管插入到既定目标支气管中;若正压通气的过程中,仅听到一侧呼吸音,则说明导管插入过深,两侧导管开口均进入了一侧主支气管。若一侧肺尖听不到呼吸音,则表明双腔管插入过深且阻塞了上叶支气管开口。该病例中患者因是左肺上叶病变,因此宜选择右双腔支气管导管,在解剖中因个体差异,有的患者右肺上叶开口位置较高,双腔支气管导管可能堵塞右肺上叶开口,此时应抽出套囊内气体后退出双腔支气管导管 1~2cm,直至双肺闻及清晰的呼吸音。当双腔支气管导管到达正确位置后,夹闭一侧连接管,夹闭侧胸廓无运动,也听不到呼吸音,而对侧可见明显的胸廓运动并能闻及清晰的呼吸音,再换另一侧重复上述操作。听诊法可快速诊断双腔支气管导管是否到达目标支气管,如果通气效果好、OLV 时气道峰压低于 20cmH$_2$O,呼出气二氧化碳

波形无气道梗阻表现,基本可以确定导管位置良好。但是单独使用听诊法定位双腔支气管导管插管位置可能并不可靠,尤其是 COPD 的患者存在呼吸音降低的可能。

（3）吸痰管通畅定位法。以右双腔支气管导管为例,假设双腔支气管插管后位置良好,则导管侧孔应正对另一侧支气管口,吸痰管从侧孔管腔进入该侧支气管应无阻力,如果吸痰管至侧孔处遇到较大的阻力,则可能提示导管位置不良。具体的操作方法是,插管前在双腔支气管导管配套的吸痰管上,标记好左侧孔的深度,即将吸痰管从双腔支气管导管左侧插入至吸痰管刚过侧孔,做好标记。当双腔支气管插管完成后,夹闭左侧连接管,将吸痰管从左侧口进入,与做好的标记做比较以确定是否出了侧孔。如果遇到阻力,一边缓慢退双腔管,一边用吸痰管试阻力,直至吸痰管无阻力,停止。最后,再用听诊法确定位置。

（4）纤维支气管镜定位。根据多项研究表明,虽然听诊法可以很好定位双腔支气管导管,但经纤维支气管镜检查后,仍会发现存在一部分位置不理想。因此单凭听诊法常无法准确判断双腔支气管导管的正确位置,纤维支气管镜检查是快速、准确判断双腔支气管导管位置的金标准。本病例中选择的是右双腔支气管导管,因此在使用纤维支气管镜定位时（如图 2-3-2）,从左侧管可以看到气管隆突（图 2-3-2B）及右侧管进入右主支气管。从右侧管进入时,可以看到右肺中下叶的次级隆突（图 2-3-2A）,并且通过右管上的右肺上叶通气孔可以看到右肺上叶开口（图 2-3-2A）。如果选择左双腔支气管导管,纤维支气管镜通过右侧管可以看到蓝色套囊充气后在隆突下方（图 2-3-3C）,右总支气管开口清晰,纤维支气管镜继续顺利进入右总支气管可清晰看到右肺上中下叶开口（图 2-3-3A）;而纤维支气管镜通过左侧管可以清晰看到左上叶和左下叶支气管的开口（图 2-3-3B）。

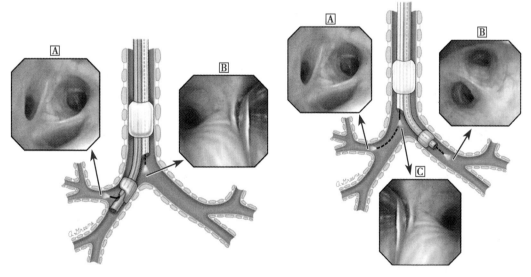

图 2-3-2　右双腔支气管导管纤维支气管镜检查所见影像

图 2-3-3　左双腔支气管导管

4. 纤维支气管镜检查的适应证、禁忌证和并发症有哪些?

纤维支气管镜使用相对容易且并发症少,可以清楚显露气管支气管系。其适应证包括:

（1）术前评估和确诊困难插管病例；

（2）对困难插管或清醒插管病例施行气管内引导插管术；

（3）核实和纠正单腔气管导管或双腔支气管导管在气道内的位置；

（4）判断弥漫性肺实质病变、肺不张、咯血、胸部钝器伤等的病理情况；

（5）施行气管、支气管内吸引，吸除误吸物、气道异物、分泌物或凝血块等；

（6）采集气道组织标本，施行细胞微结构病理检查或化学分析。

禁忌证：

（1）心脏功能不稳定，凝血功能障碍；

（2）未经治疗的哮喘、慢性阻塞性肺疾病；

（3）在防护条件不足情况下，活动性肺结核或其他呼吸道传染性疾病；

（4）持续吸氧未能纠正缺氧；

（5）持续高碳酸血症和肺动脉高压等。

并发症包括：出血、恶心、呕吐、迷走-迷走反射和发热；在长时间吸引、气管内滴入利多卡因或灌洗液、应用镇静药继发呼吸抑制等情况下可引起低氧血症，进而诱发儿茶酚胺大量释放而导致心肌缺血、心律失常、低血压，偶尔诱发心搏骤停。为避免低氧血症，在镜检过程中需常规吸入 $100\%O_2$，并缩短镜检时间，限制每一次吸引操作时限不超过 10s，需要时应作间断吸引；镇静药使用剂量需谨慎掌握；喉痉挛和支气管痉挛，特别易见于气道高敏反应的患者。

5. 单肺通气（one-lung ventilation，OLV）的指征是什么？

OLV 的绝对和相对指征见表 2-3-3，很多器械可以提供 OLV，包括双腔支气管导管，支气管堵塞套管，支气管阻塞套管联合单腔气管插管，或者单腔气管导管行支气管插管。

表 2-3-3　单肺通气的指征

绝对指征	相对指征
需要肺隔离及避免交叉感染	易于术野的暴露
支气管扩张痰量过多或肺大泡有明显液面的湿肺	胸主动脉瘤切除术 全肺及肺上叶切除术
咯血及大量出血	主动脉缩窄修复术
肺脓肿	食管肿瘤切除或食管裂孔疝修补
控制气体分布	胸腔镜下进行的心脏大血管手术（如布加综合征行下腔静脉部分切除或成形术）
支气管胸膜瘘	小切口不停跳冠状动脉旁路血管移植术
气管食管瘘	胸腔镜下房缺及瓣膜手术
巨大单侧肺囊肿或肺大疱	
外伤性支气管断裂及气管或支气管成形术	单侧肺疾病导致的严重低氧血症
单侧肺功能试验或单肺灌洗治疗	
肺切除术或袖状切除术	
易于术野的暴露	
视频或机器人辅助下胸腔镜手术	

6. 单肺通气在临床应用中出现的常见问题有哪些及如何管理？

在进行 OLV 时，一般认为 PaO_2 60mmHg 是可以接受的低限，SpO_2 不低于 90%，更安全的范围是 SpO_2 不低于 95%。OLV 易因氧合不良造成低氧血症。OLV 期间我们通常使用双腔支气管导管或者支气管堵塞器来实现肺隔离，无论使用哪种设备，均可能因为对位不正确而发生低氧血症。由于双腔支气管导管位置不正确导致有效通气下降，且摆放为侧卧位后导管错位概率会进一步上升，而术中也可能因患者分泌物增多而滑动移位、吸痰或者放置胃管、手术操作牵拉等各种原因引起导管多次错位，所以 OLV 术中可能反复多次发生低氧血症。为减少 OLV 时低氧血症的发生，麻醉时应注意以下事项：

（1）尽可能采用双肺通气，在取得术者配合的情况下尽量缩短 OLV 时间。

（2）OLV 时为避免通气肺的萎陷不张，减少通气血流比例失调，可采用小潮气量（VT：6~8ml/kg）+PEEP（5cmH₂O）的保护性通气策略。调整呼吸频率使 $PaCO_2$ 维持于 35~45mmHg。应监测 SpO_2 和 $P_{ET}CO_2$，进行血气分析，同时监测气道压力。

（3）对萎陷肺采用间断膨胀、高频通气或持续气道正压通气（continuous positive airway pressure，CPAP）的方法可增加功能残气量，增加动脉氧合。

（4）充分的肌松使下侧肺与胸壁顺应性增大，防止通气侧肺的肺内压、气道压过高而减少血流。

（5）保持通气侧肺导管管腔和气道通畅，及时清除分泌物、血液与组织碎屑。

（6）避免使用影响缺氧性肺血管收缩的血管活性药物。

（7）OLV 后 SpO_2 降低，最常见的原因是双腔支气管导管错位，可使用纤维支气管镜检查并调整支气管导管位置。

（8）提高吸入氧浓度，甚至可吸入纯氧提高通气侧肺动脉血氧分压使肺血管扩张，通气侧肺血流增加缓解通气血流比例失调，还有利于更多地接受非通气侧肺因缺氧性肺血管收缩而转移过来的血流。

7. 肺隔离时可能发生的并发症有哪些？

使用双腔支气管导管的主要目的是进行双肺隔离，一是保护健肺，防止病肺分泌物或脓血对健肺的污染。二是方便手术操作，减轻手术操作对肺的机械损伤。但在肺隔离过程中可能发生以下并发症：

（1）气道创伤据报道，应用双腔支气管导管的患者中气道损伤的发生率在 0.5%~2% 左右，且体形较小，以女性为主，有食管手术史，曾接受放射治疗，是主要的创伤危险因素，任何上述危险因素的叠加都会增加使用双腔支气管导管时气管、支气管损伤的危险，应提高警惕。所以，我们需要注意以下几个问题：①胸部 X 线或 CT 上的解剖学异常证据通常会提示双腔支气管放置困难。所以在气管插管前，麻醉科医师应了解相关的检查方法，并做出相应的调整和准备。②选择合适尺寸的导管：尺寸过小无法达到隔离效果，且套囊过度充气，会对支气管黏膜造成压迫性损伤；尺寸过大的导管会造成机械损伤。③尽可能减少支气管套囊的充气容量，尽可能缩短肺隔离时间。若气道阻力增大，则推荐使用纤维支气管镜。另外，肺隔离期间易发生通气血流比例失调，其原因有：①右上肺支气管开口堵塞。②双肺通气量进入单侧肺，易造成通气过多，相对血流量不足，从而引起肺分流增多。增加吸氧浓度，减少潮气量，增加呼吸频率可解决这一问题。③可能与挥发性麻醉药物抑制缺氧肺血管的收缩有关，引起未通气侧肺血管扩张，肺分流增多。

（2）肺不张等最常见的主要原因是导管选择过长，以至于插入主支气管过深，可出现气道阻塞、肺不张、肺膨隆不能萎陷及血氧饱和度降低。主要解决措施为选择合适的双腔支气管导管，应用纤维支气管镜定位。

（3）其他并发症：因插管时操作不当，手法不熟练或粗暴操作导致患者声带损伤、咽喉炎症、喉头水肿等。

8. 呼吸道吸引应当注意些什么？什么情况下考虑延迟拔管或更换单腔导管？

若麻醉剂剂量过小，应适当加深麻醉；每次吸引时间，一般成人不宜超过 10s，如果再次吸引应在吸引间歇期吸氧，以免急性缺氧引起严重后果；吸引负压不应超过 25cmH$_2$O，吸引管外径不超过气管内径的 1/2，吸引应基本符合无菌要求；吸引及时，对分泌物多的患者，吸引更应与麻醉及手术相配合，即吸引应在分泌物有可能自脓腔或支气管流出的情况下进行。一般而言，即气管或支气管插管后，体位由仰卧位改侧卧位，开胸肺萎陷后，挤压病变部位后均应进行吸引。要定期听诊呼吸音，如有"痰鸣"应及时进行吸音。尽可能在 OLV 变双肺通气前进行吸气，必要时借用纤维支气管镜进行检查、冲洗、吸引。

以下患者应考虑延迟拔管或更换为单腔导管：术前肺功能严重减退；重症肌无力；年龄 >70 岁，吸纯氧下 SpO$_2$<90%～92%；术中大出血、休克的患者；体重肥胖患者；需转入 ICU 进一步呼吸支持的患者。

【病例二】

患者，女性，61 岁，体重 50kg，身高 163cm。因"咳嗽伴右侧胸闷 1 个月"就诊，胸部 CT 显示右肺下叶占位，考虑肺癌。门诊以"右肺下叶占位"收入院。5 年前曾因左侧同样原因就诊，诊断为"左肺下叶肿块"，并行"胸腔镜下左肺下叶切除术"，术后恢复良好。平日生活可自理，每日散步 1h，进行简单体力劳动后偶有胸闷、憋气症状。既往高血压病史 20 年，自行服用硝苯地平控释片，血压控制良好。否认食物药物过敏史、吸烟史。肺功能测定：通气功能示中度气道阻塞（FEV$_1$/FVC% 为 68.32%），弥散功能正常，气道阻力增高。纤维支气管镜检查：气管、左右支气管通畅。心脏超声显示左心室轻度增大，未见其他明显异常。拟行"胸腔镜下右肺下叶楔形切除术"。

【知识点】

1. 对于既往肺叶切除术，又发现新发的原发性肿瘤病灶者，术前评估时应注意什么？此类患者麻醉技术和监测有何注意事项？
2. 使用支气管堵塞器（bronchial blockage，BB）的适应证有哪些？
3. 支气管堵塞器的优点与缺点有哪些？
4. 支气管堵塞器都有哪些种类？如何应用？
5. 单腔支气管堵塞导管如何操作？

1. 对于既往肺叶切除术，又发现新发的原发性肿瘤病灶者，术前评估时应注意什么？此类患者麻醉技术和监测有何注意事项？

此类患者应按照术前肺力学特性、肺实质功能、运动耐量以及拟切除的功能性肺组织的多少预测患者术后的呼吸功能，并以此预估风险增加的患者。这类患者的手术方式通常为限制性肺切除术,即切除范围不足一个完整的肺叶。在已切除部分肺组织的情况下,再次手术会使残存肺组织进一步减少,使得这些肺功能受损的患者围手术期风险进一步增加,如术中出血增加、OLV 期间氧饱和度降低或者术后拔管延迟,故术前应完善肺功能检查,评估是否能耐受再次手术。由于本例患者曾行左肺下叶切除术,再次手术使用双腔支气管导管进行 OLV,左侧残存肺组织可能无法维持良好的氧合,进而导致麻醉风险大幅增加。故使用支气管堵塞器,在手术侧行选择性肺叶萎陷/通气,效果更佳。

选择性肺叶通气时,应选用低潮气量,可预防残余肺叶过度充气。支气管堵塞器置入方式通常为经单腔支气管导管管腔置入。在置入堵塞器前必须进行充分润滑。

2. 使用支气管堵塞器(bronchial blockage,BB)的适应证有哪些?

尽管双腔支气管导管是胸科手术中最常用的肺隔离技术,但在某些特殊病例中,支气管堵塞导管的应用可能要优于双腔支气管。①对于有上呼吸道畸形、有口腔及颈部手术史或气管、支气管解剖结构复杂的患者,DLT 插管可能会有困难,增加插管时误吸的风险。这时可用纤维支气管镜辅助经口或经鼻插入单腔支气管导管建立人工通气道,再置入支气管堵塞器实现肺隔离。②对侧有肺切除病史的患者,术侧使用支气管堵塞器进行选择性肺叶阻塞,可改善氧合状态,便于手术暴露。③胸科或食管术后可出现上呼吸道水肿,如术中用支气管堵塞器代替双腔支气管导管,术后机械通气时不需更换气管导管。④要求 OLV 的儿科患者,支气管堵塞器有多种型号可供选择,只要能保证在气管内能够进行导管的堵塞,同时能在堵塞过程中保证氧合。

3. 支气管堵塞器的优点与缺点有哪些?

实际工作中,可根据双腔支气管导管与支气管堵塞器的临床使用优缺点选择肺隔离技术的应用,详见表 2-3-4。

表 2-3-4 双腔支气管导管和支气管堵塞器对肺隔离的优缺点

双腔支气管导管		支气管堵塞器	
优点	缺点	优点	缺点
放置简单,肺部快速隔离	喉咙痛和声音嘶哑发生率高	术后需要通气时无需更换气管导管	放置速度慢
利于隔离肺的吸引	气道创伤风险增加	适用于小儿和困难气道患者	位置经常放置错误
价格便宜	解剖异常时放置困难,甚至无法放置	放置相对简单	价格贵
快速肺排气和充气	术后需要通气时需更换单腔气管导管	肺萎陷评分无差别	术中经常需要重新定位
支气管镜引导,可用于双肺	上呼吸道或下呼吸道解剖异常时,插入或定位困难	Cohen BB 具有多重抽吸口可加速肺萎陷	管芯移除后,重新插入困难
在 ICU 实现单肺通气		允许选择性的肺叶堵塞	存在被闭合器切割的风险
术中萎陷的肺可放气并重新充气			增加无效腔量和通气阻力

续表

双腔支气管导管		支气管堵塞器	
优点	缺点	优点	缺点
单肺通气期间对侧肺可以持续正压通气			呼吸道压力峰值明显升高（BB：19cmH$_2$O，DLT：16cmH$_2$O）
术中可随时制造肺萎陷和肺复张			

注：BB. 支气管堵塞器。

4. 支气管堵塞器都有哪些种类？如何应用？

（1）Fogarty 取栓导管（Edwards Lifesciences，Irvine，CA）可用于肺隔离，虽然其不是专门为此而设计的。7 French（F）的 Fogarty 导管通常带有一个 12ml 或 20ml 的高压低容套囊，可有乳胶和非乳胶型号。其具有一个金属探针，可以塑形以适合支气管内导管的放置。如果导管移除，可以将探针重新放入并将阻断复位。这种导管没有中心通道相通，术中不能进行持续气道正压通气或吸引。只要患者可以耐受，在气囊充气前应停止通气并降低通气回路的压力。Fogarty 导管通常放置在单腔气管导管（endotracheal tube，ETT）外并用纤维支气管镜定位。如果放在了 ETT 内，就需要有两个旋转接头，以便连接导管和纤维支气管镜。

（2）Arndt 堵塞器（Cook Medical Inc，Bloomington，IN）是导丝引导的支气管内堵塞器（图 2-3-4），包括 5F、7F、9F 几种型号，并有不同尺寸的球形或椭圆形的套囊（低压高容），后者尤其适用于隔离右肺上叶，其通过一个具有 3 个通道的连接管（导管、支气管镜和通气环

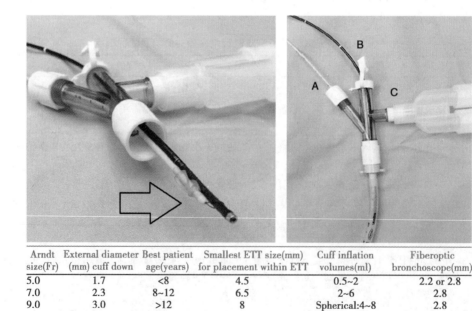

Arndt size(Fr)	External diameter (mm) cuff down	Best patient age(years)	Smallest ETT size(mm) for placement within ETT	Cuff inflation volumes(ml)	Fiberoptic bronchoscope(mm)
5.0	1.7	<8	4.5	0.5~2	2.2 or 2.8
7.0	2.3	8~12	6.5	2~6	2.8
9.0	3.0	>12	8	Spherical:4~8 Elliptical:6~12	2.8

ETT-Endotracheal tube；FR-French.

图 2-3-4　Arndt 支气管堵塞器（Cook）
A. 堵塞器孔道；B. 纤维支气管镜孔道；C. 连接通气孔道。

路）被插入到 ETT 内。他们通过 Seldinger 技术由一个内置末端有一个可以放置纤维支气管镜的环的金属丝置入。一旦堵塞器就位，金属丝就被移除，只保留内部管腔，用于吸引及持续正压通气。

（3）Cohen 堵塞器（Cook Medical Inc, Bloomington, IN）（图 2-3-5）与 Arndt 堵塞器类似，但其含有一个可以移动导管顶端的"轮子"推进导管置入。通过顺时针转动轮子可以使堵塞器远端向左扭转。这种堵塞器的优点是由于其角度陡峭而在左支气管中的定位较好。Cohen 堵塞器的缺点包括价格偏高，轮子较易损坏，并且只有 9F 一种型号。

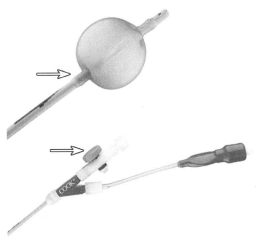

图 2-3-5　Cohen 堵塞器

（4）EZ 堵塞器（Teleflex, Triangle Park, NC）（图 2-3-6）末端 Y 型分叉部有两个充气套囊，中间为中空导管。高压力低容量的套囊，有不同颜色和编码。堵塞器位于 ETT 的内部，在它的横轴上有一个末端，这有助于 Y 型分叉的放置，这样它就可以穿过气管隆嵴。因为有可能两个套囊都进入右主支气管，所以需要使用纤维支气管镜进行定位。这个堵塞器的优点是它的稳定性。使用一个堵塞器，两个套囊可以实现双肺顺序隔离。

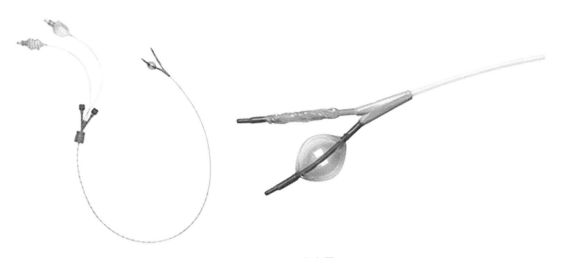

图 2-3-6　EZ 堵塞器

（5）Univent 管（Teleflex, Triangle Park, NC）由一个 ETT 和一个内置硅制支气管阻断导管组成（图 2-3-7）。其主要优点在于 ETT 可以持续保留以防术后需要行机械通气。由于较为笨重，在美国很少使用。其外径在 9.7~13.7mm（相应内径在 6.0~8.0mm），因此在长时间应用的情况下可能会造成声门下水肿或狭窄。同时因其内径较细，使吸引和纤维支气管镜检查十分困难，Univent 管的硅制堵塞器现在可以单独使用（Fuji 堵塞器）。该堵塞器是一个高容量低压力系统，其尖端带有预先弯曲的双探针，其带扭矩调节封堵装置的 Univent 管是一个形状类似于标准的单腔管（single lumen tube, SLT）同时却有两个腔的导管，可用于气体交换。其带有一个球形的套囊（体积是 5~6ml），并且有两种

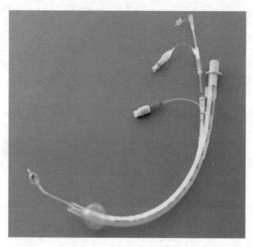

图 2-3-7 TCB Univent 管,即带扭矩调节封堵装置的 Univent 管

不同型号(4.5F 和 9F)适用于儿童和成人。

以上三种支气管封堵导管的区别见表 2-3-5。

(6) Coopdech 堵塞器(Daiken Medical Co,Tokyo,Japan)与 Fuji 堵塞器外形相近,但为操作者提供了一个额外选择,即在使用纤维支气管镜的同时能够单手使用自动充气按键将球囊充气。

堵塞器可以通过将其置入上侧肺部去补救一个失效的双腔气管插管。如果支气管套囊在一个已经摆好体位的患者中破裂,或双腔支气管导管出现移位导致肺部萎陷并且不能在主支气管内恰当复位时,则需要使用这种方法。此时双腔支气管导管可以被留在原位或拔除并被作为单腔气管导管使用。

表 2-3-5 三种支气管堵塞导管的比较

	Arndt 堵塞器	EZ 堵塞器	Univent 管
型号	5F,7F,9F	7F	4.5F 或 9F
气囊形状	球形或椭圆形	球形	球形或纺锤形
导向装置	尼龙圈+纤维支气管镜	无,顶端为 Y 形	预塑型
建议气管导管尺寸	4.5mm,7.0mm,8.0mm	8.0mm	8.0mm

5. 单腔支气管堵塞导管如何操作?

(1) 插管前必须用听诊器仔细听诊双侧肺呼吸音,右侧插管者重点听诊双肺锁骨下区的呼吸音,作为插管后右肺上叶呼吸音变化的参考。

(2) 插管前先将活动性套管完全回缩至导管体内,插入导管至气管内。通过连接管上的自封闭隔膜孔,插入纤维支气管镜。将单腔管向手术侧旋转 90°,直视下将支气管堵塞导管送入手术侧支气管内。此时将支气管堵塞导管的蓝色套囊充气,观察套囊位置是否在隆突下。位置合适后,应注意其近端刻度,近端小帽应处于封闭状态,以免回路气体泄漏。单肺通气时,将支气管堵塞导管套囊充气(最好在纤维支气管镜观察下),并移除近端小帽以加速隔离肺内气体逸出。盲视下放置多难以成功,尤其是左主支气管,此外盲视下操作容易引起气管损伤,发生出血甚至气胸的可能。

(3) 支气管堵塞导管套囊充气后,检查气囊压力,用听诊法判断堵塞肺是否完全堵塞,如堵塞肺呼吸音消失,气囊放气后呼吸音恢复,证明位置正确。否则需再次调整。

(4) 确定内套管位置后,把内套管外管固定帽移至外管末端。内套管固定在主管上。

【思考题】

1. 单选题:下列哪项能够干扰有效的缺氧性肺血管收缩

    A. 芬太尼   B. 丙泊酚   C. 胸段硬膜外麻醉

    D. 依托咪酯   E. 硝普钠

【答案】 E

【解析】 缺氧性肺血管收缩是胸外科手术中值得注意的一个生理机制。在肺通气较差的区域,通气血流比例失衡,通过缺氧性肺血管收缩降低分流。缺氧性肺血管收缩能被多种因素抑制,如机械性因素(肺动脉压升高),药物因素(血管舒张药物)和代谢性药物(碱中毒等)。多种麻醉药物和麻醉方式对其影响不明显。

2. 单选题:在行右肺手术过程中,放置左侧双腔支气管导管时,当支气管套囊通过声门后将导管逆时针旋转 90°。以下哪种方法最有助于确定双腔支气管导管插入左主支气管

    A. 单纯依靠听诊

    B. 支气管镜检查,可见蓝色套囊在隆突上 5mm

    C. 支气管镜检查,右肺叶开口处可见 2 个开口

    D. 支气管镜检查,左主支气管内可见 2 个开口

    E. 支气管镜检查,支气管封堵器在右主支气管内

【答案】 D

【解析】 为了确认左侧双腔支气管导管的位置,左主支气管内应可见 2 个开口(分别是左上肺和左下肺开口)。仅仅依靠听诊而无其他方法辅助并不可靠。

3. 单选题:在准备开胸手术和行单肺通气时,顺利插入双腔管,患者改侧卧位。在定位过程中,发现支气管套囊滑出。以下哪一种并发症最容易发生

    A. 漏气   B. 皮下气肿

    C. 大规模的气道出血   D. 术侧肺不能萎陷

    E. 支气管导管尖端突入术野

【答案】 D

【解析】 支气管套囊滑出可造成术侧肺萎陷不良。插入双腔支气管导管最易出现的并发症是对位不良和气道损伤。如果放置的双腔管尺寸不合适可能造成气道损伤(如果尺寸偏小,双腔管容易向远端移位并造成支气管或气管末端损伤)。

4. 单选题:要实现单肺通气有两种途径,分别是使用双腔支气管导管和堵塞器。相对于双腔支气管导管,堵塞器具有哪项优势

    A. 插管迅速   B. 不需要纤维支气管镜定位

    C. 易于术侧肺吸痰操作   D. 术后更容易进行双肺通气

    E. 更容易更换单肺通气

【答案】 D

【解析】 相对于双腔管,堵塞器术后只需要拔除即可,更有利于将单肺通气改为双肺通

气。但是堵塞器对于放置位置的要求比较苛刻,其缺点包括:插管过程耗时过长,必须使用纤维支气管镜定位,患侧肺吸痰困难,如需更换单肺通气侧,操作较困难。

(杨万超 编写　张炜 审校)

参考文献

[1] MILLER RD. Miller's Anesthesia[M]. 8thed. Philadelphia,PA:Elsevier,2015.

[2] 江宁彬.联合单肺缺氧预处理和改良肺复张对单肺通气手术患者的肺保护作用[D].南方医科大学,2019.

[3] LEVITZKY MG. Pulmonary Physiology[M]. 8th ed. NewYork,NY:McGraw Hill,2013.

[4] DAVID FALZON,PETER ALSTON,EMMA COLEY. Lung Isolation for Thoracic Surgery:From Inception to Evidence-Based[J]. Journal of Cardiothoracic and Vascular Anesthesia,2017,(31):678-693.

[5] FAVIER J C,M DA CONCEICAO,GENCO G, et al. Fiberoptic intubation in adult patients with predictive signs of difficult intubation:inhalational induction using sevoflurane and an endoscopic facial mask[J]. Annales Francaises D Anesthesie Et De Reanimation,2003,22(2):96-102.

第四节　影响胸外科肺功能的因素

【病例一】

患者,男性,60岁,体重90kg,诊断为"右肺下叶占位",拟行"右肺下叶切除术"。既往糖尿病史10年,应用胰岛素控制血糖。慢性支气管炎病史10年,吸烟史40余年,每天20支。查体:桶状胸,双肺呼吸音粗,未闻及明显干湿啰音,余未见明显异常。术前肺功能:FVC 1.86L(实测/预计值75.9%),FEV_1 1.03L(实测/预计值50.2%),FEV_1/FVC 55.15%(实测/预计值65.7%),MEF_{75} 1.07L/s,MEF_{25} 0.12L/s(实测/预计值10.8%)MEF_{50} 0.47L/s(实测/预计值13.8%),MEF_{75} 1.07L/s(实测/预计值21.1%),$MMEF_{75/25}$ 0.31(实测/预计值11.8%),VC 2.09L(实测/预计值81.4%),MVV 31.87L/min(实测/预计值37.9%),D_LCO 6.09(实测/预计值86.3%)。血气分析:pH:7.38,$PaCO_2$ 47mmHg,PaO_2 67mmHg。

【知识点】

1. 评估呼吸功能的检查有哪些?

2. 导致通气功能障碍的肺部疾病有哪些?

3. 糖尿病是否影响肺脏功能?其机制有哪些?

4. 糖尿病患者预测呼吸功能障碍的指标有哪些?

5. 吸烟对呼吸功能的影响有哪些?

6. 肥胖对呼吸功能的影响有哪些?

7. 高龄对呼吸功能的影响有哪些?

8. 术前是否需要进行呼吸功能准备?

9. 呼吸功能锻炼方式有哪些?

10. 胸科手术术后急性呼吸窘迫综合征(acute respiratory distress syndrome,ARDS)的风险因素有哪些?

11. 侧卧位时肺脏的通气和灌注如何变化?

12. 全身麻醉机械通气对呼吸功能的影响？

13. 单肺通气对呼吸功能的影响有哪些？

14. 肺叶切除过程中，如何选择单肺通气时的机械通气模式？

1. 评估呼吸功能的检查有哪些？

呼吸功能的评估，可用肺量计来评估肺功能，进而评估呼吸动力学指标，通过动脉血气分析来评估肺实质功能，运动试验如最大耗氧量或爬楼梯来评估心肺联合功能。在 2017 年由美国胸科学会专业委员会发布的肺功能专业委员会技术报告中，推荐的呼吸功能评估次序依次是：肺量计（又称肺通气功能检查）、慢肺活量和/或肺容量测定、肺一氧化碳弥散功能检查（D_LCO）。并可根据具体情况增加其他检查，如强迫振荡技术检查、最大呼吸压力测定、一氧化氮呼出量测定等。用肺量计测定肺功能，主要观察指标有：用力肺活量、残气量、功能残气量、肺总量、第一秒用力呼气量、1 秒速率、最大呼气中期流速（maximalmid-expiratory flow，MMEF）、流速-容量环（flow-volume loops，FVL）、分钟最大通气量（minute ventilation volume，MVV）等。

2. 导致通气功能障碍的肺部疾病有哪些？

通气功能障碍主要分为限制性通气功能障碍、阻塞性通气功能障碍及混合性通气功能障碍。限制性通气功能障碍主要是由于肺容积受损而引起的肺容量减低，不伴有气体流量的减少，主要包括：肺间质性肺炎、肺纤维化和肺水肿；肺占位性病变，如肺肿瘤、肺囊肿、肺不张、大叶性/节段性肺炎等；胸膜病变，如胸腔积液、血胸、气胸等；胸壁病变，如漏斗胸、鸡胸、脊柱侧凸等；其他（肥胖、腹水、妊娠、神经肌肉疾病）等。肺功能指标中，以肺容积下降为主，如肺活量。阻塞性通气功能障碍主要为气道阻塞或狭窄引起的气体流量下降，主要包括：气管与支气管疾病，气管肿瘤或狭窄，支气管哮喘、慢性阻塞性肺疾病及闭塞性细支气管炎。在肺功能指标中，多表现为 FEV_1 及 FEV_1/FVC 降低。

3. 糖尿病是否影响肺脏功能？其机制有哪些？

肺内血管丰富，结缔组织较多，易受高血糖状态影响。现在认为，肺是糖尿病并发症的靶器官之一，与糖尿病肾病和糖尿病视网膜病变相似。对糖尿病患者，同时存在通气和换气功能障碍。在这些指标中，通气功能障碍主要表现为用力肺活量（FVC）、第一秒末用力呼气量（FEV_1）、呼气峰值流速（PEFR）和最大呼气流速度（MEF）的显著下降。发病机制可能是：①糖尿病患者呼吸肌储备能力下降，呼吸肌活动受限；②长期高血糖造成肺组织纤维结缔组织增生，肺部弹性收缩减少；③反复感染引起呼吸道纤毛摆动能力下降，黏液分泌增多，气道阻力增加，如气道上皮细胞水肿；④自主神经损伤累及呼吸系统，引起呼吸中枢调节功能减退，进而引起呼吸深度和频率异常。

此外，糖尿病患者肺组织的弥散功能也存在异常，可能的机制是：①高血糖导致上皮细胞分泌的表面活性物质减少，导致通气血流比例失调，以及换气困难；②氧化应激产生的超氧阴离子损害肺血管内膜，阻碍氧的输送；③肺泡膜厚度增加，气体交换速率减慢。此外，高血糖时，葡萄糖基半乳糖结合物等物质在肺毛细血管壁的沉积增多，使肺血管硬化和增厚，HbA1c 与氧的亲和力增强，限制了氧的输送、利用。而高血糖时，红细胞 2,3-二磷酸甘油的合成较正常值下降，导致血氧含量降低，肺的弥散能力降低。

4. 糖尿病患者预测呼吸功能障碍的指标有哪些?

对于糖尿病患者,还没有明确的指标来预测围手术期的呼吸功能变化。但也有大量研究表明,围手术期患者血糖、糖化血红蛋白、胰岛素抵抗指数、血同型半胱氨酸、微血管并发症和病程、年龄、体重指数等指标与呼吸功能改变有关。肺,作为糖尿病慢性并发症的靶器官,其通气和弥散功能受损,良好的血糖控制是改善围手术期呼吸功能障碍的重要因素。

5. 吸烟对呼吸功能的影响有哪些?

目前,吸烟已成为世界上最严重的公共健康问题之一。流行病学调查已经证实,吸烟是引起呼吸系统疾病的主要可控制的独立性危险因素。即便是没有症状,烟草燃烧后的有害物质也会损伤呼吸道保护层,引发炎症反应,气道黏膜腺体过度增生,黏液分泌增加,导致蛋白酶系统失调,破坏和重建肺组织,损害通气功能。因小气道内径小,且细支气管内壁纤毛细胞较少,无内分泌腺,加之气流速度慢,吸烟过程中,烟气中大量有害物质不易排出,各级细支气管内沉积有大量刺激呼吸道黏膜分泌的黏液,在细支气管上滞留,刺激管壁发生炎症反应,炎症加重黏液分泌,形成恶性循环,造成气道狭窄。吸烟者肺功能以 $FEV_1\%$ 下降为主,小气道功能受损。吸烟指数=每日吸烟量(支)×烟龄(年),是以吸烟指数为指标在临床上测量的。随吸烟指数的增加,小气道功能损害加重,COPD 的发生率升高,病情加重。戒烟 12~24h 后血液中一氧化碳和烟碱含量可降低;48~72h 后血液中碳氧血红蛋白可恢复正常。戒烟 1~2 周后痰液产生减少,4~6 周后肺功能才能得到改善。在戒烟 8~12 周后,术后并发症和病死率明显下降。但是需要注意的是,如果患者仅在术前 1~2d 停止吸烟,则会导致患者过度焦虑,分泌增多,支气管痉挛持续状态,反而会增加围手术期的风险。

6. 肥胖对呼吸功能的影响有哪些?

总体上,肥胖者呼吸系统顺应性明显下降。随 BMI 增加,大量脂肪在胸腹部积聚,胸部顺应性下降,膈肌增高,呼气量减少,功能残气量减少,而残气量没有明显变化,使得肥胖患者的肺储备能力比正常人低。当呼吸做功、耗氧量增加时,就会引起低氧血症。

闭合容量是小气道开始关闭时的肺容量,由于闭合容量保持不变,功能残气量和呼气储备减少,肺泡易在呼气时出现萎陷,即远端萎陷的肺泡无通气但仍有灌注,通气血流比例失调,静脉血掺杂,氧分压降低。而且体位改变,对肥胖患者肺容量的影响更为显著。补呼气量和功能残气量在直立位均下降,可引起低氧血症。但仰卧位时,功能残气量进一步下降,加重了肺顺应性差部位的通气血流量紊乱。与此同时,过度肥胖的患者也会患上肥胖性低通气综合征(obesity hypoventilation syndrome,OHS),甚至 Pickwick 综合征。

7. 高龄对呼吸功能的影响有哪些?

随着年龄的增长,呼吸中枢、肺结构和胸廓结构的改变,以及机械力学的改变,使老年人的呼吸功能下降,围手术期呼吸系统并发症增多。

肺组织形态变小,肺体积变小,肺弹性、顺应性下降,小气道阻力增加,肺泡所占的百分比逐渐降低,肺泡表面活性物质分泌也逐渐减少,肺泡扩张性变弱,呼气时小气道过早萎陷,加之肺泡隔膜破坏,肺泡表面积逐渐丧失,无效腔和闭合性气量进行性增加,气体扩散能力下降,导致患者通气血流比例失调,影响氧合与 CO_2 排出效率。

与此同时,随着年龄的增长,胸椎出现后凸、椎体凹陷、肋骨钙化等,造成胸壁进行性僵硬,胸廓顺应性下降。膈肌活动受限,呼吸肌逐渐萎缩,收缩力和耐受力也逐渐下降,FVC 和 FEV_1 随着年龄的增长逐渐下降。

由于呼吸中枢活动减弱,使老年患者对高 CO_2 和低氧的通气反应减弱,表现为潮气量增加不足,分钟通气量变化不明显,易发生低氧血症。而对缺氧性肺血管的收缩反应迟钝,单肺通气、肺不张也容易引起缺氧。

与此同时,老年患者对手术耐受能力差,术后通气、换气功能受损,血流失调严重,呼吸功能恢复缓慢。术后卧床疼痛,膈肌反射及咳嗽能力减弱,排痰困难,呼吸道分泌物潴留,容易发生肺部感染,甚至有可能发生呼吸衰竭。

8. 术前是否需要进行呼吸功能准备?

术后呼吸系统并发症与手术患者的呼吸功能有明显的相关性,尤其是吸烟患者,其肺并发症的发生率是非吸烟健康患者的数倍,因此,对于呼吸功能障碍患者,特别是行胸科手术患者,术前有效地准备呼吸功能是非常重要的。手术前对呼吸功能的准备包括:戒烟、扩张支气管气道、雾化吸入稀释分泌物、体位引流等以减少分泌物;术前对呼吸功能的锻炼、术前的辅导和术后的护理。

9. 呼吸功能锻炼方式有哪些?

有效的术前呼吸功能锻炼能改善患者肺功能,增加呼吸肌力,尤其是膈肌肌力和耐受力,促进肺部膨胀,预防呼吸肌疲劳,减少 PPC。当前临床常用的呼吸功能锻炼方法有腹式深呼吸,缩唇式呼吸,有效的咳嗽训练和辅助咳嗽等。

腹式呼吸法是指吸气时,患者腹部凸起,吐气时腹部凹入的呼吸法。初学者可以采用半卧位练习,两膝半屈曲或在膝下垫一个小枕头,保持膈肌放松。嘱受试者先自然呼吸一段时间,然后双手分别置于前胸部和上腹部,用鼻子缓慢吸气时,膈肌松弛,最大限度向外扩张腹部(腹部手有向上抬起的感觉),胸部的手保持原位不动。呼气时最大限度向内收缩腹部,腹部的手有下降感,胸骨仍保持不动。循环往复,尽量保持每次呼吸节奏一致。患者可每天练习,每次 5~15min,每次训练 5~7 次为宜,逐渐养成平稳而缓慢的腹式呼吸习惯。需注意,呼吸要深长而缓慢,尽量用鼻吸气。该呼吸法有益于增加潮气量,降低呼吸频率,增强咳嗽、咳痰能力,有助于围手术期呼吸功能恢复。

缩唇呼吸是指导患者用鼻吸气,缩唇呼气。即在呼气时,胸部前倾,口唇缩成吹口哨状,使气体通过缩窄的口型缓缓呼出。吸气与呼气时间比为 1:2 或 1:3。尽量深吸慢呼,延长呼气时间。每分钟练习 7~8 次,每次练习 10~20min,每次可以练习 2 个循环。

有效的咳嗽训练包括爆发性咳嗽、分段性咳嗽及发声性咳嗽。爆发性咳嗽是指让患者先深吸气使声带关闭,随之胸腹肌骤然收缩,进而一声将气体冲出的咳嗽方法。术后患者应用此法易引起切口疼痛。分段咳嗽是指让患者先进行一连串的小声咳嗽,逐渐驱使支气管分泌物脱落而咳出的方法。该方法的效能不如爆发性咳嗽,但比较适用于术后患者。发声性咳嗽是指患者咳嗽时若疼痛难忍,可以嘱患者深吸气后,张口并保持声门开放,而后再进行咳嗽动作,这样可以减轻咳嗽引起的剧烈疼痛。辅助咳嗽主要指叩背及震动胸壁。但需注意,无论何种辅助方式,均不能代替受试者自身的有效咳嗽。

10. 胸科手术术后急性呼吸窘迫综合征（acute respiratory distress syndrome，ARDS）的风险因素有哪些？

急性呼吸窘迫综合征（ARDS）的诊断标准为：急性起病的低氧血症；影像学显示两肺渗出改变；轻型：$PaO_2/FiO_2<300$，中重型：$PaO_2/FiO_2<200$；肺动脉楔压$\leqslant18mmHg$ 或无左心房压力增高的临床证据。在肺叶切除术中，轻型的发生率为 2.5%，是导致术后死亡的重要原因。术后发生 ARDS 的独立风险因素包括：吸气峰压$>40cmH_2O$、平台压$>29cmH_2O$、围手术期过多的液体输注、全肺切除及术前酗酒。其他相关风险因素还包括：吸烟、糖尿病、COPD、长时间单肺通气（$>100min$）、扩大肺切除术、右肺全切除术、淋巴引流障碍、输血、误吸、感染、氧化应激及缺血-再灌注损伤。

11. 侧卧位时肺脏的通气和灌注如何变化？

侧卧位双肺通气时，通气优先分布于上侧肺脏（手术侧肺脏），而灌注主要是下侧肺脏（非手术侧肺脏）。单肺通气后，手术侧肺脏萎陷，上侧肺无通气有灌注，经过萎陷肺脏的血流未进行肺泡内气体交换，成为分流血液。这部分分流血液与通气侧肺脏的氧合血共同汇入肺静脉入左心房，导致血液含氧量下降。但由于 CO_2 很容易经过通气侧肺脏肺泡-毛细血管膜进行扩散，与氧合相比，其交换几乎不受影响。同时，由于重力作用、手术挤压以及萎陷侧肺血管的结扎均使上肺的血流减少，导致分流系数降低。上肺低氧性肺血管收缩（hypoxic pulmonary vasoconstriction，HPV）也使肺血流流向通气更好的下侧肺脏。有效的 HPV 能降低约 50% 的低氧区的肺血流，减少分流并提高 PaO_2。

12. 全身麻醉机械通气对呼吸功能的影响？

全身麻醉后，由于肌肉松弛，膈肌上移，可使 FRC 降低 15%~20%，对 FRC 的影响远大于仰卧位本身。全身麻醉对闭合容量的影响尚不明确。但在全身麻醉中，特别是老年人、肥胖和呼吸系统疾病患者，FRC 和闭合容量减低。全身麻醉后 FRC 降低，气道阻力增大，但由于挥发性麻醉药物的扩张支气管作用，气道阻力变化不明显。术中气道阻力增加主要是因为病理原因（舌后坠、喉部痉挛或分泌物阻塞等），也可能是因为设备因素（气管导管过细、回路阻塞或活瓣失效等）。全身麻醉下，由于肺脏和胸壁的顺应性下降，或气道阻力增加，呼吸功能增强。

全身麻醉机械通气时，可以导致气体交换异常，如呼吸无效腔增加，低通气及肺内分流增加，通气/血流比值失衡。全身麻醉下的肺膨胀不全及肺脏下垂部分气道塌陷等，可以导致 5%~10% 的静脉血分流。通气血流比例低的区域，全身麻醉机械通气后易导致完全性肺不张。

全身麻醉药物抑制呼吸中枢对化学感受器的敏感性，抑制呼吸肌的活动，从而导致患者发生通气不足。

13. 单肺通气对呼吸功能的影响有哪些？

采用全身麻醉和肌松药后，由于胸壁肌肉和膈肌的松弛，其残气量会降低。在侧卧位时，依赖性肺顺应性下降，上侧肺的通气优于下侧肺，在重力作用下，下侧肺的灌注优于上侧肺。单肺通气后，由于肺通气受限于下侧肺，任何上侧肺的残余灌注都会形成肺内分流，容易发生低氧血症。因为右肺占心输出量的 55%,而左肺只占 45%,右肺手术时肺内分流更加明显,低氧血症更容易发生。重力作用、手术操作、手术侧肺脏萎缩和低氧性肺血管收缩都会导致肺内分流的减少。肺泡内氧分压下降是 HPV 的主要刺激因素,约单肺通气 15min 后氧分压下降;单肺通气 4h 后,低氧肺血管收缩达到高峰,肺内分流减少 40%。某些吸入麻醉剂可抑制 HPV(如氟烷、一氧化氮),而血管扩张剂、酸碱性失衡的内部环境失调和心输出量的改变也会影响 HPV。

14. 肺叶切除过程中,如何选择单肺通气时的机械通气模式?

肺叶切除过程中,单肺通气时采用不同的通气模式将对肺脏产生不同的力学变化。容量控制通气(volume controlled ventilation, VCV)保证吸入气体的潮气量,而压力控制通气(pressure controlled ventilation, PCV)则是为气道提供预设的压力。研究认为,与 VCV 相比,PCV 可以改善开胸肺叶切除术患者的右心室功能,并降低机械通气期间的气道压力峰值。同时,在应用压力控制容量补偿模式(pressure-controlled volume-guaranteed, PCV-VG)通气中,其可以更好的改善围手术期肺功能及降低炎症介质的产生。因此,目前认为在肺叶切除术单肺通气中 PCV 及 PCV-VG 更具有优势。

【思考题】

1. 单选题:该患者属于哪类通气功能障碍
   A. 限制性通气功能障碍
   B. 阻塞性通气功能障碍
   C. 混和性通气功能障碍,以阻塞性为主
   D. 通气功能正常
   E. 混合型通气功能障碍,以限制性为主

【答案】C

【答案解析】该患者 FVC 1.86L(实测/预计值 75.9%)降低,提示限制性通气功能障碍;FEV_1/FVC 55.15%(实测/预计值 65.7%)<70%,提示阻塞性通气功能障碍;MEF_{75}、MEF_{50}、MEF_{25}、$MMEF_{75/25}$ 均降低,提示小气道功能减退。D_LCO 6.09(实测/预计值 86.3%>80%),提示弥散功能正常。综合以上,该患者为混合型通气功能障碍,以阻塞为主。

2. 单选题:该患者术前血糖的应控制在多少
   A. <6mmol/L
   B. <8mmol/L
   C. <10mmol/L
   D. <14mmol/L
   E. <11mmol/L

【答案】C

【答案解析】糖尿病患者术前血糖管理需个体化原则,择期手术患者空腹血糖控制在 7~10mmol/L,最高不超过 11.1mmol/L,HbA1c 小于 7.2%,提示血糖控制良好。急诊手术血糖应小于 14mmol/L。若空腹血糖>10mmo/L,随机血糖>14mmol/L 或 HbA1c>9%,宜推迟择期手术。

3. 单选题:该患者若行右肺下叶切除术,术前 FEV_1 应调整为
   A. >2.0L
   B. >1.5L
   C. >1.0L
   D. >0.8L
   E. >1.2L

【答案】B

【答案解析】美国胸科医师学会(american college of chest physicians,ACCP)和英国胸科学会(british thoracic society,BTS)建议,所有考虑接受肺切除术的肺癌患者均需测量 FEV_1 和 D_LCO。术前 FEV_1 降低(<60%预测值)是术后并发症的最强预测指标之一。BTS 建议,如果患者术前 FEV_1 超过 2L(或>80%预测值),一般可耐受全肺切除术,而术前 FEV_1 大于 1.5L 者可耐受肺叶切除术。肺实质功能评估的指标最常用肺 D_LCO。D_LCO 占预计值<60%,不论其他肺功能指标正常与否,应避免较大范围的肺切除手术。术后预计 D_LCO<40%与术后心肺并发症的增加相关;如预计 D_LCO<20%则围手术期死亡率高。对于需要手术治疗,肺功能又处于临界状态或高龄肥胖患者,则还应进行动脉血气分析检查。

4. 单选题:该患者若行右肺下叶切除术,则术后预计 FEV_1%(PPO-FEV_1%)为
   A. 45%   B. 40%   C. 36%   D. 30%   E. 35%

【答案】C

【答案解析】在肺功能指标中,预测术后呼吸系统并发症最有价值的指标为术后预计 FEV_1%(PPO-FEV_1%),PPO-FEV_1%=术前 FEV_1%×(1−切除的功能性肺组织所占的百分数),通常右肺功能占52%~55%,左肺功能占45%~48%,其中右肺上中下叶功能性分段为6、4、12 段,左肺上下叶各为 10 段,即将两肺功能性肺组织共为 42 段。该患者行右肺下叶切除术,PPO-FEV_1%=50.2%×(1−12/42)=35.9%。

PPO-FEV_1%>40%为低危,肺切除后发生呼吸并发症的危险较低;PPO-FEV_1%在 30%~40%为中危;PPO-FEV_1%<30%为高危,术后容易发生呼吸功能不全。但由于公式计算的结果会低估气道阻塞患者的术后肺功能,因此该预测公式仅适用于无气道阻塞的患者。

5. 单选题:术中如何施行肺通气策略
   A. 潮气量 6~8ml/kg,最佳 PEEP,手法复张,限定吸气平台压不高于 25cmH$_2$O,峰压不高于 35cmH$_2$O
   B. 潮气量 10~12ml/kg,最佳 PEEP,手法复张,限定吸气平台压不高于 25cmH$_2$O,峰压不高于 35cmH$_2$O
   C. 潮气量 10~12ml/kg,PEEP 8~10cmH$_2$O,手法复张,限定吸气平台压不高于 25cmH$_2$O,峰压不高于 35cmH$_2$O
   D. 潮气量 6~8ml/kg,最佳 PEEP,手法复张,限定吸气平台压不高于 35cmH$_2$O,峰压不高于 40cmH$_2$O
   E. 潮气量 8~10ml/kg,最佳 PEEP,手法复张,限定吸气平台压不高于 35cmH$_2$O,峰压不高于 40cmH$_2$O

【答案】A

【答案解析】由于全身麻醉对呼吸功能的影响,目前提倡行保护性机械通气策略,即小潮气量(6~8ml/kg)、最佳 PEEP、肺复张手法、允许性高碳酸血症($PaCO_2$ 50~70mmHg),尽可能低的吸入氧浓度。同时注意调控呼吸比及呼吸频率。呼吸频率过快,导致吸气时间及呼气时间均缩短。吸气时间变短不可避免地导致吸气峰压增加,而呼气时间变短则会产生

或加重内源性 PEEP,进而导致平台压增加,尤其是慢性梗阻性肺疾病患者。阻塞性疾病,应尽量增加呼气时间,因而吸呼比(I∶E)为 1∶4~1∶6;而限制性肺疾病患者,应最大化吸气时间,因此 I∶E 为1∶1~2∶1。

【病例二】

患者,男性,15 岁,50kg,175cm。于 1 周前出现流涕、咳嗽有痰等上呼吸道感染症状,但病程中无发热,一般状态良好。1d 前剧烈咳嗽后突感剧烈胸痛,继之出现胸闷、呼吸困难,可忍受。体检:右肺呼吸音低,叩诊鼓音。X 线提示:右肺受压向肺门部萎陷,成软组织样块影,右侧胸腔透亮度增加。右胸外带透亮,无血管肺纹理影,同时见肺组织压缩边缘。右肺尖部透亮,见压缩肺组织边缘。诊断为"右侧自发性气胸",拟行"胸腔镜下肺大疱结扎、胸膜固定术"。患儿足月顺产,否认过敏史,父亲吸烟。

【知识点】

1. 与传统开胸手术相比,胸腔镜手术的优势有哪些?
2. 上呼吸道感染对呼吸系统不良事件的影响是什么?
3. 自发性闭合性气胸对呼吸系统影响有哪些?
4. 复张性肺水肿的原因及预防策略有哪些?
5. 年龄对肺功能的影响有哪些?

1. 与传统开胸手术相比,胸腔镜手术的优势有哪些?

与传统开胸手术相比,胸腔镜手术一般在胸壁上开 3 个 1.5cm 长小切口即可完成手术,且无需撑开肋间,大大减少了手术创伤,胸腔镜手术后当天患者即可下床活动。创伤小,术后切口疼痛轻,术后 2~4 周即可恢复日常工作。同时胸腔镜手术由于不切断胸壁肌肉,不撑开肋骨,与常规开胸手术相比很大程度上保留了胸廓的完整性和患者的呼吸功能,因此患者术后肺功能情况和活动能力均优于常规开胸手术患者(详见第一章)。

2. 上呼吸道感染对呼吸系统不良事件的影响是什么?

上呼吸道感染(upper respiratory tract infection,URTI)是小儿麻醉中常见的问题,其可以导致围手术期呼吸系统不良事件的发生(如喉痉挛、支气管痉挛、屏气及低氧血症等)。但是对于 URTI 的患儿是否可以接受手术,或何种严重程度不可以接受手术,目前还未有明确指南。

由于"感冒"病毒侵袭呼吸道上皮和黏膜,可导致长达 6 周的持续性支气管高反应性和支气管收缩,且 1~2 周内最为明显。因此目前认为,与健康呼吸道患儿相比,正在患有或 2 周内患有 URTI 者,围手术期更易发生呼吸系统相关不良事件。对于患有严重 URTI 者,表现为流涕(尤其黄鼻涕)、咳嗽带痰、喘息、发烧及嗜睡等,建议推迟择期手术,上呼吸道感染症状控制 2 周后再评估是否可以手术,但不必严格要求推迟 6 周以后。同时流感季节,也要考虑到患儿二次感染的可能性。

URTI 患儿中,围手术期呼吸系统不良事件的风险因素包括(表 2-4-1):年龄<1 岁,早产儿,被动吸烟,呼吸系统并存疾病,气道手术及需要使用气管内插管者。

表 2-4-1 URTI 患儿围手术期呼吸系统不良事件风险因素

患者因素	较多分泌物/痰
	鼻塞
	父母吸烟/被动吸烟
	气道高反应性病史
	低龄(<6 岁,尤其 1 岁以下的婴儿)
	早产儿(<37 周)
	父母认为患儿虚弱或感冒
手术因素	气道手术、耳鼻喉手术、眼科手术
	上腹部手术、心脏手术
麻醉因素	有创气道(气管内插管>喉罩>面罩)
	麻醉药物(地氟烷>七氟烷>丙泊酚)
	麻醉科医师经验值

针对 URTI 的患儿围手术期管理建议:由经验丰富的儿科麻醉科医师进行气道管理;若需要,术前吸入沙丁胺醇舒张支气管;应用静脉丙泊酚诱导;避免使用地氟烷;气道操作前给予单次剂量的静脉药物(丙泊酚)或利多卡因(表 2-4-2)。

表 2-4-2 URTI 患儿围手术期管理

术前用药物	避免应用苯二氮䓬类药物
	若必须应用,则应用可乐定或右美托咪定
支气管扩张剂	近期 2 周内 URTI 患儿,可应用沙丁胺醇舒张支气管
	诱导前 10~30min 吸入
	2.5mg(<20kg);5mg(>20kg)
利多卡因	对于高危患者或高风险操作前可静脉给予利多卡因
	避免将利多卡因局部应用于声带
	对于应用喉罩患者,利多卡因胶浆有益于减轻术后咳嗽
气道管理	无创气道优于有创气道(面罩>喉罩>气管内插管)
	对于气管内插管,无套囊气管内插管优于有套囊气管内插管
麻醉药物	优先选择静脉麻醉药物丙泊酚
	挥发性麻醉药物有舒张支气管作用,但可能抑制气道反射
	术中严重支气管痉挛,可以应用挥发性麻醉药物;但是严重喉痉挛,不建议应用挥发性麻醉药物
	挥发性麻醉药物中优先选择七氟烷
	避免使用地氟烷
麻醉诱导	气道高风险患儿,优先选择静脉丙泊酚麻醉诱导

3. 自发性闭合性气胸对呼吸系统影响有哪些?

气胸是指气体进入胸膜腔,造成积气状态。因空气进入胸膜腔后,胸膜腔内压力增高,压迫肺组织,肺组织萎陷。随着胸内积气增加及肺组织萎陷程度增加,肺表面裂口缩小,直至吸气时也不开放,气胸趋于稳定。但由于肺组织萎陷导致呼吸面积减少,会出现通气血流比例失调。同时,气胸侧胸内压增加,呼吸时纵隔会向健侧移位。

4. 复张性肺水肿的原因及预防策略有哪些?

复张性肺水肿是因气胸、胸腔积液、胸腔内巨大肿瘤造成患侧肺萎陷,经胸腔闭式引流或肿瘤切除术,解除对肺的压迫,使萎陷肺得以复张,患侧肺或双肺在短时间内(数分钟至数小时内)发生急性肺水肿,称为复张性肺水肿,病死率为 20% 左右。

复张性肺水肿的本质是急性间质性肺水肿,其主要原因为肺毛细血管通透性增强。其发生与肺萎陷的程度、时间长短、肺复张速度、胸腔引流(排气、排液)速度过快、一次量太大或应用负压吸引等为主要诱因,其年龄也可能是复张性肺水肿的诱因之一。

复张性肺水肿预防包括:①对于胸腔积液、积气,尤其大量积液、积气,肺长时间受压萎陷者,抽积液、积气和胸腔闭式引流的速度要慢,并间断夹闭引流管或用输液夹调控引流量,首日排液量≤1 000ml;②严格掌握胸腔闭式引流负压吸引的适应证,若需负压吸引,其压力不超过 20cmH$_2$O;③开胸手术双腔支气管插管麻醉时,要间歇性双肺通气,避免术侧肺长时间萎陷。麻醉苏醒过程中,建议手控气囊复张肺,速度要慢,潮气量适中;④大量排气、排液、引流气体、液体时或术后,要密切观察患者,凡短时间内发生胸闷、气短、心悸、持续或频繁咳嗽,要高度警惕复张性肺水肿的发生,立即停止有关操作,并可向胸内注入 200ml 左右的气体或液体;⑤控制输液量和输液速度,密切观察尿量,必要时做中心静脉压监测及床头 X 线胸片。

5. 年龄对肺功能的影响有哪些?

肺经 20~25 年才完全成熟,并开始逐年衰退。随年龄增长,呼吸肌力量逐渐减弱,小气道逐渐增多,FVC 及 FEV$_1$ 逐渐降低。在 25~39 岁年龄段研究中,FEV$_1$ 每年约下降 20ml。到 65 岁时,每年下降程度则达 35ml。FEV$_1$/FVC 也随年龄增长下降,在 3~10 岁之间下降幅度最大。

随着年龄增长,肺泡表面积及血容量下降,肺脏换气功能也逐渐减弱。在儿童期,PaO$_2$ 及 PaCO$_2$ 变化不大,但到青春期后 PaO$_2$ 逐渐增加。同时,与成年相比,儿童对低氧和高二氧化碳的通气反应更敏感。PaO$_2$ 从 20 岁的 95mmHg 逐渐降低到 70 岁的 75mmHg,而 PaCO$_2$ 并未明显变化。

【思考题】

1. 单选题:该患者术前肺组织被压缩的面积为

    A. 90%   B. 65%   C. 50%   D. 35%   E. 55%

【答案】A

【答案解析】Kircher 提出一个简单的计算方法,肺被压缩的比率=(患侧胸廓面积-患侧肺面积)/患侧胸廓面积。当胸腔内气带宽度相当于患侧胸廓宽度的 1/4 时,肺脏被压缩大约 35% 左右;当胸腔内气带宽度相当于胸廓宽度 1/3 时,肺脏被压缩为 50% 左右;当胸腔内气带宽度相当于患侧胸廓宽度的1/2时,肺脏被压缩大约65%左右;胸腔内气带宽度相当于患侧胸廓宽度的2/3时,肺脏被压缩大约80%左右。而当肺组织全部被压缩至肺门,呈软组织密度时,肺组织受压约为95%。如果少量气胸仅限于上肺野,则将肺野外带自上而下分为三等分,然后以上述方法中受压1/4时的35%均分,约为10%~15%。由于胸廓形状的个体差异,上述数值也存在个体差异。

2. 单选题:自发性闭合性气胸肺脏压缩为多少时需手术治疗

　　A. >20%　　　　B. <20%　　　　C. >50%　　　　D. <50%　　　　E. >10%

【答案】A

【答案解析】气胸时肺组织被压缩的程度,对于临床治疗方案选择具有重要意义。闭合性自发性气胸,若肺组织压缩<20%时,单纯卧床休息气胸多可自行吸收。

（潘鹏　编写　张炜　审校）

参考文献

[1] CULVER B,GRAHAM B,COATES A,et al. Recommendations for a standardized pulmonary function report-An Official American Thoracic Society Technical Statement[J]. Am J Respir Crit Care Med,2017,196(11):1463-1472.

[2] SAMARGHANDIAN S,AFSHARI R,SADATI A. Evaluation of lung and bronchoalveolar lavage fluid oxidative stress indices for assessing the preventing effects of safranal on respiratory distress in diabetic rats[J]. Scientific World Journal,2014,2014,251378.

[3] MOKHLESI B,MASA JF,BROZEK J L,et al. Evaluation and Management of Obesity Hypoventilation Syndrome. An Official American Thoracic Society Clinical Practice Guideline[J]. Am J Respir Crit Care Med,2019,200(3):e6-e24.

[4] DE RAAFF CAL,DE VRIES N,VAN WAGENSVELD BA. Obstructive sleep apnea and bariatric surgical guidelines:summary and update[J]. CurrOpinAnaesthesiol,2018,31(1):104-109.

[5] BRUNELLI A,REFAI M,SALATI M,et al. Predicated versus observed FEV_1 and DLCO after major lung resection:a prospective evaluation at different postoperative periods[J]. Ann Thorac Surg,2007,83(3):1134-1139.

[6] GAO S,ZHANG Z,BRUNELLI A,et al. The Society for Translational Medicine:clinical practice guidelines for mechanical ventilation management for patients undergoing lobectomy[J]. J Thorac Dis,2017,9(9):3246-3254.

[7] REGLI A,BECKE K,VON UNGERN-STERNBERG BS. An update on the perioperative management of children with upper respiratory tract infections[J]. Curr Opin Anaesthesiol,2017,30(3):362-367.

[8] BECKE K. Anesthesia in children with a cold[J]. Curr Opin Anaesthesiol,2012,25(3):333-9.

[9] TALAMINOS BARROSO A,MARQUEZ MARTIN E,ROA ROMERO LM,et al. Factors Affecting Lung Function:A Review of the Literature[J]. Arch Bronconeumol,2018,54(6):327-332.

第五节　气道损伤相关并发症及处理

【病例一】

患者,女性,58岁,身高158cm,体重66kg。以"间断咳嗽8个月,发现肺部阴影15d"为主诉入院。入院诊断右肺肺癌,拟择期行右肺下叶切除术。既往史:30 余年前患肺结核;高血压病史 5 年,血压最高 160/90mmHg,目前服用厄贝沙坦治疗,血压控制尚可。术前 1 个月内曾行 3 次支气管镜检查,第三次镜检超声引导下针吸细胞学检查发现癌细胞,除右下叶基底段气道轻度外压性狭窄以外,余未发现明显气道异常。

麻醉诱导:入室后连接心电监护,开放外周静脉通路,咪达唑仑 2mg 静脉注射,面罩吸氧。桡动脉穿刺置管监测有创动脉压。丙泊酚 140mg、舒芬太尼 30μg、顺式阿曲库铵 14mg 静脉注射,Macintosh 喉镜下无插管困难一次置入 35F 左双腔支气管导管,听诊后将插管深度固定距离门齿 29cm。

术中经过:单肺通气后出现低氧血症,听诊通气侧肺出现湿啰音,吸痰后湿啰音消失,纤维支气管镜多次调整对位,术野肺萎陷不满意,最后固定在距离门齿 26cm,调整通气模式为压力控制模式,通气侧肺设定 PEEP 3~5cmH$_2$O,非通气侧肺 CPAP 5~10cmH$_2$O,间断双肺通气。术中单肺通气时动脉血气分析:FiO$_2$ = 100%,pH = 7.31,PaO$_2$ = 54mmHg,PaCO$_2$ = 52mmHg,BE = 0.9,LAC = 0.6。双肺通气后,右肺通气不良,出现大量口腔逸气,考虑双腔管主套囊破损,反复套囊注气(未测量套囊压),口腔逸气无改善,提高麻醉机新鲜气体流量 5~8L/min 勉强完成手术。术毕麻醉下拔除双腔管,发现主套囊完好,管壁上有血迹,更换为喉罩,全身麻醉状态下经喉罩行气管镜检查发现气道损伤,见一纵行裂口位于气管膜部,全长约 4cm,远端位于隆突以上 1cm,随患者自主呼吸裂口宽度变化,吸气相增宽。裂口未及气道全层,无明显出血,未予处理,严密观察。

预后转归:术后第 1d 复查胸片示:右肺下叶术后,右侧胸腔少许积液,右胸壁皮下气肿,左肺下野可疑斑片影(图 2-5-1)。术后第 3d 拔除胸引导管,术后第 6 天出院,术后随访预后良好。

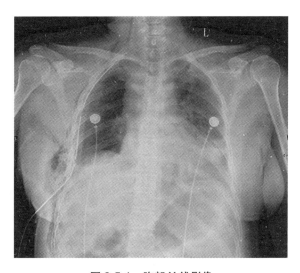

图 2-5-1　胸部 X 线影像

【病例二】

患者,女性,64 岁,身高 151cm,体重 52kg。以"运动后喘憋,发现双肺多发占位 2 月"为主诉入院。诊断"双肺占位",拟择期行"胸腔镜下左肺上叶楔形切除+左肺下叶背段切术"。既往史:冠状动脉前降支肌桥,胆囊炎,颈椎病。术前 CT:气管及其分支通畅,未见明显狭窄及扩张。

麻醉诱导:患者入室后进行常规监护,开放外周静脉,常规静脉诱导,左 35F 双腔支气管导管一次插管成功,纤维支气管镜定位双腔支气管导管对位良好。麻醉维持选择静吸复合全身麻醉。

术中经过:胸腔镜下肺叶切除后发现气道异常漏气,位置与气管残端不相符,中转开胸,直视下发现隆突下 1cm 左主支气管气管裂口 0.3cm×0.3cm,纵行连续缝合裂口。术后拔除双腔支气管导管后置入喉罩,全身麻醉下行气管镜检查,气管裂口缝合满意。患者清醒后拔除喉罩,返回病房严密观察。

预后转归:术后 5d 发生左肺下叶不张,支气管镜吸痰后缓解。术后 8d 出院,术后随访预后良好。

【知识点】

1. 什么是气道损伤?
2. 气管插管发生气道损伤的高发部位在哪里?
3. 发生气道损伤的原因有哪些?
4. 气道损伤时的临床表现有哪些?
5. 如何诊断气道损伤?
6. 气道损伤有哪些治疗方法,其适应证是什么?
7. 气管支架术相关并发症有哪些,如何处理?
8. 如出现咯血,应作如何处置?
9. 如何预防双腔支气管插管所致气道损伤?

1. 什么是气道损伤?

气道损伤非常罕见,可以由头部或颈部创伤造成,可以是锐器伤也可以是钝器伤。相对于创伤性因素造成的急性气道损伤,更多气道损伤为医源性因素造成,包括气管插管、气管切开、支气管镜检查、气管支架植入术及食管切除术等原因。经口气管插管是医源性气道损伤最常见的病因,发生率为 1/20 000,本章主要介绍经口气管插管所致医源性气道损伤。

2. 气管插管发生气道损伤的高发部位在哪里?

气道损伤最常见的发生部位是气管膜部,气管环软骨环呈 C 形,后部是肌层称为膜部,软骨环部位的裂伤比较少见。医源性气道损伤多为膜部纵行裂伤,好发部位依次为:靠近隆突的主支气管(如病例一),其次是左主支气管(如病例二),再次是起自主气管延续至左主支气管的联合损伤。

3. 发生气道损伤的原因有哪些?

对于气道损伤的发生机制暂不明确,一些研究认为女性是气道损伤的高发人群。一方面可能由于女性气道膜部较男性更为薄弱;另一方面女性因为身材矮小使得气管导管型号偏大,气管内导管置于远端气道内径更细的位置。值得注意的是,虽然女性是气道损伤的高危人群,但气道损伤所致死亡患者中男性所占比例更大,可能与患者基础疾病相关。

其次,气管导管套囊压力过大也可导致气道损伤。研究认为气管导管套囊内压最适压力为 25～30mmHg,大于 30mmHg 时套囊压迫气管壁可使其缺血坏死造成气管破裂。

气道损伤最主要的原因是机械性损伤:①暴力插管,反复插管,多次调整对位或急诊插管;②困难气道;③使用 Carlen 双腔支气管导管;④气管导管尖端磨损(仅限于重复使用的红色橡胶 DLT);⑤管径选择不当,型号过大;⑥使用导丝或管芯,管芯在进入声门水平后未及时撤出。

最容易忽视的因素是套囊操作不当导致的损伤:①套囊充气过度情况下同时存在患者

体位改变或导管移位;②充气过快、过多导致气囊压力过高(>32mmHg)。如果插管位置合适,双腔支气管导管的支气管套囊充气往往<2ml,选择的双腔支气管导管管径越小,越容易发生过度充气;③手术中应用氧化亚氮,氧化亚氮弥散入套囊;④套囊质量问题导致膨胀不对称。

患者的先天因素:①先天性气道异常;②肿瘤浸润或炎症造成气道壁薄弱;③气道受肿瘤或淋巴结压迫引起扭曲;④患者长期、反复使用激素,或白血病、淋巴瘤等患者;⑤既往存在气道缺血病史,气道黏膜灌注不良病史等。

4. 气道损伤时的临床表现有哪些?

气道损伤最常见的临床表现是皮下气肿、纵隔气肿、气道内出血。出现皮下气肿时应高度怀疑气道损伤的可能。当气体在损伤的气道与胸膜腔之间自由扩散时就会有气胸的表现。其他临床征象包括呼吸困难,发音困难,咳嗽,咳血,腹部积气等。极为罕见的气道损伤以机械通气下潮气量突然下降以及口腔大量逸气为临床表现。机械通气时单纯潮气量突然下降可能是呼吸回路的问题或者是肺部切除术中出现了气管支气管瘘,这很容易通过呼吸回路完整性及术野气体外逸排除。如果机械通气时潮气量突然下降伴随口腔大量逸气则提示可能出现气管套囊破裂或者套囊移位至声带以上,可通过套囊充气试验来验证或进一步检查明确诊断。

5. 如何诊断气道损伤?

皮下气肿、纵隔气肿的临床表现在人工通气时出现较早,因此47%的气道损伤患者在气管插管后被快速诊断;呼吸困难、发音困难、咳嗽咳血、腹部积气等临床征象可能在拔除气管导管后出现或者几天后才出现;还有部分患者,特别是那些气道表面损伤的患者通常无症状,这种情况下可能被延迟诊断。一般认为及早诊断、及时治疗可降低死亡率,延迟诊断则会由于继发纵隔感染而恶化病情。建议出现相关临床征象,怀疑气道损伤时应尽早进行相关检查辅助诊断。纤维支气管镜检查及传统的 X 线胸片检查都是适宜的诊断工具,通过气管支气管镜检查可在直视下明确气道破裂的部位及深度,为选择治疗方案提供客观的临床证据。值得注意的是,通过传统的 X 线胸片却无法检测到的纵隔出血或纵隔气肿。胸部 CT 也可用于怀疑气道损伤患者检查,食管镜则更为少用,仅当怀疑气管食管瘘时应用。

需要注意的是,有时经双腔支气管插管行纤维支气管镜检查时会有阴性结果,若仍怀疑气道损伤时则建议行经鼻纤维支气管镜检查。气道损伤部位如果起初局限在气管膜部双腔支气管导管套囊的位置,则经双腔支气管导管行纤维支气管镜检查所见气管及支气管均为完整,误认为没有出现气道损伤,实际上气道损伤可能在第一次气管插管或双腔支气管插管导管移位后调整导管位置时已经出现。在经气管插管行纤维支气管镜检查漏诊气道损伤的情况下,任何气道操作包括调整双腔支气管导管位置、套囊排气充气、使用管芯换管等操作都会造成气道进一步损伤,此时行经鼻纤维支气管镜检查则会发现气道损伤。因此如果高度怀疑气道损伤,经气管插管行纤维支气管镜检结果阴性时,建议行经鼻纤维支气管镜检查明确诊断。

6. 气道损伤有哪些治疗方法,其适应证是什么?

目前治疗气道损伤的方案主要有两种,一是手术治疗,二是非手术治疗。开胸手术治疗是主要方案,但手术修复对于危重症患者气管破裂风险极高,死亡率可达71.4%。越来越多的临床证据支持非手术治疗。气管导管导致的气管破裂其破口多位于气管膜部,形状多是纵向规则的破口,这可能是倾向于选择非手术治疗的原因所在。如何选择治疗方案应当根据气管破裂口的大小、损伤的部位及患者的病情来决定。

以下气道损伤可考虑非手术治疗:①撕裂口较小、自主呼吸时不存在呼吸困难或气体外逸;②无食管损伤;③临床症状轻微或几乎无症状;④稳定的纵隔气肿;⑤不存在感染征象;⑥患者预计在24h内拔除气管导管。

非手术治疗的方法是指将气管插管套囊位于气道损伤处远端、持续气管内吸引、必要时应用胸腔引流,根据患者情况联合应用抗生素。由于气道压力过高会进一步损伤气道,因此机械通气期间应选择小潮气量及呼气末正压。浅表的小撕裂口如果不出现早期感染及晚期气管狭窄等并发症,基本上均能自愈。目前认为2~4cm的气道损伤裂口都可以进行非手术治疗,但也有研究建议大于2cm的损伤应选择手术。

当患者出现急性呼吸窘迫、行肺部及纵隔手术、有气管切开指征的患者无论损伤大小均应手术治疗。手术修补有多种方式,主要取决于损伤的长度与类型。气管损伤通常选择断端吻合的方法,如果撕裂的部位在气管膜部还会有更多选择。气管部分切开之后简单缝合、气管前横断切开、纵行气管切开或者是二者结合,都是治疗这些撕裂伤的常用方式。手术入路的选择主要取决于损伤的部位,通常情况下,气管中下三分之一的气道损伤通过右侧开胸入路手术治疗,也有少部分病例通过左侧开胸入路。一些损伤较小的修补方式例如胸腔镜辅助技术也会被应用。气管上三分之一的损伤选择左侧颈部入路手术。目前颈部入路行远端气管损伤修复术还是存在争议,因为这会增加额外的创伤(纵行的气管切开裂口)。行胸部气道损伤修补术时常需要单肺通气,可选择双腔支气管插管,也可选择单腔气管插管送至健侧主支气管或者单腔气管插管配合高频喷射通气的方式。气管旁解剖操作空间较局限,气道损伤连续缝合的过程经常会被打断,有时伤口就被纵隔区域脂肪、胸膜边缘或者是止血剂简单覆盖。最佳的治疗方案,不仅需要考虑患者的临床情况及气道损伤的部位,还要考虑到气道损伤的长度。术毕,为了避免气管插管及机械通气相关并发症,建议患者自主呼吸恢复之后均应早期拔除气管导管;但有些患者由于原发或并存疾病不能早期拔管,术后仍须行机械通气,尤其是急诊插管患者。气道损伤修复手术患者的预后更取决于患者原发病的治疗情况。

如果患者气道裂口较大且出现进行性呼吸衰竭不允许非手术治疗时,或者患者基础状态较差存在多种合并症无法耐受手术时,气管支架术就是一种有效且安全的治疗方法。气管支气管支架一直被用于治疗良恶性疾病所造成的气道梗阻,短期症状缓解效果极好,但长期使用会导致相关并发症发生。早期的金属覆盖支架都为永久性置入支架,很难被移除。但新型二代支架治疗效果更好、更安全且易于被有经验的内镜医师移除。硅胶类支架治疗气道损伤可减少由过量肉芽组织形成所引发的并发症,应用硅胶类支架治疗阻塞性气道疾病的患者仅有3%~10%需要后续支气管镜干预处理。随着生物医学的发展,凝胶支架已成为解决气道狭窄和损伤的主要研究热点。近年来,可注射凝胶支架以其易于操作、塑形方便、减少手术创伤等优点,获得良好的临床应用前景。可注射凝胶支架的制造材料是一种组织工程材料,其在室温下是液态,可负载活性细胞和治疗药物,当注射到指定位置后,在体温、pH值、离子浓度或其他条件作用下发生相转变形成凝胶支架。目前,可注射凝胶支架的材料主要有纤维素衍生物、海藻酸盐、壳聚糖及其衍生物、聚乙醇酸、聚乳酸等,每种凝胶材料都有其自身的优缺点,未来需要进行更深入的研究将多种材料结合,从而制备出理想的可注射凝胶支架。

7. 气管支架术相关并发症有哪些,如何处理?

(1) 窒息:反复器械操作易引起气管支气管肿胀、加重呼吸道狭窄、甚至窒息死亡。缩短手术时间、避免反复操作、尽可能使手术一次成功是减少该并发症的关键。

(2) 气道内出血:对症处理,注意体位引流,避免引起窒息。术前气管内给予4%去甲肾上腺素溶液可减少出血的可能性。

(3) 支架靠近声门或隆突引起失声或阻挡支气管通气:选择支架前须充分考虑病变段对支架的压迫导致支架延长的长度,避免支架过长。

(4) 支架移位:良性气道疾病患者使用气管支架后,约有三分之一患者的支架会发生移位,这可能会限制气道损伤治疗的有效性。部分种类支架放置初期尚可向上调整或取出重放,但需注意避免操作支架网格时引起出血,有些支架可使用支架回收器进行调整或取出重新放置。

(5) 气管支气管破裂,引起纵隔气肿、皮下气肿或气胸:以粗针头插入皮下排气,必要时可取出支架。

(6) 痰液阻塞支架:超声雾化吸入结合补液,湿化痰液,使痰液易于咳出。严重时可行纤维支气管镜冲洗吸痰。支架置入后扩张不良或放置直径小而长的覆膜支架时需注意观察。

(7) 反复发作的呼吸道感染:对症处理。

(8) 阻塞性肉芽组织形成:是最常见的并发症。有报道最早在支架植入术后3周左右就会在支气管镜下发现颗粒状肉芽组织,黏膜或肿瘤组织进入网眼向支架内生长并逐步形成再狭窄。支架直径选择过大时,亦刺激支架两端组织增生形成狭窄,但大部分患者均在很长时间之后才出现与肉芽组织相关的临床表现。术前须根据患者的良恶性情况及生存时间选择正确支架,尽可能避免再狭窄发生,有将近三分之一的患者支架植入术后需要使用钕、钇、铝等混杂的激光来清除这些术后少量增生性狭窄组织。建议所有气管支架植入术后的患者均定期进行支气管镜监测,发现过量肉芽组织时及时移除支架。

(9) 支架被压扁、折断或损坏:与金属丝的直径与质量有关,若可能应取出或更换支架,无法取出时可套接支架。

气管支架植入术后,可通过以下方面观察疗效:①呼吸困难症状缓解,紫绀改善,痰液能够咳出,患者由烦躁转为平静;②血氧分压升高,二氧化碳分压下降,肺部呼吸音增强,喘鸣音消失,肺功能检查有不同程度的改善;③摄片检查显示支架于24~48h扩展到位;④支架用于封闭支气管胸膜瘘时,平静呼吸时负压装置内无气体逸出,咳嗽时有少量气体逸出;⑤支架用于封闭气管食管瘘时,饮水时呛咳症状明显好转。

8. 如出现咯血,应作如何处置?

因肺结核、肿瘤、外伤及炎症等原因致喉部以下的呼吸道或肺组织出血,经口腔咯出,称咯血。咯血量<100ml/d为小量咯血,咯血量100~500ml/d为中等量咯血,咯血量>500ml/d或一次咯血量≥100ml为大咯血。气道咯血病情危急,绝大多数患者死于咯血后窒息。出现气道咯血,可采取以下措施:

（1）紧急处理：严格卧床休息、头低脚高 45°、拍背、迅速排出积血,尽快清理口、咽、鼻内积血,取出假牙;患侧卧位,胸部放置冰袋;对于大咯血,迅速行气管插管控制气道是首选的治疗措施,必要时需插入双腔支气管导管;经支气管镜吸引、止血;心肺复苏、抗休克治疗。

（2）止血药物的应用：垂体后叶素 10u 加生理盐水 20~30ml,缓慢静脉注射（10~15min 注射完毕）,而后 20u 加 5% 葡萄糖水 500ml 静滴治疗;6-氨基乙酸 4~6g 加入生理盐水 100ml 15~30min 滴完,以 1g/h 维持 12~24h;其他止血药物包括:维生素 K 类、卡巴克络、维生素 C、氨甲环酸、酚磺乙胺等。

（3）紧急外科手术治疗。

（4）支气管动脉栓塞。

（5）氧疗、输血。

（6）窒息的观察及处理：及时发现窒息先兆,如咯血突然中断并出现呼吸停顿、发绀、烦躁、口中有血块、极度紧张等提示有窒息出现,应立即抢救。窒息时应迅速清除口腔血块,立即行气管插管,吸出血液解除呼吸道阻塞,必要时行气管切开机械辅助呼吸。其他支持处理包括及时清理呼吸道分泌物;保持室内温暖、安静;严格观察生命体征,做好患者及家属的心理疏导;抢救争分夺秒,动作敏捷轻柔,处置准确有效。及时备好抢救器械及各种急救用药,做好抢救纪录。

9. 如何预防双腔支气管插管所致气道损伤?

（1）选择适合患者气道直径的最大型号双腔支气管导管。

（2）一旦双腔支气管导管通过声门,马上退出管芯。

（3）对气管、支气管壁病变,白血病,激素治疗,术中血压低的患者高度警惕。

（4）根据患者身高仔细计算双腔支气管插管的适宜深度。

（5）套囊相关注意事项:①套囊缓慢充气,使用 3ml 的注射器给支气管套囊充气;②防止过度充气:双腔支气管导管型号合适的情况下（最大型号）,通常 3ml 气体完全可以封堵支气管,如果需要更多的气体,首先要通过听诊或者是纤维支气管镜辅助下重新调整气管插管的位置;③如果术中使用氧化亚氮,使用盐水或者是氧气和氧化亚氮混合气体而不是空气给套囊充气;④如果术中使用氧化亚氮,需间断测量套囊压力,必要时通过定时抽空套囊气体再重新充气的方式降低套囊压力,务必使支气管套囊远端压力低于 30cmH_2O;⑤移动或转运患者前先给套囊放气;⑥不需要肺隔离或单肺通气时,支气管套囊放气;⑦食管手术时,外科医师在套囊附近操作时,考虑松开套囊;⑧手术结束后,行套囊充气实验检测气囊的完整性;⑨一旦怀疑气道损伤,立即行纤维支气管镜检查判断气道损伤的部位及程度。

【专家点评】

气道损伤在气道管理中是十分具有挑战性的,情况也复杂多变。可由外伤、气道-食管-纵隔病变侵犯引起,也可由医源性操作引起。医源性气道损伤包括外科操作直接损伤气道,食管手术后的气管食管瘘,以及肺部术后的支气管胸膜瘘等并发症相关的气道损伤;与麻醉操作相关的气道损伤大多数情况是由于气管内插管的暴力操作、双腔支气管插管后定位不良反复调试造成的损伤、困难气道处理后的气道损伤、气管导管套囊过度充气、套囊充气情况下拉拽导管造成黏膜撕脱、气管黏膜受压缺血坏死相关的损伤等。气道损伤后的麻醉管理难度增加,可能存在漏气造成无效通气、低氧血症、经漏口造成反流等。处理上:常需要借助支气管镜检查快速确认损伤位置以决定后续治疗策略,根据病变情况不同采取手术修补和非手术治疗,同时避免无效通气。存在无效通气时,如有条件需要保留自主呼吸麻醉插管;插管后在支气管镜引导下使气管导管通过瘘口远端;漏气明显者可能需要放置胸腔引流(如支气管胸膜瘘)或者胃肠减压管(气管食管瘘)。总之对于气道损伤相关的并发症要高度重视、提前计划、及时处理,同时避免无效通气。

【专家简介】

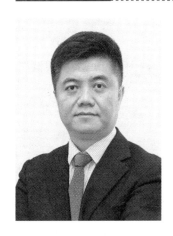

吴镜湘,主任医师,上海交通大学附属胸科医院。研究方向:胸科麻醉,癌痛机制等,发表文章69篇,其中SCI收录20篇,现任中国心胸血管麻醉学会胸科麻醉分会副主任委员,中华医学会麻醉学分会教育与人才培养学组委员,中国医师学会麻醉科医师分会青年委员,上海市麻醉学分会委员、心胸学组副组长等职务。

【思考题】

1. 单选题:使气管黏膜毛细血管血流中断的气管导管套囊的压力是

A. 18mmHg　　　　　　B. 22mmHg　　　　　　C. 25mmHg

D. 28mmHg　　　　　　E. 32mmHg

【答案】E

【答案解析】毛细血管起始端的压力为30mmHg,当毛细血管壁外压力超过此值可导致毛细血管内血流中断,使其缺血坏死造成气管破裂。

2. 单选题:为避免气管套囊压迫黏膜造成局部缺血坏死,通常放气间隔时间

A. 4~6h　　B. 6~8h　　C. 1~2h　　D. 0.5h　　E. 2~3h

【答案】E

【答案解析】套囊注气应适量,需要较长时间应用时,一般每2~3h做短时间的套囊放气。

3. 单选题:胸腔镜下肺叶切除手术顺利结束后,患者清醒拔除双腔支气管插管回到病房,随后出现低氧血症,下面不是低氧血症原因的是

A. 下颌松弛,分泌物流入气道　　　　　　B. 伤口疼痛

C. 肌松药残余　　　　　　D. 吸入氧气的浓度太低

E. 患者本身的肺功能损害

【答案】D

【答案解析】反流误吸,肺功能损害可使肺的氧合障碍,而伤口疼痛和肌松药残余可使肺的通气不足,都可引起低氧血症。

4. 单选题:下列那种情况最易发生气道损伤

  A. 双腔支气管导管的支气管套囊充气 2ml

  B. 套囊适度充气但转运患者未提前给套囊放气

  C. 长期使用激素的患者多次尝试气管插管

  D. 酒后驾驶脾破裂患者气管插管行急诊手术

  E. 右侧双腔支气管插管行肺楔形切除术

【答案】C

【答案解析】长期使用激素的患者本身气道结构会发生改变,如遇困难气道多次尝试气管插管相比其他选项更易出现气道损伤。

5. 单选题:下列哪项不是气道损伤常见的临床表现

  A. 皮下气肿   B. 呼吸困难

  C. 咳嗽、咳血   D. 机械通气下口腔大量逸气

  E. 纵隔气肿

【答案】D

【答案解析】气道损伤常见的临床表现包括皮下气肿、纵隔气肿,其他征象包括呼吸困难,咳嗽,咳血等。极为罕见的气道损伤以机械通气下潮气量突然下降以及口腔大量逸气为临床表现。

（姜陆洋　编写　　邱郁薇　审校　　专家点评　吴镜湘）

参考文献

[1] HOFMANN H S,RETTIG G,RADKE J,et al. Iatrogenic ruptures of the tracheobronchial tree[J]. Eur J Cardiothorac Surg,2002,21(4):649-652.

[2] MINAMBRES E,BURON J,BALLESTEROS M A,et al. Tracheal rupture after endotracheal intubation:a literature systematic review[J]. Eur J Cardiothorac Surg,2009,35(6):1056-1062.

[3] YOPP AC,ECKSTEIN J G,SAVEL R H,et al. Tracheal stenting of iatrogenic tracheal injury:a novel management approach[J]. Ann Thorac Surg,2007,83(5):1897-1899.

[4] MARCHESE R,MERCADANTE S,PAGLINO G,et al. Tracheal stent to repair tracheal laceration after a double-lumen intubation[J]. Ann Thorac Surg,2012,94(3):1001-1003.

[5] SCHNEIDER T,STORZ K,DIENEMANN H,et al. Management of iatrogenic tracheobronchial injuries:a retrospective analysis of 29 cases[J]. Ann Thorac Surg,2007,83(6):1960-1964.

[6] FITZMAURICE BG,BRODSKY JB. Airway rupture from double-lumen tubes[J]. J Cardiothorac Vasc Anesth,1999,13(3):322-329.

[7] 崔建修,赵国栋,黄文起. 双腔支气管导管型号与左主支气管内径相关性分析[J]. 第一军医大学学报,2005,25(7):799-801.

[8] VENKATARAMANAPPA V,BOUJOUKOS AJ,SAKAI T. The diagnostic challenge of a tracheal tear with a double-lumen endobronchial tube:massive air leak developing from the mouth during mechanical ventilation[J].

J Clin Anesth,2011,23(1):66-70.

［9］ BRODSKY JB,LEMMENS HJ. Tracheal width and left double-lumen tube size:a formula to estimate left-bronchial width［J］. J Clin Anesth,2005,17(4):267-270.

［10］ AMAR D,DESIDERIO DP,HEERDT PM,et al. Practice patterns in choice of left double-lumen tube size for thoracic surgery［J］. Anesth Analg,2008,106(2):379-383.

第三章 容量管理和循环功能监测

第一节 全肺切除术患者的容量管理和循环功能监测

【病例】

患者,男性,57 岁。因"进行性呼吸困难 10 年,加重 3d"入院。既往房颤、肺气肿病史。辅助检查:胸部 CT 提示左上肺弥漫性大疱性肺气肿,左下肺纤维化并受压,肺肿瘤,纵隔右移。术前诊断"肺肿瘤、左肺大疱",完善术前各项检查,拟全身麻醉下行"根治性左全肺切除术"。入室后开放外周静脉与中心静脉,全身麻醉诱导后在纤维支气管镜引导下行右双腔支气管插管术。术中监测有创动脉血压与中心静脉压,术毕送 ICU 进一步观察治疗。

【知识点】

1. 全肺切除术的麻醉前评估注意事项有哪些?
2. 全肺切除术的适应证及禁忌证有哪些?
3. 全肺切除术应建立怎样的血管通路?
4. 全肺切除术术中需要哪些监测?
5. 如何处理围手术期肺动脉高压及右心功能不全? 方法和措施有哪些?
6. 全肺切除术的液体治疗策略是什么?
7. 术中液体应该如何管理? 目标导向液体治疗应如何实施?
8. 如何维持术中循环功能的稳定?

1. 全肺切除术的麻醉前评估注意事项有哪些?

应该全面了解病史、体格检查、既往史、手术麻醉史、过敏史、吸烟史、是否咳嗽、咯血、呼吸困难、活动后胸闷、端坐呼吸、咳痰量、哮喘、心脑肾等病史及服药情况;查体时要注意气道评估,判断是否存在困难气道。如果有下列高危险因素,应提高警惕:充血性心力衰竭,心脏杂音,放置心脏起搏器,以及可置入心脏的转复除颤器史,糖尿病,高血压,肝和肾疾病,药物滥用史和高龄患者。值得注意的是,由于相对血容量不足,在围手术期,尤其是在使用血管紧张素转化酶抑制剂或转化酶受体拮抗剂时,高血压患者较无高血压的人更容易发生术中低血压。

化验出凝血时间,肝肾功能,血常规,免疫检查,血型,术前准备等实验室检查有无异常。辅助性检查包括心电图、胸部正侧位 X 线检查和胸部 CT 检查,目的是了解肺部病变的部位、大小、与周围器官的毗邻关系,从而了解手术可能带来的困难。并根据影像学检查结果,进一步完善与麻醉相关的气道评价,如气管位置、右上叶支气管开口位置、气管、支气管内径等,以供选择双腔支气管导管时参考。对心电图异常,怀疑心脏结构性病变的患者,必要时还应进行心脏超声检查,平板运动试验等。在冠脉病变的患者中,还需要根据手术时间、病变的严重程度来决定是否进行冠脉造影和血管重建。

肺肿瘤手术需要评估患者术前的肺功能,判断患者是否能接受开胸手术和肺切除,通常使用肺量测定法来评估肺功能,对于因各种原因不能正确实施肺量测定法的患者,可用动脉血气来评估。如果常规肺功能无法判断手术安全性,则需另做其他检查,综合考虑手术适应证,如分侧肺功能。对肺功能明显受损的患者,分侧肺功能是判断是否行肺部手术的可靠方法,其中左右两侧肺分别占 45% 和 55%,对判断是否接受全肺切除术,术后是否能维持正常生活有重要意义。另外,有放射性核素通气血流成像,可以帮助我们了解肺切除术后的功能。

支气管镜检查不仅有助于明确气管肿瘤和支气管肺肿瘤,而且也有助于气管导管的选择。对气管肿瘤的患者,需要明确肿瘤的位置、大小、长度、性质,气管阻塞的程度,是否容易脱落或出血,以确定合适的气管插管方法和麻醉策略。全肺切除术患者术前评估注意事项见表 3-1-1。

表 3-1-1　全肺切除术患者术前评估注意事项

呼吸症状	心血管体征
呼吸急促 呼吸频率超过 25 次/min,通常是呼吸窘迫最早期的体征 呼吸方式 明显的呼气费力提示气道梗阻。随着膈肌和肋间肌负荷加重或功能障碍,辅助肌的作用增强;胸壁不对称扩张可能是单侧支气管堵塞、创伤、气胸、胸膜渗出、肺实变或单侧膈神经损伤(引起半侧膈肌抬高)所致;气管偏移可能提示气胸或纵隔疾病伴气管受压,严重病例在全身麻醉诱导时可导致气管插管困难或气道阻塞;正常情况下腹壁应在吸气时随胸壁向外运动,当吸气时出现胸壁扩张而腹壁塌陷,则发生了反常呼吸,提示膈肌麻痹或严重功能障碍 听诊 呼吸音减弱提示局部肺实变、气胸或胸膜渗出;啰音通常出现在下垂部位,提示肺不张或充血性心力衰竭;喘鸣提示阻塞性气道疾病;喉鸣提示上气道狭窄	奇脉 吸气时血压下降超过 10mmHg,在哮喘患者可见奇脉。其生理机制不明,可能是由于自主呼吸期所产生的胸膜负压对左心室充盈及射血的选择性损害所致。心脏压塞和上腔静脉梗阻的患者也可出现奇脉,但其生理机制与哮喘不同。肺动脉高压是肺血管阻力升高的结果 体征 包括第二心音分裂伴肺动脉瓣区成分突出、颈静脉怒张、肝大、肝颈静脉返流及周围水肿。增加肺血管阻力的因素包括乏氧、高二氧化碳血症、酸中毒、肺栓塞、急性呼吸窘迫综合征及应用高水平呼气末正压

2. 全肺切除术的适应证及禁忌证有哪些(表 3-1-2)？

表 3-1-2　全肺切除术的适应证及禁忌证

适应证	禁忌证
①肺结核空洞 ②毁损肺叶或一侧全肺毁损,有广泛的干酪病变、空洞、纤维化和支气管狭窄或扩张 ③结核性支气管狭窄或支气管扩张瘢痕狭窄造成肺段或肺叶不张 ④反复或持续咯血经药物治疗无效,病情危急者 ⑤久治不愈的慢性纤维干酪型肺结核,病灶比较集中在某一肺叶内 ⑥胸廓成形术后仍有排菌,如有条件可考虑切除治疗 ⑦支气管肺内肿瘤或巨大肺部肿瘤	①肺结核正在扩展期或活动期,全身症状重,血沉等基本指标异常,或肺内其他部位出现新的浸润性病灶,一般情况和心肺代偿能力差 ②临床检查及肺功能测定提示病肺切除后将严重影响患者呼吸功能者 ③合并肺外其他脏器结核病,经过系统的抗结核治疗,病情仍在进展或恶化

3. 全肺切除术应建立怎样的血管通路？

患者入手术室后应常规建立至少一条通畅的大口径外周静脉通道,最好是在手术对侧的深静脉通路。麻醉诱导应在有创动脉压监测下进行,需行桡动脉穿刺置管。需置入可放置肺动脉导管的中心静脉导管,同时可经中心静脉置入多腔中心静脉导管,以保证术中及术后足够的静脉通路,每条静脉通路都应仔细排气,尤其是在已知或怀疑有右向左分流的患者。

4. 全肺切除术术中需要哪些监测？

全肺切除者需测量直接动脉压力,密切监测血流动力学变化。中心静脉导管可通过深静脉通道放置来监测中心静脉压力(central venous pressure,CVP),CVP 可反映血管容量、静脉充盈状态和右心功能,可作为补充液体的粗略评估指标。肺动脉高压或左心功能不全的患者可使用肺动脉导管(pulmonary artery catheter,PAC)。值得注意的是,术侧放置 PAC 监测可干扰全肺切除术,此时导管应先退缩至肺动脉主干,待手术侧阻断后再重新放置。若将 PAC 导管置于单独的肺叶中进行通气,则会导致心排血量和混合静脉血氧分压显示不准确。注意 PAC 套囊显著增加右心后负荷,减少左心前负荷。在侧卧位及开胸情况下,肺动脉压的测量主要受大气压零点的影响,但是可以观察到中心静脉压、肺动脉压和肺动脉楔压的动态变化,心排血量和每搏量的测量仍然准确。

5. 如何处理围手术期肺动脉高压及右心功能不全？方法和措施有哪些？

全肺切除术中阻断肺动脉会进一步增大右心室后负荷,肺动脉压(pulmonary arterial pressure,PAP)和肺通气阻力也会急剧上升,跨肺血流和每搏量骤减。肺动脉阻断前需预夹闭,以判断患者的右心功能及血流动力学变化。这期间麻醉处理原则是优化容量管理,降低肺血管收缩,合理使用血管活性药物以维持右心功能。管理重点在于既要保证右心室的收缩功能,同时又要避免因体液超负荷导致右心室扩张。多巴酚丁胺、米力农、前列腺素、肾上腺素等药物可根据情况选择使用。在容量管理上,应注意限制液体量,必要时可选择血管升压药和正性肌力药物。当药物治疗无效且血流动力学难以维持时,需要体外机械辅助技术支持。

6. 全肺切除术的液体治疗策略是什么?

（1）总体原则:虽然围手术期液体治疗一直存在限制输液和开放输液之争,肺部手术实施的液体治疗策略倾向于采用总体略限制的补液策略。推荐按照目标导向的液体治疗(goal-directed fluid therapy,GDFT)方式进行补液,即补液量以维持正常细胞外液容量尤其是最低有效循环血量为目的,达到心血管功能状态匹配的最佳心排血量、组织灌注和器官功能。GDFT 要求液体治疗的目标为:CVP 保持在 $8\sim12cmH_2O$;平均动脉压达到 $65\sim90mmHg$,尿量大于 $0.5ml/(kg\cdot min)$,中心静脉血氧饱和度(central venous oxygen saturation,$S_{cv}O_2$)应大于 70% 等;晶体优先,兼顾人工胶体药理特性和临床应用。

（2）监测指标:①依照血流动力学目标选择中心静脉压或肺毛细血管楔压;②依照容量目标选择左心室舒张末期容积或每搏量变异;③依照氧合目标选择混合静脉血氧饱和度或氧运输量。

在以上监测指标中,每搏量变异(stroke volume variation,SVV)是常用的可以快速反馈容量治疗效果的指标,被用来指导 GDFT。对于没有心律失常的机械通气患者,SVV 反映了心脏对机械通气导致的心脏前负荷周期性变化的敏感性,常用参考值为 13%,当实测值超过 13%,通常预示容量不足。可以通过以下 3 种监测手段获得:①经食管超声心动图;②脉搏指数连续心输出量监测技术(经肺热稀释心排量监测,带有脉搏轮廓分析技术附加功能);③FloTrac & Vigileo 技术(动脉脉搏波轮廓分析技术)。应当注意 SVV 监测的前提限制条件包括心脏节律正常、机械通气、体重>18kg、潮气量>8ml/kg。而在术中由于单肺通气、小潮气量保护性通气等原因可能会影响 SVV 测量的准确性,因此不能简单机械地使用 SVV<13% 这一标准,而应当参照 GDFT 的整体思想采用动态观察液体治疗反应性或补液滴定试验的方式实施个体化的液体治疗。

7. 术中液体应该如何管理? 目标导向液体治疗应如何实施?

术中液体管理是全肺切除术围手术期管理的重点。术中体位改变、单肺通气及肺动脉阻断等均可导致通气/血流比值改变,手术操作、输液与通气模式不当均可引起血流动力学剧烈波动等病理生理改变,并引起血管外容量的增加。此外,术后肺血管阻力增高以适应肺叶切除,过度输液的患者有右室衰竭和肺水肿的危险,处理不当可严重影响患者预后。因此应严格限制液体入量,避免容量过度。失血时给予晶体或胶体,可忽略第三间隙的损失且不需补充。对于限制容量的患者应用硬膜外局麻药会使血压下降,常需血管收缩药。

全肺切除术后 CVP 明显升高,而收缩压及舒张压升高不明显。因此可以认为手术主要影响患者右心功能。可能原因为:①术后纵隔移位到对侧胸腔以及纵隔摆动,直接导致气管及支气管受压阻塞,影响肺换气和通气功能;②心脏回心血流只能经过一侧的肺血管循环,肺血管阻力增大,最终导致右心功能不全。表现为右心室舒张末期容积增大,射血分数下降。另外,高龄肺癌患者心肺功能及代偿能力不同程度下降,甚至伴有心肺疾患,是术后更易发生心肺并发症的原因。Reed 等报道表明全肺切除术后 48h 起,右心射血分数便开始下降。这提示我们,术后第一个 24h 补液时也应严格控制晶体量。

GDFT 是目前用于围手术期液体管理的新模式,是以血流动力学指标为补液目标,在围手术期根据液体需求的动态、持续变化进行个性化补液,从而预防围手术期潜在的容量不足或过量,可有效减少术后并发症的发生,改善术后转归。相对于传统的以CVP和肺动脉楔压为目标的容量治疗,采用以SVV为目标导向的容量治疗更为准确与敏感,能够更好地贯彻量入为出、按需补液、个性化补液的原则,在提供良好组织灌注的基础上,尽可能避免肺水肿的发生。麻醉诱导前预先给予晶体负荷(200~300ml)可有效地预防麻醉诱导后低血压的发生。在肺动脉阻断阶段,在SVV监测下适当补液与心脏正性肌力药、肺血管扩张药联合应用,能够有效地减轻增高的PAP对心功能的抑制作用。

8. 如何维持术中循环功能的稳定?

(1)保证机体有效循环血量:术前禁食、开胸手术的体液蒸发及创面的失血等均可导致患者有效循环血量的不足,因此,在诱导前应适当补液,避免麻醉中血容量不足导致低血压而过度依靠缩血管药物维持血压。

(2)避免输液过多:在心、肾功能正常的患者单纯输液引起肺水肿罕见,但是在全肺切除术中,相当于瞬间缺失了一个低阻高容的容量器官,剩余的肺组织要承担全身循环血量,故输液量应加以控制。输液量以满足机体最低有效灌注为目标实施体液平衡管理,避免引起肺水肿、右心衰竭。严密监测CVP,尤其是要注意CVP与动脉压和末梢组织灌注的关系,对指导输液有益。

(3)心律失常的处理:全肺切除术中及术后房颤的发生率较高,多见于高龄、男性患者,尤其是在淋巴结清扫时。术中使用钙离子通道阻滞剂或β受体阻滞剂是否可以降低发生率,还有待观察;但对术中心率增快、血压增高,或房性期前收缩增多的患者,提示在手术操作过程中心脏易受激惹,推荐在维持适宜的麻醉深度的基础上,使用瑞芬太尼降低心脏的应激性。一旦术中发生房颤,如果心室率不快和血流动力学稳定,暂不做处理,但必须检查电解质水平,例如钾离子;对伴有快速心室率、循环不稳定者,则可用β受体阻滞剂或胺碘酮控制心室率,同时根据通气效果、氧合状况和麻醉深度予以调整,若体位适宜也可考虑术中电复律。如进入复苏室后仍处于房颤状态,待调整患者内环境及体温正常后,在麻醉状态下行同步电复律,以减少持续房颤所致的不良后果;但对于有严重心脏疾病患者,则需要慎重考虑,可与专科共同会诊后处理。在处理肺门,尤其是左侧开胸患者,需注意手术操作可能诱发的心搏骤停。严密观察有创动脉压波形,可以及时发现心电图受干扰时的心搏骤停。一旦出现,即嘱外科医师暂停操作,鉴别心搏骤停的类型,对于心脏停搏或无脉性电活动,在外科医师行心脏按压的同时,立即经中心静脉给予阿托品或肾上腺素;对于室颤的患者,在外科医师行心脏按压的同时准备除颤器,依据心电图室颤波形,必要时加用肾上腺素后电除颤。有创动脉压波形和呼气末二氧化碳波形是心脏按压是否有效的良好提示。只要处理得当,均可在短时间内复苏。

【专家点评】

全肺切除术的容量管理和循环功能监测是麻醉过程中的重点和难点。容量管理包括出入量监测、液体治疗的方法和原则。全肺切除后,剩余肺要承担全身循环血量,容量超负荷会引起肺水肿和急性心力衰竭。输液量以满足最低有效灌注为目标实施液体平衡管理。采用多种循环功能监测的方法,进行目标导向液体治疗,实现精准调控,可有效维持循环功能,避免围手术期心、肺、脑、肾等重要器官损害和各种并发症的发生。

【专家简介】

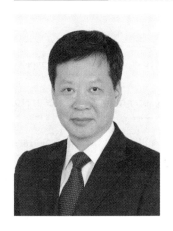

郭曲练,医学博士,教授、一级主任医师、博士研究生导师、中南大学首届湘雅名医、湖南省医学学科领军人才、中南大学湘雅医学院麻醉学系主任、中国医师协会麻醉学医师分会副会长、全国麻醉学教育研究会副理事长、中华医学会麻醉学分会学科建设学组副组长、中华医学会麻醉学分会日间手术麻醉学组顾问、湖南省医师协会麻醉学医师分会会长、湖南省麻醉质控中心主任。

【思考题】

1. 单选题:下列情况,适合全肺切除术的是
   A. Pancoast 瘤　　　B. 叶支气管肿瘤　　　C. 支气管肿瘤,未侵及隆突,心包受侵
   D. 隆突受侵　　　E. 周围性肺癌

【答案】D

【答案解析】Pancoast 综合征又称肺尖肿瘤综合征,是指因肺尖部的肿瘤浸润、压迫而引起的上肢顽固性疼痛和同侧 Horner 综合征的一组病征。ABCE 均无需全肺切除。中央型肺癌侵及气管隆突 2cm 内属 T_3 的一种,此手术切除是可能的。全肺切除是此种情况下的常用术式。

2. 单选题:针对于全肺切除术,患者的输液速度下列哪项是正确的
   A. 大于 2ml/min　　　B. 小于 2ml/min　　　C. 尽可能快
   D. 尽可能慢　　　E. 没有限制

【答案】B

【答案解析】全肺切除术后应限制液体入量避免肺水肿、右心室衰竭,故输液速度应控制,一般 1~1.5ml/min。

3. 多选题:关于一侧全肺切除术后的观察与护理,叙述正确的是
   A. 输液速度小于 2ml/min
   B. 准确判断气管位置,如气管位置偏向健侧及时告知外科医生
   C. 胸腔闭式引流管保持开放状态,随时观察引流液情况
   D. 根据中心静脉压调节输液速度
   E. 随时观察有无皮下气肿情况

【答案】ABDE

【答案解析】全肺切除术后放置胸腔闭式引流管的目的是调节两侧胸腔压力,术后应保持钳闭状态,为保证患侧胸腔内有一定的渗液。若出现呼吸困难、憋气,查体见气管向健侧移位,可慢慢松开引流管,待症状缓解后予以夹闭。如一次放出引流液过多过快,可致纵隔

摆动,诱发急性左心衰竭致肺水肿。

(谢克亮 编写　王锷 审校　专家点评 郭曲练)

参考文献

[1] BOLLIGER C T,PERRUCHOUD A P. Functional evaluation of the lung resection candidate[J]. European Respiratory Journal,1998,11(1):198-212.

[2] SZEGEDI L L. Pathophysiology of one-lung ventilation[J]. Anesthesiology Clinics of North America,2001,19(3):435-453.

[3] GRICHNIK K P,CLARK J A. Pathophysiology and management of one-lung ventilation[J]. Thoracic Surgery Clinics,2005,15(1):85-103.

[4] SLINGER P. Thoracic anesthesia[J]. Anesthesiology Clinics,2012,30(4):xv-xvi.

[5] GOTHARD J. Lung injury after thoracic surgery and one-lung ventilation[J]. Current Opinion in Anesthesiology,2006,19(1):5-10.

[6] WU D,XU M,MAO T,et al. Risk factors for intraoperative atrial fibrillation:a retrospective analysis of 10,563 lung operations in a single center[J]. The Annals of thoracic surgery,2012,94(1):193-197.

[7] CONACHER I D. Anaesthesia for thoracoscopic surgery[J]. Best Practice & Research Clinical Anaesthesiology,2002,16(1):53-62.

[8] MASUDA M,OKUMURA M,DOKI Y,et al. Thoracic and cardiovascular surgery in Japan during 2014[J]. General thoracic and cardiovascular surgery,2016,64(11):665-697.

第二节　巨大纵隔肿瘤切除术患者的容量管理和循环功能监测

【病例】

患者,男性,32 岁。患者运动耐量差,平地行走即出现呼吸急促,头晕眼花,心悸等不适,休息后可缓解,曾晕厥 2 次。患者被动体位,颈静脉怒张,双下肢水肿。CT 显示右前上纵隔肿物,心脏受压移位,右肺受压,支气管直径<50%正常成年人。目前诊断为纵隔肿物。入院后完善各项检查,拟全身麻醉下行"胸腔内巨大肿物切除术"。入室后经下肢外周静脉通路扩容后行全身麻醉诱导,并于纤维支气管镜引导下行气管插管术。术中严密观察监测中心静脉压与动脉血压。术中血流动力学、气道压平稳,术毕待各项生理指标平稳后送 ICU。

【知识点】

1. 纵隔各部位常见的肿物有哪些?

2. 纵隔肿瘤患者全身麻醉的危险程度分级是什么?

3. 纵隔肿瘤患者心血管系统发生了哪些变化?

4. 纵隔肿瘤患者的麻醉诱导要点是什么?

5. 纵隔肿瘤引起的上腔静脉阻塞综合征及其麻醉管理要点是什么?

6. 纵隔肿瘤患者术中循环管理的注意事项包括哪些?

7. 纵隔肿瘤患者如何进行术中气道管理?

1. 纵隔各部位常见的肿物有哪些?

纵隔是两侧纵隔胸膜之间所有器官的总称。纵隔内的器官主要包括心包、心脏及出入心脏的大血管、气管、食管、胸导管、神经、胸腺和淋巴结等。现常用纵隔的四分法分区即以胸骨角平面为界,将纵隔分为上、下纵隔。下纵隔又以心包的前、后面为界分为三部:心包前与胸骨之间的区域为前纵隔;心包及大血管所占据的区域为中纵隔;心包后与脊柱之间为后纵隔。纵隔肿瘤是由其所在部位(前、中、后部)及其大小来区分的(表3-2-1)。

表 3-2-1　纵隔各部位常见肿瘤

前纵隔	上纵隔	中纵隔	后纵隔
胸腺瘤	胸骨后甲状腺肿	淋巴瘤	食管肿瘤
畸胎瘤	甲状旁腺肿瘤	淋巴结炎症	神经源性肿瘤
淋巴瘤	食管肿瘤	支气管源性肿瘤	支气管源性肿瘤
脂肪瘤	动脉瘤		
心包囊肿		支气管源性囊肿	颈内动脉-后交通动脉动脉瘤(肠囊肿)
先天性胸骨后膈疝(Morgagni疝)	血管瘤性肿瘤		

2. 纵隔肿瘤患者全身麻醉的危险程度分级是什么(表3-2-2)?

表 3-2-2　纵隔肿瘤患者全身麻醉危险程度分级

危险程度	临床表现
安全	无症状的成人,CT示最小气管支气管直径>正常的50%
不安全	有严重症状的成人或儿童 CT示气管支气管直径<正常的50%的儿童,不论有无症状
不确定	轻度/中度症状,CT示气管支气管直径>正常的50%的儿童 轻度/中度症状,CT示气管支气管直径<正常的50%的成人 不能提供病史的成人或儿童

研究表明,气道压迫、心血管压迫、感染、至少三个呼吸系统症状(包括咳嗽、气短、呼吸困难、端坐呼吸、胸腔积液、喘鸣、呼吸暂停病史等)、上肢颜面部水肿的患者全身麻醉危险性增加。

3. 纵隔肿瘤患者心血管系统发生了哪些变化?

如果肿瘤侵犯心脏或大血管,患者存在循环衰竭的风险,表现为严重低血压;上腔静脉受压会导致前负荷下降,致心排血量下降;肺动脉受压迫,肺灌注减少可导致低氧血症、急性右心室衰竭、心搏骤停;肺静脉受压会导致心排血量下降、低氧血症和肺水肿;较大的肿瘤会直接压迫心脏,导致心律失常和心排血量减少,甚至心搏骤停。必须考虑到功能性神经内分泌肿瘤,纵隔嗜铬细胞瘤在中纵隔肿瘤中虽不常见,但当合并其他部位嗜铬细胞瘤时,术中极易发生高血压危象与术后低血压。

对于麻醉诱导后威胁生命的心脏、血管受压情况,减浅麻醉是无效的,应立刻调整为术前最佳通气体位,同时外科选择正中胸骨劈开入路,托起肿瘤,解除肿瘤对心包及大血管的压迫。对于术前评估存在诱导后呼吸、循环无法维持的患者,可在建立体外循环后进行手术。对于合并有功能性嗜铬细胞瘤的患者,术前需要适当的肾上腺素功能性药物治疗。由于神经源性肿瘤多发生在后纵隔的交感神经链或肋间神经上,完整切除肿瘤时手术范围大,术中出血多,因而必须建立能快速大量输液的静脉通道。

4. 纵隔肿瘤患者的麻醉诱导要点是什么?

若纵隔肿物压迫气道、心脏、大血管且需要全身麻醉的患者,需要在心电图、脉搏血氧饱和度、呼气末二氧化碳分压和有创动脉血压监测下,进行麻醉诱导。在麻醉前应开放上肢、下肢静脉通道,因为上肢静脉回流可能不畅,必要时可行股静脉穿刺置管。麻醉诱导可使用挥发性麻醉药如七氟烷进行诱导,也可以缓慢静注丙泊酚,保留患者自主呼吸直至确认气道安全或完成操作。

另外,诱导前进行容量补充可以部分抵消上腔静脉梗阻引起的血管充盈受损的不良反应。如果气管内插管较困难且难以保证充分的氧合,可考虑麻醉前放置体外循环通路,以备紧急情况的发生。

5. 纵隔肿瘤引起的上腔静脉阻塞综合征及其麻醉管理要点是什么?

纵隔巨大肿物常伴发上腔静脉阻塞综合征,患者的典型临床症状包括:上半身浅表静脉怒张;面颈部、上肢水肿;胸壁有侧支循环静脉和发绀。静脉怒张在平卧时最明显,但大多数患者在直立时静脉也不会像正常人一样塌陷。颜面部水肿明显,眼眶周围组织肿胀以至于患者不能睁开眼睛,严重的水肿可掩盖静脉扩张症状。大部分患者呼吸道静脉淤血和黏膜水肿可引起呼吸道梗阻症状,如呼吸急促、咳嗽、端坐呼吸;此外,还可因颅内静脉回流障碍引起脑水肿致意识、精神、行为改变。

对于存在严重的上腔静脉综合征症状的患者在术前接受激素治疗是必要的,同时也可以考虑放疗或化疗,症状缓解后手术和麻醉相对安全。麻醉处理的关键是呼吸和循环管理。呼吸系统主要是气道的问题,面颈部水肿同样可出现在口腔、口咽部和喉咽部。此外,呼吸道还可能存在外部的压迫和纤维化,正常运动受限,或存在喉返神经损害。如果怀疑气道受压,则按照巨大前纵隔肿瘤进行麻醉处理。为减轻气道水肿,患者常以头高位被护送到手术室。在麻醉诱导前,所有患者均行桡动脉穿刺置管。根据患者情况术前可从股静脉置入中心静脉导管作为补液通道,颈内静脉置管用于术中监测及必要时作为引流管以减轻脑水肿。如果患者术前必须保持坐位才能维持呼吸,那么应选择使用纤维支气管镜或喉镜进行保留自主呼吸的清醒气管插管。由于中心静脉压过高,术野组织解剖变形,术中出血是主要问题之一,术前应做好充分准备。

6. 纵隔肿瘤患者术中循环管理的注意事项包括哪些?

(1) 体位:患有前纵隔肿瘤的患者采取头高仰卧位可以减少肿瘤对气道和心血管的压迫,但如果发生静脉空气栓塞以及静脉出血,危险增加。伴有上腔静脉阻塞的患者,如果采取头低位并辅助间歇正压通气(进一步影响静脉向胸腔回流),其拔管后气道水肿和阻塞的危险增加。

(2) 血液和液体需要量:如果发生静脉出血,由上肢静脉输入体内的液体会通过破裂的静脉进入纵隔。患有上腔静脉阻塞综合征的患者可能会伴有上肢静脉回流的问题。因此,在下肢放置较粗的套管针用来输血和输液。

(3) 血流动力学监测:对有巨大纵隔肿物的患者需要使用有创监护。出现上腔静脉阻塞综合征的患者应通过股静脉放 CVP/PA 导管。袖带绑在左上肢,动态血压和脉搏血氧饱和度监测在右上肢。肿瘤和纵隔镜可能压迫无名静脉,干扰右侧脉搏和右上肢血压监测。如果只测量右侧的血压,可能会对"低血压"处理不当。如果右侧血压明显低于左侧血压,或是右侧血压测量不到而心电图正常,这时测量的血压是不可信的。

(4) 并发症处理:①纵隔血管破裂可能导致出血,建议通过纵隔镜来填塞止血,大量出血时需要紧急开胸或正中开胸止血;②空气栓塞,头部的抬高增加栓塞的风险,特别是有自主呼吸的患者,需监测呼气末二氧化碳分压;③气道破裂或阻塞,需要立即开胸处理;④气管塌陷出现急性阻塞时需要用硬质支气管镜来开放气道;⑤如果怀疑有喉返神经损伤,拔管前应在自主呼吸状态下检查声带。

总而言之,由于纵隔手术的空间非常受限,在进行分离时可能导致肋间血管损伤。纵隔肿瘤可引起气管受压,可能要求特殊的麻醉方法,以保护气道的安全。手术医师与麻醉科医师之间的密切沟通是重要的。

7. 纵隔肿瘤患者如何进行术中气道管理?

(1) 气管内插管:气管内插管应尽量做到在肌肉松弛药充分发挥作用时进行,操作需轻柔。选择双腔支气管导管,大小适中,宁细勿粗,避免插管时损伤气道。肺隔离技术多采用双腔支气管内插管,亦可用支气管堵塞器或单腔气管内插管和支气管插管。对儿童及肺功能较差的患者,可采用支气管堵塞器进行一侧肺隔离或者肺叶隔离。

(2) 机械通气:加强术中保护性肺通气策略以及肺复张策略的应用。一般患者术中气道压力控制在 $20cmH_2O$,慢阻肺患者可控制在 $30cmH_2O$。麻醉中行单肺通气时气道压力不超过 $40cmH_2O$,使用小潮气量($5\sim7ml/kg$),允许一定程度的低氧血症($SpO_2>90\%$)。

(3) 麻醉药物:避免使用长效肌肉松弛药,防止术后肌松残余作用和减少对呼吸系统的影响。

(4) 肺膨胀管理:尽可能做到肺无漏气,关胸前确认肺已膨胀良好,关胸后保证胸腔引流管通畅,分别于侧卧位或平卧位再次膨肺排除胸腔内残余积气。检查肺是否漏气时膨肺的压力应不大于 $20cmH_2O$,检查支气管残端是否漏气时的膨肺压力不大于 $25cmH_2O$。

(5) 单肺通气:单肺通气时间过长可造成肺损伤,因此术中应加强单肺通气的管理。尽量缩短单肺通气时间,在膨肺前尽可能吸引干净患侧和健侧的气道分泌物和血液。单肺通气时如发生低氧血症($SpO_2<90\%$),可在通气侧肺使用呼气末正压通气,增加吸入氧浓度,或在非通气侧肺持续气道正压供氧等措施予以处理。

【专家点评】

巨大纵隔肿瘤在麻醉诱导时可能发生威胁生命的呼吸道梗阻和循环衰竭。术前需详细了解症状、体征和强迫性体位。仔细阅读影像学资料,评估气道、心脏和大血管受压的情况。

在呼吸道得到控制之前保留自主呼吸是较为安全的插管方法。诱导前应建立有创动脉压监测,如发生大血管或心脏受压,也通过改变体位、紧急开胸缓解压迫。如果术前呼吸、循环功能已严重受损,可以考虑体外循环下手术。上腔静脉梗阻的患者可能需在坐位下麻醉诱导,纤维支气管镜引导气管插管。术中呼吸和循环的管理是关键,避免静脉瘀滞所致脑水肿和视力损伤。

【思考题】

1. 单选题:上腔静脉阻塞综合征最常见于
   A. 支气管肺癌　　　　　B. 纵隔肿瘤　　　　　C. 胸骨后甲状腺瘤
   D. 胸主动脉瘤　　　　　E. 慢性缩窄性心包炎

【答案】A

【答案解析】虽然纵隔肿瘤常伴发上腔静脉阻塞综合征,但支气管肺癌是引发上腔静脉阻塞综合征最常见的病因。

2. 单选题:针对纵隔巨大肿物引发上腔静脉阻塞综合征的手术患者,关于其术中麻醉管理哪项是正确的
   A. 诱导前至少需两根深静脉置管　　　　B. 颈内静脉穿刺置管
   C. 避免上肢静脉输液　　　　　　　　　D. 气管插管宜采用头低位
   E. 颈外静脉穿刺置管

【答案】C

【答案解析】上腔静脉阻塞,上肢静脉回流受阻,故不宜采用上肢静脉通路补液。根据患者情况术前可从股静脉置入中心静脉导管作为补液通道,颈内静脉置管则用于监测及必要时可作为引流以减轻脑水肿。为减轻气道水肿,患者常以头高位被护送到手术室。

3. 多选题:关于纵隔巨大肿瘤切除术的循环管理哪些是正确的
   A. 诱导前容量补充　　　　　　　　　B. 保持患者头高位
   C. 同时开放上、下肢静脉通道　　　　D. 常规备血
   E. 同时监测双上肢的动脉血压

【答案】ABDE

【答案解析】诱导前进行容量补充可以部分抵消上腔静脉梗阻引起的血管充盈受损的不良反应。有前纵隔肿块的患者采取头高仰卧位可以减少肿块对气道和心血管的压迫。备血以备手术使用,因为静脉出血后,由上肢静脉输入体内的液体会通过破裂的静脉进入纵隔。腔静脉阻塞综合征患者可能会有上肢静脉回流的问题,因此要在下肢放置较大的套管针来输血和输液。袖带绑在左上肢,动态血压和脉搏血氧饱和度监测在右上肢。肿块和纵隔镜可能压迫无名静脉,干扰右侧脉搏和右上肢血压监测。如果只测量右侧血压,可能会对"低血压"处理不当。如果右侧血压明显低于左侧血压,或是右侧血压测量不到而心电图正常,这时的血压是不可信的。

(谢克亮　编写　王锷　审校　专家点评　郭曲练)

参考文献

[1] ERDOS G,TZANOVA I. Perioperative anaesthetic management of mediastinal mass in adults[J]. European

Journal of Anaesthesiology(EJA),2009,26(8):627-632.

[2] WHITSON B A,GROTH S S,DUVAL S J,et al. Surgery for early-stage non-small cell lung cancer:a systematic review of the video-assisted thoracoscopic surgery versus thoracotomy approaches to lobectomy[J]. The Annals of thoracic surgery,2008,86(6).

[3] GIGER U F,MICHEL J M,OPITZ I,et al. Risk factors for perioperative complications in patients undergoing laparoscopic cholecystectomy:analysis of 22,953 consecutive cases from the Swiss Association of Laparoscopic and Thoracoscopic Surgery database[J]. Journal of the American College of Surgeons, 2006, 203 (5): 723-728.

第三节 小儿胸外科手术患者的容量管理和循环功能监测

【病例一】

患儿,男性,2d,体重 3.5kg。主诉"间断呼吸呻吟 1d,加重 1h"入院。诊断"新生儿肺大疱,前纵隔囊肿,新生儿肺炎,Ⅱ型呼吸衰竭"。拟于全身麻醉下行"前纵隔肿物切除术"。既往无传染病史,无外伤史。入室脉搏氧饱和度:90%,呼吸频率:50 次/min。在静吸复合麻醉下完成前纵隔囊肿切除,胸腔闭式引流术。术中行有创桡动脉压监测,手术持续 1h,术中出血 20ml,输注等渗电解质平衡盐溶液 35ml,术后送返 ICU。15d 后患儿出院。

【知识点】

1. 新生儿钠平衡的特点有哪些?
2. 如何确定新生儿能量要求?
3. 新生儿水代谢有何特点?
4. 新生儿在出生后有哪些水代谢功能的改变?
5. 如何评估新生儿水的需求量与液体平衡?
6. 新生儿对电解质有什么要求?
7. 新生儿麻醉期间如何选择液体? 是否选择葡萄糖?
8. 新生儿在什么情况下液体需求会发生变化?
9. 如何确定新生儿围手术期输液?
10. 在术前如何进行新生儿输血管理评估?
11. 在术中如何进行新生儿输血管理?
12. 手术麻醉前禁食多长时间?

1. 新生儿钠平衡的特点有哪些?

胎儿在宫内处于体液和电解质过多状态,出生后经历体液减少和排出过多电解质的过程,因此新生儿可出现利尿、利钠、体重下降,而无脱水和低钠血症,这称之为生理性体重下降。出生后肾小球滤过率(glomerular filtration rate,GFR)也迅速增高,然而这种变化在 34 周以下的早产儿中不是很明显。足月儿的钠为正平衡,而早产儿的钠为负平衡,胎龄愈小,负平衡愈多,持续时间也愈长。早产儿肾脏保留钠的能力在孕龄(胎龄+日龄)达 34 周时趋正常,这是由于 34 周以下的早产儿肾小管发育落后于肾小球,近曲小管重吸收钠能力低下和远曲小管对醛固酮反应弱所致。因此 34 周以下的早产儿每天需钠量较高,足月儿 1~

2mmol/kg,30~35周早产儿4mmol/kg,<30周早产儿5mmol/kg。但是,由于早产儿GFR低,当给予超负荷量的钠盐时又不能迅速增加排泄的尿钠。因此,维持钠平衡所需的钠量与钠的摄入量直接相关,维持平衡所需的钠量与胎龄成反比。到分娩后4~5d,肾功能明显改善,保存液体和排泄负荷的能力增强。故临床上早产儿既易出现低钠血症,又易引起高钠血症。

新生儿在不同溶质负荷下排尿量不同,说明抗利尿激素(antidiuretic hormone,ADH)在新生儿期能起作用。在不同量的钠盐摄入下可维持血钠正常,说明醛固酮在新生儿期也有功能,但早产儿对其不敏感。出生时新生儿脐血心房钠尿肽(atrial natriuretic factor,ANF)高于母亲水平,出生后继续升高,生后48~72h达高峰,而此时正值新生儿的利尿排钠高峰,因此ANF在新生儿的水钠平衡中也起重要的作用。由于新生儿和婴儿很容易丢失钠,在钠缺失的情况下保存能力下降,与成年患者相比,使用无钠液体可能导致低钠血症。

低钠血症和水负荷增加可增加新生儿呼吸系统疾病的发生率和严重程度。慢性低钠血症可伴骨骼和组织生长发育迟缓。低钠血症最严重的结果是累及中枢神经系统,其严重程度取决于血钠下降的速度、幅度和时间。急性低钠血症可引起脑水肿。而慢性低钠血症,由于中枢神经系统的渗透调节机制可使脑组织水含量正常,即使血钠<110mmol/L也可以不引起中枢神经系统功能障碍。近期的研究表明在早产儿(<33周妊娠)中,低钠血症是是预测神经功能不良的风险因素。急性水潴留和低钠血症一旦发生,必须限制输液量。在新生儿中可引起惊厥的重度低钠血症(<120mmol/L)比较罕见,输注3%氯化钠溶液在4h内可提高血钠至125mmol/L,在24~48h内血钠逐渐恢复正常。慢性低钠血症应缓慢地纠正,需48~72h。

2. 如何确定新生儿能量需求?

新生儿和婴儿需要更多的能量。Holliday和Segar确定了限制卧床或住院患者的热量消耗量。每天的液体需求可以根据热量消耗确定损失的液体来计算。每消耗100cal的热量,就会损失100ml的水。对于卧床休息期间消耗的卡路里,10kg以下婴儿对于能量的生理需要量为100cal/(kg·d),其中50%用于维持基础代谢,50%用于生长发育。10kg以上婴儿生长发育减缓,热卡需要相应减少为50cal/(kg·d),即1 000cal+50cal/(kg·d)。20kg以上幼儿生长进一步减缓,热卡需要减至25cal/(kg·d),即1 500cal+25cal/(kg·d)。麻醉需要的热量需求接近基本要求32cal/(kg·d)。然而Holliday和Segar公式并没有考虑到术后肾脏的自由水排出能力下降,ADH分泌增加可导致钠浓度进一步下降。影响ADH的非渗性刺激因子(疼痛、发热、正压通气、应激、恶心呕吐、低血糖、有效循环血容量下降以及药物等)与手术密切相关。

3. 新生儿水代谢有何特点?

新生儿的液体分布与成人不同。早产儿体内水相对更多,1kg(大约孕28周)的胎儿,水占体重的80%,足月时为75%,3个月大时(5kg左右)为60%。小于胎龄儿可能有更高的水分比例,新生儿细胞内液总含量与细胞体积成比例升高。怀孕早期极不成熟的胎儿的细胞内液占体重的25%,出生时为35%,3个月大时为40%。

小儿体液成分与成人相似,新生儿在出生后数日内血钾、氯、磷和乳酸偏高,血钠、钙和碳酸氢盐偏低,细胞内、外液的化学成分见表3-3-1。

表 3-3-1　小儿体液成分(mmol/L)

	细胞外液	细胞内液		细胞外液	细胞内液
渗透压浓度	290~310	290~310	Cl^-	103	
阳离子	155	155	HCO_3^-	27	10
Na^+	138	10	SO_4^{2-}		55
Ca^{2+}	2.3~2.5		PO_4^{3-}	1.5	
K^+	4.0~4.5	110	有机酸	6	
Mg^{2+}	1.5	20	蛋白质	16	40
阴离子	155	155			

4. 新生儿在出生后有哪些水代谢功能的改变?

(1) 肾血流:功能性肾单位大概在孕 8 周时开始出现,完整的肾小球单位出现在孕 34 周左右。胎儿在宫内时,胎儿肾血流和 GFR 随着胎龄增加而逐渐升高。胎儿肾血管阻力较高,从而在一定程度上限制了宫内肾血流和 GFR。导致新生儿肾功能不全的因素包括早产、药物(庆大霉素、头孢菌素、非甾体抗炎药和呋塞米等)、缺氧和大量失液。

(2) 肾小球滤过率(glomerular filtration rate, GFR):人类胎儿肾小球滤过开始于孕 9~12 周,并参与羊水的形成。在分娩时,GFR 和新生儿的胎龄(胎龄在孕 27~43 周之间)正相关。刚出生时肾脏发育不完善,肾小球滤过率仅为成人的 25%~30%,肾小管功能效率不高,尤其是钠的滤过率。出生后一个月左右(孕 44 周)会达到成人的 90%,出生后 1 年完全成熟。在生后的 24h 内,足月儿 GFR 会升高 3 倍,早产儿则没有。出生时 GFR 的变化可能受到血肾上腺素、去甲肾上腺素、肾素-血管紧张素、前列腺素、精氨酸加压素和皮质醇浓度的影响。早产儿使用吲哚美辛能够增加肾血管床的阻力,从而降低肾血流。上述每一个因素,或者几个因素联合在一起时,均影响肾小球滤过。

(3) 水的内稳态:远曲小管稀释段和亨利环的升支发育较早。足月儿和早产儿存在有效的稀释能力,但新生儿 GFR 比较低,仍然限制了尿液排出。足月儿和早产儿肾脏在髓质部分渗透压相对较低,限制了亨利环逆流浓缩机制的效果。由此可见,足月儿和早产儿均不能有效应对液体不足和液体过剩,因此正确评估新生儿液体需求显得尤为重要。新生儿出生后短时间内会发生生理性的等张性容量收缩,主要为细胞外液减少,伴有相应的出生后体重下降。出生后第一周会丢失约占体重 10%~15% 的水。孕周越小的新生儿体重减轻越明显且持续时间越长。

(4) 非显性失水:非显性失水是持续的不易觉察的水分丢失,主要通过皮肤和肺表面挥发作用实现。经皮肤水分丢失约占非显性失水的 2/3,经肺水丢失约占 1/3,非显性失水在不成熟的新生儿中更加明显。足月新生儿呼吸道失水占 39%。在呼吸急促的情况下,水分丢失明显增加。机械通气患儿吸入湿化的气体可以减少 1/3 的呼吸道失水。

5. 如何评估新生儿水的需求量与液体平衡?

新生儿液体维持量等于尿量与非显性失水之和。在出生后的最初几天,特别是早产儿,粪便液体流失是有限的。静脉输液治疗的目的是防止脱水,同时允许生理性体重减轻。液体的需求根据患儿的具体情况增减。根据生理需求、缺失和持续丢失量确定液体和电解质需求。妊娠年龄、肾功能、环境温度和湿度、机械通气、引流和胃肠道的损失,这些都是影响婴儿液体需求的因素。新生儿非显性失水与需要液体量详见表3-3-2。环境湿度显著影响水分流失,特别是热辐射失水时体重可下降,这在未成熟的婴儿中更为明显。因此,在计算初期静脉输液治疗时应考虑环境湿度。

表 3-3-2　一个月新生儿非显性失水和液体总需求量/$(ml \cdot kg^{-1} \cdot d^{-1})$

体重/g	非显性失水	液体总需求量		
		1~2d	3~7d	8~30d
<750	100+	80~140	120~200	120~180
750~1 000	50~70	80~120	100~150	120~180
1 001~1 500	30~65	60~100	80~150	120~180
>1 500	15~30	60~80	100~150	120~180

体检结果、体重、尿量和实验室研究用于评估和预测新生儿液体平衡。

(1) 体检结果:虽然皮肤褶皱、口腔黏膜干燥、囟门凹陷可以有助于评估水化状态,但这些并不适合低体重新生儿。心动过速、低血压、毛细血管再充盈时间>3s、代谢性酸中毒等提示血容量减少。

(2) 体重:新生儿重症监护病房的极早产儿和其他患病新生儿应每天至少称重1次或2次。生后1周,预期和要求的体重下降,足月儿为出生体重的5%~10%,早产儿为出生体重的10%~15%,这取决于新生儿成熟程度。每日体重减少是维持液体治疗计划的重要指标,足月儿应占体重的1%~2%,早产儿应占体重的2%~3%。

(3) 尿量:出生后第1天为0.5~1ml/(kg·h),此后应增加到2~3ml/(kg·h)。

(4) 实验室检查:出生后3~4d,血清电解质应以8~24h的间隔进行评估,直到稳定。血尿素氮升高、肌酐升高和代谢性酸中毒提示细胞外液(extracellular fluid,ECF)容积减少。

6. 新生儿对电解质有什么要求?

每日钠和钾的需求量由 Holliday 和 Segar 计算的通过相同体积的母乳提供的电解质量计算。每天的需要量是1~2mmol/kg的钠和3mmol/kg的钾。当新生儿的尿量、血清电解质和肾功能正常时开始补钾,几天后增至2~3mmol/kg。钙每天的需要量是0.8~1mmol/kg。

早产儿,由于肾小管功能不成熟,其钠和钾的需求要高于成熟的新生儿,钠每天3~5mmol/kg,钾每天2~4mmol/kg。在肾功能不成熟的早产儿中,钠的需求可能会增加到6~8mmol/kg。

7. 新生儿麻醉期间如何选择液体?是否选择葡萄糖?

新生儿和低体重新生儿易发生体液丢失和体液过量,术前应尽量纠正电解质紊乱,术中合理补充丢失体液量及生理维持量。新生儿要控制输液,术中多采用去钾液维持晶体渗透压。根据心率、平均动脉压和尿量等情况调节。

大量研究表明,多数新生儿血糖浓度改变是在生后1周,低血糖发生的原因为术前葡萄糖中断,特别是48h内的新生儿。所以新生儿围手术期是需要葡萄糖的。围手术期使用低渗电解质或无电解质的葡萄糖溶液在新生儿手术中很常见,高浓度的葡萄糖溶液会导致分解代谢抑制,胰岛素抵抗,高血糖和酸中毒。在使用无电解质的浓缩葡萄糖溶液时,需特别注意:意外的过多输注可能会导致恶性事件,例如高渗性高血糖昏迷。同时,在新生儿中,围手术期低渗液体和ADH对肾脏水重吸收的联合作用可能导致血浆钠浓度降低。根据这一点,研究发现,手术期间新生儿游离水摄入量与钠浓度的降低有关,因此在新生儿手术中常规使用低渗电解质溶液应该受到质疑。另一项观察研究表明,术中输注含1%葡萄糖的平衡等渗电解质溶液 10ml/(kg·h)可以维持新生儿钠、葡萄糖浓度稳定。Datta 等人在比较低体重(1.6~2.8kg)新生儿中输注 10ml/(kg·h)含1%和2%葡萄糖的乳酸林格液,发现两者在维持血葡萄糖稳定方面具有相同效果。对于早产儿和新生儿,一般建议术中使用含1%~2.5%葡萄糖的平衡电解质溶液来补充术前禁食和术中的液体需求。可采用微量注射泵精确调节输液速度及输液量。对于心血管功能正常的婴儿,可以耐受适当的液体过负荷;否则液体过负荷可能是致命的。例如动脉导管未闭患儿,若循环系统液体过多,则可能导致肺水肿和/或充血性心力衰竭。因此若患儿未发生宫内到宫外循环的正常过渡,则须进行精确的容量管理。

因为新生儿糖原储备少,所以禁食与应激状态下的小儿更易发生低血糖,严重的低血糖,可能会对中枢神经系统产生破坏性影响,特别是有窒息、心脏外科手术、母亲是糖尿病的患儿。如果未及时发现低血糖并治疗,将导致脑血流量和新陈代谢改变,并引起永久性神经发育障碍。高血糖症,即血糖高于 6.9~7.8mmol/L(125~140mg/dl),是代谢障碍的另一重要问题。血糖增高导致的高渗状态可诱发脑室出血或因渗透性利尿而导致脱水和低钠血症。因此建议手术中应常规监测血糖。若术前已存在低血糖症,可考虑先静脉输注葡萄糖 200mg/kg 后调整输液速度为 6~8ml/(kg·d)的含糖液(2.5%~5%)。术中输液可加入 2.5%葡萄糖溶液,按 4~15ml/(kg·h)的速度静滴,采用输液泵调节滴速。扩容或补充丢失的液体时,可给予不含葡萄糖的溶液。维持液体平衡需要含糖溶液,可以使用滴注或泵入以避免大量输入葡萄糖。根据患儿需要,通过监测血糖水平来给予葡萄糖。当血糖>150mg/dl时,应立即减慢葡萄糖输注速率至 4~8mg/(kg·min),避免静脉输注任何含葡萄糖的溶液。减慢速度仍不能使血糖维持在较低安全水平(如血糖 250~300mg/dl)时可以静脉给予胰岛素 0.05~0.2U/(kg·h),使血糖降至正常水平,并密切监测血糖水平。新生儿对乳酸盐的代谢能力差,酸中毒时宜用碳酸氢钠液进行纠正。在术中进行纠酸补液时,其用量按 mmol=[24-HCO₃⁻实测]×体重(kg)×0.3,或 mmol=BE×体重(kg)×0.3(0.3 为细胞外液占体重的比例),缓慢输入。电解质的补充以乳酸林格液最适宜,但代谢性碱中毒或低氯血症时宜用生理盐水。

8. 新生儿在什么情况下液体需求会发生变化?

出生第 1 天的新生儿液体需要量相对较低,数天后液体丢失及需求相对增加,每日水转换率(100ml/kg)亦明显高于成人(35ml/kg)。对于不能经口喂养的重症监护室的新生儿,更需要小心维持水电解平衡。需要外科手术的新生儿可能会从肠道或肾脏额外丢失水分和电解质。当计划给新生儿进行液体治疗时我们需要考虑多种因素。

在下列情况下液体需要量会增加:①<1.5kg 低体重儿,极低体重的患儿会有更多的非显性失水,因此需要更多的游离水;②光疗增加非显性失水,>1.5kg 的新生儿液体补充量每天增加 10ml/kg，<1.5kg 的新生儿液体补充量每天需要增加 20ml/kg；③与暖箱相比，辐射保暖台每天增加非显性失水，平均 0.94ml/(kg·h)；④多尿性肾衰竭（特别是胎龄小于 25 周的新生儿），为了维持液体平衡，需要根据定期监测体重和血清电解质的结果及时作出调整。

在下列情况下需要减少液体量：ADH 分泌异常、充血性心力衰竭、少尿型肾衰竭和动脉导管未闭。动脉导管未闭的新生儿应该控制液体入量在 120ml/(kg·24h)；对于动脉导管未闭的早产儿可以控制液体摄入量在 130ml/(kg·24h)。通过控制液体入量和调整通气条件（减少吸气时间和呼气末压力）有利于动脉导管关闭。

在评估新生儿液体需求时，需要评估的内容包括体重变化、尿量、尿比重、血清钠及肌酐、血尿素和渗透压。正常新生儿尿量为 2~4ml/(kg·h)。在生后 24h 内，尿量可能非常少甚至是没有。在伴有液体潴留或水中毒的严重疾病的恢复期，可能会出现多尿。新生儿生后 4~5d 常出现生理性多尿。这种生理性多尿通过减少 ECF 容量从而减少体液总量。这在早产儿更加明显，因为早产儿总的水分含量比足月儿更高。

术前液体管理的目的是纠正脱水，维持水、电解质、酸碱平衡稳定，保证每小时尿量>1ml/kg。最严重的病例通常需要 20ml/kg 晶体的负荷量来恢复血容量。

9. 如何确定新生儿围手术期输液？

围手术期输液包括维持性输液与补充性输液。维持性输液是补充生理需要量，可根据体重、能量消耗和体表面积计算。手术期间根据患儿体重按小时计算（表 3-3-3）。正常条件下代谢 1kcal 热量需 1ml 水。因此，清醒幼儿的能量消耗和水消耗是相等的。

表 3-3-3　小儿维持液需要量

体重/kg	每小时液体需要量	每日液体需要量
0~10	4ml/kg	100ml/kg
10~20	40ml+2ml/kg*	1 000ml+50ml/kg*
>20	60ml+1ml/kg**	1 500ml+25ml/kg**

*（体重-10）部分，每 kg 增加量；**（体重-20）部分，每 kg 增加量。

例如：新生儿，体重 3kg，每小时水需要量=4ml/kg×3kg=12ml。每日水需要量=100ml/kg×3kg=300ml。

临床治疗时须参考计算结果并根据患儿对液体治疗的反应决定治疗方案：

（1）足月新生儿（胎龄>36 周）出生后最初几天会正常丢失占体重 10%~15% 的水分，液体的维持需要量减少（表 3-3-4）；

表 3-3-4　出生后最初几天的液体需要量

年龄/d	每小时液体需要量/(ml·kg^{-1})	每日液体需要量/(ml·kg^{-1})
1	2~3	20~40
2	3~4	40~60
3	4~6	60~80
4	6~8	80~100

（2）足月新生儿在出生后 48h 内应给予 10% 葡萄糖 2~3ml/（kg·h）或 40~80ml/（kg·d）；

（3）<2kg 的早产儿液体治疗推荐至少 4ml/（kg·h）或 100ml/（kg·d），并应每日监测体重和电解质，及时调整治疗方案；

（4）发热（体温每升高 1℃，能量消耗增加 10%~12%）、多汗、呼吸急促、代谢亢进（如烧伤）、处于暖箱中或光照治疗中的儿童，失水量将明显增加，在计算液体维持需要量时应考虑；

（5）重症监护室中处于镇静状态和吸入加湿气体的患儿，液体维持量是否需减少，目前意见尚不统一，多数认为不会影响液体的维持量。

补充性输液是补充非正常失水，包括禁食、消化液丢失（腹泻、呕吐、胃肠引流等）、手术创伤等导致的局部液体丢失或失血。按禁饮时间计算需补充的缺失量，即生理需要量×禁饮时间。计算得出的缺失量，在手术第 1 个 1h 补充半量，余量在随后 2h 内输完；补充不同手术创伤引起的液体丢失（如体腔开放、浆膜下液体积聚等），一般小手术 2ml/（kg·h）、中等手术 4ml/（kg·h）和大手术 6ml/（kg·h），腹腔大手术和大面积创伤时失液量可高达 15ml/（kg·h）。

10. 在术前如何进行新生儿输血管理评估？

择期手术患儿要求血红蛋白>100g/L（新生儿 140g/L），低于此标准，麻醉危险性会增加。贫血患儿应在纠正贫血后进行择期手术，某些贫血患儿需行急症手术时，术前可输浓缩红细胞。输注 4ml/kg 的浓缩红细胞可增高血红蛋白 10g/L。预计术中出血量可能占血容量的 10% 或以上者，术前应检查血型并充分备血。对于低血容量和/或术中可能需大量输血者，应预先置入中心静脉导管。

了解血容量以及失血量对小儿也尤为重要，同样血容量的丢失对小儿的影响明显高于成人，如 1 000g 的早产儿，失血 45ml 已相当于其循环血容量的 50%（表 3-3-5）。术前测定患儿血细胞比容（hematocrit，Hct）和估计血容量（estimated blood volume，EBV），最大允许失血量（maximum allowable blood loss，MABL）。MABL=EBV×（术前 Hct-可接受 Hct）/术前 Hct。如失血量<1/3 MABL，用平衡液补充；如 1/3 MABL<失血量<1MABL，用胶体液；如失血量>1MABL，需要输血制品（表 3-3-6）。

表 3-3-5　与年龄相关的血容量及血红蛋白含量

年龄	血容量/（ml·kg^{-1}）	血红蛋白含量/（g·L^{-1}）
早产儿	90~100	130~200
足月新生儿	80~90	150~230

表 3-3-6　小儿正常 Hct 和可接受的 Hct

年龄	正常 Hct 均值/%	正常 Hct 范围/%	可接受的 Hct/%
早产儿	45	40~45	35
足月新生儿	54	45~65	30~35

11. 在术中如何进行新生儿输血管理？

小儿术中应尽量精确估计失血量，但小儿失血的精确估计较困难，可采用纱布称重法、手术野失血估计法（注意防止低估失血量）等估计失血量，应使用小型吸引瓶，以便于精确计量，术中可使用简易血细胞比容和血红蛋白测定来确定丢失红细胞的情况；心动过速、毛细血管再充盈时间和中心-外周温度差是较可靠的参考体征。应注意小婴儿可能存在的体腔内（腹腔、胸腔）积血、某些诊断性抽血，可能会造成明显的失血，应对其进行限量。

在输血时，应根据患儿的年龄、术前血红蛋白、手术出血量和心血管反应来确定输血与否。对身体状况较好的儿童，当失血量超过 15% EBV 时，应给予输血。手术中，婴儿即使有少量出血，也占全身血容量的很大比例，因此，必须积极、迅速处理失血原因并等量地输注血液或适量的胶体液（如羟乙基淀粉或 5%白蛋白）。可接受的最低限度的血细胞比容一般为25%，但是对于并存呼吸系统或心血管系统疾病的婴儿（如先心病的发绀型婴儿），为了保证组织的氧供，需要更高的血细胞比容（表 3-3-7）。日益增多的证据表明，输注血液制品可能会增加患儿感染率，因此应通过术前优化、术中血液保存技术和限制性输血等措施减少血液制品的使用。

表 3-3-7　婴儿输血阈值（年龄<4 个月）

临床情况	血红蛋白	临床情况	血红蛋白
出生后 24h 内贫血	<120g/L	晚期贫血稳定状态	70g/L
收入 ICU 的新生儿	120g/L	急性失血	10%血容量
慢性乏氧	110g/L		

12. 手术麻醉前禁食多长时间？

日常膳食中的主要成分为碳水化合物、脂肪和蛋白质，由于其消化吸收部位和化学结构的不同，其在胃内的排空时间也是不同的。

1）清饮料：清饮料被定义为水、无果渣果汁、商品化的稀释饮料、运动饮料和非稠化液体，建议最大容量为 3ml/kg。主要包括清水、糖水、碳酸饮料及各种无渣果汁。

2）母乳：母乳内乳糖和不饱和脂肪的含量明显高于牛奶和配方奶，而蛋白质、酪蛋白和饱和脂肪的含量则明显低于牛奶和配方奶，在胃内形成细小的颗粒状乳块，同时母乳内含有脂肪酶、淀粉酶等成分，有助于婴幼儿的消化和吸收。因此母乳在胃内的排空时间明显短于牛奶和配方奶，其排空平均时间为 2.43h。

3）牛奶和配方奶：牛奶和配方奶的主要成分为牛或其他动物的乳汁，其中酪蛋白和饱和脂肪的含量较高，容易在胃内形成较大的乳块，不利于消化，其在胃内的排空时间明显长于母乳，因此牛奶和配方奶往往被视为固体类的食物，需要更长的禁食时间。

成人与小儿手术麻醉前禁食指南（2014）中推荐禁食时间详见表 3-3-8。部分国家医学机构推荐禁食时间详见表 3-3-9。

表 3-3-8　手术麻醉前建议禁食时间

食物种类	禁食时间/h
清饮料	2
母乳	4
牛奶和配方奶	6

表 3-3-9　部分国家医学机构推荐禁食时间

	清液体/h	母乳/h	配方奶/h
美国麻醉学会	2	4	6
美国麻醉科医师协会	2	4	6
美国儿科学会	2	4	6
加拿大麻醉科医师协会	2	4	6
欧洲麻醉学会	2	4	6
皇家护理学院	2	4	6
斯堪的纳维亚指南	2	4	4
澳大利亚麻醉学会	2	4	6
新西兰麻醉学会	2	4	6

　　目前建议新生儿禁食时间是:配方奶粉 4~6h(新生儿配方奶粉 4h),母乳 4h,清液 2h。然而多数临床情况下存在过度禁食问题。长时间的禁食,可能会导致患儿烦躁,不适,缺乏合作,脱水,麻醉诱导时血压下降,术后恶心呕吐的概率增加。如果葡萄糖缺乏,脂类分解和酮体生成增加,导致碳酸氢盐浓度下降和碱过量。超声和磁共振成像在监测胃排空时间上具有很强的实用性。连续磁共振成像显示大多数情况下清澈液体胃排空的时间是 30min;7ml/kg 的糖浆在 1h 内几乎全部从胃中排空,3ml/kg 的糖浆排空时间大约 20min,1h 回到基线值。超声评估证实,术前 2h 给予 5~10ml/kg 清液可减少而不是增加胃窦体积。近年来,越来越多的证据表明保持儿童禁食清液≥2h 并不是必要的。麻醉科医师们担心的是短时间禁食会导致返流误吸,但是大量的研究所表明情况并非如此。无论是否遵循术前 2h 或 1h 清液禁食时间,其误吸的概率是相同的。此外,儿童误吸后的影响并不严重。清液禁食 1h 与禁食 2h 相比,不改变胃 pH 值或残余体积。缩短清液禁食时间,直到儿童被接到手术室,改善了家长和儿童的围手术期体验,且不增加误吸的风险。因此,大不列颠和爱尔兰儿科麻醉师协会、欧洲儿科麻醉学会达成一项共识,主张将清液禁食时间从 2h 减少到 1h,这将是麻醉实践中的一项重大改变。术前 1h 禁食清液的相对禁忌证包括胃食管返流(正在治疗或怀疑)、肾衰竭、某些肠道疾病、食管狭窄、贲门失弛缓症、糖尿病合并胃轻瘫和/或手术禁忌证。

　　基于共识的建议:儿童围手术期禁食时间应尽可能短,防止患儿不适、脱水和酮症酸中毒。

【专家点评】

　　新生儿的水电解质平衡与成人有着显著差异,新生儿和低体重新生儿易发生体液丢失和体液过量,输液的安全范围小,补液量应精确计算,术前应尽量对电解质紊乱给予纠正,术中合理补充丢失液量及生理维持量,尤其应注意非显性失水量。新生儿液体管理的另一特点是其糖代谢尚未完善,围手术期易出现低血糖或高血糖,二者均可能引起严重后果,建议常规监测血糖并对症处理。此外,新生儿容量监测手段有限,体检结果、体重、尿量和实验室检查可帮助评估和预测新生儿液体平衡。

【思考题】

1. 多选题：关于新生儿术前禁食水时间，下列哪项是正确的
   A. 清澈液体术前 2h   B. 新生儿配方奶粉术前 4h   C. 母乳术前 4h
   D. 母乳术前 6h   E. 清澈液体术前 1h

【答案】ABC

【答案解析】目前建议儿童禁食时间是：固体食物 6h，婴儿配方奶粉 4~6h，（新生儿配方奶粉 4h），母乳 4h，清液 2h。

2. 单选题：足月新生儿可耐受的 Hct 低值是多少
   A. 30%~40%   B. 35%~40%   C. 25%~30%
   D. 30%~35%   E. 40%~45%

【答案】D

【答案解析】足月新生儿可接受的 Hct 的范围是 30%~35%。

3. 单选题：早产儿术中维持性输液应选择
   A. 1%~2.5%葡萄糖平衡盐溶液   B. 5%葡萄糖溶液   C. 乳酸林格液
   D. 0.9%生理盐水   E. 5%白蛋白

【答案】A

【答案解析】对于早产儿和新生儿，一般建议术中使用含 1%~2.5%葡萄糖的平衡电解质溶液来补充术前禁食和术中维持的液体需求。

参考文献

[1] AMERICAN SOCIETY OF ANESTHESIOLOGISTS COMMITTEE. Practice guideline for preoperative fasting and the use of pharmacologic agents to reduce the risk of pulmonary aspiration：application to healthy patients undergoing elective procedures：an updated report by the American Society of Anesthesiologists Committee on Standard and Practice Parameters[J]. Anesthesiology,2011,114(3):495.

[2] 左云霞,刘斌,杜怀清,等. 成人与小儿手术麻醉前禁食指南（2014）[M]. 北京：人民卫生出版社,2014：73-75.

[3] YILMAZ N,CEKMEN N,BILGIN F, et al. Preoperative carbohydrate nutrition reduces postoperative nausea and vomiting compared to preoperative fasting [J]. Journal of Research in Medical Science, 2013, 18 (10):827.

[4] MURAT I,HUMBLOT A,GIRAULT L,et al. Neonatal fluid management[J]. Best Practice & Research Clinical Anaesthesiology,2010,24(3):365-374.

[5] FAWCETT W J,THOMAS M. Pre-operative fasting in adults and children：clinical practice and guidelines [J]. Anaesthesia,2019,74(1):83-88.

[6] YAPICIOGLU Y H,DEMIREL N,İNCE Z. Turkish Neonatal Society Guideline on fluid and electrolyte balance in the newborn[J]. Turk Pediatri arsivi,2018,53(Suppl 1):S55.

[7] GOOBIE S M,HAAS T. Bleeding management for pediatric craniotomies and craniofacial surgery[J]. Paediatric Anaesthesia,2014,24(7):678.

[8] CARCILLO J A. Intravenous fluid choices in critically ill children[J]. Current opinion critical care,2014,20 (4):396.

[9] SUMPELMANN R,BECKE K,BRENNER S,et al. Perioperative intravenous fluid therapy in children:guidelines from the Association of the Scientific Medical Societies in Germany[J]. Paediatric Anaesthesia,2017,27(1):10.

【病例二】

儿童男患,12 岁,身高 165cm,体重 60kg。诊断"脓胸",拟行"胸腔镜下胸膜纤维板剥脱术"。该患者既往患有结核病史。静脉快速诱导后,插入 35F 双腔支气管导管。手术持续 2h,术中出血 200ml,术后拔除支气管导管送入 PACU。

【知识点】

1. 儿童术中背景输液选择哪种溶液？输液速度是多少？
2. 儿童围手术期液体治疗的溶液有哪些？
3. 儿童围手术期容量治疗可使用哪些溶液？
4. 儿童围手术期容量治疗的监测方法有哪些？
5. 液体的分类及临床应用？
6. 儿童输液注意事项有哪些？

1. 儿童术中背景输液选择哪种溶液？输液速度是多少？

儿童麻醉静脉输液的成分(低渗或等渗)和类型(晶体或胶体)是数十年来备受争议的话题。输液的目的是使围手术期禁食患者达到正常的液体和葡萄糖要求。1957 年,Holliday 和 Segar 介绍了一种儿童静脉输液方法,建议用含 5% 葡萄糖的低渗液。在随后的几年中,通过分析母乳和牛奶的成分,计算出维持电解质稳定性的需要,从而导致了电解质溶液的低渗透率,通常是 5%葡萄糖溶液用于儿童维持性输液。事实上,这些建议旨在满足健康儿童对自由水和能源消耗的需要,但并不一定适用于围手术期对能量、葡萄糖、电解质和血管内容量的需求。因此一些儿科麻醉师协会的指南对儿童围手术期液体管理建议进行了调整。

自 2011 年起,欧洲《儿童手术中液体治疗的专家共识》指出,儿童术中背景输注液应该有一定的渗透压,其中钠的浓度应该尽量接近生理值,同时含有 1%~2.5%的葡萄糖,并且还应该包括对阴离子的代谢作用(例如乙酸、乳酸或苹果酸)。同先前使用的低渗液(含 5%葡萄糖)相比,使用等渗液输注可减少低钠血症并发脑病的可能性,如脑水肿、呼吸功能障碍等。此外,血糖浓度低(1%~2.5%)也可降低术中血糖升高的风险。有两个观察研究表明,在术中输注含 1%葡萄糖平衡等渗电解质溶液,平均输注率 10ml/(kg·h),可使新生儿和 4 岁以下儿童获得更稳定的循环,钠和葡萄糖水平及酸碱状态。虽然 10ml/(kg·h)高于 4-2-1 规则计算出的维持量,但从术后禁食和体液缺失的角度来看,这是合理的。如有可能,应根据实际需要调整背景输入速率。在围手术期所需的葡萄糖也可能有很大差别。对高危儿童(如新生儿和早产儿、代谢紊乱患儿)以及长期手术患儿,应定期测量血糖并调整管理措施,确保血糖正常。进入手术室的儿童处于分解代谢状态(如长期禁食),或由于发育原因或代谢率高或低糖原储备,或伴随疾病(如早产儿、新生儿、肠外营养、肝病),1%葡萄糖作为背景输注的可能过低。对于这种情况,背景输注速度或葡萄糖浓度应提高,或者在低血糖的情况下,选择较高浓度的葡萄糖溶液,使用一种液体泵或注射器(例如 200mg/kg),作为负荷量输注。对于高浓度无电解质葡萄糖溶液的使用,必须特别小心。防止因过度输注而引起恶性事件(如高渗性高血糖昏迷)。很多麻醉科医师用平衡等渗的电解质溶液(含1%~2.5%葡萄糖)作为学龄儿童输液。对于没有相关组织损伤(如腹股沟疝切开术、包皮环切术)的较短手术(≤1h),背景输液是可以省略的。

结论:背景输液应选用含1%~2.5%葡萄糖平衡等渗电解质溶液。基础输液可从10ml/(kg·h)开始,并根据实际情况(目标:正常细胞外液容量)进行调整。对有风险、手术时间长的患儿,应定期检测血糖水平,调整葡萄糖输注速率(目标:正常血糖和稳定的酸碱状态)。

2. 儿童围手术期液体治疗的溶液有哪些?

围手术期液体治疗的目的是补充额外的液体缺失,以维持正常的细胞外液容量(extracellular fluid volume,ECFV)。幼儿的ECFV比成人大(例如早产儿占体重的60%,新生儿40%,婴儿30%,成人20%),但ECF的组成在所有年龄组中都是相似的。因此,与成人相同的输液溶液也可用于儿童术中液体治疗。与ECF相比,传统的乳酸林格液渗透压偏低(276mOsmol/L<308mOsmol/L),而等渗氯化钠溶液含有过多的氯化物(154mmol/L>95~106mmol/L)(表3-3-10)。因此,大量输注时可能会导致渗透压降低或高氯性酸中毒。当少量输注时,这些变化通常是可代偿的。

表 3-3-10　人体血浆及儿童常用静脉输液的成分/(mmol·L^{-1})

电解质	人体血浆	生理盐水	乳酸林格液	醋酸林格液	5%葡萄糖	5%白蛋白	6%羟乙基淀粉	平衡盐溶液	琥珀酰明胶
Na$^+$	142	154	140	130	—	145±15	154	140	154
K$^+$	4.2	—	4.5	—	—	<2.5	—	4	—
Cl$^-$	103	154	109	98	—	100	154	118	120
Ca^{2+}	5	—	3	—	—	—	—	2	—
Mg^{2+}	3	—	—	3	—	—	—	2	—
醋酸盐	—	—	—	27	—	—	—	—	—
乳酸盐	1.2	—	28	—	—	—	—	—	—
葡萄糖(g/L)	—	—	—	—	50	—	—	10	—
pH	7.4	5.0	6.5	7.4			4.0~5.5		7.4
渗透浓度	290	308	274	295	252	330	308	296	250~300

研究表明,接受5%葡萄糖乳酸林格液的儿童30%出现了高血糖(超过11mmol/L),平均血糖浓度为13.4mmol/L,最高为17mmol/L。由于5%的葡萄糖溶液与高血糖水平有关,因此在儿科麻醉中对较低浓度的葡萄糖溶液进行了评估。在三项前瞻性随机研究中发现,使用2%或2.5%的葡萄糖溶液在手术期间血糖升高的程度低于5%的溶液,且血糖值在正常范围内(<8.3mmol/L)。假设2%或2.5%的溶液与血糖浓度升高有关,研究人员监测了低浓度葡萄糖(1%或0.9%)乳酸林格液的血糖情况。这些研究表明,低葡萄糖浓度溶液可预防低

血糖,而血糖浓度在正常范围。91 例接受择期耳鼻喉手术的 ASA Ⅰ～Ⅱ级儿童被纳入这项前瞻性、随机、开放的研究。随机分为三组,G5W 组:5% 葡萄糖溶液,GNaCl 组:3.33% 葡萄糖+0.3% NaCl,RA 组:醋酸林格液。在麻醉诱导前、术后即刻和术后 60min 分别测定血糖、钠、钾、磷酸盐浓度和血渗透压。结果显示。虽然各组术后血糖浓度均显著升高,但 G5W 组患儿术后发生高血糖者占 94%,GNaCl 组则为 37%。G5W 组术后低钠血症发生率为 36%,GNaCl 组为 3.7%。RA 组无高血糖、低钠血症发生。G5W 组和 GNaCl 组术后渗透压明显下降,RA 组无明显变化。结论为醋酸林格液不会引起葡萄糖和电解质浓度的显著变化,因此对于接受择期手术的儿童来说,它似乎是最安全的。因此,药物警戒风险评估委员会(the Pharmacovigilance Risk Assessment Committee,PRAC)建议在《含葡萄糖电解质溶液产品特性摘要》中特别警告:使用低渗液体可能导致高血糖和低钠血症。因此应避免在手术中使用。平衡等渗电解质溶液更接近于 ECF 的组成,也更接近儿童的生理范围,对渗透压和酸碱电解质平衡的不良影响也较小。在预先存在不平衡的情况下,平衡的等渗电解质溶液能使体液状态更接近正常范围。在循环不稳定的患者中,首先应迅速恢复有效循环。德国成人容量治疗指南提出,平衡等渗电解质溶液也可以推荐用于儿童围手术期液体治疗。此外,等渗盐水可用于儿童呕吐和严重低氯性碱中毒时的氯化物替代治疗(例如幽门狭窄、肠胃炎)。围手术期液体不足可能是由于摄入不足或丢失增多(如肠胃炎、肠梗阻、出血)。因疾病引起的体重减轻(体重减轻=液体减少)可以较好地推断出缓慢发展的液体丢失。如果在发病前不能确定体重,脱水程度的估计可根据临床标准来计算(表 3-3-11)。当需要时,10～20ml/kg平衡电解质溶液可以重复输注,直到达到预期的效果(最大输注量为 3 倍 10～20ml/kg,以避免液体超负荷)。

表 3-3-11　新生儿和婴幼儿脱水程度的评估

体征与症状	轻度	中度	重度
失水量占体重比例	3%～5%	5%～10%	>10%
全身情况	激惹,不安	口渴,嗜睡	冷,虚汗,虚弱
脉搏	可触及	可触及(减弱)	明显减弱
呼吸	正常	深,也可快	深和快
囟门	正常	轻度凹陷	凹陷
血压	正常	体位性低血压	低血压
皮肤弹性	正常	轻度降低	降低
皮肤灌注	正常	正常	减少,出现花纹
眼泪	有	有或无	无
黏膜	潮湿	干燥	非常干燥
尿量	正常	少尿	无尿或严重少尿
毛细血管充盈时间/s	正常	<2	>3
估计失水量/ml·kg^{-1}	30～50	50～100	100～120

3. 儿童围手术期容量治疗可使用哪些溶液？

围手术期容量治疗的目的是快速恢复循环血容量(blood volume,BV)。正常的 BV 是静脉回流的最重要的先决条件,而静脉回流又是保证心排血量和组织灌注的重要先决条件。例如,在循环不稳定或失血的情况下,BV 减少时最初将间质液移向血管内,通过减少间质液容积来稳定 BV。因此,稳定循环系统的第一步应该是输入平衡等渗电解质溶液,以维持正常的 ECFV 和 BV。然而,单一的晶体液必然导致组织水肿和血液稀释,减少供氧,延缓术后恢复。为了避免这种情况,特别是当需要限制使用血液制品时,胶体通常在大手术中使用,作为第二步,可以更有效地稳定 BV 和防止组织水肿。天然胶体(例如,白蛋白)常用于儿科麻醉,但在 20 世纪 90 年代,被成本较低和更容易储存的明胶或羟乙基淀粉取代。不良反应较少的分子量为 13 万 Da(HES130)的羟乙基淀粉第三代产品应该是儿童的首选。在需要心脏手术的儿童使用 HES130 的三项临床研究中,即使在高剂量羟乙基淀粉(总剂量>20ml/kg)组,也没有观察到失血或肾衰竭的增加。对 1 130 例儿童使用 HES130 的观察性研究表明,在给予中等剂量(10~20ml/kg)与高剂量(总剂量≥20ml/kg)相比,不良事件更少。在高剂量(40ml/kg)明胶和羟乙基淀粉组中,凝血功能明显受损。在临床研究中,HES130 对于肾功能正常的儿童接受大型手术(包括心脏手术)具有良好的耐受性和有效性。最近的一项 Meta 分析发现,围手术期接受羟乙基淀粉输注的患儿肾功能、失血量和输血量均无影响,也未观察到肾衰竭等严重不良反应。尽管如此,2018 年,欧洲药物管理局考虑从市场上去除含有羟乙基淀粉的溶液,而羟乙基淀粉现在被禁止用于脓毒症或烧伤的危重患者。同时每日最大剂量从 50ml/kg 降至 30ml/kg。在成人中,与羟乙基淀粉相比,明胶的过敏发生率更高。但在儿童中,发病率可能较低,但目前尚无儿童明胶安全性研究。明胶和羟乙基淀粉都用平衡等渗电解质溶液溶解,以避免医源性酸碱失衡和电解质改变。虽然与平衡等渗电解质溶液相比,人工胶体在体积上更有效,但也与不良反应的风险增加有关(例如,过敏性凝血功能和肾功能受损)。

根据欧洲药品管理局的一项建议,羟乙基淀粉可以继续用于纠正低血容量。另一方面,根据德国医学会目前的血液成分和血浆衍生物治疗指南,不允许将血液制品仅用于容量治疗(例如,不用于纠正贫血或凝血问题)。根据德国关于容量治疗的指导方针和欧洲药品管理局的建议,人工胶体可以继续用于健康肾脏儿童的术中容量治疗。胶体过量可能导致血管内高血容量,血管内皮屏障功能紊乱和稀释性凝血病。为了避免高血容量,应采取限制性方法输注胶体(目标正常 BV)。

对于健康儿童来说,目前可用的人工胶体和天然胶体在临床效益-风险比方面似乎没有明显的差别。一个大型多中心调查研究表明,与对照组相比,新生儿使用明胶或冰冻血浆的发病率和死亡率没有差异。到目前为止,还没有任何临床研究确定哪种液体效果更好。

4. 儿童围手术期容量治疗的监测方法有哪些？

询问禁食水时间和简单的临床检查(例如,胸骨、前额毛细血管充盈时间,皮肤弹性,囟门凹陷程度)就能很好地判断循环状况。对于小手术,手术期间基础监测(脉搏血氧饱和度、血压、心电图、体温)可以满足血容量正常的儿童的需要。如怀疑存在异常,可进行血气分析(周围静脉或毛细血管)(blood gas analysis,BGAs)以评估酸碱状态(BE,乳酸)和血糖水平。但是,儿童的心排血量、ECFV 和 BV 无法用简单的方法直接测量,血压处于正常或接近于允许范围的下限并不能保证足够的心排血量。

建议对复杂程度较高的容量不足的病例加强监测(如有创血压、中央静脉置管,连续BGAs),以便评估术中液体治疗效果。为评价补液反应,自体输血策略(垂头仰卧位、被动抬腿)因身高原因不适合儿童。在此期间,补液反应可以通过向肝脏施加一定的外压来评估,从而使 BV 从腹腔转移到胸腔。如液体治疗有效,则有创测量的血压和/或呼末分压将增加(通气时肺部血液流量增加,呼气时二氧化碳分压短暂升高)。

在此基础上,可以进一步评价补液反应的参数有:呼吸循环中血压曲线变化(收缩压变化,脉压变化)、灌注指数以及用脉搏血氧测定法和超声心动图测定出血液体积或血流速度计算出的普氏变异指数。因为导管相关的危险,小婴儿不能常规地使用肺动脉或肺部热能稀释导管。在婴儿中,脉冲轮廓分析未被证实。中心静脉压值与循环血量及输液反应无明显关系。若为大型手术,应测定基准水平 BGAs,然后定期测定中心静脉血氧饱和度($ScvO_2$)作为快速灌注参数,BE 和乳酸浓度作为长期灌注参数。对 BGAs 的分析尤其重要的是注意到随着时间的变化趋势,这样就能在出现不良趋势且未达到病理状态之前采取相应的对策。手术后尿量通常会减少,例如,由于压力引起的 ADH 水平升高和/或肾灌注减少(例如,气腹手术引起的腹腔内压力升高),有时尿量并不是术中输液治疗的基本效果指标。一般而言,输液治疗所依据的参数不应单独评价,而应综合考虑整体情况和其他监测数据。

在此基础上建议:容量状况应该通过对儿童的体检来评估,例如中央毛细血管充盈时间,皮肤弹性,囟门。为评价补液反应,应进行自体输血(向肝脏施加外压、被动抬腿)的评估操作。如果是大手术,应加强监测(如动脉和中心静脉置管)。BGAs 应在大手术后定期检测,如发现异常($ScvO_2$ 降低,BE 升高,乳酸升高),应尽早采取措施。

5. 液体的分类及临床应用?

通常小儿围手术期使用等张平衡盐溶液是比较理想的,当手术中失液、失血较多时应增补胶体液,可选用白蛋白等血液制品或羟乙基淀粉、明胶类等血浆代用品。

(1) 低张性液体:原则上维持性补液可选用轻度低张性液体,如 0.25%~0.5%氯化钠溶液。但大量输注容易导致术后低钠血症,甚至引起脑损伤。

(2) 等张性液体:等渗液的丢失继发于创伤、烧伤、腹膜炎、出血和消化道的液体丢失,术中所有的体液丢失都应以等张溶液(平衡盐溶液、林格液或生理盐水)补充。

(3) 葡萄糖液:大多数儿童对手术刺激有血糖升高反应,而输入含糖溶液将加重血糖的升高。小儿手术过程中不建议常规输注葡萄糖液,但要注意以下几点:①多数患儿术中给予无糖溶液,注意监测血糖;②低体重儿、新生儿或长时间手术的患儿应采用含糖(1%~2.5%葡萄糖)维持液,并应监测血糖;③早产儿、脓毒症新生儿、糖尿病母亲的婴儿及接受全肠道外营养的儿童术中可用 2.5%~5%葡萄糖溶液,应监测血糖水平,避免单次静脉注射高渗葡萄糖;④术前已输注含糖的早产儿和新生儿术中应继续输注含糖液。

在小月龄婴儿中,应精确进行围手术期静脉输液治疗,以避免意外过量输注。德国科学医学协会发表的儿童围手术期静脉液体治疗指南(2017)中推荐:儿童围手术期静脉输液治疗(10s 法则)(表 3-3-12)以及儿童围手术期静脉输液治疗建议(表 3-3-13)。

表 3-3-12　儿童围手术期静脉输液治疗(10s 法则)

	输液	初始/重复剂量
背景输液	1%~2.5%葡萄糖平衡等渗电解质溶液	10ml/(kg·h)
液体治疗	平衡等渗电解质溶液	×10~20ml/(kg·h)
容量治疗	白蛋白,明胶,羟乙基淀粉	×5~10ml/(kg·h)
输血	红细胞,新鲜冰冻血浆,血小板	×10ml/(kg·h)

表 3-3-13　儿童围手术期静脉输液治疗建议

术前	保持短时间禁食(清液液体至术前2h)
短小手术	背景输注含1%~2.5%葡萄糖的平衡等渗电解质溶液10ml/(kg·h)
中等手术	按实际需要调整背景输液量 附:按需输注平衡等渗电解质溶液;若平衡等渗电解质溶液无效,则输注白蛋白、明胶和羟乙基淀粉
大手术	与中等手术相同 附:准备血液制品,以防严重的血液稀释
术后	尽早恢复患儿的饮食

6. 儿童输液注意事项有哪些?

儿童输液的安全范围小,婴幼儿更为明显,即液体最小必须量与最大允许量之比较小,两者绝对值的差更小。计算补液总量时应包括稀释药物(包括抗生素)在内的液体量。短小择期手术的患儿,一般情况良好,输液不是必须的。患儿手术时间超过 1h 或术前禁食禁饮时间较长,应给予静脉输液。大手术尽量做到目标导向治疗,根据患儿对补液的反应及时对补液量和速度做出调整。如达到以下指标,维持有效血压[收缩压参考值=80+年龄×2(mmHg),舒张压=2/3 收缩压,平均动脉压=7/9 收缩压]、中心静脉压=8~12cmH$_2$O、尿量≥0.5ml/(kg·h)、中心静脉氧饱和度≥70%、动脉血氧饱和度≥93%以及血细胞比容≥30%等。

术中如出现尿量减少、心动过速、低血压或末梢灌注不良等血容量不足的征象时,应积极进行容量治疗。胶体液也是药物,对胶体的选择,对于早产儿、新生儿及婴儿来说,5%的白蛋白仍是比较好的选择。

补液速度取决于失水的严重程度,根据患儿病情缓急、严重程度等具体情况,强调个体化输液,根据患儿对补液的反应及时调整补液量和补液速度。比如休克患儿,可以给予每次 10ml/kg 的冲击量,加快液体复苏。建议婴幼儿术中补液使用输液泵控制或选用带有计量的输液器。

【专家点评】

婴幼儿的围手术期容量监测及管理有一定特殊性。多种常规应用于成人的容量监测手段目前尚未在婴幼儿中得到验证。常规用于评估容量状态及容量反应性的措施有体格检查,直腿抬高试验等。对于正常容量婴幼儿患者,术中血气分析结果的动态变化可为容量状态判断提供一定帮助。行较大手术时可行目标导向治疗,根据患儿对补液的反应及时调整容量管理策略。

【思考题】

1. 单选题:关于儿童术中背景输液,下列哪项是正确的

A. 含 1%～2.5%葡萄糖的平衡等渗电解质溶液　　B. 乳酸林格液

C. 0.9%生理盐水　　D. 5%葡萄糖溶液

E. 5%白蛋白

【答案】A

【答案解析】背景输液应采用含 1%～2.5%葡萄糖的平衡等渗电解质溶液。背景输液可以 10ml/(kg·h)初始输注速率开始,根据实际情况进行调整。

2. 多选题:对于术中容易失血操作复杂的大手术,需要哪些液体监测方法

A. 中心静脉压监测　　B. 有创动脉压监测　　C. 连续动脉血气分析

D. 脑电图监测　　E. 肌松监测

【答案】ABC

【答案解析】对于可能大量失液较复杂的手术建议加强监测(例如有创动脉压和中心静脉压、连续动脉血气分析),以便评估术中液体治疗的效果。

(张丽娟　编写　王锷　审校　专家点评　郭曲练)

参考文献

[1] SUMPELMANN R,MADER T,EICH C,et al. A novel isotonic-balanced electrolyte solution with 1% glucose for intraoperative flfluid therapy in children:results of a prospective multicentre observational post-authorization safety study(PASS)[J]. Pediatric Anesthesia,2010,20(11):977.

[2] BECKE K,EICH C,HOHNE C,et al. Choosing Wisely in pediatric anesthesia:An interpretation from the German Scientific Working Group of Paediatric Anaesthesia (WAKKA)[J]. Pediatric Anesthesia, 2018, 28(7):588.

[3] SUMPELMANN R,BECKE K,BRENNER S,et al. Perioperative intravenous fluid therapy in children:guidelines from the Association of the Scientifific Medical Societies in Germany[J]. Pediatric Anesthesia,2017,27(1):10.

[4] OH G J,SUTHERLAND S M. Perioperative fluid management and postoperative hyponatremia in children[J]. Pediatric nephrology,2016,31(1):53.

[5] PAUT O,LACROIX F. Recent developments in the perioperative fluid management for the paediatric patient [J]. Current Opinion in Anaesthesiology,2006,19(3):268.

[6] 左云霞,朱波,庄蕾,等.小儿围手术期液体和输血管理指南(2017)[M].北京:人民卫生出版社,2017:278-283.

第四节　冠心病患者胸外科手术的容量管理和循环功能监测

【病例】

患者,男性,73 岁,体重 80kg,身高 174cm。诊断为"右肺中叶占位",拟行"胸腔镜下右肺中叶切除、淋巴结清扫、胸腔闭式引流术"。既往高血压、冠心病、糖尿病病史。最高血压

170/100mmHg,一直服用卡托普利和倍他乐克治疗,血压控制在 135~150/70~90mmHg,心率 55~65 次/min。胰岛素控制空腹血糖 7.0mmol/L 左右。近 5 年时有心绞痛发作,一般在情绪激动时发生,口服速效救心丸能缓解,心功 II 级。术前心脏超声检查示:左室射血分数58%,每搏量 60ml,主动脉弹性减低,左心室心肌肥厚,左室顺应性减低,左心功能正常。24h动态心电图示:窦性心律,偶发室性期前收缩,ST 段改变。术前肺功能检查和动脉血气分析结果均在正常范围内。患者入室后,血压 150/85mmHg,心率 60 次/min,脉搏血氧饱和度96%。行有创动脉监测,全身麻醉诱导(咪达唑仑 2mg,依托咪酯 25mg,舒芬太尼 32μg,罗库溴铵 50mg)顺利,置入 37#F 双腔支气管导管,行右侧颈内静脉穿刺置管,监测中心静脉压,显示 8~10cmH_2O。纤维支气管镜确认导管位置后患者改左侧卧位,单肺通气后手术开始。术中收缩压维持在 100~110mmHg 之间,舒张压 70~80mmHg 之间,心率 55~65 次/min,心电图未见异常,脉搏血氧饱和度 ≥90%,呼气末二氧化碳分压为 40~45mmHg,中心静脉压在 8~12cmH_2O 之间。切除右肺中叶后,心电图监测显示 II 导联和 V5 导联 ST 段显著压低,与术中相比,有创动脉压降低,在 80~90/50~60mmHg 之间,心率加快至 97 次/min,脉搏血氧饱和度在95% 左右。此时距离手术开始 120min,静脉输入晶体液 300ml,尿量约 50ml,失血量约 50ml。

【知识点】

1. 合并冠心病患者行胸外科手术的麻醉管理要点有哪些?
2. 合并冠心病患者行胸外科手术时术中应进行哪些监测?
3. 冠心病患者术中心电图监测的意义是什么?
4. 合并冠心病患者行胸外科手术术中有创动脉压监测的意义是什么?
5. 合并冠心病患者行胸外科手术术中中心静脉置管的意义是什么?
6. 合并冠心病患者行肺叶切除手术术中肺动脉导管监测有何利弊?
7. 脉搏指数连续心排血量监测技术或 FloTrac 监测对合并冠心病患者行肺叶切除手术术中容量管理的意义是什么?
8. 什么是脉搏灌注变异指数(pleth variability index,PVI)?其是如何指导容量管理?
9. 经食管超声心动图监测对冠心病患者行肺叶切除手术术中容量管理的意义是什么?
10. 分析此患者术中循环波动可能是什么原因?

1. 合并冠心病患者行胸外科手术的麻醉管理要点有哪些?

冠心病(coronary artery disease,CAD)的发病率随年龄增加而明显增加。据统计,约 2/3的 65 岁以上人群患有冠心病。冠心病患者行非心脏手术的死亡率升高 2~3 倍,最常见的原因是围手术期心肌梗死,其次是严重的心律失常和心力衰竭。其中围手术期心肌梗死是影响非心脏手术术后短期和长期转归及死亡率的最重要的因素之一。行胸外科手术特别是肺叶切除术的患者多为老年人和吸烟者,这一群体合并冠状动脉疾病的概率很高。平静时心电图正常并不能否定冠心病的存在,冠状动脉造影证实三支血管阻塞程度达 50% 的患者中,平静时心电图正常者可达 15%。胸科手术多需单肺通气和侧卧体位,体位改变可引起肺通气和血液分布发生变化,胸内负压的消失和肺弹性回缩使得术侧肺萎陷和缺氧,导致缺氧性肺血管收缩(hypoxic pulmonary vasoconstriction,HPV),以及流体静力学效应,液体输注过多易导致围手术期急性呼吸窘迫综合征,其中液体超负荷是主要原因。特别是合并冠心病的患者,液体超负荷还会加重心脏负担,引起心功能不全,然而容量不足又会导致心肌灌注量下降和心肌缺血缺氧,冠心病患者胸科手术围手术期血流动力学监测与液体管理的难度增加。容量管理和循环功能监测作为合并心脏病患者行胸科手术的麻醉管理的重要组成部分,其主要目的是维持器官和组织灌注,保证组织氧供需平衡,预防、监测和治疗心肌缺血,保护脏器功能,避免不必要的增加心脏做功,促进患者快速康复。GDFT目前已广泛用于临床,其是在监测血流动力学指标的基础上,以多种指标指导液体输注,优化组织灌注,有利于加速患者康复和减少住院时间。使用合适的监测方法准确监测血流动力学指标,优化围手术期血流动力学管理,实施GDFT可显著减少高风险手术术后并发症的发生。

2. 合并冠心病患者行胸外科手术时术中应进行哪些监测?

心血管疾病患者术中容量状态评估应注重心功能的评估,左右心室收缩功能正常的患者对液体输注的耐受性良好,然而心功能极差的患者几乎对液体负荷没有反应,对于EF在35%~50%之间的患者容量状态则需要进行精确的评估。对于冠心病患者,在围手术期需进行全面、良好的循环监测和容量管理,结合容量监测的静态指标和动态指标综合分析,评估心脏功能,采取相应的容量支持或药物治疗,有利于早期发现病情变化并尽早处理。除常规进行心电图、无创血压、脉搏氧饱和度、皮肤灌注及尿量监测外,还应进行①有创动脉压连续监测,实时观察血压波动;②液体反应性的静态指标包括CVP和肺动脉楔压(pulmonary artery wedge pressure,PAWP);③液体反应性的动态指标包括SVV、脉压差变异性(pulse pressure variation,PPV)、收缩压变异性(systolic pressure variation,SPV)、脉搏灌注变异指数(pleth variability index,PVI)、全心舒张末期容积(global end-diastolic blood volume,GEDV)、胸腔内血容积指数(intrathoracic blood volume index,ITBVI)以及血管外肺水指数(extravascular lung water index,EVLWI)等;④采用经食管超声心动图从心脏形态和功能两个方面实时监测。

3. 冠心病患者术中心电图监测的意义是什么?

持续心电监测可发现心律失常、心肌缺血、传导异常以及电解质紊乱等异常情况。所有冠心病患者应常规监测心前区导联,或选取术前缺血表现最明显的导联,进行连续的ST段监测,电脑自动对ST段的分析优于临床医师对ST段的解读。在标准12导联心电图中,多导联监测优于单导联监测,同时监测II导联和V_5导联可以反映左冠状动脉和右冠状动脉供应的区域,能够发现80%以上的心肌缺血事件。一般情况下,这一监测值取决于J点(QRS波和ST段之间的连接部位)之后60~80ms的ST段与基线(PQ间期)之间的关系。大于0.1mV的水平型或下斜型ST段压低或者大于0.2mV的ST段抬高则认为是心肌缺血的表现。ST段监测在左心室肥大的患者或术中频繁使用电刀干扰时效果相对差。尽管心电图监测对手术期间心肌缺血事件发生敏感性低,但是心肌缺血高风险患者行非心脏手术时,围手术期ST段的改变与心源性不良事件的发生密切相关。

4. 合并冠心病患者行胸外科手术术中有创动脉压监测的意义是什么?

直接动脉内测压可以持续动态地获得血压变化情况,压力的大小和波形可反映心排血量、外周血管阻力和血管内容量等状态。冠心病患者术前用药和禁食以及心功能状态都会不同程度地加剧诱导期及术中血流动力学的波动,胸腔内手术压迫心脏和大血管会产生短暂的严重低血压,因此在麻醉诱导前行有创动脉压监测、术中持续实时监测体循环血压以及间断的血气分析至关重要。

5. 合并冠心病患者行胸外科手术术中中心静脉置管的意义是什么？

CVP 是胸外科手术中常用的血流动力学监测指标，其表示上腔静脉或下腔静脉近右心房入口处的压力或右心房内的压力，能够衡量右心功能和静脉回心血量之间的平衡关系，正常值为 $5\sim12cmH_2O$。CVP 常用来评估右心室前负荷及回心血量的排出能力，受静脉回心血容量、右心功能和胸腔血管壁张力的影响，但其并不能反映左心功能。全身血容量增加、回心血量增加、心脏功能减退和胸腔血管壁张力增加（如正压通气）可导致 CVP 增加。反之，容量减少、心脏排血能力增强和胸腔内压力减少可导致 CVP 降低。$CVP<5cmH_2O$ 表示循环容量不足，$CVP>15cmH_2O$ 提示右心功能不全或容量超负荷，动态监测中心静脉压临床指导意义更大。监测 CVP 的目的是提供适当的充盈压以保证心排血量，临床中常依据动脉压的高低、脉压大小、心率、尿量及临床症状结合 CVP 变化对病情做出判断，指导液体治疗。目前有研究认为，CVP 是压力指标并不是容量指标，不能准确反映血容量的变化，也不能很好地评估容量反应性，而且胸科手术中特殊的生理改变对腔静脉回流有影响，CVP 容量监测的可靠性不及漂浮导管、心脏超声及 SVV 等指标，应结合其他监测指标，指导围手术期液体治疗。但是中心静脉置管操作简单，能提示高血容量状态，还可作为静脉通路，用于输液和给予血管活性药物，推荐在合并心血管疾病的患者中应用。

6. 合并冠心病患者行肺叶切除手术术中肺动脉导管监测有何利弊？

肺动脉导管（pulmonary artery catheter，PAC）监测是将 Swan-Ganz 漂浮导管经颈内静脉插入上腔静脉，通过右心房、右心室、肺动脉主干、左或右肺动脉，直到肺动脉分支。通过 PAC 测定可获得前负荷相关指标，如 CVP、PAWP、右心室舒张末期容积（right ventricular end-diastolic volume，RVEDV），后负荷相关指标，如体循环阻力（systemic vascular resistance，SVR）、肺循环阻力（pulmonary vascular resistance，PVR），心脏收缩功能相关指标，如每搏量（stroke volume，SV）、右心室射血分数、心排血量（cardiac output，CO）、心脏指数（cardiac index，CI）等，压力相关指标，如肺动脉压力（pulmonary artery pressure，PAP）、右心房压力（right atrium pressure，RAP），以及全身氧供需平衡指标，如混合静脉血氧饱和度（mixed venous saturation of oxygen，SvO_2）、氧供（O_2 dilivery，DO_2）、氧耗（O_2 consumption，VO_2）、氧摄取率等。

在无肺血管疾病时，PAP 与左心室舒张末压（left ventricular end-diastolic pressure，LVEDP）及左房压有很好的相关性，其正常值为 $15\sim30/6\sim12mmHg$，平均肺动脉压（mean pulmonary arterial pressure，MPAP）为 $9\sim17mmHg$。左心功能不全、心室壁顺应性降低、液体超负荷可引起 LVEDP 显著升高，超过 PAP，此时 PAP 与 LVEDP 相关性下降。如无肺血管和二尖瓣疾病，PAWP 可用于评估肺循环状态和左心功能，特别是评估左心室前负荷。PAWP 可用于鉴别心源性或肺源性肺水肿，判定血管活性药物的治疗效果，诊断低血容量以及评估输血、输液效果，正常值为 $12\sim18mmHg$。液体输注试验后，PAWP 轻度增加（$\leqslant3mmHg$），提示患者心功能处于心功能曲线升支段，可以继续补液；PAWP 增加 $\geqslant7mmHg$，提示患者心功能曲线处于心功能曲线平坦段，应停止补液。$PAWP>20mmHg$ 时，提示左室功能轻度减退，应限制液体治疗；$>25\sim30mmHg$ 时，提示左心功能严重不全，可能发生肺水肿；$<7mmHg$ 时，提示心排血量降低，周围循环障碍，血容量不足。但是，在开胸侧卧位下，术中肺动脉压力对反映真正的左心前负荷的准确性下降。CO 是指心脏每分钟将血液泵入周围循环的血量，心脏

前负荷、后负荷及心肌收缩力决定心排血量,其反映整个循环系统的功能状态。正常成年人静息时的 CO 为 $4.0 \sim 6.0 \text{L/min}$。通过测定心排血量来判断心脏功能,结合其他血流动力学指标(CVP、PAP、PAWP 等)和一些计算出的循环参数(SVR、PVR),指导临床治疗。心脏指数(CI)与个体体表面积密切相关,CO 除以体表面积获得 CI,正常值为 $2.5 \sim 3.5 \text{L/}(\text{min} \cdot \text{m}^2)$,是比较不同个体心脏排血功能的常用参数。围手术期肺动脉导管临床应用指南指出:通过 PAC 能够连续监测心排血量,指导心血管系统的药物和液体治疗,优化全身的氧供需平衡等,通过评估容量和心功能状态,对指导临床治疗有一定意义。PAC 监测的准确性受到肺血管阻力、左心室顺应性等因素的影响,其正确应用的前提是能够对血流动力学资料合理分析,并依据获得的资料正确调整治疗方案。2017 版冠心病患者非心脏手术的麻醉及围手术期管理的专家共识不推荐 PAC 用于监测心肌缺血。与心电图监测、经食管超声心动图相比,术中 PAP 尤其是 PAWP 并非有效的监测指标。在少数存在血流动力学障碍的严重心血管疾病患者中,PAC 可用于监测充盈压、计算心排血量及肺动脉压力及其变化趋势。冠心病患者行肺叶切除术是否使用 PAC 需要取决于患者心血管状况(心肌或瓣膜的病变)及手术风险(大出血等)。

7. 脉搏指数连续心排血量监测技术或 FloTrac 监测对合并冠心病患者行肺叶切除手术术中容量管理的意义是什么?

脉搏指数连续心排血量监测(pulse indicator continuous cardiac output,PiCCO)是根据肺温度稀释技术以及动脉脉搏曲线面积分析技术计算每搏出量,进而获得连续心排血量,同时还可监测全心舒张末期容积(GEDV)、胸腔内血容积指数(intrathoracic blood volume index,ITBVI)、EVLWI、PPV、SVV 等多项血流动力学指标,获得全心血流动力学参数,较 PAC 创伤小,对患者心脏功能、前后负荷以及肺水情况进行精确评估,指导液体管理。

SVV 和 PPV 是依赖于心肺相互作用、基于机械通气引起静脉回流和跨肺压的周期性变化,是目标导向液体治疗中预测容量反应性的动态监测指标。SVV 是每搏出量伴随呼吸运动时胸腔压力变化而产生的,由一个呼吸周期中最大搏出量与最小搏出量差值与每搏出量平均值相比所得,通常约为 10%。PPV 是指正压通气的呼吸周期中动脉脉压的最大变化值,通常 PPV 不超过 13%。胸外科手术开胸后,静脉回流和心脏前负荷或左心室后负荷的变化是否影响 SVV 测量的准确性,Suehiro 等研究发现开胸行肺叶切除手术患者接受单肺通气后 SVV 仍能准确反映液体治疗反应性,最佳阈值为 10.5%,敏感度为 82.4%,特异度为 92.3%。有研究表明,基于 SVV 指导的围手术期液体治疗可以改善单肺通气期间的肺部氧合、降低气道压力并增加围手术期动态肺顺应性。SVV 和 PPV 产生基于心肺相互作用的原理,因此机械通气时潮气量大小、呼吸频率、心律失常、心功能状态等都不同程度地影响其准确性。多数的研究结果支持潮气量设定在 $8 \sim 10 \text{ml/kg}$,对于 SVV 和 PPV 预测液体反应最有临床价值。目前研究提示,在胸外科手术单肺通气过程中,潮气量 $\geqslant 8 \text{ml/kg}$ 时,SVV 和 PPV 对容量反应性具有良好的预测作用,SVV>10%~13% 或 PPV>13%~15% 认为具有容量反应性。潮气量在 $6 \sim 8 \text{ml/kg}$ 逐渐增加过程中,SVV 和 PPV 预测容量反应性的敏感性逐渐增加。潮气量为 6ml/kg 时,SVV 和 PPV 不能预测容量反应性。同时也有研究表明,即使潮气量 $\geqslant 8 \text{ml/kg}$,SVV 和 PPV 也不能预测开胸手术患者的容量反应性。对急性左心室心肌梗死的猪模型进行液体负荷治疗,SVV 并没有表现显著的变化,而 PPV 却表现出显著差异。这提示对于冠心病患者行肺叶切除术术中容量管理,需要结合患者的基础状态和其他监测指标,客观评价

SVV 指标的意义。此外,研究发现心脏后负荷也可对 SVV 产生影响。SVV 和 PPV 不能反映高血容量状态,仅能反映扩容治疗后能否提高心脏的每搏量。

EVLWI 指血管外的所有肺内液体,正常值在 3~7ml/kg 之间,是反映肺水肿程度的特异指标。引起肺毛细血管通透性增加及血管内流体静水压升高的各种因素(如急性呼吸窘迫综合征、围手术期液体过负荷等)都可引起肺水肿,导致 EVLWI 增加。对于行肺叶切除术的冠心病患者通过测量 EVLWI 能够准确地监测肺血管以外的液体,以避免围手术期液体过负荷,加重心脏负担,减少围手术期肺水肿的发生,预测机体容量状态的同时,避免心肌等组织灌注不足,精确地指导液体输注。ITBVI 与 GEDV 是反映心脏容量状态的指标,不受胸腔内压力、心肺顺应性和机械通气的影响,能够准确客观地反映心脏前负荷的情况。在老年食管癌手术患者的研究中发现,维持 ITBVI 在 800~1 000ml/m^2 之间的目标导向液体治疗,有利于维持心排血量且不增加肺水肿的风险。还有研究表明 ITBVI 的变化与心指数的改变具有良好的相关性。GEDV 指全心舒张末四个心腔内的最大血容量。在目标导向液体治疗中,有研究认为 GEDV 是预测心脏前负荷的最佳指标,可有效缓解循环功能障碍,指导正性肌力药和血管活性药物的合理使用。研究发现,围手术期维持 GEDV 低于 650mL/m^2 有助于减少术中出血量、评估心脏前负荷和心排血量变化;与低呼气末正压(5~10cmH$_2$O)水平相比,高呼气末正压(11~15cmH$_2$O)时 GEDV 能够更准确预测液体反应性。因此,在冠心病患者行肺叶切除手术中,ITBVI 与 GEDV 都可作为目标导向液体治疗的指标,评价心脏前负荷,并结合其他监测指标共同指导围手术期液体治疗。

FloTrac/Vigileo 系统是依赖预设的数据监测结果所得血管阻抗的脉搏波形法监测心排血量和容量状态,操作简便易行,经任一外周动脉均可进行相关血流动力学动态监测,且无需热稀释法校正,所测 SVV 能够指导容量治疗,与 PiCCO 和经肺热稀释法具有良好的相关性,能够全面评价循环变化和容量状态。其基本原理是在外周阻力和心率变化不大的情况下,每搏量增加,收缩压明显上升,舒张压上升的幅度可能不高,故脉压增大,因此脉压和每搏量呈正相关。在单肺通气手术中,FloTrac/Vigileo 系统获得的 SV、CO、SVV 等血流动力学参数与经食管超声心动图(transesophageal echocardiography,TEE)监测结果具有相似的临床应用价值,能较准确地指导补液,维持围手术期循环稳定。Kim 等研究认为,在冠状动脉旁路移植术中,SVV 能够反映脉压正常(≤60mmHg)的冠心病患者液体治疗反应性,而对于脉压大(>60mmHg)的患者,SVV 敏感性则降低。伴有不同程度外周动脉粥样硬化的冠心病患者行肺叶切除术中,FloTrac 数据的准确性可能会受影响。

对于伴有偶发期前收缩的冠心病患者,如果心脏节律至少在一个呼吸周期中规律,那么动脉压力曲线仍然具有分析价值。SVV 不适用于持续心房纤颤、频发室性期前收缩等冠心病患者的监测,因心律失常可导致 SV 的变异增大,此时的 SVV 就无法准确地反映循环系统对液体治疗的敏感性及容量状态。严重的二尖瓣或主动脉瓣病变,影响血流动力学变化,被列为 Vigileo 的使用禁忌证;主动脉球囊反搏患者不能应用 Vigileo 准确测量。

8. 什么是脉搏灌注变异指数(pleth variability index,PVI)? 其是如何指导容量管理?

脉搏灌注变异指数是一种无创、连续、功能性的血流动力学指标,反映的是灌注指数在呼吸周期中的动态变化,用于反映血管内容量与胸腔内压间的平衡,也是预测液体反应性的一项指标,与 SVV 监测容量反应的敏感度和特异度相似。PVI 容易受到血管张力及监测部位末梢灌注的影响,如血管活性药物、周围血管病、低温等,但 PVI 无论是在机械通气还是自主呼吸时,都可准确预测液体反应性。Meta 分析提示,与术中相比,床旁行机械通气的非手术患者 PVI 预测液体反应性更准确。因此,不建议单独将 PVI 用于指导围手术期液体管理,常常与其他监测指标联合使用。

9. 经食管超声心动图监测对冠心病患者行肺叶切除手术术中容量管理的意义是什么?

TEE 常用于监测血容量状态、心室收缩功能(EF 值)和局部心肌的收缩(节段运动)和舒张状态,评价左心功能与右心功能、评估瓣膜形态及功能变化,与 SVV 等容量监测指标具有良好相关性,是监测心肌缺血极为敏感的一项检查,从形态和功能两方面评估循环系统,具有微创、即时、直观等多方面的优势,为围手术期心脏功能和循环容量诊疗提供可靠依据。TEE 既是心脏手术麻醉管理中的标准化监测手段,也是非心脏手术中评估术中急性、危及生命的血流动力学紊乱的重要监测方法。超声心动图除可估测前负荷外,还可以通过测定CO、SV、左室流出道速度时间积分、下腔静脉直径的改变等,判断患者补液后容量的反应性。

经胃左心室乳头肌短轴切面是经食管超声检查的重要切面,主要用于评估左心室大小、功能及心肌节段性运动状况,图像可以反映出 3 根主要冠状血管的分布区域。通过测定舒张末面积可以估测左心室舒张末容积,作为前负荷的参考,并能及时反映药物作用、体位改变及液体治疗对前负荷的影响。观察到左心室乳头肌亲吻征(左室收缩末期容积降低)简单判定患者可能容量不足。通过观察左心室壁的收缩、舒张运动,可以判断心肌收缩能力。对于术中血流动力学不稳定的患者,心动超声的影像可以鉴别诊断低血压是由于心脏泵功能衰竭还是低血容量引起的。通过观察心室壁的节段性室壁运动异常(segmental ventricular wall motion abnormalities,SWMA)可以反映围手术期心肌缺血情况。节段室壁运动通过两个指标来判断:室壁增厚率和局部半径改变(心肌的向心性运动)。通常,收缩末期室壁厚度比舒张末期室壁厚度增加约 50%,发生心肌缺血后,收缩期室壁增厚降低或消失的变化最为敏感。许多动物实验和临床试验表明,TEE 这种变化比心电图 ST 段改变或由肺动脉漂浮导管监测的充盈压升高更早,故可进行早期诊断。

经食管中段主动脉瓣长轴切面可以测定左心室流出道直径,经胃深部左室长轴切面采用脉冲多普勒测定左心室流出道血流的速度时间积分,通过左心室流出道面积与速度时间积分的乘积得到左室每搏量。左室每搏量乘以心率得到心排血量。然而,流出道面积的测量误差可能影响心排血量计算的准确性。TEE 探测上下腔静脉直径随呼吸运动的变化程度,常用于临床判断液体治疗反应和循环功能状态的指标。在右心收缩功能正常情况下,控制呼吸患者下腔静脉绝对直径在 10~15mm 之间,呼吸扩张率>18%,提示患者可能具有容量反应性。采用 TEE 监测可更加精准地指导围手术期液体治疗。有研究发现,在术中分别用FloTrac/Vigileo 系统和 TEE 对择期行胃肠道手术的老年冠心病患者进行监测,发现 TEE 监测组晶体液输入量和总输入量较 FloTrac 组明显减少。TEE 动态监测可指导 50% 的患者给予或者调整血管活性药物的应用,24% 的患者调整容量管理措施。基于 TEE 指导的肺叶切除术围手术期液体管理,与对照组相比,GDFT 组术后肺部并发症的发生率与住院时间显著下降。连续 TEE 监测需要操作人员的注意力集中,设备费用高以及操作人员需要特殊培训,这些限制了 TEE 的使用。TEE 还可能导致口咽喉和胃肠道的损伤,TEE 禁用于存在食管或胃部病变的患者。

10. 分析此患者术中循环波动可能是什么原因？

该患者手术进行 120min，液体入量 300ml，尿量 50ml，失血量约 50ml，加上术前禁食禁饮，提示液体输入不足；心电监测 II 导联和 V5 导联显示 ST 段显著压低，提示有心肌缺血的可能；血压较之前降低，心率增快，可能为有效循环血容量不足引起的低血压，但是 CVP 并未出现显著降低。本病例中的患者高血压、冠心病多年，术前情绪激动时有心绞痛发作，提示冠状动脉可能有不同程度的阻塞或狭窄。当心肌氧耗增加时，冠心病患者不能通过增加冠状动脉血流而增加心肌氧供。静息状态下，心肌组织对冠状动脉血流的氧摄取可能已接近最大，手术的刺激使心脏负荷进一步加重，同时，阻塞或狭窄的冠状动脉循环又不能相应增加血流量，导致心肌缺血。缺血性心脏病，在左心室心肌缺血的短时间内即可发生左心室收缩和舒张功能的变化，导致左心室充盈压升高，冠状动脉灌注血流下降，加重左心室功能不全。由于 70%~80% 冠状动脉血流的灌注发生在心脏舒张期，心肌氧供主要受舒张期时间的影响。当心率增加 1 倍时，心肌氧耗增加超过 1 倍。本病例中患者术中有效循环血容量不足引起血压降低、心率加快，低血压降低心肌氧供，快心率增加心肌氧耗，缩短冠状动脉灌注时间进而明显减少心肌的氧供，导致心肌缺血。此时可进行 TEE 检查，评估左心室大小、功能、心肌节段性运动状况，测定左心室舒张末容积和心排血量，评估左心室前负荷，如果观察到左心室乳头肌亲吻征，提示容量不足，可以加快补液，提高前负荷，并考虑给予血管活性药物；如果观察到左心室壁的收缩、舒张运动减弱，或者心肌节段运动异常提示心肌缺血，可以静脉输注 α 肾上腺素能受体激动剂，提高灌注压，改善心肌氧供。连续动态地 TEE 监测，可以判断干预治疗的效果。本病例患者采用 TEE 监测观察到左心室舒张末面积减小，左心室壁接吻征，室壁运动基本正常，提示血容量不足，立即加快输注乳酸林格液，同时间断给予 α1 受体兴奋剂去氧肾上腺素 40μg/次，维持患者血压在 100/70mmHg 左右，心率降至 75 次/min。40min 后手术结束，术中晶体液约输注 1 000ml，尿量 200ml，出血量 60ml。此时患者不需要应用血管活性药物，血压维持在 110/70mmHg 左右，心率 65 次/min，顺利苏醒拔管。

本病例中 CVP 未提示液体量不足，因为 CVP 是一个压力指标，而不是容量指标，受心室顺应性、血管张力、机械通气等多种影响，不能准确预测容量反应性。该病例为冠心病高龄患者，行单肺通气肺叶切除手术，容量过多或限制输液都会导致患者围手术期心脏相关并发症增加，因此可进行围手术期目标导向的液体治疗。血流动力学监测的目的是对患者容量状态和反应性以及心脏功能进行判断。可选用的液体反应性的动态指标包括 SVV、PPV、PVI、GEDV、ITBVI、EVLWI 等。还可以应用 TEE 从形态和功能两个方面实时监测心脏的前负荷、心肌收缩和舒张功能。

【专家点评】

冠心病患者围手术期容量超负荷加重心脏负担，可能引起心功能不全，而容量不足又可导致心肌灌注减少及心肌缺血缺氧。择期胸科手术患者多为老年人或吸烟者，常合并冠心病，加之胸科手术单肺通气及体位改变，进一步增加这类手术容量管理的难度。容量管理和循环监测是合并心脏疾病患者胸科手术麻醉管理的重要组成部分。使用合适的监测方法准确监测血流动力学指标，优化围手术期血流动力学管理，实施目标导向液体治疗（GDFT）可显著减少高风险手术术后并发症的发生。

【思考题】

1. 单选题:目前研究认为单肺通气时潮气量一般应为多少时,SVV 能够准确预测患者的容量反应性

    A. >6ml/kg   B. >8ml/kg   C. <8ml/kg

    D. <6ml/kg   E. 不受潮气量限制

【答案】B

【答案解析】多数的研究结果支持潮气量设定在 8~10ml/kg,对于 SVV 和 PPV 预测液体反应最有临床价值。研究提示,在胸外科手术单肺通气过程中,潮气量 ≥8ml/kg 时,SVV 和 PPV 对容量反应性具有良好的预测作用,SVV>10%~13% 或 PPV>13%~15% 认为具有容量反应性。潮气量在 6~8ml/kg 逐渐增加过程中,SVV 和 PPV 预测容量反应性的敏感性逐渐增加。潮气量为 6ml/kg 时,SVV 和 PPV 不能预测容量反应性。

2. 单选题:用于评估左心室大小、左心室功能、心肌节段性收缩的经食管超声平面为

    A. 食管上段主动脉弓长轴   B. 左心室中段短轴   C. 经胃左室长轴

    D. 左心室乳头肌短轴   E. 左心室中段短轴

【答案】D

【答案解析】经胃左心室乳头肌短轴切面(TG mid SAX)是经食管超声检查的重要切面,主要用于评估左心室大小、功能及心肌节段性运动状况,图像可以反映出 3 根主要冠状血管的分布区域。

3. 多选题:利用心肺相互作用原理的动态前负荷指标包括

    A. SVV   B. PPV   C. PVI   D. CVP   E. PCWP

【答案】ABC

【答案解析】SVV、PPV 和 PVI 都是依赖于心肺相互作用、基于机械通气引起静脉回流和跨肺压的周期性变化,预测容量反应性的动态监测指标。

(刘晶 编写   王锷 审校   专家点评 郭曲练)

参考文献

[1] PRIEBE H J. Triggers of perioperative myocardial ischaemia and infarction[J]. British Journal of Anaesthesia, 2004,93(1):9-20.

[2] GERENT A R M, ALMEIDA J P, FOMINSKIY E, et al. Effect of postoperative goal-directed therapy in cancer patients undergoing high-risk surgery: a randomized clinical trial and meta-analysis[J]. Critical Care, 2018,22(1):133.

[3] MARIK P E, CAVALLAZZI R. Does the central venous pressure predict fluid responsiveness? An updated meta-analysis and a plea for some common sense[J]. Critical care medcine, 2013,41(7):1774-1781.

[4] MONNET X, MARIK P E, TEBOUL J L. Prediction of fluid responsiveness: an update[J]. Annals of Intensive Care, 2016,6(1):111.

[5] PICCIONI F, BERNASCONI F, TRAMONTANO G T A, et al. A systematic review of pulse pressure variation and stroke volume variation to predict fluid responsiveness during cardiac and thoracic surgery[J]. Joural of Clinical Monitoring and Computing, 2017,31(4):677-684.

[6] SNYGG J, BECH-HANSSEN O, LONN L, et al. Fluid therapy in acute myocardial infarction: evaluation of pre-

dictors of volume responsiveness[J]. Acta Anaesthesiologica Scandinavica,2009,53(1):26-33.

[7] MYATRA S N,PRABU N R,DIVATIA J V,et al. The changes in pulse pressure variation or stroke volume variation after a tidal volume challenge reliably predict fluid responsiveness during low tidal volume ventilation [J]. Critical Care Medicine,2017,45(3):415-421.

[8] KIM S Y,SONG Y,SHIM J K,et al. Effect of pulse pressure on the predictability of stroke volume variation for fluid responsiveness in patients with coronary disease[J]. Journal of Critical Care,2013,28(3):318. e1-e7.

[9] TREPTE C J,HAAS S A,NITZSCHKE R,et al. Prediction of volume-responsiveness during one-lung ventilation:a comparison of static,volumetric,and dynamic parameters of cardiac preload[J]. Journal of cardiothoracic and vascular anesthesia,2013,27(6):1094-1100.

[10] REDONDO F J,PADILLA D,VILLAREJO P,et al. The global end-diastolic volume(GEDV)could be more appropiate to fluid management than central venous pressure(CVP)during closed hyperthermic intrabdominal chemotherapy with CO_2 circulation[J]. Journal of Investigative Surgery,2018,31(4):321-327.

[11] LIU T,XU C,WANG M,et al. Reliability of pleth variability index in predicting preload responsiveness of mechanically ventilated patients under various conditions:a systematic review and meta-analysis[J]. BMC Anesthesiology,2019,19(1):67.

[12] KAUFMANN K B,STEIN L,BOGATYREVA L,et al. Oesophageal Doppler guided goal-directed haemodynamic therapy in thoracic surgery-a single centre randomized parallel-arm trial[J]. British journal of anaesthesia,2017,118(6):852-861.

第五节 胸外科创伤患者的容量管理和循环功能监测

【病例一】

患儿,男性,8岁,身高130cm,体重26kg。因全身多发伤14h入院,诊断"胸外伤、膈疝、左侧股骨颈骨折",拟急诊行"左侧开胸探查术、左股骨颈骨折复位内固定术"。既往无其他特殊病史。患儿从外院转入,具体治疗经过不详。CT显示左肺挫裂伤、左膈肌损伤合并胃肠腔疝入胸腔、双侧第2、3肋骨骨折、盆腔积血、下腹壁皮下软组织肿胀、左侧股骨颈骨折、左耻骨上下支骨折(图3-5-1,图3-5-2)。

患儿入室神志语明,左股骨肿胀。血压88/60mmHg,心率120次/min,脉搏血氧饱和度81%。立即面罩给氧,提高吸入氧浓度,脉搏氧饱和度上升,维持在92%~93%。局麻下行左桡动脉穿刺置管,连接有创动脉压监测。床旁行超声快速扫查。气管插管成功后纤维支气管镜引导下置入5#F支气管堵塞器备术中单肺通气。

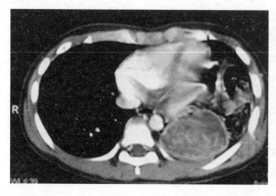

图3-5-1 患儿术前胸部CT检查(纵隔窗)

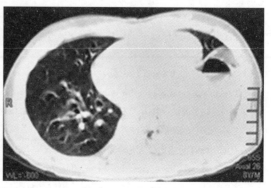

图3-5-2 患儿术前胸部CT检查(肺窗)

【知识点】

1. 创伤性膈疝有什么特点？

2. 创伤性膈疝的麻醉管理要点是什么？

3. 如何使用扩展的针对创伤超声快速评估法排查术前隐匿性创伤？

4. 床旁超声如何区分休克的病因？

5. 发生肺水肿的常见原因有哪些？胸部创伤手术术后发生肺水肿的危险因素有哪些？它的典型超声影像表现是什么？

6. 床旁超声如何进行容量评估及指导液体治疗？

1. 创伤性膈疝有什么特点？

胸部或腹部的钝性创伤可导致膈肌撕裂，腹腔内容物脱出进入胸腔。绝大多数此类事故都是由机动车辆事故引起的，摔倒和粉碎性损伤也是可能原因之一。目前关于膈疝麻醉经验的报道极少。Miller 和 Howie 认为创伤性膈疝的形成涉及以下三个因素：①突然压迫产生的胸腹压力梯度并因"喘气"反射增强；②膈肌受胸部压迫而发生形变，产生撕裂的剪切力；③先天性膈肌薄弱。

大约95%的疝发生在左侧膈肌，胃、脾、横结肠、小肠是最常嵌顿在胸膜腔内的器官，可造成肺压迫和不同程度的纵隔移位。由此导致的心肺窘迫可能会因肺挫伤、气胸或相关损伤（如骨折和撕裂）引起的急性失血而进一步加重。特殊情况下，疝也可单独进入心包，导致填塞。

膈疝一旦确诊，应立即进行手术矫正。任何腹部脏器疝入胸腔的患者必须考虑有返流、误吸、低氧血症和血流动力学不稳定的风险。由于纵隔移位和气管偏移，气管插管也可能遇到困难。膈疝的另一个并发症是正压通气诱导麻醉时可能发生循环衰竭，正压使之前被疝出的腹部内容物压迫的肺再次扩张，这种再次扩张可能导致纵隔向相反的方向移动，往往可导致大血管阻塞，心输出量急剧下降。

2. 创伤性膈疝的麻醉管理要点是什么？

对于膈疝的麻醉管理，有以下建议：

（1）充分的术前准备：随时可用的血液制品。留置鼻胃管，进行胃肠减压，应用抑酸剂或组胺 H_2 受体抑制剂，减少返流误吸风险。建立可用于快速输血输液的静脉通路并监测中心静脉压，术前补液维持循环平稳。

（2）对于诱导和维持方式目前尚无一致的结论：通常推荐清醒气管插管或者超快速诱导麻醉。诱导后应用 N_2O 维持，保留自主呼吸或者必要时使用低潮气量辅助通气，避免气道压过高。但是膈疝患者往往合并其他部位的创伤，对于颅脑外伤、眼外伤和颈部外伤的患者，清醒气管插管和诱导后保持自主呼吸是非常危险的。也有观点认为保留自主呼吸通气时，胸内负压有将脏器吸入胸腔、扩大膈肌裂孔的可能。另外，在某些情况下，低潮气量通气可能也难以实现，肺被严重压缩时，严重的通气/血流比失衡可能导致低氧血症。如果低氧持续存在,应谨慎使用增加潮气量改善氧合的方法。N_2O 的应用也存在争议,N_2O 可以扩散进入肠腔同时会增加肺血管阻力,当血流动力学不稳定时应考虑暂停使用。因此,需要根据实际情况决定诱导和维持的方法。

（3）保留自主呼吸或者低潮气量通气的患者:当胸部即将减压时,给予非去极化肌肉药,轻柔地逐渐控制通气。一旦腹部内容物从胸部移除,适度施以正压使不张的肺重新膨胀。

3. 如何使用扩展的针对创伤超声快速评估法排查术前隐匿性创伤?

针对创伤的超声快速评估法(focused assessment with sonography for trauma,FAST)主要是利用超声快速判断腹腔有无游离积血,相对于其他检查方式来说它是一种便携、容易操作、无创、经济、无射线暴露和方便重复检查的床旁检查手段。扩展的针对创伤超声快速评估法(extended focused assessment with aonography for trauma,eFAST)扩展到包括心包、胸腔等部位的检测,多项研究证明超声有利于胸腹部创伤的诊断。通过对 1989—2017 年间发表的 75 篇研究荟萃分析发现,eFAST 对创伤的敏感性和特异性分别为:气胸(69% 和 99%)、心包积液(91% 和 94%)和腹腔内出血(74% 和 98%)。

eFAST 评估的顺序:①剑突下切面,常用于探查心包积液;②右上腹(肝周切面),如出现无回声区提示腹腔内出血;③左上腹(脾周切面),如出现无回声区亦提示腹腔内出血;④耻骨上/盆腔切面,如膀胱后或子宫后出现无回声区提示盆腔内出血可能;⑤胸部超声,主要探查气胸、血胸等。这个顺序在实际操作时可以根据创伤的不同适当调整(图 3-5-3~图 3-5-6)。

eFAST 检查在实际应用中有一定的局限,评估腹腔内出血的敏感性是 63%~100%,但也有报道其敏感性可低至 42%,特别是评估肥胖、明显腹胀或皮下气肿的患者可能更具有挑战性。超声对腹膜后出血和骨盆损伤的灵敏度较低。

急诊创伤常见的超声影像有:①胸腹腔出血可表现为胸腔、肝周间隙、脾肾间隙、盆腔切面出现无回声区;②心脏压塞可表现为舒张期右心室或右心房有塌陷,心脏外膜和心包壁层间无回声区,下腔静脉可扩张;③气胸可表现为肺滑动征消失伴 A 线,肺点或 M 型超声下的条码征。

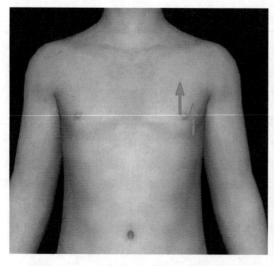

图 3-5-3   高频线阵探头置于左侧上下蓝点

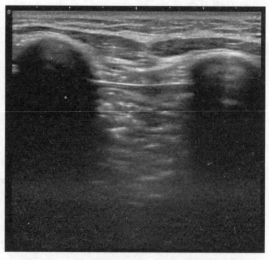

图 3-5-4   肋间隙可以看到腹腔器官征象

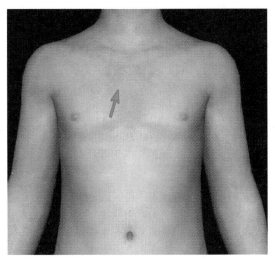

图 3-5-5　心脏探头置于胸骨右缘第 4 肋间

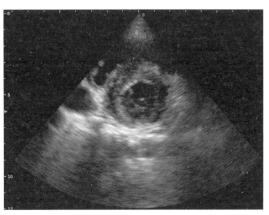

图 3-5-6　左心室收缩期末

对生命体征不稳定的患者,超声检查可指导决策挽救生命;对于稳定的患者,超声可减少不必要的辅助检查,加快诊疗进程。本病例中的患者是病情相对稳定的患者,但在进入手术室时可能已有水和电解质酸碱平衡紊乱,特别是该患者存在严重多发伤且治疗过程不清楚。该患者术前 CT 检查提示双侧第 2、3 肋骨骨折、左侧肺挫裂伤、盆腔积血、下腹壁皮下软组织肿胀、左侧股骨颈骨折,但此检查离患儿入手术室已过去数小时,入室后患儿非常安静,心率 120 次/min,血压在临界低血压水平,此时可以考虑行床旁超声快速评估,以评估全身创伤情况的进展及目前血容量状况。

该患者 eFAST 扫查显示:未发现腹腔内游离液体征象;左侧上下蓝点(急诊肺部超声方案)均看不到正常肺组织所有的"肺滑动征"和 A 线,肋间隙可以看到扩张肠管和肠蠕动征象;右侧无气胸、无胸腔积液,同时未观察到明显的肺水肿征象(无前胸壁弥漫性 B 线);胸骨左缘未扫查到心脏影像;胸骨右缘第 4 肋间扫查发现心脏收缩力尚可,左心室腔大小正常。

4. 床旁超声如何区分休克的病因?

休克在围手术期较为常见,依据病因通常分为不同类型,低血容量性休克更为常见,临床工作中需立刻准确地判断休克的类型。床旁即时超声能有效、无创,快速评估血流动力学不稳定的患者,有助于快速鉴别休克的病因和指导治疗。

危重休克患者的床旁超声检查包括五项评估:左心室大小和功能、右心室大小和功能、心包积液、血管内容量状态(下腔静脉直径和塌陷比,左右心室的充盈度)和瓣膜异常,是休克患者快速超声评估方案的核心部分。超声的表现结合病史可一定程度区分休克的病因:①低血容量性休克的典型超声改变是心脏收缩增强、心腔变小、下腔静脉和颈静脉塌陷等。创伤患者可能发现胸腹腔积液、主动脉病变等有意义的病因;②心源性休克的典型超声表现是心脏收缩减弱、心室腔扩大、下腔静脉和颈静脉扩张,可出现胸腔积液和腹腔积液。见于心肌梗死、急性瓣膜衰竭、心肌病晚期等导致的泵衰竭;③分布性休克的典型超声表现是心脏收缩亢进(脓毒症休克早期)或减弱(脓毒症休克晚期)、下腔静脉正常或变窄(脓毒症早期)。常见病因是脓毒症休克、过敏性休克和神经源性休克时血管扩张导致有效血容量不足;④梗阻性休克的典型超声表现包括心脏收缩增强、心包积液、心脏压塞、右室壁塌陷、下腔静脉及颈静脉扩张、或可见心脏血栓、气胸。通常由心脏压塞、张力性气胸或肺动脉栓塞等引起。

5. 发生肺水肿的常见原因有哪些?胸部创伤手术术后发生肺水肿的危险因素有哪些?它的典型超声影像表现是什么?

正常情况下肺内液体转运保持动态平衡。肺毛细血管静水压和肺间质胶体渗透压使液体从毛细血管向血管外滤过;而肺间质静水压和血浆胶体渗透压使液体从毛细血管重吸收。此外,动态平衡还取决于肺毛细血管壁和肺上皮细胞的通透性。

发生肺水肿的常见原因:

(1) 心源性肺水肿:回心血量或右心输出量增多或左心输出量减少时,大量血液将瘀滞于肺循环,肺静脉压和左房充盈压增高,肺毛细血管静水压急剧升高,发生肺水肿。常见于急性心肌梗死、急慢性二尖瓣或主动脉瓣膜病变、心律失常、心肌病等。

(2) 非心源性肺水肿:除心源性肺水肿以外的病因都归属于非心源性肺水肿,详见图3-5-7。

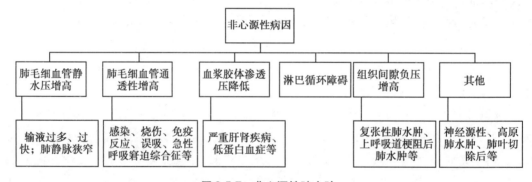

图3-5-7　非心源性肺水肿

胸部创伤手术牵涉到胸腔重要脏器,很多时候需要单肺通气,术后有一定可能发生肺水肿,相关危险因素有:术前即有一定程度肺挫裂伤、术中持续高气道压、大量输液或快速输液、肺大部切除术或全肺切除术、输血、年龄大于60岁、术前基础疾病(心脏病或慢性阻塞性肺疾病)、术前放疗病史等。肺部超声的解读基于正常和异常状态下水、气混合比例变化与超声波相互作用,在急诊呼吸困难患者有一定诊断意义。

充满液体增宽的小叶间隔会允许超声波传播并形成B线(也称Kerley B线),B线起于胸膜与胸膜垂直呈激光状高回声延伸至远场。一个超声视野出现≥3根B线,类似于火箭样,称"肺火箭征"。单一肋间隙出现三条或以上B线才考虑是病理性改变。前胸壁多个对称点扫查到弥漫性分布的B线,伴有平滑、薄的胸膜线,通常提示肺水肿;单侧部分肋间隙扫查到多条B线时,则提示肺炎或孤立的疤痕肺等,肺炎可伴有胸膜不规则增厚或肺滑动征减弱。B线间距为7mm时多见于小叶间隔增厚,提示间质性肺水肿;B线间距≤3mm时,提示肺泡性肺水肿。

值得注意的是,肺纤维化、间质性肺病和既往的感染可以导致肺小叶间隔形成疤痕导致间隙增宽形成 B 线,临床工作遇到孤立的彗星尾征不能直接认为是病理状态,也可能是解剖裂隙。另外,有时正常患者肺底可见多条 B 线,是由于重力作用液体依赖性聚集于肺底使小叶间隔增宽,B 线增多。

6. 床旁超声如何进行容量评估及指导液体治疗?

过度的液体治疗可能使患者肺间质和肺泡内液体增加,肺水肿加重,影响氧供,加重组织缺氧。对于已有急性呼吸窘迫综合征、创伤性肺挫伤或肺水肿高危因素的患者,精准输液显得尤其重要,其可以在有效纠正休克保证灌注的同时,减少肺水肿的发生。依靠传统的心率、血压、中心静脉压等指标进行容量治疗可能达不到满意的效果,床旁即时超声日益广泛地应用于重症监护病房、急诊科、手术室,其在指导容量治疗中的作用越来越被重视。

超声可以检查下腔静脉内径(inferior vena cava,IVC)及下腔静脉塌陷指数(inferior vena cava collapse index,IVCCI)。用力吸气时 IVC ≤ 2.1cm 伴随 IVCCI > 50%,对应 CVP 值为 3mmHg(0~5mmHg);IVC 直径 > 2.1cm 伴随 IVCCI < 50%,对应的 CVP 值为 15mmHg(10~20mmHg);IVC ≤ 2.1cm 伴随 IVCCI < 50% 或 IVC > 2.1cm 伴随 IVCCI > 50%,提示对应的 CVP 值可能为 8mmHg(5~10mmHg),此时应考虑用其他指标来估测 CVP。其他文献报道的数值略有差异。一些肥胖或腹胀明显的患者测量 IVC 有时比较困难,由于没有考虑机械通气患者呼气末正压的影响,因此用 IVC 估算 CVP 存在一定的局限性。IVC 随呼气末正压水平的增加而升高,IVCCI 随呼气末正压的增加而变小,但呼气末正压对 IVC 容量评估的影响有待进一步明确。

另有研究表明,当 IVCCI > 40% 时,患者对液体治疗反应较好,IVCCI < 40% 时对液体治疗反应欠佳。床旁超声通过观察肺部 Kerley B 线,对肺水肿评估有一定意义。

有研究者通过测量下腔静脉随呼吸变化的最大内径(IVC_{max})和最小内径(IVC_{min}),计算下腔静脉塌陷指数(IVCCI)。$IVCCI = (IVC_{max} - IVC_{min})/IVC_{max} \times 100\%$。以 IVCCI 评估全身循环血容量,以肺部 Kerley B 线评估肺水肿程度,指导脓毒症休克合并急性呼吸窘迫综合征患者容量管理。IVCCI > 40% 时积极补液;IVCCI < 40% 或肺部 B 线阳性(一个超声扫查屏幕出现三个及以上 B 线为阳性、且每侧肺有两个以上区域阳性)时则采取负平衡输液策略。结果发现,与入室 6h 内采取早期目标导向策略(以 CVP、平均动脉压、尿量、中心静脉或混合血氧饱和度为指标)的患者比较,使用床旁超声指导液体复苏的患者氧合指数高,肺水肿程度轻,改善了患者的预后。因此,认为床旁超声指导下液体复苏可有效避免容量负荷过重导致的肺水肿。

【专家点评】

胸部创伤患者往往已有急性呼吸窘迫综合征、创伤性肺挫伤或其他肺水肿高危因素,精准的容量管理显得尤为重要。依靠传统的心率、血压、中心静脉压等指标进行容量治疗可能不能达到满意的效果。超声检查具有便携、容易操作、无创、方便可重复检查等特点,作为初步影像学检查已广泛应用于创伤的评价。eFAST 是严重创伤的首选检查评估方法,其对胸腹腔及心包腔游离积血有较高的敏感性和特异性。床旁即时超声能有效、无创地在床旁快速评估血流动力学的稳定性,有助于鉴别创伤患者休克的病因并指导快速处理,日益广泛地应用于重症监护病房、急诊科、手术室。其在容量管理中的作用越来越突出。

【思考题】

1. 单选题：心包积液和心脏压塞的最主要的病理生理区别在于

    A. 液体类型，如渗出液、漏出液、血液等　　　B. 液体量　　　C. 压力

    D. 炎症　　　　　　　　　　　　　　　　　E. 栓塞

【答案】C

【解析】 心包疾病患者心包腔内的液体量可能增加（正常15～30ml）。但通常心包腔压力比中心静脉压低5mmHg，接近胸腔压力。当心包腔内压力变高并影响心室充盈时，则出现心脏压塞。如果液体量增加迅速，少至100ml就可引起心脏压塞。如果液量增加缓慢，在发生心脏压塞前可能会产生多至2L的心包腔液体量。炎症可能导致液体增加，但造成心脏压塞的原因为压力。

2. 单选题：下面哪个指标可比较准确的预测患者的容量反应性

    A. CVP　　　　B. PAWP　　　　C. SVV　　　　D. MBP　　　　E. ABP

【答案】C

【解析】CVP、ABP、PAWP和MBP都是反映容量的间接指标，受到心室顺应性、血管张力、机械通气等因素的影响。而SVV属于心肺交互作用相关的动态指标，一般情况下，对预测容量反应性具有更好的敏感度和特意度。

（王锷　段彬　编写　王锷　审校　专家点评　郭曲练）

参考文献

［1］ MILLER JD, HOWIE PW. Traumatic rupture of the diaphragm after blunt injury［J］. British Journal of Surgery, 1968, 55(6): 423-428.

［2］ DIETRICH CL, SMITH CE. Anesthesia for cesarean delivery in a patient with an undiagnosed traumatic diaphragmatic hernia［J］. Anesthesiology, 2001, 95(4): 1028.

［3］ SAFAEIAN R, HASSANI V, FAIZ HR. Anesthesia for Traumatic Diaphragmatic Hernia Associated with Corneal Laceration［J］. American Journal of Case Reports, 2016, 17: 646-649.

［4］ SKAINI MA, SARDAR A, HAROON H, et al. Traumatic diaphragmatic hernia: Delayed presentation with tension viscerothorax-lessons to learn［J］. Annals of the Royal College of Surgeons of England, 2013, 95(2): 27-29.

［5］ KIRKPATRICK AW, SIROIS M, LAUPLAND KB, et al. Hand-Held Thoracic Sonography for Detecting Post-Traumatic Pneumothoraces: The Extended Focused Assessment With Sonography For Trauma(EFAST)［J］. Journal of Trauma & Acute Care Surgery, 57(2): 288-295.

［6］ ABDULRAHMAN Y, MUSTHAFA S, HAKIM SY, et al. Utility of Extended FAST in Blunt Chest Trauma: Is it the Time to be Used in the ATLS Algorithm?［J］. World Journal of Surgery, 39(1): 172-178.

［7］ ROZYCKI GS, FELICIANO DV, OCHSNER MG, et al. The Role of Ultrasound in Patients with Possible Penetrating Cardiac Wounds: A Prospective Multicenter Study［J］. Journal of Trauma, 1999, 46(4): 543.

［8］ BOULANGER BR, KEARNEY PA, TSUEI B, et al. The Routine Use of Sonography in Penetrating Torso Injury Is Beneficial［J］. Journal of Trauma, 51(2): 320-325.

［9］ STUART NETHERTON VM MT. Diagnostic accuracy of eFAST in the trauma patient: a systematic review and meta-analysis［J］. Canadian Journal of Emergency Medicine, 2019, 21(6): 727-738.

[10] MILLER MT, PASQUALE MD, BROMBERG WJ, et al. Not so FAST[J]. Journal of Trauma, 2003, 54 (1):52.

[11] TAYAL VS, NIELSEN A, JONES AE, et al. Accuracy of Trauma Ultrasound in Major Pelvic Injury[J]. Journal of Trauma, 61(6):1453-1457.

[12] HOFFMAN L, PIERCE D, PUUMALA S. Clinical Predictors of Injuries Not Identified by Focused Abdominal Sonogram for Trauma(FAST)Examinations[J]. journal of emergency medicine, 2009, 36(3):0-279.

[13] PERERA P, MAILHOT T, RILEY D, et al. The RUSH Exam: Rapid Ultrasound in Shock in the Evaluation of the Critically Ⅲ [J]. Emergency Medicine Clinics of North America, 2010, 28(1):29-56.

[14] PAUL H MAYO. Shock: ultrasound to guide diagnosis and therapy[J]. chest, 2012, 142(4):1042.

[15] EVANS D, FERRAIOLI G, SNELLINGS J, et al. Volume Responsiveness in Critically Ⅲ Patients: Use of Sonography to Guide Management[J]. Journal of Ultrasound in Medicine, 2014, 33(1):3-7.

[16] RUDSKI LG, LAI WW, AFILALO J, et al. Guidelines for the Echocardiographic Assessment of the Right Heart in Adults: A Report from the American Society of Echocardiography [J]. Journal of the American Society of Echocardiography Official Publication of the American Society of Echocardiography, 2010, 23(7):685-713.

[17] LEI L X, KANG T Y, TAO Y S, et al. Correlation of Inferior Vena Cava Respiratory Variability Index with Central Venous Pressure and Hemodynamic Parameters in Ventilated Pigs with Septic Shock[J]. Biomedical & Environmental Sciences, 2013, 26(6):500-503.

[18] 邓卓军, 夏为, 卞晓华, 等. 床旁超声在急性呼吸窘迫综合征患者液体管理中的应用[J]. 解放军医药杂志, (06):37-40.

[19] 高秋芳, 高洪嫒, 屈峰. 床旁 B 超在脓毒性休克合并急性呼吸窘迫综合征中的应用[J]. 中华危重症医学杂志(电子版), 2018, 11(05):56-59.

【病例二】

患者, 男性, 29 岁, 因全身多处刀刺伤于当地医院行清创缝合, 为求进一步诊治后来我院就诊, 拟急诊行"左侧开胸探查术+胸壁清创缝合术+左肩清创缝合术"。胸部 CT 显示左侧开放性液气胸, 前胸壁局部软组织缺如。入室神志清楚, 血压 120/78mmHg, 心率 98 次/min, 脉搏氧饱和度 98%。气管居中, 左侧呼吸音低, 右侧呼吸音正常。

【知识点】

1. 常见的胸部创伤有什么特点？

2. 常见的胸部创伤有哪些？

3. 该患者全身多处刀刺伤, 入室时仍可见创面活动性出血。试述大量失血的创伤患者的处理原则？

4. 严重创伤患者液体复苏有哪些新进展？

5. 急诊创伤手术常见的无创循环监测指标有哪些？

6. 急诊创伤手术常见的有创循环监测指标有哪些？

7. 急诊创伤手术常见的相关实验室检测有哪些？

8. 此例患者入室即行有创动脉血压监测, 其波形组成和临床意义是什么？

1. 常见的胸部创伤有什么特点？

胸外伤是急性创伤中常见的具有潜在破坏性的一种, 占早期创伤相关死亡率的 25%, 仅次于头部和颈部损伤。这种损伤的发生率在钝挫伤中为 14%，在穿透伤中为 12%。流行病学调查表明交通伤、坠落伤和锐器伤为创伤患者的主要致死原因，而引起胸部创伤最常见的原因则是机动车事故，（占 70%~80%），其次是高处坠落伤及刀刺伤。胸外伤中 90% 以上为闭合性胸部损伤，开放性创伤占 8%~10%。伤情重、复杂、常合并多发伤、具有隐蔽性、易漏诊是现代胸外伤特点。

2. 常见的胸部创伤有哪些？

常见的胸部创伤按发生部位可分为以下几种：

（1）胸壁损伤：胸壁伤包括肋骨、胸骨、锁骨和肩胛骨损伤。胸壁损伤除引起剧烈疼痛、出血外，严重者可破坏胸壁的完整性和稳定性。即使非移位性骨折也有很大的风险，其原因可能是合并显著其他损伤，如颅脑损伤（包括颅内出血）、脊柱骨折、四肢创伤等。胸壁损伤的程度也与胸内损伤的程度相关，断裂的骨骼可能向内刺破胸腔内重要器官而引起继发损伤。三个或多个相邻的肋骨多处骨折，可形成连枷胸，造成反常呼吸而危及生命。也有部分患者胸壁完整性未被破坏，但胸腔内脏器已有挤压伤，多见于儿童和青少年。单纯胸壁伤的治疗原则是保持胸壁的稳定性，镇痛，止血，保证呼吸。如有必要，尽早进行正压通气，并在胸壁稳定后再撤离呼吸机。

（2）气胸和血胸：气胸与血胸是最常见的胸部损伤。胸部创伤中无张力气胸发生率约为 20%，多数由子弹穿透或肋骨断裂造成。一般依据胸部 X 片检查确诊。创伤性气胸几乎均需要放置胸腔引流管，并需要预防性应用抗生素。部分气胸在普通胸部 X 片上不可见，但在颈部、胸部或腹部 CT 上可见的，这种气胸称为隐匿性气胸。在大约 5%~10% 的患者中，隐匿性气胸会进展为气胸，甚至在某些情况下会进展为张力性气胸，所以隐匿性气胸在临床中需要引起重视。手术或长期接受正压通气的患者发生气胸加重的潜在风险更大。血胸常与气胸并存，导致大量血胸的损伤包括主动脉破裂、心肌破裂和肺门结构损伤。其他原因包括肺实质和肋间血管或乳腺血管损伤。胸片检查不一定有阳性发现，但 CT 检查可发现胸腔内液体，超声检查也有助于诊断。血胸的治疗原则是止血，引流和防止感染。

（3）肺挫伤：肺挫伤是钝性胸外伤的另一个常见后果。肺部挫伤一般在最初 24h 内出现，约 1 周后消退。不规则、非小叶性肺实质混浊是诊断标志。大约 1/3 的肺挫伤在 X 光片上不明显。对于单纯的肺挫伤，疼痛治疗和肺部清理是主要的治疗手段，对于低氧或呼吸困难的患者还需要进行气道管理。常见的并发症包括肺部感染和急性呼吸窘迫综合征。

（4）气管支气管损伤：不到 1% 的胸外伤患者并发气管支气管损伤，由于遭受此类伤害的患者多数在现场死亡，目前很少有研究能指导诊断和治疗。气管相对于下颌骨、胸骨和脊柱的位置及其相对弹性可以保护其不易受损伤。胸腔内气管损伤是由高能量创伤引起，通常是交通事故或挤压伤，常伴有胸壁及肺部的损伤。气管支气管损伤早期不易诊断，胸内气管支气管损伤可表现为分泌物坠积、反复发作的气胸及气道梗阻；颈部气管损伤可表现为呼吸困难、声音嘶哑和皮下气肿。必要时纤维支气管镜检查可明确诊断。一经发现，应积极手术治疗。

（5）主动脉损伤：胸部创伤可累及主动脉。约 80% 的主动脉损伤患者因主动脉横断直接死亡；少数患者，损伤部位被外膜和纵隔结构包裹，使其得以幸存被送往医院。如果无法得到及时的诊断和救治，这些患者通常会在 24h 内出现主动脉破裂。胸片及 CT 对胸主动脉损伤的诊断效果有限。TEE 对主动脉钝性损伤有很高的敏感性和特异性,可以在急诊科或手术室进行,不需要造影剂,且可提供心脏损伤和功能的信息。外科手术治疗主动脉损伤的方式包括开放式修复(通过开胸手术)或血管内修复。然而对于多数受伤的患者,尤其是那些并存严重损伤,例如头部、肺部、心脏或其他部位严重创伤的患者,可能不能立即进行主动脉修复。

(6) 心脏损伤:胸部创伤导致的心脏损伤包括心脏挫伤、破裂和心肌梗死。单纯心脏挫伤往往不需特殊处理,心脏和心包内大血管的破裂可能引起心脏压塞、出血、心内结构破坏等损伤,应当紧急手术处理。心肌梗死是胸部创伤的罕见并发症,原因包括冠状动脉夹层和血栓形成。

(7) 膈肌损伤:穿透性创伤是膈肌破裂的主要原因。大约 1% 的钝性胸部创伤患者会发生膈肌破裂,而需要开腹手术的胸外伤患者中有多达 8% 发生膈肌破裂。由于左边膈肌的后外侧相对薄弱,且由于胃肠提供的保护比肝脏少,在钝性创伤患者中,左侧破裂的发生率大约是右侧的 2 倍。小的撕裂可能在数年后才会出现内脏疝出。膈肌破裂常伴有严重的合并伤,脾脏和肝脏的损伤很普遍,血胸和气胸也很常见,骨盆和长骨骨折,闭合性颅脑损伤和钝性主动脉损伤也可能发生。膈肌损伤常在开腹手术或开胸手术治疗其并发伤时偶然被诊断。膈肌损伤可能表现为上腹痛、肩痛、呼吸短促、呕吐、吞咽困难或休克。典型的影像学表现包括在胸腔中发现腹腔脏器或鼻胃管,或在撕裂处突出的脏器局部收缩,产生轴向挤压。

(8) 食管损伤:食管的任何部位都可能发生损伤,且食管损伤缺乏特异性症状,常并发于多发伤,诊断困难。常被严重的伴随损伤掩盖症状而不能及时诊断,直到出现纵隔炎或脓胸。一旦诊断为食管损伤,应手术治疗,根据损伤情况决定修补或是旷置治疗。

3. 该患者全身多处刀刺伤,入室时仍可见创面活动性出血。试述大量失血的创伤患者的处理原则?

在急诊创伤中,失血导致的循环血容量减少是休克最常见的原因。失血性休克是一种常见的、可治疗的创伤性死亡原因,约占创伤性死亡的 1/3。大量失血可发生在胸部、腹部、腹膜后和大的外伤伤口。

因伤害类别、生命体征、出血程度、可用资源等不同,大量失血创伤患者的管理会有所不同。可根据一些重要原则进行创伤出血的处理:①控制可压迫性的四肢出血;②识别,处理不可压迫性的出血,方法包括床旁快速超声检查、胸部 X 片及胸腹部 CT 等;③在低血压患者复苏时(例如,平均动脉压<65mmHg)给予静脉输液,然后直到恢复血液供应为止;④一旦确定需要输血立即输血,血液制品(即红细胞,新鲜冰冻血浆和血小板)应以 1:1:1 的比例给予。如果必要的话,可以使用全血;⑤建议使用血栓弹力图或可比较的快速凝固点评估来指导创伤的液体复苏。

4. 严重创伤患者液体复苏有哪些新进展?

(1) 创伤患者复苏液体量的决策:创伤患者的液体复苏,包括复苏液体种类和容量,仍具有很大争议。对于重症患者,目前观点是尽量减少晶体的使用,同时避免明显的低血压,直到恢复血液供应为止。有研究表明,过量输注晶体与严重出血患者的不良预后相关。越来越多的研究认为积极的静脉输液甚至是有害的,并认为旨在维持最低限度的器官灌注的限制性容量复苏可能有利于患者预后,这种复苏策略被称为延迟液体复苏或控制性低血压。

控制性低血压可能对因枪伤或刀伤造成躯干损伤的失血性休克患者有益。但是因为低血压可降低脑灌注并增加死亡率,因此可能对合并脑损伤的钝性创伤患者不利。根据 2019 年发布的欧洲指南建议,在没有合并脑损伤的创伤初期,在出血停止之前,建议复苏目标为收缩压 80~90mmHg,平均动脉压 50~60mmHg。

(2) 创伤中重度失血患者容量复苏液体种类的选择:用于创伤患者的理想复苏液尚无一致结论。一项关于创伤患者院前液体复苏的综述发现,没有足够的证据证明任何一种液体类型的优越性。输注大量生理盐水可导致非阴离子间隙高氯性代谢性酸中毒。另一方面,大量使用乳酸林格液进行复苏可因乳酸代谢产生碳酸氢根而导致代谢性碱中毒。然而,在创伤复苏中常规用量的生理盐水或乳酸林格液似乎没有显著的临床危害,但是两种液体的过量应用均是有害的。一项回顾性研究发现对创伤患者使用少于 1L 的平衡液不会造成不良影响,但接受超过 1.5L 液体则死亡率可增加 2 倍。

高渗盐水用于容量复苏已得到了广泛的评价,其可通过增加血浆渗透压促进间质液体进入血管,同时可调节损伤导致的炎性反应。但是目前尚无一致的研究结论,需要进一步的研究来验证高渗盐水的作用。

胶体对创伤性休克复苏的价值也尚未得到证实。胶体可有效地增加血管内容积,并且与晶体相比,胶体可以更好地维持血浆渗透压。然而,一项对比复苏液体的系统回顾得出的结论是使用胶体并不会改善创伤患者的死亡率或发病率。

以上复苏液体的相关风险许多都与循环血容量的稀释有关。因此在创伤失血患者早期处理中应尽早应用血液制品,避免大量液体复苏。

(3) 血液制品的输注:大量的研究支持适当的大量输血可以改善预后。针对大量输血方案(massive transfusion protocol,MTP)启动时机有多种评分机制,其得分包括 4 个参数:①创伤机制为贯穿伤;②eFAST 检查阳性结果或其他出血证据;③SBP ≤90mmHg;④心率 ≥120 次/min。每个阳性参数计 1 分。评分为 2 分或 2 分以上的患者需要大量输血,该评分敏感性为 75%,特异性为 86%。对于中重度出血的创伤患者,建议立即按浓缩红细胞、新鲜冰冻血浆和血小板(6 个随机供体血小板等于 1 个单采血小板)1∶1∶1 比例输血,并启动 MTP。输血时必须防止体温过低,可采取的干预措施包括创伤区保温、输液和输血加温、使用加温毯等。血栓弹力描记图和旋转血栓弹力描记图的应用可以更快、更准确地评估创伤患者的凝血情况,并可以指导正在进行的凝血因子治疗,并减少不必要的输血,必要时可用氨甲环酸治疗。

5. 急诊创伤手术常见的无创循环监测指标有哪些?

临床实际工作中尚不能用一个指标完全准确地评估血容量、循环功能和组织灌注,因此常需要综合监测对患者的容量状态和容量反应性做出正确评估。严重创伤多为复合伤,病情复杂且紧急,可能的情况下可以多种监测手段综合评价。在麻醉期间可以常规进行监测的无创循环指标包括:心率、无创血压、脉搏血氧饱和度、尿量、颈静脉充盈度、四肢皮肤色泽和温度等。

应注意心率突然或逐渐加快、血压逐渐下降可能与低血容量有关,但要与手术刺激、麻醉深度、其他药物和心脏功能变化等原因进行鉴别。脉搏血氧饱和度波形随呼吸明显变化提示患者可能存在血容量不足,而脉搏血氧饱和度波形不随呼吸变化则不能完全排除血容量不足。经食管超声心动图和/或经胸超声心动图可有效评估心脏充盈程度,帮助判断心脏功能,正逐步成为重症患者术中很重要的监测手段。

6. 急诊创伤手术常见的有创循环监测指标有哪些?

(1) ABP:ABP 是常用的循环监测指标,连续有创动脉血压波型与呼吸运动的相关变化可以指导输液。

(2) CVP:CVP 主要反映的是右心室前负荷和回心血量的排出能力,在重症患者和一些复杂手术中建立连续 CVP 监测很有必要,要重视 CVP 的动态变化。注意传感器零点位置,通常平卧位时压力传感器需放置在右侧第四肋间腋中线水平,侧卧位时则应放置于第四肋间胸骨右缘水平,并在呼气末(无论自主呼吸或正压通气)记录。

(3) PAWP:PAWP 可以反映左心功能和左心容量,PAWP 异常升高提示心脏容量增加或左心室功能异常。PAWP 和 CVP 分别反映左右心室的前负荷,在临床上占据着极为重要的地位,但压力代替容量反应心脏前负荷仍是间接的,受到机械通气、心室顺应性、血管张力等诸多因素的影响。心室舒张末期容量(ventricular end-diastolic volume,EDV)是静态容量指标,虽能反映心脏前负荷,但不能准确预测容量反应性。容量反应性差者不能承受过多的液体灌注而导致肺水肿发生。

(4) SVV 和 PPV:SVV 和 PPV 对判断容量反应性有较高的敏感性和特异性,在其他手术类型中已显示出优势,但单肺通气和肺保护性通气策略下,SVV 和 PPV 能否准确预测容量反应性仍有待进一步商榷。Suehiro K 等研究表明,单肺通气的胸科手术,当潮气量≤6ml/kg 时便不能很好地预测容量反应性;当潮气量≥8ml/kg 时,SVV 对容量反应性具有很好的预测作用。另有研究表明在需要开胸和单肺通气的手术中应用肺保护性通气措施配合 SVV 指导输液,保持 SVV≤10%,结果显示不增加单侧开胸及单肺通气手术的肺水负荷(术后血管外肺水与基线值基本一致)。

(5) 血管外肺水(extravascular lung water,EVLW):EVLW 是指分布于肺血管腔外的肺内液体,正常值范围为 3~7ml/kg,包括细胞内液、肺泡液和肺间质的液体。毛细血管静水压增高或血管内皮通透性增加可能导致 EVLW 增加。EVLW 和肺水肿的程度有很好的相关性,在术中和术后有较好的监测和指导治疗的作用。

(6) 超声:经胸超声心动图和经食管超声心动图在围手术期的使用受到了广泛关注,可以对容量提供快速、直观的有效判断。常见的低血容量超声影像表现有:①左心室充盈减少,甚至收缩期末左室前后壁几乎贴近,称"亲吻征";②超声检查下腔静脉内径及其随呼吸的变异率(下腔静脉塌陷指数);③其他,如颈静脉塌陷等。

7. 急诊创伤手术常见的相关实验室检测有哪些?

在循环血容量急剧变化和组织灌注不足时需及时进行动脉血气分析,了解氧供、呼吸和代谢酸碱平衡、电解质、血糖等指标。胃黏膜内 pH(pHi)和血乳酸可以有效评估全身及内脏组织灌注。如术中出血较多或液体出入量较大时应及时监测血红蛋白含量和血细胞比容,必要时及时监测凝血功能。

8. 此例患者入室即行有创动脉血压监测,其波形组成和临床意义是什么?

直接或有创血压监测可用于高危患者和/或高危手术的麻醉。通过有创血压监测,可以获得直接连续的血压数据。此外,有创监测的动脉波形也可以提供有用的血流动力学信息。有创动脉血压波形的收缩期上升支表示收缩期心室射血。当测量部位远离主动脉时,上升支的斜率越大。左心室收缩力与收缩期上升支斜率之间的关系复杂,目前尚无一致结论。收缩压峰值是指收缩期射血时产生的最大压力。收缩压下降支是心室收缩结束时压力的迅速下降。重搏切迹,也称之为切迹,代表主动脉瓣关闭,发生在舒张期开始之后。舒张期径流是舒张期压力的下降,并在舒张末期达到最低点。这部分波形的斜率随动脉血管的阻力变化。在每搏量恒定的情况下,舒张期径流在血管阻力降低如感染性休克或应用血管扩张药物的情况下急剧下降。相反,在周围血管阻力增高时,舒张期径流的坡度较缓。舒张末期压力是冠状动脉血流的决定因素。平均动脉压是测量部位在一个心动周期内的平均压力,本质是单位动脉搏动期间曲线下方的面积。通常以舒张压加上 1/3 脉压来估测平均动脉压,但这种估算方式仅在心率约 60 次/min 时较准确。脉压是收缩压和舒张压的差值。脉压变化可用于评估容积状态。

当测量位置从中央动脉向外周动脉移动时,动脉压力波形会发生变化。与主动脉根部压力波形相比,外周血管动脉波形具有较高的收缩压、较低的舒张压、较宽的脉压,其重搏切迹出现的较滞后且较钝。这些变化是由于周围血管直径减小、弹性降低以及血管壁反射的波型造成的。桡动脉收缩压比主动脉高 10~35mmHg,而舒张压则和平均动脉压相近。动脉波形会随着呼吸而发生变化,在正压通气期间观察到的动脉血压变化和由此衍生的各种指标可间接反映心脏前负荷及血管的容量反应性。正压通气过程中,周期性的胸腔内压力变化及肺容积的变化,可以影响静脉回流及左室前后负荷,从而引起每搏量以及收缩压和脉压的周期性改变。这些血流动力学指标可以通过仪器或手动计算,但临床上视觉评估在一定程度上可以指导液体治疗。

体循环动脉压的周期性变化称为收缩压变异度(SPV)。SPV 以呼气末呼吸暂停时为基线测量收缩压增高(ΔUp)和降低(ΔDown)。机械通气时,正常 SPV 为 7~10mmHg,其中 ΔUp 为 2~4mmHg,ΔDown 为 5~6mmHg。在动物实验及危重患者中,低血容量可引起 SPV 特别是 ΔDown 大幅增加。通过脉压的周期性变化可以计算 PPV,为一个机械呼吸周期中最大脉压值和最小脉压的差值与两个值的平均值之比,通常由监护设备自动计算提供实时 PPV。一般情况下 PPV 不超过 13%~17%,PPV 值越高说明患者的容量反应性越好。

动脉波形衍生指标在评估液体反应性上有一定优势,但是胸科手术往往会直接改变胸腔内压力(开胸手术),体位改变对上述指标的准确性也有一定影响,故其在胸科手术中的应用可能有限。

【专家点评】

在急诊创伤中,失血导致的循环血容量的减少是休克最常见的原因,大量失血创伤患者的管理随伤害类别、生命体征、出血程度、可用资源等而有所不同。麻醉过程中积极补充循环血量的同时要避免对交感神经兴奋性造成任何抑制。多种检查及监测手段可用于评估患者容量状态和容量反应性。创伤患者液体复苏,包括复苏液体类型的选择和入液量均可能影响预后。同时需注意液体复苏导致的凝血功能异常,血栓弹力描记术和旋转血栓弹力描记术的应用可以提供一定的帮助。

【思考题】

1. 单选题:胸外心脏压塞时常出现哪种脉搏
　　A. 交替脉　　　　B. 迟脉　　　　C. 细脉　　　　D. 奇脉　　　　E. 重脉
【答案】D
【解析】奇脉是指吸气时收缩压下降大于 10mmHg,常见于心脏压塞。胸外心脏压塞时,由于心包中有血液、血栓或其他物质使心室充盈受限,自主呼吸患者吸气时,胸腔内负压增加了右室充盈,使心包内压更为升高、致左心室充盈进一步减低和血压下降。细脉和迟脉分别为脉搏波幅度降低和延迟传导,见于主动脉瓣狭窄患者。交替脉为交替出现较大和较小的脉搏波,可见于重度左心功能不全的患者。

2. 多选题:在大量输血时使用碳酸氢钠会出现哪些不良反应
　　A. 高钾血症　　　　B. 反常性脑脊液酸中毒　　　　C. 高碳酸血症
　　D. 高钠血症　　　　E. 低钠血症
【答案】BCD
【解析】需要大量输血的患者往往伴有低灌注和代谢性酸中毒。如果动脉血气已证实有严重的代谢性酸中毒,可考虑使用碳酸氢钠。与碳酸氢钠相关的副作用包括:严重的血浆高渗透压、反常性脑脊液酸中毒、高钠血症和高碳酸血症。碳酸氢盐通过降低细胞外氢离子浓度,导致钾离子浓度降低而非升高。

（王锷　覃罡　编写　李文志　审校　专家点评　郭曲练）

参考文献

[1] FOX,NICOLE,SCHWARTZ,et al. Evaluation and Management of Blunt Traumatic Aortic Injury[J]. Journal of Trauma and Acute Care Surgery,2015,78(2):447.

[2] ZAROUR A M,EL-MENYAR A,AL-THANI H,et al. Presentations and outcomes in patients with traumatic diaphragmatic injury[J]. Journal of Trauma & Acute Care Surgery,2013,74(6):1392-1398.

[3] EVANS JA,VAN WESSEM K JP,MCDOUGALL D,et al. Epidemiology of Traumatic Deaths:Comprehensive Population-Based Assessment[J]. World Journal of Surgery,2010,34(1):158-163.

[4] WOOLLEY T,THOMPSON P,KIRKMAN E,et al. Trauma hemostasis and oxygenation research(THOR) network position paper on the role of hypotensive resuscitation as part of remote damage control resuscitation [J]. Journal of Trauma and Acute Care Surgery,2018,84(6):1.

[5] COTTON BA,JEROME R,COLLIER BR,et al. Guidelines for Prehospital Fluid Resuscitation in the Injured Patient[J]. Journal of Trauma,2009,67(2):389-402.

[6] NUNEZ TC,VOSKRESENSKY IV,DOSSETT LA,et al. Early Prediction of Massive Transfusion in Trauma: Simple as ABC(Assessment of Blood Consumption)?[J]. Journal of Trauma,2009,66(2):346-352.

[7] SUEHIRO K,OKUTANI R. Influence of tidal volume for stroke volume variation to predict fluid responsiveness in patients undergoing one-lung ventilation[J]. Journal of Anesthesia,2011,25(5):777-780.

第四章 胸外科特殊手术麻醉管理

第一节 胸部肿瘤患者麻醉管理

一、气管肿瘤患者麻醉管理

【病例一】

　　患者,女性,48岁,呼吸困难1个月余,加重2天,急诊入院。患者1个月前无明显诱因出现呼吸困难,进行性加重,伴咳嗽,无咳痰、咯血,无发热。既往史:高血压病史,不规则药物治疗,血压最高160/100mmHg。否认糖尿病、心脏病等其他病史。

　　体格检查:神清,焦虑面容,对答切题。呼吸急促,约30次/min,不能平卧,需抬高床头45°,吸气时可见"三凹征"。吸空气时脉搏血氧饱和度83%,鼻导管吸入5L/min氧气后,脉搏血氧饱和度上升到91%。心率110次/min,律齐,血压170/110mmHg。

　　气管镜检查:声门下1.5cm处可见气管内新生物,长约3cm,下缘距隆突约5.5cm,最窄处堵塞管腔80%。新生物血供丰富,触之易出血(见图4-1-1)。

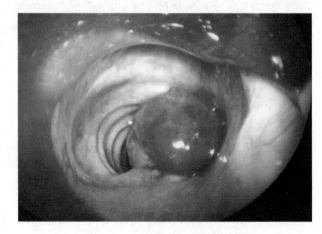

图4-1-1　气管肿瘤气管镜图像

　　目前治疗:患者鼻导管吸氧治疗,拟紧急手术。

【知识点】

1. 气管正常解剖及常见气管肿瘤有何特点?
2. 气管肿瘤患者麻醉术前评估应侧重什么?
3. 气管肿瘤患者围手术期麻醉监测有哪些?
4. 气管肿瘤患者麻醉诱导及气管插管如何选择?
5. 气管上段肿瘤患者麻醉处理要点是什么?
6. 气管中下段肿瘤患者麻醉处理要点是什么?

7. 难以控制的气道如何处理?

8. 无插管通气麻醉在气管肿瘤患者中如何实施?

9. 气管肿瘤患者麻醉苏醒期的注意事项有哪些?

10. 该病例中气管肿瘤患者的麻醉应如何实施?

1. 气管正常解剖及常见气管肿瘤有何特点?

气管是半伸缩性的管状器官,位于颈前正中,上端起自第 6 颈椎平面,向下进入胸腔,下方平第 4 胸椎下缘或第 4、5 胸椎之间,终止于第 5 胸椎上缘。气管长度及内径因因性别、年龄及呼吸状态而不同,成人气管一般长为 10~14cm,左右内径为 2.0~2.5cm,前后内径为 1.5~2.0cm。颈段至胸骨上气管长为 4~5cm,胸段气管长为 6~9cm。

原发性气管肿瘤是发生于环状软骨下缘至隆突间的肿瘤,一般比较少见。与儿童气管肿瘤不同,成人原发气管肿瘤中 90% 都是恶性肿瘤,气管恶性肿瘤的年发生率为 18.5/100 000 人。病理学上,鳞状上皮细胞癌和腺样囊性癌占所有成人原发气管肿瘤的 2/3,其他如黏液表皮样癌、小细胞癌、腺癌等发生率较低。其中鳞癌及癌前病变与患者既往吸烟史显著相关。

恶性气管肿瘤患者常预后不佳,5 年生存率约为 5%~15%,10 年生存率约为 6%~7%。影响患者预后的主要因素包括:早期诊断、肿瘤分期、组织病理分型及治疗方案。

临床上气管肿瘤比较少见,部分患者被误诊为支气管炎、哮喘,直到出现明显的呼吸困难时才会确诊。所有气管肿瘤只要诊断明确、有切除可能者都应手术治疗。病变严重造成明显气道梗阻的患者,在必要的术前准备后应行急诊手术。手术原则是解除气道梗阻、彻底切除病灶。

2. 气管肿瘤患者麻醉术前评估应侧重什么?

气管肿瘤引起的主要改变是气道梗阻或气道狭窄。气道梗阻或狭窄的位置及程度决定了手术及麻醉的难度。术前麻醉科医师应与外科团队充分沟通,了解手术方式,制定麻醉及插管方案。

气道狭窄患者的评估,首先要参考患者的病史及体格检查。常见的早期症状为刺激性咳嗽、痰少或无痰,随着病变进展,气管肿瘤合并狭窄的患者常常会出现喘息、声嘶、哮鸣音等临床表现,并出现进展性呼吸困难及活动耐力下降。一般来说,当气管内径为 8mm 或管腔缩窄 50% 时即可出现症状,当气管内径缩窄至 5~6mm 时,静息时患者可出现吸气相喘鸣。因此,明显呼吸困难的患者,往往管腔阻塞已超过 75%(图 4-1-2)。评估患者平卧位时的呼吸功能很有意义。当患者平卧位呼吸模式发生改变时,应当询问患者的最适体位,并参考最适体位进行麻醉诱导。

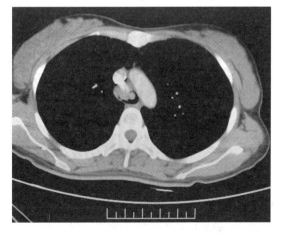

图 4-1-2　CT 纵隔窗气管肿瘤视图

其次,还应询问患者目前的治疗情况,有无使用过激素类药物或既往放疗史。激素类药物的使用可能会导致气管吻合口开裂及术后切口愈合不良。术前放疗可影响患者颈部活动度,导致颈部活动受限,增加插管困难。

还有一些其他评估指标,包括患者的肺功能检查、血气分析、胸片、CT、磁共振成像以及气管镜检查。肺功能试验,尤其是流速-容量环,可以为气管狭窄的程度提供资料,然而需要注意的是,流速-容量环缺乏一定的特异性,且患者深呼吸等动作可能会诱发气道危机。存在气道狭窄时,患者的 FEV_1 可降低。血气分析的基础值可以为术后管理提供参考。

3. 气管肿瘤患者围手术期麻醉监测有哪些?

标准的监测主要包括心电图、无创血压、脉搏血氧饱和度以及呼气末二氧化碳监测。有创动脉压监测适用于实时监测血流动力学和血气分析,穿刺位置常选择左侧桡动脉,建议对气管肿瘤患者行有创动脉压监测。外周静脉对于液体管理已足够,然而当患者术前合并严重心血管系统疾病时,中心静脉置管有利于血管活性药物治疗。考虑到颈部切口的消毒范围,中心静脉置管位置建议选择锁骨下静脉或股静脉。

4. 气管肿瘤患者麻醉诱导及气管插管如何选择?

存在严重气道狭窄的气管肿瘤患者,术前用药应谨慎,以免进一步加重呼吸道梗阻。根据肿瘤位置、狭窄程度、切除范围及手术团队的处理经验,灵活选择通气方式。麻醉科医师应全程关注手术进程,注意通气方式的改变。

麻醉诱导时,外科医师必须到场以备气道紧急情况的处理。气管手术麻醉的关键在于气道管理,确保气道通畅、保持良好的氧供及二氧化碳的排出,同时还需给手术提供开阔的视野,避免影响手术操作。

充分预充氧后,进行麻醉诱导。根据气管内肿瘤位置及手术要求,选择不同的插管方式。尽管无插管麻醉在气管手术中应用日趋广泛,但根据病情及所在单位的团队配合度,选择最安全的气道管理方式对患者更为有益。无论采用哪一种插管方式,都必须动作轻柔。麻醉诱导前备好吸引器,准备好几个大小型号不同的加强气管导管或自制延长普通气管导管(图 4-1-3),还要准备长的无菌螺纹管呼吸管路,以备台上插管后连接呼吸机通气。

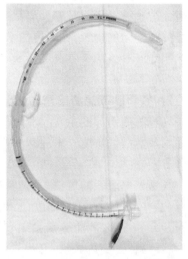

图 4-1-3　自制简易延长气管导管

5. 气管上段肿瘤患者麻醉处理要点是什么?

近端高位气管肿瘤,常需要颈部切口或联合胸部正中切口。常见手术方式为气管环形切除、气管端端吻合术。若梗阻轻微,气管导管可以通过梗阻部位,尽可能在纤维支气管镜引导下将气管导管通过狭窄部位。若肿瘤较大,术前已有明显呼吸困难,无法实施全身麻醉诱导,可在肿瘤下方局部浸润麻醉后行气管切开,气管局部切开时应避免切到肿瘤。为减轻患者焦虑,降低全身氧耗,可在监测下静脉输注 0.5~1μg/kg 右美托咪定镇静后再行气管切开,建立气道后再行麻醉诱导。若肿瘤易出血,气管导管不便通过梗阻部位,导管尖端应保留于肿瘤上方,避免触碰肿瘤导致出血或肿瘤组织脱落。一般来说,气管切除最长不超过6~6.6cm。气管肿瘤切除过程中,气道开放后,由外科医师经术野插入无菌延长的单腔气管导管行机械通气(见图4-1-4)。术中应及时清理气道内及气道周围的分泌物,以免流入远端气管或支气管。同时应密切关注脉搏血氧饱和度及气道压力,避免导管置入过深。气管吻合过程中,一般先吻合气管后壁,再吻合前壁。为避免气管导管对缝合的影响,需要间断取出插入远端的气管导管(此时应根据脉搏血氧饱和度控制无通气时间)。当气管吻合结束、吸净分泌物,将原有经口单腔气管导管通过吻合口。

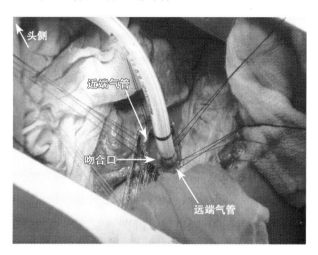

图4-1-4　手术台上插管

6. 气管中下段肿瘤患者麻醉处理要点是什么?

气管中下段肿瘤的手术,常采用右侧进胸入路,视肿瘤的大小、位置选择插管方式。若肿瘤与气管隆突间距足够长,与近端肿瘤处理方式相同;若肿瘤累及隆突,可将普通气管导管置于气道肿瘤之上。开胸后游离支气管后,手术台上健侧支气管插入无菌的延长单腔气管导管,行健侧支气管机械通气。气道重建后,拔除支气管导管,将原有经口的气管导管置于吻合口之上主气道内进行通气。

7. 难以控制的气道如何处理?

难以控制的气道需提前建立 VV 体外膜氧合(extracorporeal membrane oxygenation,ECMO),如气管完全或次全梗阻不能通气、呼吸极度困难、病变较长不能行气管插管或气管切开等。可在局麻下经颈静脉、股静脉插管建立部分心肺转流术(cardiopulmonary bypass,CPB),改善患者的缺氧状态及呼吸困难后,再行气管病变切除及气道重建术。

有条件的单位,可选择高频喷射通气用于气管支气管重建术,需要注意的是应用高频喷射通气时,由于无法持续监测呼气末二氧化碳,通气时间过长可引起高碳酸血症,因此应根据动脉血气分析及时调整呼吸参数。另外,硬质气管镜也可以在气管狭窄时提供相应的帮助。

8. 无插管通气麻醉在气管肿瘤患者中如何实施?

近几年来,无插管通气麻醉在气管肿瘤手术中的应用逐渐增多,尤其是颈段气管手术,其优点更为明显。如果颈段气管病变侵袭程度较轻,可酌情选择无插管通气麻醉,保留自主呼吸。

无插管通气麻醉时,患者需保留自主呼吸。采用右美托咪定 0.5~1μg/kg 输注镇静,丙泊酚 3μg/ml 及瑞芬太尼 3ng/ml 联合靶控输注后置入 3 号或 4 号喉罩,喉罩置入后调整瑞芬太尼靶控浓度到 1~1.5ng/ml 以免引起呼吸抑制。全身麻醉诱导完成后,患者保持自主呼吸,可采用仰卧位行颈丛神经阻滞(通常行单侧颈深丛阻滞加双侧颈浅丛阻滞),术后在气管周围行气管两侧局部阻滞。在气管切开后,患者仍然保持自主呼吸,呼吸空气。当无插管通气麻醉时,必须做好台上插管准备。一般来说,患者能很好地忍受手术过程。虽然在胸段气管手术中也有无插管麻醉的报道,但出于安全考虑,应用不如颈段气管广泛。

9. 气管肿瘤患者麻醉苏醒期的注意事项有哪些?

为了降低吻合口张力,防止气管过度牵拉,影响吻合口愈合,需术后将患者下颌与胸前皮肤缝吊,保持头前屈 30°,患者因此易产生恐惧不适,术前必须做好解释工作,取得患者的配合。术中输注右美托咪定及术后良好的镇痛,对减少苏醒期躁动有很好的作用。当患者肌力恢复,意识完全清醒,吸净口腔分泌物后,拔除气管导管。拔管后密切观察,患者病情稳定后转运入 ICU 继续严密监护。

10. 该病例中气管肿瘤患者的麻醉应如何实施?

该患者为原发性气管肿瘤,肿瘤上缘位于声门下 1.5cm,肿瘤下缘位于隆突上 5.5cm,病变阻塞管腔 80%,术前存在呼吸困难。由于此类患者肿瘤距声门比较近,无法插入气管导管(导管远端可能触碰肿瘤导致出血或肿瘤组织脱落),且病变较长,位置不适合气管切开(可能切到肿瘤)。因此麻醉诱导时建议在右美托咪定 0.5~1μg/kg 输注镇静下,联合靶控输注丙泊酚 3~4μg/ml 及瑞芬太尼 3~4ng/ml,无肌松药,置入 4 号喉罩,保留自主呼吸;肿瘤切除时,经术野将加长气管导管置入远端气管;气道重建后,经口插入较细的气管导管,通过吻合口;术毕,待患者完全清醒、肌力恢复后,拔除气管导管。

【病例二】

患者,女性,62 岁,因"活动后气急 2 年余,加重 1 个月"入院。患者 1 个月前气急加重、伴呼吸困难,夜间难以入睡。当地医院考虑为"支气管哮喘",给予解痉、平喘治疗后无明显缓解且逐渐加重。患者既往"甲状腺肿瘤"病史多年,10 年前曾行甲状腺癌根治术。CT 示:甲状腺多发占位,气管上段新生物,气管狭窄。

体格检查:患者痛苦面容,吸气性呼吸困难,吸气"三凹征"明显。颈软,甲状腺Ⅰ度肿大。双肺闻及哮鸣音,心脏、腹部(-),双下肢无水肿,神经系统检查(-)。

实验室检查:血常规白细胞计数 13.9×10⁹/L,中性粒细胞计数 79.9%;血生化、甲状腺功能各指标正常。

颈部增强 CT:气管占位,阻塞气管腔 90%,考虑为恶性肿瘤,甲状腺源性可能,甲状腺多发结节。

【知识点】

1. 甲状腺癌累及气管导致气管内继发肿瘤有何特点?

2. 甲状腺肿瘤累及气管的患者麻醉术前评估应侧重什么？

3. 甲状腺肿瘤累及气管的患者麻醉管理应侧重什么？

1. 甲状腺癌累及气管导致气管内继发肿瘤有何特点？

甲状腺癌一般进展缓慢,预后大多良好,死亡率为 11%～17%。喉、气管和食管是甲状腺癌常见的受侵部位,发生率占甲状腺癌外侵的 35%～60%,且喉、气管受侵是甲状腺癌术后患者肿瘤复发或死亡的主要原因。一般来说,CT 可基本确诊。手术是晚期甲状腺肿瘤患者累及气管的首选治疗方式。

呼吸困难往往是晚期甲状腺肿瘤患者累及气管的主要症状。巨大甲状腺肿瘤或者肿瘤出血压迫气管,导致气管受压移位。同时气管内甲状腺来源的肿瘤生长会进一步加重气道阻塞程度,导致患者明显气促、呼吸道梗阻加重,这种症状可致死,需紧急处理(图 4-1-5)。

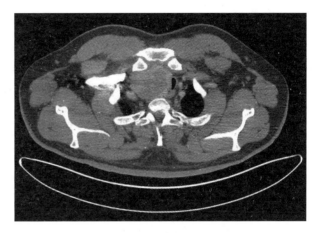

图 4-1-5　纵隔肿瘤压迫气管

此外,甲状腺肿块压迫或气道内肿瘤刺激可引起患者干咳;肿块压迫食管导致患者进食梗阻;肿瘤长期压迫喉返神经或手术损伤喉返神经,可导致患者声音嘶哑、声带固定、饮水呛咳等。该类患者还需关注甲状腺激素的变化。患者可合并甲亢,而既往甲状腺切除患者可合并甲状腺功能减退。

2. 甲状腺肿瘤累及气管的患者麻醉术前评估应侧重什么？

除了原发的气管肿瘤外,一些继发性的气管肿瘤,如甲状腺癌侵袭气管,导致肿瘤在气管内生长,使气管变窄,给麻醉插管带来新的挑战。此类患者,除气管狭窄外,同时伴有甲状腺占位,气管存在外压及内部狭窄。

麻醉评估时,除了评估气管内狭窄,还应结合影像学检查评估甲状腺肿块的外压程度、压迫方向等(从前向后压迫、侧方压迫),明确患者的最适体位;术前应尽可能明确气管导管是否能通过外压狭窄段;患者除气道危险外,是否存在甲亢或甲减;甲状腺肿瘤是否合并胸骨内甲状腺肿等(可能影响手术方式)。根据术前访视,与外科团队充分沟通,明确手术及麻醉方式、风险,达到互信。

3. 甲状腺肿瘤累及气管的患者麻醉管理应侧重什么？

此类麻醉管理应注意:在麻醉诱导时,患者应保持自主呼吸,充分表面麻醉,右美托咪定 0.5～1μg/kg 连续输注 10～15min 镇静,充分预充氧后经口置入一根细长的单腔加强气管导管,导管穿过气管狭窄段;在手术切除甲状腺肿瘤和气管切除时,台上经术野远端气管插入延长气管导管(可准备两个单腔气管导管或单腔导管连接无菌螺纹管),重建后将原气管导管插入吻合口远端气管。

手术结束前,充分评估患者是否存在肿瘤长期压迫导致气管软化。在外科医师或气管镜明视下,将气管导管退至声门下,评估气管软骨环的塌陷情况。如果不存在气管软化,可在术后早期待患者清醒下拔除气管导管;如果存在气管软化,不应早期拔管。

此外,合并甲亢时应注意甲状腺危象的可能,必要时对症处理;合并甲减时注意麻醉苏醒延迟的可能。

【专家点评】

气管内良恶性肿瘤、中央型肺癌累及气管会导致气管内径变窄甚至完全闭塞,患者多呈进行性呼吸困难加重,有刺激性咳嗽、呼吸困难等症状,多呈端坐体位,伴有三凹征。气管阻塞会导致肺不张,引起通气血流比失衡、低氧血症,严重的低氧血症会引起心律失常甚至心搏骤停。支气管镜下气管内肿瘤切除术或支架植入术是经常采用的治疗方法。

气管肿瘤支气管镜手术的麻醉应按照管理流程执行,麻醉科医师应根据 CT、支气管镜等检查结果确定肿瘤的部位、形状、大小、气管阻塞的程度以及有无活动性出血等情况;加强术前访视详细了解患者的病情;与外科或内科医师建立良好的沟通,制定合理的手术和麻醉方案,同时制定完备的预案。

气管肿瘤支气管镜手术麻醉管理的重点是保持患者的通气和氧合,通气方式可以采用高频正压通气,也可以采用跨过肿瘤狭窄区域的高频通气,甚至可以采用 ECMO、体外循环等方式。无论手术还是麻醉都应考虑到操作可能引起瘤体出血或组织碎片脱落,以及因此可能导致的下级气管树阻塞。气管肿瘤支气管镜手术不仅要确保通气和氧合,而且要维持血流动力的稳定。麻醉科医师根需据麻醉管理的流程,加强多学科协作制订合理的麻醉方案。

【专家简介】

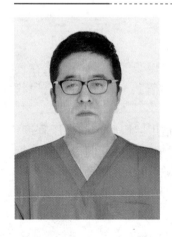

李爱民,哈尔滨医科大学附属第二医院麻醉科副主任医师、副教授、医学博士。研究方向:围手术期自主神经功能保护。

【思考题】

1. 单选题:下列对气管颈部描述不正确的是
   A. 平第 6 颈椎下缘接环状软骨
   B. 平第 7 颈椎下缘接环状软骨
   C. 向下方至胸骨角平面
   D. 下后方平第 4 胸椎下缘
   E. 以胸廓上口为界分为气管颈部和胸部

【答案】B

【答案解析】气管颈部平第 6 颈椎下缘接环状软骨。

2. 多选题:气管肿瘤手术麻醉前应考虑
   A. 手术体位
   B. 肿瘤部位
   C. 阻塞气管程度
   D. 通气方法
   E. 发生窒息后处理方法

【答案】ABCDE

【答案解析】拟行气管肿瘤麻醉的患者,术前应与外科团队明确手术体位、根据 CT 及气管镜等检查明确气管肿瘤的发生部位、气管肿瘤阻塞气道的程度,并制定气管插管通气的方法以及发生窒息后处理方法。

3. 多选题:气管肿瘤患者麻醉前准备不包括
   A. 充分了解手术方案
   B. 纤维支气管镜检查了解病变部位、性质、瘤体阻塞气管的程度、呼吸困难加重时的体位
   C. 改善患者全身情况
   D. 术前可常规使用镇静药缓解患者焦虑
   E. 训练患者在头颈前屈位做有效呼吸、咳嗽

【答案】D

【答案解析】气管肿瘤手术患者往往术前存在不同程度的气道梗阻,镇静药物的使用可能会进一步加重呼吸抑制,因此术前应慎用镇静药物。

4. 多选题:气管肿瘤患者术后管理应注意
   A. 手术室抢救设施齐全,气管导管最好在手术室拔除
   B. 拔管后气道通畅,病情稳定后送入 ICU 继续严密观察
   C. 保持患者头俯屈位,减轻吻合口张力
   D. 术后保留气管导管的患者应注意气管导管的套囊,不应置于吻合口水平,且套囊压力不宜过大
   E. 需要长时间呼吸支持的患者可考虑气管切开

【答案】ABCDE

【答案解析】为促进吻合口愈合、减少张力,一般情况下建议早期拔除气管导管;拔管后仍应密切观察生命体征;患者术后常取枕部垫高位,头部前屈减少颈部吻合口张力;保留气管导管的患者,套囊不应压迫吻合口影响吻合口血供;需要长时间呼吸支持的患者可考虑气管切开。

二、纵隔肿瘤患者麻醉管理

【病例一】

患者,男性,25 岁,因进行性颜面部肿胀 1 个月入院。患者 1 个月前无明显诱因出现颜

面部水肿,伴有头晕、胸前区闷胀不适。无咳嗽、咳痰、咯血,无气促、呼吸困难,无肢体乏力。自行服用中药治疗无明显缓解。否认既往高血压、心脏病等慢性病史,否认手术史、放化疗史。

体格检查:患者神清、对答切题;头面部肿胀,颈静脉怒张,胸壁皮下静脉曲张;呼吸尚平稳,呼吸频率 14 次/min,无明显哮鸣音及喘鸣音;心律齐,无心脏杂音;其余无异常。

实验室检查:血常规、血肝肾功能、电解质无异常;凝血检查 PT、APTT 正常;D-二聚体:4.32mg/L;肿瘤标记物无异常。

胸部增强 CT:前纵隔巨大低密度肿块影,大小 8cm×10cm×12cm,周边可见明显钙化,与上腔静脉、心包、左无名静脉及右肺结构不清;上腔静脉可见压迫迂曲;气管、支气管无明显受压。

【知识点】

1. 纵隔解剖及纵隔肿瘤对机体有什么影响?
2. 纵隔肿瘤患者麻醉前评估如何进行?
3. 纵隔肿瘤患者麻醉诱导应注意什么?
4. 纵隔肿瘤患者麻醉管理的重点是什么?
5. 该患者应当如何实施麻醉?

1. 纵隔解剖及纵隔肿瘤对机体有什么影响?

无论是儿童还是成人,纵隔肿瘤对麻醉的挑战主要来源于其潜在的心血管系统及呼吸系统的影响。因此,熟悉纵隔的解剖、纵隔肿瘤的病理生理学知识很有必要。

纵隔位于胸腔的中部,两侧为纵隔胸膜,上为胸腔入口,下为膈肌,前为胸骨,后为胸壁。纵隔可分为前、中及后纵隔。前纵隔的前界是胸骨,后为心脏和大血管前缘;中纵隔为心脏、心包、大血管及中央气道等所在的空间;后纵隔前界为中纵隔后壁,后界为后胸壁及两侧肋脊沟。

纵隔肿瘤一般来说并不常见,但可以发生在任何年龄段。前纵隔肿瘤以胸腺肿瘤最为常见,其次为淋巴瘤、甲状腺肿瘤、胚胎细胞性肿瘤等;中纵隔以肠源性和心包囊肿为多见,其次为淋巴瘤、间质来源肿瘤;后纵隔神经源性肿瘤最常见,其次为肠源性囊肿、间质组织来源肿瘤和内分泌来源肿瘤。

生长于纵隔的肿瘤容易侵犯邻近器官及组织,如气管、肺、心包、膈神经、上腔静脉及双侧无名静脉、肺动脉等(图 4-1-6 和图 4-1-7)。临床上无症状的纵隔肿瘤以良性多见,反之恶性居多。肿瘤日益长大,对周围重要组织器官产生压迫,从而产生一系列症状。压迫气管或主支气管,可引起咳嗽、呼吸困难;压迫上腔静脉,引起上腔静脉综合征;压迫食管,引起吞咽困难;侵犯喉返神经可引起声嘶;直接压迫心脏,无论有无心包积液,都可引起心包压塞。一些

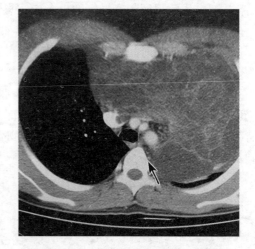

图 4-1-6　巨大纵隔肿瘤侵犯上腔静脉

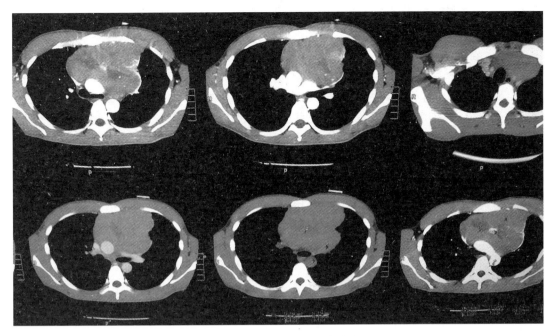

图 4-1-7　纵隔肿瘤侵犯肺动脉

肿瘤还会有特异性表现：淋巴瘤患者可出现持续发热、盗汗和体重下降；胸腺肿瘤可并存重症肌无力；甲状腺肿瘤可合并甲状腺功能异常等。

2. 纵隔肿瘤患者麻醉前评估如何进行？

麻醉剂使用前应充分了解患者的病史、症状和体征，预测围手术期危险因素。特别是在患者有体位性呼吸困难时，更要提高警惕。体位性呼吸困难或端坐呼吸、喘鸣，常提示气道受影响，肺功能有异常。当患者有体位性呼吸困难时，应该知道发生时的体位和最佳体位。当患者有心血管症状时，通常提示肿瘤可能压迫上腔静脉，肺动脉或心脏。患者血压从平卧位到站立位异常升高，可能表明患者有右室充盈、射血障碍。头面淤血，颈静脉怒张，提示有上腔静脉阻塞综合征。

肺部功能检查：直立位、平卧位呼吸速度。当胸内气管受压时，呼气中期平台期延长，但这种呼气期曲线变钝缺乏特异性。对于麻醉科医师而言，出现呼吸困难的症状或影像学检查提示气管压迫，更有助于确定麻醉方案。通过胸片和 CT 检查，可确定肿瘤的大小、位置及对呼吸道、心血管系统的压迫程度。如果胸片或 CT 显示有心包积液或心脏、大血管受压，建议行心脏超声检查，以明确心功能，排除其他心血管并发症。在此基础上，通过 CT 检查气管、支气管是否受压狭窄，是否有明显地移位，从而制定相应的麻醉诱导和插管方案。当气管横截面积减少 50% 以上时，患者会出现症状，更容易发生并发症。Hack 等人发现，如果患儿的气管截断面积小于正常值的 30%，而成人气管截断面积小于正常值的 70%，围手术期更容易发生呼吸系统并发症。

除气管受肿瘤压迫外，某些侵袭性纵隔肿瘤，特别是肺动脉周围肿瘤，应谨慎评估通气血流失调导致严重低氧血症的危险。虽然这类纵隔肿瘤对通气的影响较小，但对肺血流的影响较大。麻醉剂诱导气管插管后，虽然气道得到控制，但无法控制纵隔肿瘤对肺血流的影响,良好通气的肺因肿瘤压迫无血流循环,导致严重低氧血症。

3. 纵隔肿瘤患者麻醉诱导应注意什么?

建议根据经验制定个性化麻醉方案。不管患者在术前是否有症状,都应该进行仔细的评估。对重症患者在术前应进行多学科讨论,包括麻醉科医师、外科医师、放射科医师、介入医师等进行术前危险分层。低危型:无症状或轻微症状,无因体位改变而引起的症状,影像学检查未见纵隔内重要气管受压;中危型:体位性症状轻至中度,气管压缩<50%;高危型:严重体位相关症状,喘鸣,发绀,气管压缩>50%或合并支气管狭窄受压,心包积液,上腔静脉综合征。

麻醉科医师诱导前应综合评估肿瘤对周围重要器官的影响。对低危组患者,绝大多数可安全地实施常规全身麻醉;对中至高危组患者的个体化麻醉管理参考患者术前症状和影像学。必须指出,有症状和无症状的患者在全麻诱导后都可能出现危及生命的严重并发症。所以有创血压监测对这些患者来说是必要的,可以严密监控循环。

对绝大多数患者进行快速顺序诱导是可行的,但对于术前心血管功能失代偿的巨大纵隔肿瘤患者,保留自主呼吸下的诱导插管有一定的好处(根据以往的病例报告和病理生理分析:部分患者经肌松药物正压通气后,可引起呼吸循环失代偿,对此类患者,可保留自主呼吸,直至外科医师劈开胸骨)。部分中危重患者,在全麻诱导,体位改变,正压通气,肌松药注射,气管插管等治疗过程中,可能会出现气道管理上的困难,手术医师必须提前到场,以便在紧急情况下及时开胸解除压迫。应选择缓慢、分阶段滴定的麻醉方式进行麻醉诱导,选择最佳体位,保证呼吸、循环系统的稳定性。

巨大纵隔肿瘤压迫气道的患者,麻醉插管前必须考虑镇静作用或肌松药注射后导致气道塌陷而无法插管的危险,应慎用肌松药,选择右美托咪定镇静联合局麻下的支气管镜引导插管,加强气管导管应穿过狭窄部。值得注意的是,除前纵隔压迫性气道外,后纵隔压迫性气道的肿瘤,特别是靠近隆突部位的肿瘤,在气管膜部压迫导致双侧支气管明显狭窄,可能导致无法插管通气,必要时应做好体外循环后再诱导的准备。需要进行双腔气管插管的患者,应事先准备好用于定位的支气管镜。后纵隔肿瘤可能存在椎管受压,在麻醉前应明确肢体神经症状。远端气道狭窄,隆突部位气管导管只能放置在狭窄处以上,这并不能提供安全的气道,应预测可能的气道危险,必要时做好体外循环的准备(严重远端气道狭窄,双侧主支气管受压变窄)。

对肺动脉主干或重要分支被严重包裹的肿瘤患者,在预测气管插管正压通气后肺血流不稳定时,做好麻醉前准备,患者摆好体位,消毒铺巾,外科医师做好入胸准备后开始保留自主呼吸下气管插管。

4. 纵隔肿瘤患者麻醉管理的重点是什么?

巨大纵隔肿瘤还可因患者体位变动、麻醉诱导及肿瘤的重力效应对心脏、大血管等发生压迫,引起循环衰竭,应严密关注血流动力学,及时调整手术患者体位。巨大纵隔肿瘤合并肺动脉干或一侧肺动脉受压可突然出现低氧、低血压甚至心搏骤停,因此患者最好在局麻下建立股静脉插管后再行全麻诱导,并做好除颤准备。

手术时间长、出血多和高危的患者应备好粗大静脉通路,必要时颈内静脉及股静脉同时放置深静脉导管。颈内静脉置管可以监测中心静脉压,尤其是合并上腔静脉综合征的患者,除测压外,必要时可进行引流、减少颅内静脉无法回流引起的脑水肿。注意导管尖端不能留置太深,以免外科操作游离上腔静脉时切断或夹闭深静脉导管。合并上腔静脉综合征的患者应常规股静脉穿刺建立静脉通路或放置 14G 以上导管或鞘管,预防上腔静脉阻断或大出血。股静脉穿刺置管成功后,应尽量避免经上肢静脉或颈内静脉补液,将补液移至下肢静脉或股静脉,防止上腔静脉压力的进一步加重。必要时,静脉给予激素或利尿剂减轻脑水肿的程度。

随时监测动脉血气,调整内环境、电解质及酸碱平衡紊乱,维持患者正常的体温。手术后大部分患者可选择在早期拔除气管导管,高危患者不急于过早拔除气管导管。尤其是当术中进行上腔静脉置换或左右无名静脉成型时,部分患者可能存在术后急性头面部静脉、颅内静脉回流不畅(侧支循环尚未建立),声门、喉头水肿等危险,拔除气管导管前后应密切关注患者生命体征。长期纵隔肿瘤或甲状腺肿瘤压迫气管的患者,应注意气管软化的危险。后纵隔肿瘤,应关注双下肢肌力及感觉的改变。

5. 该患者应当如何实施麻醉?

该患者伴有以上腔静脉综合征为首发症状的巨大前纵隔占位。胸部 CT 提示肿瘤巨大,位于前上纵隔,与左无名静脉、上腔静脉、右肺、心包等边界不清,气管及支气管无明显压迫。

(1) 麻醉前评估应与外科团队充分沟通,明确手术方案,是否需行上腔静脉置换或肺叶切除等,从而制定相应的麻醉计划。同时询问患者有无肌无力的表现,排除重症肌无力。

(2) 麻醉监测除常规的心电、无创血压、SpO_2、$P_{ET}CO_2$ 等外,应做有创血压监测。桡动脉穿刺置管监测血流动力学变化,并间断进行血气监测以调整内环境;除上肢外周静脉外,行右颈内静脉穿刺,置入单腔导管密切监测中心静脉压(导管不宜置入过深,因手术操作可能阻断或切断上腔静脉),紧急时刻也可经右颈内静脉进行体位引流放血,以减少头面部淤血,减少脑水肿的发生;同时建议行股静脉穿刺置入双腔中心静脉导管。当手术进行阻断或切断上腔静脉时,停止上肢静脉输液及药物输注,改为股静脉途径。

(3) 该患者肿瘤虽大,但气道影响不大,可常规麻醉诱导。游离肿瘤可能引起大出血,应做好紧急输血的准备。游离肿瘤时,可能压迫心脏,引起循环剧烈波动,必要时给予血管活性药物维持血压。手术创伤大,时间长,除血流动力学监测外,也应做好体温监测。如术中行上腔静脉置换,该类患者常会出现头面部的肿胀(侧支循环尚未形成),可在容量充足的基础上,给予利尿、激素等治疗。如同时需行肺叶切除,麻醉插管需行双腔支气管插管,建议插入左支气管导管,这样手术在进行左侧或右侧游离肿瘤时,可分别进行单肺通气,以利于暴露术野。

(4) 术毕,待患者完全清醒、自主呼吸时分钟通气量足够后,方可考虑拔除气管导管。必要时可带气管导管回 ICU 进一步观察后拔管。

【病例二】

患者,女性,48 岁,术前诊断"后纵隔肿瘤",胸外科联合脊柱外科行脊柱正中切口联合翻身后外切口纵隔肿瘤切除术。手术顺利,完整切除肿瘤(18cm×10cm×5cm),部分椎弓板切除,椎体固定。术后冰冻示梭形细胞肿瘤。术后苏醒室内拔除患者气管导管后安返病房。术后第 1 天,外科医师查房时发现患者双下肢肌力明显减退,肌力 2 级,后肌力减退进行性加重。术后第 2 天早晨,患者复检肌力为 0 级。随即多学科讨论后紧急行脊柱正中切口探查,清除椎体周围血肿。患者第二次手术后,第二天肌力恢复为 2 级,第四天肌力恢复为 4 级。

【知识点】

1. 后纵隔肿瘤的特点是什么?
2. 后纵隔肿瘤麻醉有哪些特殊注意事项?

1. 后纵隔肿瘤的特点是什么?

后纵隔肿瘤包括神经源性肿瘤、纵隔血管瘤、畸胎瘤、淋巴瘤、脊索瘤、巨淋巴结增生症等。神经源性肿瘤为后纵隔最常见的肿瘤,约占所有纵隔肿瘤的 14% ~ 30%。其中 90% 位于后纵隔椎旁间隙,少数肿瘤位置偏前。神经源性肿瘤主要起源于肋间神经近脊柱段或交感神经链,少数起源于副交感神经或膈神经。根据神经起源分为 3 类:周围神经肿瘤、交感神经肿瘤和副神经节肿瘤。

成人以神经纤维瘤和神经鞘瘤最多见,儿童则以神经节细胞瘤和神经节母细胞瘤多见。肿瘤可发生囊变、出血,甚至完全囊变。一般来说,良性肿瘤患者多无症状,发生于幼儿或迅速增大的肿瘤多为恶性,患者可表现为周围神经或神经根受累的症状。CT 及磁共振成像(magnetic resonance imaging,MRI)基本可确定肿瘤的位置及性质。后纵隔巨大肿瘤常常需要胸外科和脊柱外科联合手术,因此创伤大、危险高。

2. 后纵隔肿瘤麻醉有哪些特殊注意事项?

除胸科麻醉所涉及的插管及通气方式的选择,后纵隔肿瘤麻醉还应根据手术方式、切口进行综合评估,以确定麻醉方案。无论是胸腔镜微创手术,还是开放后外切口,均应选择肺隔离技术,以方便暴露术野,减少对肺组织的机械损伤。可根据本单位的习惯选择双腔支气管导管或者支气管堵塞器。后纵隔肿瘤很少会压迫心脏、大血管,绝大多数情况下可选择全麻诱导下插管。

值得注意的是,由于最常见的后纵隔肿瘤是神经源性肿瘤,当肿瘤毗邻椎间孔、椎弓板等部位时,手术操作可能会引起神经根周围出血,进而可能形成血肿压迫神经根。因此该类患者不建议行联合硬膜外麻醉,因为硬膜外术后镇痛等可能会影响术后对下肢神经功能的评估。可采用超声引导下椎旁神经阻滞联合静脉自控镇痛实现术中及术后早期镇痛。该类患者术后应高度警惕神经损伤或压迫的危险,密切关注肌力及神经功能的改变。

【专家点评】

麻醉科医师对纵隔肿瘤手术的麻醉应予以特别关注,某种程度上它考验麻醉科医师围手术期医学管理的能力。麻醉前应结合患者症状、体征和影像学等资料重点评估可能的气道(呼吸系统)失控及心血管衰竭的风险。极高风险患者需准备股静脉-股动脉 CPB,当然这是极少数的情况。全麻诱导和维持期间的气道管理策略大致涵盖有:准备控制"困难"的气道,必要时选择最适体位,纤维支气管镜引导清醒插管,吸入诱导维持患者自主呼吸,专用的气管导管,呼吸困难出现时立即进行支气管镜检查评估气管和支气管情况,气道失控时硬性支气管镜的使用,插管跨越气道狭窄段在远端气道通气等措施。应同样重视全麻诱导和维持期间的血流动力学管理,措施包括:动脉和中央静脉置管,选择最适体位,使用血流动力学影响最小的诱导药,使用短效麻醉药,优化患者容量状态,必要时正性肌力药和升压药的使用,快速输血的准备等。上述内容在文中结合病例已多有详尽叙述。在文中后面,作者对少见的后纵隔肿瘤麻醉相关的情况也进行了很好地阐述,值得麻醉同道参考学习。

【专家简介】

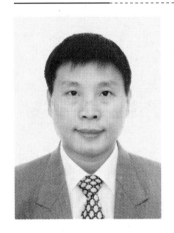

林长赋,主任医师,哈尔滨医科大学附属第二医院麻醉科副主任。研究涉及全静脉麻醉、麻醉与呼吸相关的研究等,国内外发表文章30余篇,获多项科研成果和医疗新技术成果奖。

【思考题】

1. 多选题:纵隔肿瘤压迫气道时,应注意

　　A. 麻醉前通过 X 线片、CT 或纤维支气管镜镜检,了解气道受压的部位、范围及程度

　　B. 询问呼吸困难与体位的关系

　　C. 选用有足够长度、管壁有细金属丝或尼龙丝螺旋支架的导管

　　D. 于保留自主呼吸下将气管导管插入气管内,深度以超过受压部位为宜

　　E. 术毕拔管时应警惕气管壁软化

【答案】　ABCDE

【答案解析】　压迫气道的肿瘤麻醉风险较大,术前麻醉科医师应核实 CT,评估气道从而确定适宜的插管方式;纵隔肿瘤常常对心脏及重要血管存在压迫,应仔细询问患者使症状加重或减轻的体位;管壁有细金属丝或尼龙丝螺旋支架的导管可以防止台上操作时导管打折扭曲;严重的气道压迫时,安全起见可选择自主呼吸下气管插管;甲状腺肿瘤长期压迫气管可引起气管软化,应充分评估其风险。

2. 多选题:对纵隔肿瘤致上腔静脉阻塞的麻醉,应注意

　　A. 气管插管操作应尽量轻柔,以免引起气道出血

　　B. 应建立有创压力监测

　　C. 开放静脉通路时,宜选用上肢静脉

　　D. 开放静脉通路时,宜选用下肢静脉

　　E. 对侵犯气道或累及肺组织的纵隔肿瘤,必要时应采用肺隔离技术

【答案】　ABDE

【答案解析】　前纵隔肿瘤致上腔静脉阻塞患者的麻醉,宜穿刺下肢静脉予以补液或药物输注。经上肢静脉补液会进一步加重上腔静脉阻塞,而且手术操作损伤或结扎上腔静脉时,

可采用下肢静脉输血补液及给药。

　　3. 单选题:关于胸腺瘤,下面描述错误的是
　　　　A. 多位于前上纵隔
　　　　B. 分为上皮细胞型,淋巴细胞型,混合型
　　　　C. 潜在恶性
　　　　D. 约15%合并重症肌无力
　　　　E. 重症肌无力患者都合并有纵隔肿瘤
【答案】E
【答案解析】重症肌无力是由T细胞介导的一种自身免疫性疾病,部分患者合并胸腺增生或胸腺瘤,但并非所有患者都合并纵隔肿瘤。

　　4. 单选题:关于纵隔肿瘤症状,下面描述错误的是
　　　　A. 症状的发生程度及时间与肿瘤的部位、生长速度相关
　　　　B. 大部分患者在体检时偶然发现
　　　　C. 每一类肿瘤都有相应的症状
　　　　D. 部分患者有胸闷、胸痛
　　　　E. 部分患者有压迫相应器官的症状
【答案】C
【答案解析】纵隔肿瘤的症状往往缺乏特异性,临床症状主要取决于肿瘤增大对毗邻器官的压迫。

　　5. 多选题:纵隔肿瘤高危患者气道危急事件可发生在
　　　　A. 全麻诱导时　　　　　　　　　　　B. 诱导后体位变动时
　　　　C. 正压通气时　　　　　　　　　　　D. 给予肌松药后
　　　　E. 气管插管时
【答案】ABCDE
【答案解析】纵隔肿瘤高危患者气道危急事件可发生于很多关键时刻,如全麻诱导时、气管插管前后、给予肌松药后、正压通气时、诱导后体位变动时。

三、胸腔巨大占位患者麻醉管理

【病例一】

　　患者,女性,72岁,胸闷、气促8个月,加重1个月入院。患者8个月前无明显诱因出现气急,未予重视。1月前气急加重,需左侧卧位,外院诊断"左胸巨大占位"故来我院。既往史:甲状腺肿瘤切除术后10年,偶有低血糖发作。目前治疗:卧床休息,无特殊治疗。
　　辅助检查:
　　血常规:中性粒细胞绝对值:3.9×10⁹/L,中性粒细胞百分比81.3%。
　　血生化:总蛋白56g/L,其他值均在正常范围内。
　　血气检查(吸空气下):PaO₂ 96.0mmHg,PaCO₂ 61.0mmHg,动脉血氧饱和度:97.0%,

K^+:3.0mmol/L。

心电图(坐位):窦性心动过速,心率为109次/min。

心脏超声:未见异常。

肺功能:用力肺活量(forced vital capacity,FVC)实测值/预计值21%,一秒用力呼气容积(forced expiratory volume in one second,FEV_1)实测值/预计值25%,最大通气量(maximal voluntary ventilation,MVV)实测值/预计值29%;大气道气流重度受阻,小气道气流重度受阻,通气功能重度障碍。

超声:双侧胸腔积液,右侧约21mm×17mm,左侧约61mm×49mm、内见大量纤维分隔。

胸片:左侧胸腔巨大占位,与胸壁关系密切,左侧胸腔积液,气管、心脏、纵隔右移(图4-1-8,图4-1-9)。

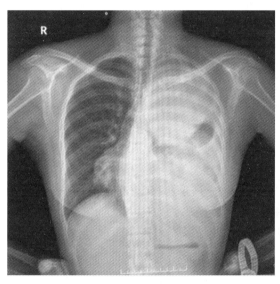 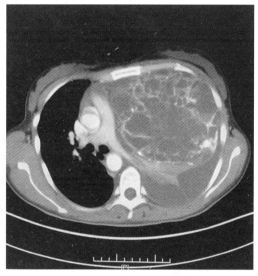

图4-1-8　左胸占位胸片图像　　　　　　　图4-1-9　左胸占位CT图像

【知识点】

1. 胸腔巨大肿瘤有什么特点? 其常见临床症状是什么?

2. 胸腔巨大肿瘤的常见手术方式有哪些?

3. 胸腔巨大肿瘤的麻醉如何实施?

4. 该例患者的麻醉如何实施?

1. 胸腔巨大肿瘤有什么特点? 其常见临床症状是什么?

胸腔巨大肿瘤是指胸腔内肿瘤体积超过患侧胸腔一半以上,常伴有心脏和肺的压迫,导致心肺功能不全。来自胸膜的肿瘤细胞称为胸膜肿瘤,最常见的是胸膜间皮瘤。根据肿瘤的生长方式,可以将胸膜间皮瘤分为局限性胸膜间皮瘤和弥漫性胸膜间皮瘤。孤立性纤维瘤次之。单发性纤维瘤临床上比较罕见,以前被认为是间皮瘤的一种,但近年来根据其分化来源,一致认为它是一种间质来源肿瘤,起源于树突状间质细胞。

胸腔肿瘤通常缓慢生长。当肿块增大时,伴随着相应部位的压迫症状,如咳嗽,持续胸痛,胸痛不随胸腔积液增加而减轻,逐渐弥散和难以忍受,随着病情进展,可出现干咳,体重下降,呼吸困难,不规则发热等。一些病例还会导致副瘤综合征,如产生胰岛素样生长因子时出现低血糖等,以及抗利尿激素分泌异常等。MRI 常被用来诊断肿瘤的局部侵犯,特别是对胸壁受累及膈肌受累的诊断,MRI 在诊断肿瘤侵犯方面具有重要意义。

2. 胸腔巨大肿瘤的常见手术方式有哪些?

外科治疗是目前切除肿瘤、缓解患者呼吸困难的主要方式。弥漫性胸膜间皮瘤属高度恶性肿瘤,无法根治。孤立性纤维瘤有较高复发率和肿瘤相关死亡率,但完整手术切除、密切术后随访以及其后积极治疗仍能保证约 70% 患者的长期生存。复发多发生在初治后 24 个月内,一旦出现转移则预后不佳。

手术方式多采用胸膜外全肺切除术或减瘤手术。胸膜外全肺切除术具有潜在的根治效果,但对机体影响大,高龄、术前合并症复杂的患者应综合评价。相对于胸膜外全肺切除术,减瘤手术对生理功能的影响明显降低,患者易接受,术后症状明显缓解,但有肿瘤残留的可能。外科医师术前应根据患者的病情制定适合的手术方式。

3. 胸腔巨大肿瘤的麻醉如何实施?

胸腔巨大肿瘤的患者常常在入院时情况危急,累及呼吸系统和循环系统,风险很大。纵隔移位对心脏造成的压迫和肺部萎陷是肿瘤对机体影响的主要原因。麻醉诱导应采用缓慢、分次滴定的方法实施,必要时要先进行有创动静脉穿刺,并在外科医师在场的情况下进行插管。导管插入后密切注意体位变化对血流动力学的影响。经麻醉诱导,体位改变后,由于重力作用使肿瘤压迫进一步加重,可发生休克、循环衰竭。另外,由于肿瘤与胸膜的粘连结构不清,巨大胸腔内占位肿瘤滋养血管较丰富,手术切除肿瘤时除了压迫重要器官外,出血和渗血较多,应积极做好输血和输液准备。在输注补充血液时,还应考虑到肺水肿的可能性,综合评估补充液体的数量。肿块压迫肺部导致长期萎陷,还需要考虑萎陷解除肺部压迫、复张后,患侧或双侧肺部在短时间(几分钟至几小时)发生急性肺水肿,其发病率为 1%~14%,死亡率约为 20%。肺水肿时可出现不同程度的低氧血症,部分患者可并发低血压,休克。在治疗中应避免过度负压吸引,强心、利尿剂、激素治疗,尽早给予呼气末正压通气(positive end expiratory pressure,PEEP)。

4. 该例患者的麻醉如何实施?

(1)患者,老年女性,左胸巨大占位,已累及呼吸与循环系统,气管、心脏均有明显压迫,病情危急,ASA Ⅳ级,充分告知家属麻醉风险。

(2)外科医师到场后进行麻醉。

(3)局麻下行桡动脉、股静脉穿刺置管并连接监测,上半身抬高 30°,保留自主呼吸、插入双腔支气管导管后(手术拟切除左下叶及部分左上叶),支气管镜检查气管内通畅情况。

(4)肿瘤滋养血管丰富,手术创面巨大,应做好大出血及快速输血输液准备。

(5)左胸占位压迫心脏,术前应做好心脏除颤及体外起搏的准备。

(6)肿瘤对左肺有压迫,导致局部肺不张,应注意肺保护,切除肿瘤后间断轻柔手法膨肺,防止复张后肺水肿。

麻醉及手术经过:患者麻醉诱导顺利,翻身右侧卧后有创动脉血压急剧下降,最低 40/

22mmHg,气道压升高至40cmH$_2$O。将体位调整为平卧位、给予血管活性药物后好转。外科医师左侧开胸后托起肿瘤,迅速切除肿瘤(大小约40cm×23cm×12cm)。术中病理示小圆细胞肿瘤(最终病理确认为孤立性纤维瘤)。手术持续4h 40min,术中出血2 200ml,输注红细胞1 200ml,血浆400ml。手术除切除肿瘤外,还进行了左肺下叶、左肺上叶局部切除,术毕更换单腔气管导管送返ICU,术后5d拔除气管导管。

【病例二】

患者,男性,43岁,主因"左侧胸痛半年,间断咳嗽、咳痰伴活动后气促20天"入院,诊断左胸巨大占位、左侧胸腔积液、左肺肺不张,拟在全麻下行开胸探查、巨大肿瘤切除术。麻醉诱导采用全麻诱导,置入右侧双腔气管导管。诱导后出现血压急剧下降,给予去甲肾上腺素对症支持后好转。手术开始剥除肿瘤时大出血(约1 000ml),给予快速补液及血管活性药物支持。手术1h后切除肿瘤(大小:30cm×25cm×20cm)。10min后复张患侧肺,从左侧支气管导管内涌出大量粉红色泡沫样痰及淡血性液体,中心静脉压(central venous pressure,CVP)升至10~18cmH$_2$O,气道阻力明显增加。

【知识点】

1. 左胸巨大肿瘤复张性肺水肿的机制是什么?
2. 左胸巨大肿瘤复张性肺水肿的临床表现有哪些?
3. 左胸巨大肿瘤术中复张性肺水肿如何治疗?

1. 左胸巨大肿瘤复张性肺水肿的机制是什么?

胸腔巨大肿瘤常可压迫邻近肺组织导致慢性肺萎缩,肿瘤取出后长期被压缩的肺组织快速复张极易导致复张性肺水肿。复张性肺水肿的发生机制可能与以下因素有关:①机械压迫所致慢性肺萎陷,氧自由基再灌注-损伤时肺毛细血管通透性增加。肺萎陷引起局部低氧血症,损伤毛细血管壁,导致肺泡表面活性物质的失活,促进炎症介质的释放。炎性介质、趋化因子等还可作用于对侧肺,因此部分患者可出现双侧肺水肿;②此外解除压迫后,肺血容量迅速增加,肺毛细血管静水压增加,增加了向血管外细胞间质的转移;③肺复张时膨胀速度过快及胸内负压增加;④患者术前营养不良,白蛋白减少,降低胶体渗透压,促进肺水肿的发生;⑤术中对肺组织机械牵拉、大量失血后快速输血等原因,都会促进复张性肺水肿。

2. 左胸巨大肿瘤复张性肺水肿的临床表现有哪些?

急性复张性肺水肿通常表现为进行性呼吸困难,呼吸急促,低氧血症,严重者可合并血流动力学不稳定。全麻患者可出现气道压增高,血氧饱和度下降或不能维持,气管导管内可见粉红色泡沫样痰或淡血性液体。急性复张性肺水肿可发生在患侧,也可双侧,可发生在肺切除后数分钟,也可发生在麻醉后恢复室或重症监护室内。

3. 左胸巨大肿瘤术中复张性肺水肿如何治疗?

一旦发生,应立即增加PEEP,强心、利尿、使用激素治疗,减轻炎性因子的释放。使用血管活性药物稳定血流动力学,尽可能控制输入过量液体。麻醉科医师需要与外科医师术前、术中与术后良好沟通,充分预见可能存在的风险,早发现、早诊断、早处理。这类患者,术毕建议保留双腔支气管导管至重症监护室密切观察,病情稳定后再考虑拔管。

【思考题】

1. 多选题:关于术中急性肺水肿你认为正确的是
    A. 低氧血症是肺水肿的特异性征象
    B. 低氧血症不是肺水肿的特异性征象
    C. 由于是急性过程,故 FiO_2 提高后低氧容易得到改善
    D. 即便是轻度肺水肿也可通过 SpO_2 迅速作出诊断
    E. 最常见的征象是进行性缺氧,FiO_2 提高后低氧不易得到改善

【答案】 BE

【答案解析】低氧血症不是肺水肿的特异性征象。单纯提高吸入氧浓度并不容易使肺水肿得到改善,应同时强心、利尿、激素治疗联合 PEEP 治疗。

2. 多选题:对于孤立性纤维瘤,下列描述正确的是
    A. 临床上相对少见
    B. 起源于树突状间质细胞
    C. 通常表现为缓慢生长的肿块
    D. 随着病情进展,可出现干咳、体重减轻、呼吸困难、不规则发热
    E. 少数情况下可引起副瘤综合征

【答案】 ABCDE

【答案解析】孤立性纤维瘤是一种临床上少见的肿瘤,起源于树突状间质细胞,通常生长比较缓慢,随病情进展,可出现干咳、体重减轻、呼吸困难、不规则发热等症状,少数情况下可引起副瘤综合征。

3. 多选题:急性复张性肺水肿的表现,下列描述正确的是
    A. 通常表现为进行性呼吸困难,呼吸急促,低氧血症
    B. 严重者可合并血流动力学不稳定
    C. 全麻患者,可出现气道压增高,血氧饱和度下降或不能维持
    D. 可发生在患侧,也可双侧
    E. 发生时间可在肺切除后数分钟,也可发生在苏醒室或重症监护室内

【答案】 ABCDE

【答案解析】急性复张性肺水肿,通常表现为术中或术后早期进行性呼吸困难,呼吸急促,低氧血症,病情严重者可出现血流动力学不稳定、休克、心功能不全等;发生时间可在肺切除后数分钟,也可发生在麻醉后恢复室或重症监护室内;可发生在患侧,也可双侧;全麻患者,可出现气道压的显著增高,严重的低氧血症。

4. 单选题:关于急性复张性肺水肿的治疗,下列描述错误的是
    A. 一旦发生,应立即调大 PEEP
    B. 强心、利尿、使用激素治疗
    C. 使用血管活性药物稳定血流动力

　　D. 尽可能控制输入过量液体

　　E. 持续气道内负压吸引

【答案】E

【答案解析】急性复张性肺水肿时,持续气道内负压吸引可导致肺水肿进一步加重。

（徐美英　邱郁薇 编写　杨万超 审校　专家点评 李爱民　林长赋）

参考文献

[1] HATIPOGLU Z,TURKTAN M,AVCI A. The anesthesia of trachea and bronchussurgery[J]. J Thorac Dis, 2016,8(11):3442.

[2] GROSS DJ,SUGIYAMA G,ALFONSO A. Anterior Mediastinal Mass[J].JAMASurg,2016,151(4):385.

[3] HOBAI IA,CHHANGANI SV,ALFILLE PH. Anesthesia for tracheal resection and reconstruction[J]. Anesthesiol Clin,2012,30(4):709.

[4] JIANG L,LIU J,GONZALEZ-RIVAS D,et al. Thoracoscopic surgery for tracheal and carinal resection and reconstruction under spontaneous ventilation[J]. J Thorac Cardiovasc Surg,2018,155(6):2746.

[5] SAROA R,GOMBAR S,PALTA S,et al. Low tracheal tumor and airway management:An anesthetic challenge [J]. Saudi J Anaesth,2015,9(4):480.

[6] BLASBERG JD,WRIGHT CD. Surgical considerations in tracheal and carinal resection[J]. Semin Cardiothorac Vasc Anesth,2012,16(4):190.

[7] LANG G,GHANIM B,HOTZENECKER K,et al. Extracorporeal membrane oxygenation support for complex tracheo-bronchial procedures[J]. Eur J Cardiothorac Surg,2015,47(2):250.

[8] HSIEH TC,KATZ JA. Images in anesthesiology:thyroid cancer invading the trachea[J]. Anesthesiology, 2010,113(4):961.

[9] RYAN E,SHENNIB H,GOPAL S. Giant intrathoracic teratoma presenting with cachexia and severe dyspnea [J]. J Cardiothorac Surg,2019,14(1):96.

[10] GOTHARD JW. Anesthetic considerations for patients with anterior mediastinal masses[J]. Anesthesiol Clin, 2008,26(2):305.

[11] SLINGER P,KARSLI C. Management of the patient with a large anterior mediastinal mass:recurring myths [J]. Curr Opin Anaesthesiol,2007,20(1):1.

[12] ERDOS G,TZANOVA I. Perioperative anaesthetic management of mediastinal mass in adults[J]. Eur J Anaesthesiol,2009,26(8):627.

[13] BLANK RS,DE SOUZA DG. Anesthetic management of patients with an anterior mediastinal mass:continuing professional development[J]. Can J Anaesth,2011,58(9):853-867.

[14] WARD EW,SEAN MCMANUS M. Novel use of a guidewire to facilitate intubation in an obstructing anterior mediastinal mass[J]. Can J Anaesth,2014,61(7):660.

[15] RATH L,GULLAHORN G,CONNOLLY N,et al. Anterior mediastinal mass biopsy and resection:anesthetic techniques and perioperative concerns[J]. Semin Cardiothorac Vasc Anesth,2012,16(4):235.

[16] 许静红,邓镇生,肖亮灿.左侧胸腔巨大肿物切除术麻醉苏醒期急性肺水肿1例[J].实用医学杂志, 2016,32(18):3116.

[17] 王君,徐美清,郭明发,等.左下胸腔巨大占位性病变[J].临床肺科杂志,2015,20(2):367.

[18] 钱坤,张亦南,刘兴奎,等.开胸切除胸腔巨大肿瘤术中发生双侧复张性肺水肿1例[J].临床肺科杂志,2018,23(10):1926.

[19] AYDIN Y,SIPAL S,CELIK M,et al. A rare thymoma type presenting as a giant intrathoracic tumor:lipofibroadenoma[J]. Eurasian J Med,2012,44(3):176.

第二节　肺移植患者麻醉管理

【病例】

患者,男性,62岁。诊断"特发性肺纤维化急性加重、肺心病、重度肺动脉高压、心功Ⅳ级",拟行"双肺移植术"。高血压病史10余年,间断服用替米沙坦、苯磺酸氨氯地平降压,现未服用降压药,近期血压在120/80mmHg左右。术中肺动脉收缩压最高达120mmHg,VV ECMO辅助下顺利完成双肺移植术,术后第2天撤除ECMO,第3天拔除气管导管。

【知识点】

1. 什么是特发性肺纤维化? 特发性肺纤维化的风险因素有哪些?

2. 什么是特发性肺纤维化急性加重? 特发性肺纤维化急性加重的诊断标准和治疗措施包括哪些?

3. 肺移植手术适应证有哪些?

4. 肺移植患者如何术前评估?

5. 肺移植患者术中麻醉管理要点有哪些?

6. 肺移植患者术中麻醉药物有哪些新进展?

7. 肺动脉高压合并右心衰竭患者的肺移植麻醉管理进展有哪些?

8. 体外循环在肺移植患者中的应用进展有哪些?

9. 如何确认肺移植患者术后气管拔管时机?

1. 什么是特发性肺纤维化? 特发性肺纤维化的风险因素有哪些?

特发性肺纤维化(idiopathic pulmonary fibrosis,IPF)是一组原因不明、并以肺间质病变为主的疾病,表现为慢性进展性肺纤维化,进行性呼吸困难恶化,通常预后较差,诊断后患者中位生存期仅3~5年。病程呈现典型的肺限制性疾病特征,表现为肺实质弹性和顺应性丧失,终末期肺容量和弥散能力明显降低,而呼气流速的变化相对不明显。

IPF的组织病理学和(或)胸部高分辨率CT(high resolution computed tomography,HRCT)特征性改变是普通型间质性肺炎(usual interstitial pneumonia,UIP),主要累及胸膜下和肺基底部腺泡或小叶,呈网格状阴影、蜂窝样改变,伴或不伴有牵拉性支气管和细支气管扩张。这种疾病开始于微小的纤维化改变,由外围区域缓慢向内推进,最终会影响整个肺叶,导致呼吸衰竭。

IPF可能的风险因素有:①吸烟:目前认为吸烟与IPF紧密相关,仅次于遗传因素,尤其是每年吸烟量>20包,这种关联现象在家族性IPF和散发性IPF中均存在,而且预后较非吸烟IPF患者更差;②环境暴露:IPF与多种环境暴露因素有关,如金属粉尘(铜锌合金、铅、钢)、木质粉尘(松树)、动物粉尘及化学制剂等暴露;③微生物因素:动物实验已经证实微生物感染与IPF发病及恶化明显相关,越来越多的临床证据也支持肺纤维化与微生物感染有关,在IPF患者肺组织标本及支气管肺泡灌洗液(bronchoalveolar lavage fluid,BALF)中发现了EB病毒、巨细胞病毒、1型单纯疱疹病毒以及6、7、8型人类疱疹病毒;一些研究还发现丙型肝炎病毒和腺病毒可能通过上调TGF-β,诱导肺泡上皮细胞向肺间质细胞转化,加速肺纤维化进程;IPF患者肺泡灌洗液中细菌和真菌负荷增加,可能也与疾病发生发展相关;④胃食管返流：大量研究提示，多数 IPF 患者存在异常的胃食管返流，其导致的反复微吸入是 IPF 高危因素之一；但多数 IPF 患者为"隐性返流"，缺乏胃食管返流的临床症状，因此容易被忽略；⑤遗传因素：IPF 的发病机制尚未完全清楚，但越来越多的病因学和观察学研究肯定了 IPF 与遗传因素相关，机体的防御反应可能掩盖了个体遗传和表观遗传因素与外部因素的相互影响。家族性间质性肺炎和散发病例相关的基因变异涉及端粒长度维持基因（TERT、TERC、PARN、RTEL）、表面活性剂功能障碍基因（SFTPC、SFTPA2）、宿主防御基因（MUC5B、ATP11A、TOLLIP、TLR3）和细胞屏障基因（DSP、DPP9）。这些基因突变中最重要的是 MUC5B 启动子区，与 IPF 预后有关。IPF 的表观遗传学改变，主要有 DNA 甲基化、组蛋白修饰和 microRNA 失调（可能与遗传或外部因素均相关）。许多研究表明香烟烟雾直接影响着表观遗传的修饰和衰老。

对 IPF 的外界与内在风险因素间的相互作用进行总结，见图 4-2-1。

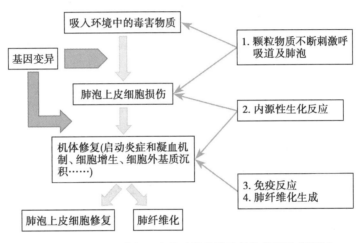

图 4-2-1 外界和内部因素导致特发性肺纤维化的肺部机制

2. 什么是特发性肺纤维化急性加重？特发性肺纤维化急性加重的诊断标准和治疗措施包括哪些？

特发性肺纤维化急性加重（acute exacerbation of idiopathic pulmonary fibrosis，AE-IPF）指部分 IPF 患者在短期内出现急性呼吸功能恶化，是 IPF 患者死亡的重要原因。

AE-IPF 诊断标准：①通常在 1 个月内出现过临床上显著的急性呼吸困难加重；②胸部 HRCT 证实在原来 UIP 型改变背景上双肺新出现弥漫性磨玻璃影和（或）实变影；③排除心力衰竭或液体负荷过重导致的呼吸功能恶化或急性肺水肿。

AE-IPF 治疗措施：所有患者均需要支持治疗来缓解低氧血症和减轻呼吸急促和咳嗽等症状。①对症支持治疗：主要包括氧疗和机械通气。患者通常需要吸入高浓度氧气来维持脉搏氧饱和度（pulse oxygen saturation，SpO_2）在 90% 以上。急性缺氧性呼吸衰竭不伴有高碳酸血症的患者，可采用经鼻导管的高流量氧疗来维持动脉血氧饱和度，改善患者呼吸困难和咳嗽的症状，必要时可选择面罩供氧和/或无创呼吸机纯氧供给。目前认为有创机械通气并不能使 AE-IPF 患者获益，但无创通气对于出现部分呼吸衰竭的 AE-IPF 患者是可行的，特别是呼气末正压通气可使 AE-IPF 患者的 PaO_2/FiO_2 明显上升，改善患者氧合状态。另外，AE-IPF 患者发生静脉血栓栓塞（venous thromboembolism，VTE）的风险增加，应该常规采取弹力袜、间断性使用双下肢气压泵和低分子量肝素等预防 VTE 的措施。②药物治疗：根据 AE-IPF 的诱发因素（如感染、手术/操作后、药物毒性、误吸等）、合并症及疾病严重程度等综合考虑药物治疗方案。AE-IPF 药物治疗主要包括糖皮质激素、抗生素、肺纤维化药物和抑酸药物。③肺移植：目前肺移植可能是唯一可以治愈 AE-IPF、并延长患者生存期的有效治疗方法。推荐稳定期 IPF 患者应该在疾病早期到肺移植中心进行全面评估，以便急性加重发生后尽早进行肺移植。④姑息性治疗：主要是缓解呼吸困难和咳嗽的症状，精神安慰+苯二氮䓬类镇静药物+无创通气是减轻呼吸困难的姑息性治疗策略；必要时可考虑使用阿片类药物缓解咳嗽症状。

3. 肺移植手术适应证有哪些？

通常预估生存期短于 2~3 年的终末期肺病患者，年龄<65 岁（最宜<55 岁），不伴有或较少伴有其他系统疾患，能够配合进行免疫等严格治疗的患者都可以考虑作为肺移植的受体。

肺移植手术适应证主要包括：

（1）慢性阻塞性肺疾病（chronic obstructive pulmonary disease，COPD）（占肺移植总体 34%），虽然药物治疗可以很大程度上缓解 COPD 的进展，但截止到 2020 年的文献数据，COPD 已经成为世界第三大致死疾病，COPD 患者也是肺移植受体的第一大群体。COPD 晚期表现气道阻力增加，呼气流速减弱，肺残气量增多；当出现肺泡过度扩张和严重的呼气性气道梗阻表现时，胸壁顺应性难以再代偿性增加，导致患者潮气量降低，即梗阻性肺疾病发生了限制性病理生理改变，日常活动需要氧气支持。当药物治疗难以改善晚期 COPD 患者低氧和二氧化碳蓄积状态时，可以考虑行肺移植手术。

（2）特发性肺纤维化（占肺移植总体 23%）位居肺移植第二位。IPF 患者疾病进展快、恶化迅速，等待移植期间死亡率高；当出现以下改变时，可以考虑肺移植：①组织学或影像学证实间质性肺炎；②一氧化碳弥散量<39%；③6 个月内用力肺活量降低超过 10%；④6min 步行试验脉搏氧饱和度下降至 88% 以下；⑤高分辨 CT 显示蜂窝状改变（纤维指数>2）。

（3）囊性纤维化（cystic fibrosis，CF）（占肺移植总体 17%）为第三大肺移植疾病，是一种可显著缩短患者寿命的多系统常染色体隐性遗传疾病，主要累及呼吸道和消化道，肺脏是最易受累的器官。CF 是一种由囊性纤维化跨膜传导调节因子（cystic fibrosis transmembrane conductance regulator，CFTCR）的基因突变引起的疾病。CFTCR 是一种依赖环腺苷酸激活的 ATP 门控性氯离子（Cl^-）通道，CFTCR 突变会导致分泌腺功能紊乱、腺体黏液增厚、气道纤毛清除率降低、支气管及肺部反复感染、肺不张以及囊性纤维化，同时伴有严重支气管扩张，最终导致呼吸衰竭，CF 患者肺移植的预后也相对较差。

（4）α_1-抗胰蛋白酶缺乏症（α_1-antitrypsindeficiency，AATD）引起的肺气肿（占肺移植总体 6%），是第四大类肺移植疾病。AATD 是一种常染色体共显性遗传病，也是一种蛋白质缺陷性疾病，表现为肺气肿、COPD、新生儿肝炎、严重的肝脏疾病和肝功能衰竭等。

（5）继发或原发性肺动脉高压（pulmonary artery hypertension，PAH）（占肺移植总体 3.1%），经内科治疗无效的晚期 PAH，是第五大类肺移植疾病。有研究报道对于持续肺动脉高压的患者行单肺移植，术后通气血流比失调，肺内分流严重，早期更容易发生闭塞性细支气管炎综合征，血液动力学难以维持，而且死亡率相对较高；虽然争议仍在持续，目前对于此类患者还是推荐首选双肺移植手术，防止术后发生心肺并发症。

（6）其他肺部及肺血管相关性疾病。常见的包括肺结缔组织疾病、肺结节病、肺淋巴管平滑肌瘤病和肺朗格汉细胞组织细胞增生症等。对于 2 年生存率为 50% 或 NYHA 心功能Ⅲ级以下的终末期肺病患者，应尽早进行肺移植评估。

4. 肺移植患者如何术前评估？

从肺移植患者的麻醉管理及预后层面而言，术前评估主要关注器官的功能状态及其并存疾病。研究结果表明：右心功能不全直接影响肺移植患者的术后短期和长期预后；糖尿病及心房纤颤是肺移植患者术后死亡的主要风险因素；轻、中度冠心病对肺移植患者的预后无显著影响。

评估要领：①了解病史及病理发展过程，全面检查和评估气道、心脏和肺脏是否存在结构和功能异常；关注受体新出现的症状和器官功能的恶化情况；对 COPD 或 CF 等分泌物较多的患者，术前应通过药物治疗或物理康复积极排痰；②全面的实验室检查；③全面评估患者的其他主要脏器功能，对 45 岁以上合并心肌缺血症状或有心电图改变的患者，建议实施冠脉造影；④与肺移植治疗小组、患者本人及其家属共同讨论围手术期值得关注的问题，包括：免疫抑制的预防和处理、预防性抗生素的应用、术后疼痛管理等；⑤了解及统筹供体获取、运输，麻醉诱导和操作及体外循环置管等的时间安排，以尽量减少肺缺血时间。

5. 肺移植患者术中麻醉管理要点有哪些？

（1）麻醉诱导前：据患者状态决定是否需要麻醉科医师亲自接患者入室，并做好精神安慰等思想工作，以尽量减少患者术前焦虑；入室后，常规无创血压监测，在患者清醒或给予少量镇静剂下进行桡动脉或股动脉穿刺置管，建立有创动脉压监测。

（2）滴定式麻醉诱导：对于交感神经张力明显增强的危重患者，交感神经突发抑制很易导致严重心血管恶性事件，尤其在自主呼吸停止、开始人工通气时。对于中重度 PAH 患者，可以尝试诱导前雾化吸入硝酸甘油或者放置 ECMO 以改善氧合，缓解肺动脉压力；麻醉诱导时宜小量、多次、缓慢给药，可以预防性给予小剂量血管活性药物，防止出现低血压，加重 PAH，尽量维持 MAP 在 60~80mmHg；可选择在可视喉镜下进行双腔支气管插管，一般选择左双腔支气管导管；如果进行左侧单肺移植，一般选择右双腔支气管导管，因右主支气管开口距离隆突相对较近，会增加右双腔支气管的对位难度；建立中心静脉、肺动脉导管及经食管超声心动图（transesophageal echocardiography，TEE），TEE 可以动态监测心脏各房室腔充盈状况、压力变化及瓣膜运动，协助判定 ECMO 和肺动脉导管位置是否正确。麻醉诱导时尽量避免缺氧和二氧化碳蓄积，充分给氧去氮，对于肺纤维化患者，给予低潮气量高频率吸氧，增加吸呼比，麻醉科医师选择最便捷最熟悉的气道工具，在最短时间内进行气管内插管，维持血液动力学稳定，防止肺动脉高压恶化，预防右心衰竭；置入双腔支气管导管后，经纤维支气管镜确认导管位置。

（3）供肺植入前通气策略取决于患者的原发疾病。对于间质性肺疾病患者：功能残气量明显减少，单肺通气会很快出现低氧和二氧化碳蓄积，宜采取小潮气量（6ml/kg）+PEEP维持氧合，吸呼比可增加至 1∶1；还可以通过提高氧浓度、非通气侧间断 CPAP 等措施改善氧合。对于阻塞性肺疾病患者：残气量明显增多，单肺通气最初的 10~15min 可以维持良好氧合；但是当残气量大部分被吸收后也会出现低氧和二氧化碳蓄积；此时应避免正压通气或高流量/容积通气,可降低吸呼比至1:5;维持适当的静脉回流,避免挤压心脏;患者不同的手术体位会影响术中单肺通气的管理,如侧卧位较 Clam shell 平卧体位,进行序贯式双肺移植术,通气血流比相对更高一些,因为侧卧位单肺通气时,重力可以使血液再分布,非手术侧(即通气侧)血流更多,减少肺内分流。

(4) 供肺植入前单肺通气管理:单肺通气时肺内分流增加,可能会导致氧合下降,血流动力学不稳定,可以应用持续气道正压(continuous positive airway pressure,CPAP)、PEEP、肺动脉阻断等措施维持 $SpO_2>90\%$。如果持续缺氧或者血管活性药物无法改善右心衰竭状态,应及时启动体外循环(ECMO 或 CPB)。

(5) 防止 PAH 恶化:双肺转换单肺通气后,常伴有气道压力明显增加,随之 PAH 进行性增加,侧卧位肺移植手术患者的重力作用可以削弱肺内分流的影响,相对平卧位,容易耐受单肺通气的生理改变。需要关注的是:患者本身固有肺部疾病或者肺血管病变也可导致 PAH;外科医师操作及术中药物的应用与麻醉管理的不当可能恶化 PAH,如阻断肺动脉、钳夹左心房、分离肺动静脉等操作可以直接加重 PAH,一般患者可以耐受;支气管吻合、血管操作可能会压迫心脏,使其充盈减少,心律失常导致体循环低血压,组织氧供减少将恶化 PAH;移植肺血流再通后,其保护剂中的血管舒张物质进入血液循环也会导致一过性体循环血压降低,PAH 增高;术中 α 受体激动剂的应用、酸中毒及高碳酸血症均可加重 PAH。PAH 的管理具有挑战性,可静脉注射小剂量血管扩张剂(如硝酸甘油、尼卡地平、前列腺素类)降低 PAH,以不明显干扰体循环张力为准,防止冠状动脉供血减少,平均动脉压(mean arterial pressure,MAP)宜维持在 60~80mmHg,长期高血压患者可以适当调高 MAP;也可以吸入一氧化氮(nitric oxide,NO)(虽然目前有争议)、依前列醇等选择性降低肺血管张力的药物;如果出现持续性右心衰竭,启动 ECMO 或者 CPB。本例患者术前心脏超声显示重度 PAH,麻醉诱导后经肺动脉导管测量基础肺动脉压力约 65~70/30~40mmHg,单肺通气后气道压开始增加,氧合一过性降低,肺动脉压力有所增加,幅度不大,经调整 ECMO 流量和呼吸机参数很快恢复至诱导后水平;在肺动脉阻断和钳夹左心房前,保证足够麻醉深度,泵注小剂量硝酸甘油 0.3~0.6μg/(kg·min)扩张肺动脉,泵注小剂量去甲肾上腺素维持体循环血管阻力(systemic vascular resistance,SVR),虽然肺动脉收缩压(pulmonary artery systolic pressure,PASP)一过性大于 120mmHg,在呼吸循环严密调控下,肺动脉压力慢慢下降,当双肺移植后,肺动脉压(pulmonary artery pressure,PAP)很快接近正常水平。在术中注意 TEE 的应用,单肺通气期间存在肺内分流和缺氧性肺血管收缩(hypoxic pulmonary vasoconstriction,HPV)将增加右心室后负荷,因而,密切关注右心室功能改变尤其重要,如果一旦出现右心室收缩或舒张减弱,则需要及时调整呼吸设置以最小化降低肺循环血管阻力(pulmonary vascular resistance,PVR)。采用 TEE 观察肺动脉和肺静脉血流频谱可以帮助判断吻合情况,移植肺血流再通后,多数肺动脉压力明显下降,如果没有降低,可能与肺动脉或心房袖吻合不良有关。

(6) 供肺植入后的通气管理:机械通气以维持机体氧合、减少移植肺损伤为目标。尽可能采用空气或最低 FiO_2(<40%),维持 $SpO_2>95\%$ 即可,选择小潮气量(6ml/kg)与肺膨胀压。为维持移植肺开放,PEEP 调至 $10cmH_2O$ 左右,保持气道压力峰值<$40cmH_2O$;可以吸入 NO 或者前列腺素类药物降低肺动脉压力,改善气道压力。

(7) 术中液体管理:主要原则是以能维持体循环稳定为宜的适度前负荷,严格限制血液制品输注。终末肺病患者术前长期利尿治疗,前负荷明显减低,而麻醉药物具有扩血管、心肌抑制作用,因而在麻醉诱导前常常需要扩容治疗,防止麻醉诱导引起心脏灌注进一步减少,加之交感神经张力丧失,心排血量受抑制而减少,易诱发心搏骤停;同理,移植肺动脉开放前一般也需要扩容,可以预先给予小剂量血管活性药物,防止开放后因为血流重新分配及肺保护剂中扩血管物质的影响而发生低血压;但是,伴有 PAH 的双肺移植患者,肺动脉开放后常常表现为肺动脉压力下降,体循环血压升高,此时则需预防高血压的发生。术中液体输注尽可能最小化,但为了维持循环稳定,常常需要大量液体灌注,液体需要量个体差异很大,这取决于患者术前用药与器官功能状态。临床发现患者在中等量失血情况下,尽管术中大量输入晶体液和胶体液(一般输入 5% 白蛋白),移植肺动脉开放后,患者 CVP 和肺毛细血管楔压(pulmonary capillary wedge pressure,PCWP)立即降至 3~5mmHg。临床报道移植后灌注性肺水肿发生率大约为 10%~35%,这与移植肺淋巴回流丧失、炎症介质损伤、直接肺部手术创伤及移植肺缺血再灌注肺损伤有关。因而,有学者建议维持 CVP<7mmHg,这可能会减少患者 ICU 停留时间及降低死亡率。严格限制血液制品输注,术中 CPB、双肺移植、肺囊性纤维化及既往有胸部手术史是术中输血的高危因素。减少输血的措施包括:持续输注抗纤溶药物如氨甲环酸,以降低高危患者术中出血;由输血团队决定是否给予患者输注血液制品。一旦输血,需要麻醉科医师严密观测患者体征和心肺指标,及早发现和杜绝输血并发症的发生。

(8) 减少移植肺缺血再灌注损伤:吸入较高的 FiO_2、PAP 增高、CPB 的应用及大量输入异体血(浓缩红细胞>1L)可能是肺缺血再灌注损伤的风险因素(图 4-2-2)。

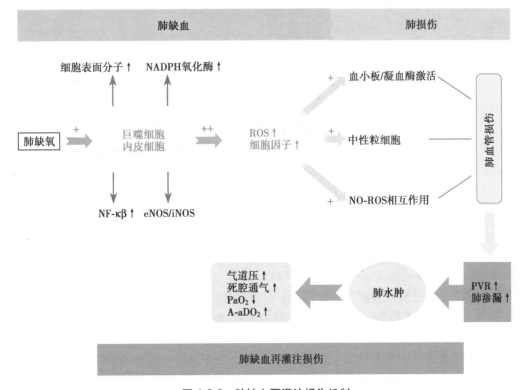

图 4-2-2 肺缺血再灌注损伤机制

移植肺发生再灌注损伤将导致原发性移植物功能不良(primary graft dysfunction,PGD),即移植后 72h 内发生急性肺损伤,是肺移植患者围术期死亡最常见的原因,发生率可达 15%~50%。遗憾的是,目前临床预防/治疗措施还很有限,主要有:给予补体激活抑制剂 TP-

10,文献报道其可显著缩短移植后机械通气时间;可以加用肺泡表面活性物质,将20mg/kg磷脂经纤维支气管镜肺泡灌洗,可提高氧合,降低PGD的发生,缩短气管插管时间,加速术后康复;再灌注前及再灌注早期白细胞过滤可以减少白细胞在缺血再灌注期的聚集,降低氧自由基活性,抑制肺血管收缩,对移植肺有保护作用;ECMO辅助可以减少PGD的发生。如果双肺移植时,一侧肺移植后发生PGD,则可以考虑在对侧肺移植前启动CPB。

（9）术后管理:在手术结束时,双腔支气管导管更换为单腔气管导管,保持与术中相同的机械通气参数,注意观察和记录术后出血量,待患者清醒、病情稳定、符合拔管标准时宜尽早(6h内)拔除气管导管。尽早帮助患者形成正确的呼吸模式,提高气道的清理能力,促进肺功能尽快恢复;尽早恢复患者身体肌肉力量与耐力,维持正常的关节活动。

6. 肺移植患者术中麻醉药物有哪些新进展?

肺移植患者的麻醉药物选择很广泛,但需要从小剂量调整应用。吸入麻醉药物曾经备受争议,一些研究认为单肺通气时,吸入麻醉药物可以抑制终末肺病患者的HPV,然而,目前普遍接受的观点是低于1.0MAC的呼气末吸入麻醉药物不会加重肺内分流及降低氧合。吸入麻醉药物还具有支气管扩张作用,其在目前临床肺移植手术中已经被广泛应用。

现阶段主要的药物研究进展揭示了小剂量氯胺酮在肺移植麻醉中的优点。自1970年起在北美上市以来,氯胺酮曾经作为战地麻醉药物及短小手术主要静脉麻醉药物而被当时的麻醉科医师广泛接受,但十几年前麻醉剂量的氯胺酮曾因为增加心肌负荷、升高PVR、增加颅内压及术后幻觉等不良反应,被许多医师放弃使用。然而,随着越来越多小剂量氯胺酮的研究和临床应用的开展,麻醉中复合小剂量氯胺酮越来越被期待,也受到了广泛认可。例如:小剂量氯胺酮在控制性通气条件下不会增加颅内压,对脑灌注有积极影响;氯胺酮增加心肌耗氧量的同时还可以增加冠状动脉灌注;在接受控制性通气的患者中,小剂量氯胺酮不会增加肺动脉压力,还可以改善右心室(right ventricle,RV)心肌灌注,改善氧供需平衡;用于抑郁症、焦虑症等精神疾病患者的麻醉及治疗。

因此,肺移植患者麻醉药物的选择很广泛,特别是小剂量氯胺酮的应用。小剂量氯胺酮可以通过增加交感神经张力,平衡麻醉诱导药物过度的血管扩张作用;小剂量氯胺酮对PVR影响不明显,优化右室功能,可以考虑复合应用;小剂量氯胺酮还可以减少围术期阿片类药物用量,有助于降低阿片类药物不良反应的发生率。

7. 肺动脉高压合并右心衰竭患者的肺移植麻醉管理进展有哪些?

自1983年肺移植成功以来,肺动脉高压的右心室血流动力学的管理策略有了明显进展。肺动脉高压合并右心衰竭患者管理的基本目标是维持足够的右心室灌注,保持SVR,最小化PVR,避免过度前负荷,适当应用正性肌力药物,以增加右心室收缩力,改善右心功能。1986年肺移植麻醉中,成功采用了简单降低PVR的措施,如避免缺氧、高碳酸血症,防止过度交感神经刺激和限制气道峰压,适当给予去甲肾上腺素维持血流动力学稳定。

然而,为了追求较低或正常的PVR,曾经的错误经验采用输注大量正性肌力药物及扩血管药物来降低PVR、增强右心收缩力,但忽略了SVR的明显降低,导致RV灌注降低,心肌血液供需不匹配而导致RV衰竭。自20世纪90年代以来,许多医疗单位已经开始采用吸入一氧化氮(20~40ppm)和前列腺素类药物降低PVR,例如依前列烯醇50ng/(kg·min)。这些药物可以选择性舒张肺血管,改善通气/血流平衡,同时保存了体循环血管张力,这在临床应用上获得了很高的效益比。但是,目前发现手术室内长期使用依前列烯醇不太实际,因为药物稀释液很易沉积在热湿交换细菌过滤器内,通常需要每半小时更换一次。因此,吸入依前列烯醇可能更加适合术后应用,术中可以选择吸入一氧化氮降低PVR,虽然目前这仍存在争议,但西方许多国家将其广泛应用于PAH临床管理中,我国因为专用设备缺乏,可以应用吸入一氧化氮降低PVR的临床单位还不多。此外,越来越多文献和经验告诉我们,静注血管升压素可能对PVR和SVR作用不同,合适剂量不会增加PAH患者的肺动脉压力。

总之,围手术期肺动脉高压伴发右心衰竭的管理策略决定了肺移植麻醉的成败。预防和治疗的关键在于维持足够的SVR,增加右心冠状动脉的血流量,以改善右心功能。不宜单纯为了降低PVR,而忽视SVR。降低PVR、优化右心功能的措施可以包括避免缺氧、高碳酸血症,减少交感神经刺激,限制气道峰压,适当给予小剂量去甲肾上腺素、多巴酚丁胺、血管升压素以维持血流动力学稳定,术中吸入一氧化氮,术后吸入依前列烯醇以改善肺血管状态。一些血管活性药物对体、肺血管及心功能的作用的总结,见表4-2-1。

表 4-2-1　血管活性药物对体肺血管及心功能的作用

药物	CI	PVR	SVR	PVR/SVR	心动过速
收缩血管药物				剂量依赖	
去甲肾上腺素	+	+	++	+/-	+
去氧肾上腺素	-	++	+	+	-
小剂量血管升压素	+/-	+/-	++		
强心药物					
多巴酚丁胺[<5μg/(kg·min)]	++	-	-	-	+
多巴胺	+	+/-	+	+	++
肾上腺素	++	-	++		++
舒张血管药物					
PDE3抑制剂	++	-	-		+/-
左西孟旦	++	-	-		-

注:PDE3抑制剂为3型磷酸二酯酶抑制剂。

8. 体外循环在肺移植患者中的应用进展有哪些?

肺移植是治疗终末期肺病的有效方法,越来越多的老年患者和伴有其他系统疾病的患者也出现在肺移植手术等待系列中,往往单纯的机械通气呼吸机支持难以维持基本生理需求,而肺供体仍然相对匮乏,对于这类患者术前体外膜肺桥接可以大大延长等待时间。目前肺移植围手术期ECMO的应用正以450%的速度增长,术前桥接、术中辅助氧合和循环、术后心肺保护、维持心肺功能稳定、降低术后并发症等方面均有很多有益的发现。ECMO应用的扩展及其自身技术与组件的改进使得肺移植1年生存率从2002年的25%上升到2012年的

75%,近几年 5 年生存率翻番达到或超过 50%,而且中位生存率继续保持向上趋势,这在大规模肺移植中心最为显著。

(1) ECMO 的应用:VV ECMO 提供氧合并可防止高碳酸血症发生,VA ECMO 用于肺血管阻力升高、心功能不全和严重肺动脉高压等需要心肺支持的患者。肺移植患者术前放置 ECMO 的时机:右心功能不全如右房压>14mmHg,心脏指数(cardiac index,CI)<2L/(min·m²),中心静脉血氧饱和度(central venous blood oxygen saturation,ScvO$_2$)<60%;左心功能不全如左心充盈减少严重影响左心射血时,即每搏量(stroke volume,SV)<30ml 时;或者 BNP 和 NT-proBNP 明显增高表现的全心功能不全时;低氧血症和高碳酸血症时。术前放置 ECMO 可以作为等待肺移植的桥接,也可以减少麻醉诱导恶性事件的发生。VV ECMO 可选择股静脉引流,颈内静脉灌注的插管方式;VA ECMO 可选择股静脉引流,主动脉灌注或颈内静脉、股静脉引流,主动脉灌注的插管方式。需要长时间支持者,可使用颈内静脉引流,据心肺功能需要选择颈内静脉或主动脉灌注。术中需要 ECMO 支持的患者,可以术前或者麻醉诱导后直接插管并转机;术中可能需要 ECMO 辅助者,可在麻醉诱导后进行双侧股静脉(或股静脉-颈内静脉)穿刺留置鞘管(VV ECMO)或一侧股静脉与股动脉穿刺留置鞘管(VA ECMO),术中需要时可经鞘管快速完成插管转机。肺纤维化和右心室肥厚的患者增加了术中需要非计划 ECMO 的风险。一般双腔支气管导管置入后单肺通气观察 30min,如果患者可以良好耐受,无低氧和二氧化碳蓄积,无循环剧烈波动,可以放弃预先留置鞘管,和所有肺移植患者一样准备 CPB 备用。据统计术中临时转换 CPB 的发生率可以达到 12%~46%,而 VV ECMO 转换为 VA ECMO 的概率也高达 32%,目前还没有更好的方法去提前预测是否需要 CPB,是否需要更改体外心肺支持方式。

(2) VV ECMO 与 VA ECMO 相比:插管方式不同,出血风险相对小,血管并发症少。术中应用 VV ECMO 或 VA ECMO,90d 死亡率或长期存活率无显著性差异。ECMO 启动前,患者需要进行容量补充,以获得足够的初始血管内容量,保证高流量 ECMO 的运行。

(3) CPB 的应用:CPB 适应证包括药物无法改善的右心功能不全患者;术前需要 ECMO 桥接的患者,特发;性肺动脉高压患者、结节病和慢性血栓栓塞性疾病伴发肺动脉高压的患者;可能需要同时心脏手术的患者;拟行肺叶移植患者,CPB 可以保护肺免于高灌注;肺门暴露困难的患者;双腔支气管导管置入失败的重度肺动脉高压患者;双肺移植时首先移植侧肺发生功能不良的患者;术中意外发生,包括手术意外、麻醉意外和心跳呼吸骤停的患者需要立即启动 CPB。

(4) CPB 与 ECMO 的比较:①CPB 出血风险增加。术中和术后增加浓缩红细胞、新鲜冰冻血浆及血小板的输注量,均与 CPB 有关。CPB 需要全身肝素化,ACT 维持 480s 以上,而 ECMO 是不需要的,可以采用附着肝素或其他抗凝剂的管路,ACT 维持 160~220s 即可。②CPB 增加全身炎症反应、缺血再灌注损伤、原发性移植物功能不良。③研究报道 ECMO 辅助下的肺移植患者短期和长期的发病率与死亡率均高于 CPB 辅助者。原发性移植物功能不良是肺移植患者发病与死亡的主要因素。④肾和肺部并发症不同,ECMO 相对较少发生并发症。⑤CPB 优势包括 CPB 可以排空心脏血液,有助于进行心脏手术,为外科医师暴露肺门提供条件;CPB 下术者可以切开肺动脉和心房并吻合,减少空气栓塞风险;CPB 的静脉储血罐也可以减少空气栓塞的发生。ECMO 与 CPB 的比较,见表 4-2-2。

表 4-2-2　ECMO 与 CPB 的区别

	ECMO	CPB
使用场所	ICU,手术室,病房	手术室
使用目的	心肺移植桥接,术中术后心肺支持	心肺手术时暂时替代心肺功能
静脉储血罐	无	有
动脉过滤器	不需要	需要
活化凝血时间	160~220s	>480s
运转时间	可达一周或更长	<8h
血液稀释	不需要	需要
自体血回输	无	有
降低体温	少用	常用
溶血	较少	较多

注:ECMO 在围术期肺移植的应用愈加普遍,优势也被越来越多地发现,但仍然需要更多的研究以提高和支持临床管理的改善与优化。

9. 如何确认肺移植患者术后气管拔管时机?

虽然快速康复理念建议肺移植患者争取术后 6h 内拔除气管导管,但是,因为此类患者多有心脏受累、术后低体温、术后大量细胞外液体向细胞内转移、术后频繁的支气管镜检查及气管内吸引的需求,所以往往术后不能早期拔管。一般情况下,在患者离室前双腔支气管导管更换为单腔气管导管,建议使用导管内直径(ID)8.0~8.5 的导管,便于术后吸痰等操作。如果术中观察到单肺移植患者未移植肺术后需要高流量通气时,则保留双腔支气管导管,双肺行不同的通气策略维持机体氧合。此外,当患者发生明显的口咽部水肿或者困难气道时,需要保留双腔支气管导管至术后,局部水肿消退或者达到拔管指征后拔管。拔除和更换气管导管时,建议使用可通气性交换芯引导,注意标注刻度,防止插入过深造成损伤。

大多数肺移植患者,当体温恢复、器官功能稳定后,逐渐降低 FiO_2,则可尽早脱离呼吸机拔除气管导管。需要警惕的是,单肺移植患者较双肺移植患者术后更容易出现通气血流比例失调和肺内分流,常见于 PAH 单肺移植患者,PAH 患者术后 24~48h 内还容易出现心肺功能不全。虽然越来越多的文献介绍了伴有 PAH 的单肺移植患者成功早期拔管的临床经验,但作者仍然建议伴有 PAH 的单肺移植患者术后 48h 内保留气管导管为宜。限制性肺疾病行单肺移植后常常肺部功能恢复良好,这与移植肺接受了大部分的通气和血流有关,总的肺内分流较少;然而,阻塞性肺疾病如肺气肿行单肺移植后,患者保留的一侧肺通常会剥夺大部分潮气量,这类患者术后需要两台呼吸机分别采用不同的通气策略支持两肺,保留的肺应给予低潮气量 2~3ml/kg、低频率 5~8 次/min 通气,或者仅仅 CPAP 呼吸机给氧;PAH 单肺移植后被保留的一侧肺可以继续机械通气,但是肺血流非常少;因而,伴有阻塞性肺疾病与 PAH 行单肺移植的患者术后易发生严重的通气血流比例失调。如果单肺移植后患者难以维持氧合,还可以考虑通过变换体位来改善。一般肺气肿和 PAH 患者,移植侧肺位于上方的侧卧体位可以提高氧合;相反,限制性肺疾病单肺移植患者,则移植肺位于下方的侧卧体位可能更好。

肺动脉高压患者常合并右心功能不全,室间隔向左侧偏移,左心室灌注减少,左心室前负荷长期减少,导致心肌顺应性下降;肺移植后左心室灌注充盈突然正常化,如果左心不能适应新的血流动力学,则容易发生左心功能不全(衰竭)。肺移植术后左心衰竭的首发症状是突发呼吸功能不全合并血流动力学不稳定,胸部 X 线提示肺外周水肿,同时 PCWP>18mmHg,肺动脉压力再次升高,心排血量减少,超声心动图可发现左心室饱满、室壁运动减弱,可同时合并低氧血症、代谢性酸中毒。左心衰竭多发生于术后苏醒期,早期发现和治疗是改善预后的关键。术后需要加强循环监测,应用儿茶酚胺类药物强心、血管扩张剂减轻后负荷以及有创正压通气等措施,有助于左心室适应血流动力学变化,减少左心衰竭的发生。本例患者长期左心受压,肺动脉高压解除后,右心室压迫左心室现象明显减轻,但是当日术后即表现左心不能良好适应相对"过度"的充盈,出现左心功能不全,按照上面纠正左心衰的处理,第 3 天患者左心功能恢复,循环和呼吸稳定后拔除气管导管。

【思考题】

1. 单选题:下面不是肺移植供体选择的理想标准的是

 A. 年龄<55 岁,吸烟史<20 包/年   B. 胸片:显示肺野清晰

 C. 动脉血气分析:PaO$_2$>300mmHg D. 显著胸部创伤

 E. ABO 血型相容

【答案】D

【答案解析】胸部创伤患者,可以伴发气管及肺组织多种病原菌感染,增加肺移植后感染扩散概率,术中出血增加,易导致支气管吻合口及肺部感染,移植物功能不良等并发症的发生。

2. 单选题:下面的经胸超声图(图 4-2-3)提示患者术中心脏发生的变化,下面处理正确的是

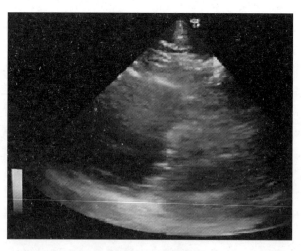

图 4-2-3　经胸超声图

 A. 此时宜严格限制前负荷

 B. 给予硝酸甘油,扩张外周静脉,减少静脉回流

 C. 给予小剂量血管升压素维持血压

 D. 给予多巴胺,强心收缩血管,增加心排血量

　　E. 不予处理

【答案】C

【答案解析】图片揭示右心明显增大,右心衰竭;左室被增大的右室压迫,明显变小,左室收缩未见明显异常。该病例需要平衡前负荷及后负荷,改善 PVR,维持一定的 SVR,保证右冠灌注,优化右心功能,防止左心功能减弱。小剂量血管升压素可以增加 SVR,维持一定的外周血管阻力,维持体循环血压,增加冠脉灌注;同时,对 PVR 影响不显著,不增加心率及心肌氧耗,负荷小剂量强心药物利于改善左右心功能状态。

（任宪凤　编写　谭宏宇　审校）

参考文献

［1］ RANZIERI S,ILLICA MAGRINI E,MOZZONI P,et al. Idiopathic pulmonary fibrosis and occupational risk factors［J］. Med Lav,2019,110(6):407.

［2］ CHRISTIE J D,CARBY M,BAG R,et al. Report of the ISHLT working group on primary lung graft dysfunction part Ⅱ:definition. A consensus statement of the international society for heart and lung transplantation ［J］. J Heart Lung Transplant,2005,24(10):1454.

［3］ NICOARA A. ANDERSON-DAM J. Anesthesia for lung transplantation［J］. Anesthesiol Clin,2017,35 (3):473.

［4］ SELLERS D,CASSAR-DEMAJO W,KESHAVJEE S,et al. The evolution of anesthesia for lung transplantation ［J］. J Cardiothorac Vasc Anesth,2017,31(3):1071.

［5］ TURCIOS N L. Cystic fibrosis lung disease:an overview［J］. Respir Care,2020,65(2):233.

［6］ KIRKLIN J K,PAGANI F D,GOLDSTEIN D J,et al. American association for thoracic surgery/international society for heart and lung transplantation guidelines on selected topics in mechanical circulatory support［J］. J Heart Lung Transplant,2020,39(3):187.

［7］ MANASCO A T,STEPHENS R J,YAEGER L H,et al. Ketamine sedation in mechanically ventilated patients: A systematic review and meta-analysis［J］. J Crit Care,2019,56:80.

［8］ MORENO GARIJO J,CYPEL M,MCRAE K,et al. Slinger P. The evolving role of extracorporeal membrane oxygenation in lung transplantation:Implications for anesthetic management［J］. J Cardiothorac Vasc Anesth, 2019,33(7):1995.

第三节　重症肌无力患者麻醉管理

【病例一】

　　患者,男性,52 岁。诊断"左肺下叶占位",拟行"左肺下叶切除术+术中冰冻"。既往有重症肌无力病史,体格检查、生化检查大致正常。

【知识点】

　　1. 什么是重症肌无力及其发病机制?

　　2. 重症肌无力如何进行分型?

　　3. 临床常用重症肌无力的治疗方法有哪些?

　　4. 重症肌无力患者术中若使用肌松药,术前应注意避免使用哪些药物?

　　5. 重症肌无力患者术前准备注意事项有哪些?

6. 麻醉对重症肌无力患者有什么影响?

7. 哪些肌无力患者应考虑延迟拔管?

8. 重症肌无力患者术后注意事项有哪些?

9. 重症肌无力患者围手术期镇痛原则是什么?

1. 什么是重症肌无力及其发病机制?

重症肌无力(myasthenia gravis,MG)是一种神经肌肉接头传递功能障碍的自身免疫性疾病。全身骨骼肌均可受累,其中眼外肌受累最为常见,面部及吞咽相关肌群、呼吸肌、四肢肌群等也可出现肌无力症状,导致患者复视、眼睑下垂、吞咽及行走困难等症状。肌无力症状常常呈波动性,疲劳后加重、休息后改善。目前认为重症肌无力属于自体免疫性疾病,在神经肌肉连接处存在抗突触后膜烟碱乙酰胆碱受体的抗体,从而降低了神经细胞终板传递神经信号的能力,导致患者出现肌肉无力。全身型成年 MG 患者血清中出现乙酰胆碱受体抗体阳性,胸部 CT 示胸腺增生(60%~75%)或胸腺瘤(10%~15%)。

2. 重症肌无力如何进行分型?

重症肌无力的分类方法较多,其中美国重症肌无力协会提出的临床分型最为常用,见表4-3-1。

表 4-3-1　美国重症肌无力协会临床分型

临床分型	临床表现
Ⅰ 型	出现眼肌乏力,可伴有眼皮下垂,但其他肌肉肌力正常
Ⅱ 型	眼肌乏力较重,并伴其他肌肉轻度乏力
Ⅱa	肌肉乏力主要发生在肢体和/或躯干肌
Ⅱb	肌肉乏力主要发生在咽喉肌和/或呼吸肌
Ⅲ型	眼肌乏力较重,并伴其他肌群中度乏力
Ⅲa	肌肉乏力主要发生在肢体和/或躯干肌
Ⅲb	肌肉乏力主要发生在咽喉肌和/或呼吸肌
Ⅳ型	眼肌乏力严重,并伴其他肌群重度乏力
Ⅳa	肌肉乏力主要发生在肢体和/或躯干肌
Ⅳb	肌肉乏力主要发生在咽喉肌和/或呼吸肌(需要胃管进食,但不需要气管插管)
Ⅴ型	需要气管插管维持呼吸

3. 临床常用重症肌无力的治疗方法有哪些?

(1)胸腺切除手术:90%以上患者有胸腺异常,胸腺切除是重症肌无力有效治疗手段之一。胸腺切除手术适用于在16~60岁之间发病的全身型、无手术禁忌证的重症肌无力患者,大多数患者在胸腺切除后可获显著改善。重症肌无力合并胸腺瘤的患者占10%~15%,是胸腺切除术的绝对适应证。

(2)胆碱酯酶抑制剂:胆碱酯酶抑制剂是对症治疗的药物,不能单独长期服用,用药从小剂量渐增。常用的有甲基硫酸新斯的明、溴吡啶斯的明。

（3）免疫抑制剂：①肾上腺类固醇皮质激素如强的松、甲基强的松等；②硫唑嘌呤；③环孢霉素 A；④环磷酰胺；⑤他克莫司。

（4）血浆置换：通过将患者血液中乙酰胆碱受体抗体去除的方式，暂时缓解重症肌无力患者的症状，如不辅助其他治疗方式，疗效不超过 2 个月。

（5）静脉注射免疫球蛋白：静脉注射免疫球蛋白的效果与血浆置换相当。人类免疫球蛋白中含有多种抗体，可以中和自身抗体、调节免疫功能。

（6）中医药治疗：辅助中医中药治疗，可以减少免疫抑制剂带来的副作用。

4. 重症肌无力患者术中若使用肌松药，术前应注意避免使用哪些药物？

重症肌无力患者因全麻术中需要应用肌松药，若术前同时接受其他具有神经肌肉阻滞作用的药物时应注意：①抗心律失常药，如奎宁、奎尼丁可抑制肌纤维传导，普鲁卡因酰胺可减少节后神经末梢乙酰胆碱释放，从而易使术后症状恶化；②抗生素，如链霉素、新霉素、庆大霉素等，可阻碍乙酰胆碱的释放，可加重术后肌无力；③降压药，如胍乙啶、六羟季铵与单胺氧化酶抑制剂，均可增强非去极化类肌松药的作用；④利尿药，噻嗪类与呋塞米可使血钾降低而加重症状。另外，低钠、低钙与高镁也可干扰乙酰胆碱的释放。

5. 重症肌无力患者术前准备注意事项有哪些？

患者术前准备尽可能以不影响神经肌肉兴奋传递或不抑制呼吸功能为原则，防止全麻术后呼吸抑制。

（1）在手术前，要告知患者和亲属，手术与麻醉可能会加重肌无力症状，但术后肌无力通常会恢复到术前水平。

（2）术前评估应明确重症肌无力的临床分型，了解受影响的肌群，尤其是呼吸肌、吞咽相关肌群等；全面掌握患者重症肌无力的发病时间、治疗经过、用药情况及患者对治疗的反应等；既往有无发生肌无力危象，是否合并心肌病变、肺部感染等。

（3）镇静剂和阿片类药物对呼吸有抑制作用，不能常规用于术前用药。

（4）术前积极改善重症肌无力患者神经肌肉传递功能：①择期手术患者，应调整用药使患者肌无力症状趋于稳定，如调整吡啶斯的明用量，优化免疫治疗方案等。糖皮质激素是重症肌无力治疗的免疫抑制一线药物，开始治疗后可能会出现短暂的症状恶化，治疗 4~8 周后才能改善患者临床症状；②急诊手术患者，可考虑给予重症肌无力桥接治疗，静脉注射免疫球蛋白或血浆置换。血浆置换（约 8 次）可使 45% 重症肌无力患者症状缓解 1~2 周。同时，避免引起肌无力和胆碱能危象发生的其他风险因素，如电解质异常、创伤、感染、疲劳等。

（5）常规检测 12 导联心电图和超声心动图，评估患者心脏情况，重症肌无力患者可伴有心脏电传导障碍、心肌炎或充血性心力衰竭。

（6）胸部 CT 检查是否存在胸腺肿瘤，肿瘤与呼吸道、重要血管（包括主动脉、肺动脉和上腔静脉）的关系：当 CT 显示肿瘤压迫气道时，根据症状的严重程度决定全身麻醉的诱导方法。通气功能较好的重症肌无力患者可使用肌松药进行静脉麻醉诱导，严重通气功能障碍患者可采用保留自主呼吸的吸入麻醉诱导。

（7）合并其他自身免疫性疾病：约 10%~15% 的重症肌无力患者存在其他自身免疫性疾病。①自身免疫性甲状腺炎引起的甲状腺功能减退可加重肌无力的症状，因此对常规治疗无效的患者应进行甲状腺功能检查；②重症肌无力并发系统性红斑狼疮和类风湿关节炎时，患者颈椎的活动度可能异常；③与重症肌无力相关的其他并发症，包括阻塞性睡眠呼吸暂停、多发性肌炎、神经性肌瘤、低丙种球蛋白血症和血细胞减少；④服用类固醇激素（如泼尼松或泼尼松龙）治疗重症肌无力的患者，应重点关注患者骨质疏松、高血糖和高血压的情况。

6. 麻醉对重症肌无力患者有什么影响？

肌松药、吸入麻醉药、阿片类镇痛药和镇静药会加重患者肌无力症状：①重症肌无力患者对去极化肌松药（如琥珀酰胆碱）不敏感，去极化肌松药的 ED_{50} 和 ED_{95} 是正常人的 2.0 倍和 2.6 倍。相反，对非去极化肌松药的敏感性增加，很小剂量的肌松药就可导致肌肉松弛，且个体差异性较大。与非去极化肌松药相比，使用琥珀酰胆碱后患者呼吸系统并发症明显增高。因此，在四个成串刺激（train-of-four stimulation，TOF）的肌松监测下进行麻醉诱导，给予最少的有效肌松药剂量；在麻醉结束拔管前，确保肌力恢复，TOF>90%。②吸入麻醉药呈剂量依赖性抑制神经肌肉递质传递，患者术中麻醉维持可选用丙泊酚或复合低剂量吸入麻醉药。③全身麻醉复合胸段硬膜外阻滞或单纯胸段硬膜外麻醉，既可以减少或避免使用肌松药，又可以发挥非常好的术后镇痛作用。④阿片类药物和镇静药会对呼吸有抑制作用，应避免常规术前使用，采用多模式术后镇痛。

7. 哪些肌无力患者应考虑延迟拔管？

一般情况下，重症肌无力患者术后可保留气管导管入麻醉恢复室后继续观察，待神志完全清醒，咳嗽、吞咽反射恢复，呼吸功能良好，方可考虑拔除气管导管。对于术前存在以下情况的患者，应予以注意，并延迟拔管为宜：①病程在 6 年以上；②合并与肌无力无关的慢性阻塞性肺疾病；③术前溴吡啶斯的明的剂量 24h 内超过 750mg 者；④术前肺活量低于 2.9L/min。

8. 重症肌无力患者术后注意事项有哪些？

（1）重症肌无力患者在术后不会有明显肌力改善，术后应继续抗胆碱酯酶药物及慢性免疫治疗。

（2）肌无力危象、胆碱能危象、膈神经麻痹可引起胸腺切除患者术后呼吸功能不全，应密切关注，进行鉴别，并给予对症处理。应考虑患者术后呼吸功能不全后再插管和机械通气的可能。

（3）重症肌无力患者术后肺炎、败血症、出血和全身并发症的风险较高。

（4）肌无力患者胸腺切除术后需要机械通气的独立风险因素包括：肌无力的严重程度、术前肌无力危象史、抗乙酰胆碱抗体阳性、胸腺瘤、肺活量<2.9L。此外，男性、高龄、肺不张和呼吸机相关性肺炎是延长机械通气的重要风险因素。

9. 重症肌无力患者围手术期镇痛原则是什么？

重症肌无力患者有呼吸困难和咳痰困难的倾向，疼痛会加重患者呼吸困难和咳痰困难，并导致呼吸功能不全。另一方面，过度镇痛可导致呼吸抑制或肌无力危象。因此，充分适度镇痛是重症肌无力患者术后护理的重要组成部分。原则上应谨慎使用大剂量阿片类药物，选择多模式镇痛。患者如无禁忌，可选择联合区域神经阻滞镇痛。

【病例二】

患者,男性,52 岁。诊断"胸腺瘤",拟行"胸腺瘤切除+前纵隔脂肪廓清术"。3 个月前无诱因出现左眼睑下垂,口服溴吡啶斯的明(60mg/4h),近期发生吞咽困难。体格检查、常规术前检查未见明显异常。咪达唑仑、芬太尼、丙泊酚快速麻醉诱导,使用罗库溴铵待肌松后气管插管,以瑞芬太尼、丙泊酚维持麻醉。手术与麻醉历时 4h,术毕前 5min 停止麻醉药物。25min 后患者出现自主呼吸,随之吞咽、咳嗽反射逐渐活跃,拔除气管导管。

【知识点】

1. 什么是胸腺瘤?为何胸腺瘤会发生重症肌无力?

2. 胸腺瘤手术治疗的常用手术方式有哪些?

3. 胸腺瘤合并重症肌无力患者术中管理注意事项有哪些?

4. 若患者术后停药 30min 内,自主呼吸无明显改善,潮气量仅有 50~100ml,接下来如何处理?

5. 给予舒更葡糖拮抗肌松药作用后患者仍未见明显改善,分析其可能原因?

6. 什么是重症肌无力危象及诱因?

7. 肌无力危象与胆碱能危象如何鉴别诊断?

8. 重症肌无力危象的治疗方案是什么?

1. 什么是胸腺瘤?为何胸腺瘤会发生重症肌无力?

胸腺瘤是最常见的原发性前纵隔肿瘤,常为无症状、偶发、病程缓慢的疾病。胸腺肿瘤发生率无性别差异,年龄分布广泛,胸腺瘤伴重症肌无力患者年龄峰值约为 30~40 岁,而无重症肌无力患者的年龄峰值约为 60~70 岁(主要是女性)。大约 40% 的胸腺肿瘤为 Ⅰ 期(Masaoka 分期,见表 4-3-2),25% 的胸腺肿瘤为 Ⅱ 或 Ⅲ 期,10% 的胸腺肿瘤为 Ⅳa 期,仅 1%~2% 的胸腺肿瘤为 Ⅳb 期。恶性胸腺瘤发生率较低,但容易扩散,胸膜是最常见的转移部位。

胸腺是 T 细胞成熟的场所,在适应性免疫中发挥重要作用。胸腺瘤起源于胸腺上皮细胞(即胸腺上皮细胞肿瘤),胸腺瘤患者常伴有自身免疫性疾病,如重症肌无力、红细胞再生障碍性贫血、甲状旁腺腺瘤和低丙种球蛋白血症等。其中,重症肌无力是最常见的疾病,约占胸腺瘤患者的 45%。胸腺瘤伴重症肌无力患者体内产生多种神经肌肉抗原的自身抗体。

表 4-3-2 胸腺瘤 Masaoka 分期

分期	病理
Ⅰ 期	肿瘤局限在胸腺内,肉眼及镜下均无包膜浸润
Ⅱa 期	肿瘤镜下浸润包膜
Ⅱb 期	肿瘤肉眼可见侵犯邻近脂肪组织,但未侵犯至纵隔胸膜
Ⅲ 期	肿瘤侵犯邻近组织或器官,包括心包、肺或大血管(Ⅲa 期不侵犯大血管,Ⅲb 期侵犯大血管)
Ⅳa 期	肿瘤广泛侵犯胸膜和/或心包
Ⅳb 期	肿瘤扩散到远处器官

2. 胸腺瘤手术治疗的常用手术方式有哪些?

胸腺瘤切除的术式主要有经胸和经颈入路(见表4-3-3)。在我国胸腺瘤手术多选择经胸骨正中入路,劈开胸骨,暴露胸腺。该术式的优点是胸腺暴露好,胸腺组织切除彻底;缺点是组织创伤大,术后并发症较多。经颈胸腺切除术的切口位于胸骨上切迹,类似于甲状腺切除术的领状切口。近年来,胸腔镜下胸腺切除术日益普遍,机器人辅助外科技术也已应用于胸腺瘤切除术,与开放式经胸骨胸腺切除术相比,微创技术可以减轻患者术后疼痛、减少失血、降低肌无力危象风险和缩短住院时间。

表 4-3-3　胸腺瘤不同手术入路的特点

	经胸入路	经颈入路
体位	仰卧位	仰卧位
切口位置	胸骨正中	胸骨上切迹
专用器械	无	胸骨专用牵开器
抗生素	头孢唑林 1g	头孢唑林 1g
手术时间	1~2h	1~2h
出血量	<500ml	<500ml
术后护理	ICU	ICU
死亡率	<5%	<5%
术后并发症	感染、气胸、血胸	感染、气胸、血胸
疼痛评分	5~7	2

3. 胸腺瘤合并重症肌无力患者术中管理注意事项有哪些?

(1)手术当天需要口服抗胆碱酯酶药物,可以增强重症肌无力患者神经肌肉传递功能,促进术后呼吸功能恢复。

(2)多数情况下应行桡动脉置管测压,连续监测血流动力学。若患者术后出现呼吸衰竭,动脉内置管有助于抽取动脉血。

(3)开通两条直径较大的外周静脉,方便术中快速输血和输液。胸腺瘤较大且可能存在上腔静脉损害的患者,应在下肢开通外周静脉。

(4)避免使用影响神经肌肉递质功能的抗生素,如喹诺酮类药物(如环丙沙星、莫西沙星和左氧氟沙星)、大环内酯类药物(如红霉素)和氨基糖苷类(如庆大霉素)。

(5)多数胸腺切除术(开放式经胸骨或胸腔镜下扩大胸腺切除术)在气管插管全身麻醉下进行,气管导管使用双腔支气管导管或支气管堵塞器。有报道,采用高位硬膜外麻醉行清醒保留自主呼吸的胸腺切除术,但这种情况并不常见。

(6)由于体内存在乙酰胆碱受体抗体和乙酰胆碱受体被破坏,导致重症肌无力患者的去极化肌松药药效不确定。如使用非去极化肌松药,应根据 TOF 监测值使肌松药的用量个体化。根据重症肌无力的严重程度,给药量一般应减少到1/3,甚至更少。肌松药术中维持量可以参考诱导剂量,并根据 TOF 监测值变化进行调整。

(7)在胸腔镜手术或机器人辅助手术操作过程中,二氧化碳气胸有利于手术视野的暴露,但胸膜腔压力增加可导致血流动力学不稳定如低血压和中心静脉压升高等。此时,应注意维持充足的全身血容量,必要时调整二氧化碳注气压力。另外,还应警惕二氧化碳栓塞,注意观察其相关临床表现,如心动过缓、低氧血症、低血压和心搏骤停。

(8)维持患者正常体温是有意义的。但有研究表明,亚低温可以改善重症肌无力患者肌无力的症状,相反,体温过高会引发肌无力。

(9)常用的肌松药拮抗剂(新斯的明)逆转非去极化肌松药的效果不确定,如果过量使用,可能导致胆碱能危象。新斯的明药效发挥作用约为 1h,给予新斯的明拮抗后应密切监护患者,新斯的明可引起心率减慢,甚至心搏骤停,还要酌情考虑使用长效肌松药拮抗剂。另外,为避免新斯的明使用后效果的不可靠性和潜在并发症,重症肌无力患者可在术后继续插管,直到神经肌肉传递功能完全恢复后再拔管,也可用无创通气作为过渡。

(10)全身麻醉复合硬膜外麻醉适用于胸腺切除术患者,它可以减少静脉阿片类药物和全身麻醉药的使用量,促进患者术后快速康复。其他的区域性镇痛技术也适用于胸腺切除术患者的镇痛,如椎旁、前锯肌、肋间神经和竖脊肌阻滞。

(11)目前没有促进肌无力患者术后快速恢复的方案。在无禁忌证情况下,可参考其他胸外科手术的术后快速恢复方案,如减少阿片类药物的使用量、减少并发症和缩短住院时间等。

4. 若患者术后停药 30min 内,自主呼吸无明显改善,潮气量仅有 50～100ml,接下来如何处理?

首先考虑肌松药残余作用,应用舒更葡糖拮抗肌松药残余。舒更葡糖可以高亲和性、高选择性地对非去极化肌松药物进行包裹,在血浆中特异性地紧密结合成稳定螯合物,持续地顺着浓度差将神经肌肉接头处的非去极化肌松药转运至血浆,再经肾脏排出,快速降低血液和组织中非去极化肌松药浓度。研究显示,舒更葡糖逆转罗库溴铵所致肌肉松弛的疗效优于新斯的明,而不存在胆碱能危象的风险。尽管缺乏强有力的证据来推荐重症肌无力患者常规使用舒更葡糖,但有多个关于该药物成功应用的案例报道支持。如果重症肌无力患者在给予舒更葡糖后,TOF 值仍未恢复到基线水平,则应考虑手术或其他因素导致肌无力急性恶化的可能,并尝试使用抗胆碱药进行拮抗。

5. 给予舒更葡糖拮抗肌松药作用后患者仍未见明显改善,分析其可能原因?

重症肌无力患者术后肌无力危象的发生率为 11.5%～18.2%。该患者初步考虑肌无力危象,可能的原因有:①重症肌无力危象病史;②手术时间较长;③咪达唑仑、芬太尼的使用;④口服溴吡斯的明的作用时间为 3～4h,患者的给药间隔为每次 3～6h,因此,接受长时间手术的患者可能需要术中再次给药,以维持血浆中药物有效浓度。

6. 什么是重症肌无力危象及诱因?

重症肌无力危象是指重症肌无力患者本身病情加重或治疗不当,引起病情急剧恶化、呼吸困难、危及生命的危重现象。肌无力危象发生的早期临床特征是呼吸频率增加,潮气量减少,腹部反常运动,辅助呼吸肌参与运动。自主呼吸的患者血气分析初期显示为低碳酸血症。重症肌无力危象可分为肌无力危象、胆碱能危象和反拗性危象三种类型,其处理原则是先保持呼吸道通畅和机械通气,维持正常呼吸功能,然后再仔细鉴别危象性质,采取进一步合理治疗措施。

常见的诱因有：①治疗肌无力的药物（类固醇和胆碱酯酶抑制剂）使用不当；②使用某些抗生素、肌肉松弛剂、苯二氮䓬类药物、β-受体阻滞剂和碘化造影剂；③全身性感染；④创伤、长时间手术；⑤其他，如情绪紧张、环境高温、体温突然升高、甲状腺功能亢进、自身免疫性甲状腺疾病等。

7. 肌无力危象与胆碱能危象如何鉴别诊断？

重症肌无力患者术后恢复阶段，如出现肌肉乏力或虚弱，应考虑患者是否发生肌无力危象和胆碱能危象。这两种危象都存在术后乏力或虚弱，但治疗方法完全不同。因此，应对这两种危象进行鉴别诊断：一般情况下，胆碱能危象患者会出现流涎、流泪、排尿、腹泻和呕吐等症状，而肌无力危象患者则不会出现这些症状。肌无力危象与胆碱能危象的鉴别要点见表4-3-4。

表4-3-4　肌无力危象与胆碱能危象的鉴别要点

	肌无力危象	胆碱能危象
分泌物	不多	多
肌肉颤动	无	显著
肠蠕动	正常	肠鸣音亢进
出汗	正常	大汗
瞳孔	正常或较大	缩小
胆碱酯酶抑制剂	有效	加重

8. 重症肌无力危象的治疗方案是什么？

术后虚弱提示重症肌无力危象，应保持机械通气，并转移至重症监护室。在治疗过程中应与神经科医师讨论，共同制定治疗方案。除常规免疫调节外，还可采用血浆置换或静脉注射免疫球蛋白进行紧急治疗，已证实肌无力危象期间使用血浆置换可促进患者早期拔管。手术室外胆碱能危象的发生率很低，但在术前或术后服用胆碱酯酶抑制剂后可能发生胆碱能危象，且症状严重，甚至会导致长时间肌无力。在应用呼吸机支持的条件下，还应注意以下几方面的问题：

（1）采用依酚氯铵试验，鉴别诊断属于哪种类型危象，即静脉注射依酚氯铵2～10mg，如1min内肌力增强、呼吸改善则为肌无力危象；如症状加重，且伴肌束震颤者则为胆碱能危象；无反应者则为反拗性危象。

（2）确定为肌无力危象者，应去除引起肌无力危象的诱因，如情绪波动、感染、外伤、分娩、不适当用药或突然停服胆碱酯酶抑制剂等，并给予胆碱酯酶抑制剂。为预防毒蕈碱样反应，应用胆碱酯酶抑制剂前应先静注阿托品0.5～1mg。如症状不能控制则可加用类固醇激素，采用短期大剂量疗法，停用激素时应逐渐减量，防止反跳。

（3）胆碱能危象是由于胆碱酯酶抑制剂过量而使体内乙酰胆碱过多积聚，尤其运动神经终板区乙酰胆碱积聚过多，可使肌膜不能正常复极化而影响下一次神经兴奋向肌肉传导，从而导致呼吸肌麻痹。除肌无力外，还表现为毒蕈碱样反应，如瞳孔缩小、眼结膜充血、呼吸道分泌物增多、出汗、恶心呕吐和腹痛腹泻等。一旦发生应立即停用胆碱酯酶抑制剂，静脉注射阿托品 1~2mg,每 30min 重复给药直至出现轻度阿托品中毒表现。解磷定能恢复胆碱酯酶的活性,并对抗胆碱酯酶抑制剂的烟碱样反应,故可同时静滴解磷定,直至肌肉松弛、肌力恢复。在治疗过程中,需要适时进行依酚氯铵试验。若注射依酚氯铵可使症状改善,则可重新进行胆碱酯酶抑制剂治疗,但要谨慎调整剂量。

（4）反拗危象的治疗主要是对症处理,纠正通气不足。

（5）如果肌无力危象患者呼吸道分泌物多,宜及早采用气管切开,以利于吸痰。

（6）无论何种危象,在治疗过程中都应注意改善患者的全身情况,如果存在水、电解质紊乱或酸碱失衡,尤其是低钾血症,应采取措施及时纠正。

【专家点评】

对于重症肌无力(MG)患者,应重点关注肌无力的类型和严重程度,特别是咽喉肌和呼吸肌。手术当天需要继续口服抗胆碱酯酶药物。肌松药、吸入麻醉药、阿片类和镇静药会加重患者肌无力症状。MG 患者对去极化肌松药如琥珀酰胆碱不敏感,而重复用药则快速出现II相阻滞。相反,对非去极化肌松药非常敏感,且个体差异大,应根据 TOF 使肌松药的用量个体化,给药量应减少到 1/3 或更少。避免使用影响神经肌肉递质功能的抗生素,如喹诺酮类药物。常用肌松药拮抗剂(新斯的明)逆转非去极化肌松药的效果不确定,如果过量使用,可能导致胆碱能危象。舒更葡糖逆转罗库溴铵所致肌肉松弛的疗效优于新斯的明,而不存在胆碱能危象的风险。肌无力危象、胆碱能危象、膈神经麻痹可引起 MG 患者术后呼吸功能不全,应密切关注,进行鉴别,并给予对症处理。应考虑患者术后呼吸功能不全后再插管和机械通气的可能。

【专家简介】

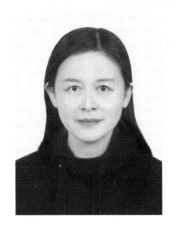

徐咏梅,哈尔滨医科大学附属第二医院麻醉科,主任医师、教授、硕士研究生导师。主要研究方向:围术期肺功能保护。

【思考题】

1. 单选题:重症肌无力患者对下列肌松药使用效果不确定的是

    A. 罗库溴铵   B. 顺式阿曲库铵   C. 维库溴铵

    D. 琥珀胆碱   E. 阿曲库铵

【答案】 D

【答案解析】由于存在乙酰胆碱受体抗体和乙酰胆碱受体的破坏,会导致非去极化肌松药敏感性增加,而去极化肌松药疗效不确定。

2. 单选题:下列是重症肌无力危象诱因的是

A. 感染   B. 新斯地明   C. 进食

D. 地塞米松   E. 阿托品

【答案】 A

【答案解析】 常见的诱因有:①肌无力的药物(类固醇和抗胆碱酯酶剂)使用不当;②使用某些抗生素、肌肉松弛剂、苯二氮䓬类药、β-受体阻滞剂和碘化造影剂;③全身性感染;④其他,如情绪紧张、环境高温、体温突然升高、甲状腺功能亢进、自身免疫性甲状腺疾病等。

（于巍 编写   王杨 审校   专家点评 徐咏梅）

参考文献

[1] JIANG L,DEPYPERE L,ROCCO G,et al. Spontaneous ventilation thoracoscopic thymectomy without muscle relaxant for myasthenia gravis:Comparison with "standard" thoracoscopic thymectomy[J]. J Thorac Cardio-vascSurg,2018,155(2):1882.

[2] BLICHFELDT-LAURIDSEN L, HANSEN BD. Anesthesia and myasthenia gravis[J]. Acta Anaesthesiol Scand,2012,56(1):17.

[3] 王世泉,王明山. 麻醉意外[M]. 2 版. 北京:人民卫生出版社,2010:354-358.

[4] ANDO T,OMASA M,KONDO T,et al. Predictive factors of myasthenic crisis after extended thymectomy for patients with myasthenia gravis[J]. Eur J CardiothoracSurg,2015,48(5):705.

[5] GILHUS NE,TZARTOS S,EVOLI A,et al. Myasthenia gravis[J]. Nat RevDis Primers,2019;5:30.

[6] GILHUS NE,VERSCHUUREN JJ. Myasthenia gravis:subgroup classification and therapeutic strategies[J]. Lancet Neurol,2015,14(10):1023.

[7] MELZER N,RUCK T,FUHR P,et al. Clinical features,pathogenesis,and treatment of myasthenia gravis:a supplement to the Guidelines of the German Neurological Society[J]. J Neurol,2016,263(8):1473.

第四节   创伤气道患者麻醉管理

【病例】

患者,男性,25 岁。诊断"气管、支气管破裂? 胸部外伤",急诊拟行"气管、支气管破裂修复术"。患者因在建筑工地从三层楼上滑落,胸痛、呼吸困难、咳血而急诊入院。入院后患者极度焦虑、烦躁并呼吸急促、颜面部发绀,血压 125/90mmHg,心率 125 次/min。体检发现全身多处外伤,颈胸部损伤最重,前胸壁皮下气肿。

【知识点】

1. 胸部外伤导致死亡的主要原因是什么?

2. 该患者术前麻醉科医师应重点关注什么?

3. 创伤气道患者插管前是否应进一步检查?

4. 该患者肺隔离气道设备如何选择?

5. 如何为创伤气道患者行麻醉诱导?

6. 应该使用什么工具为该患者插管？

7. 患者插管完成、放置胸导管后,发现大量漏气。下一步如何处理？

8. 若为患者行右侧开胸支气管修复术,如何行肺隔离技术？

9. 手术结束后是否拔除患者气管导管？

10. 如何控制患者肋骨骨折疼痛？

1. 胸部外伤导致死亡的主要原因是什么？

胸部外伤是严重致死性疾病,文献报道只有 2/3 的患者能够存活到医院。对于胸部创伤,麻醉科医师应该能够立即识别出 6 种最致命的损伤,其中包括气道阻塞,张力性气胸,心脏压塞,开放性气胸,严重的血胸和连枷胸。

呼吸道阻塞的原因可能是牙齿脱落,分泌物,颈部血肿,喉部损伤,气管撕裂,甚至气管横断。患者表现包括呼吸暂停,青紫,喘鸣,皮下气肿等。如有呼吸道损伤,应立即进行气管插管。

张力性气胸是由于空气进入胸膜腔而无法排出而产生的。结果是纵隔移位,上下腔静脉扭转,心排血量明显减少。患者表现为呼吸窘迫,患侧呼吸音减弱或消失,颈静脉扩张,气管移位(罕见),发绀(出现较晚)。若上述症状发生于插管后不久,则提示有可能出现张力性气胸。当诊断明确后,应立即用粗针穿刺胸膜减压或置管。

心脏压塞常发生在穿透性创伤中,但也可发生在钝伤处。如果血量增加较快,约 200ml 血液即可引发心脏压塞。急性心脏压塞的三种典型症状(Beck 三联征:静脉压增高,动脉压下降,远心音)仅在 1/3 的患者中有表现。尽管 Kussmaul 征(吸气时中心静脉压升高)用于诊断心脏压塞是可靠的,但是它在创伤情况下并不实用,因为很少患者在确诊之前就能测量中心静脉压。所以,外伤者在无明显出血的情况下,会出现持续的低血压,建议用超声检查,以了解患者是否有心脏压塞。如果患者的情况比较稳定,可以用 TEE 检查。胸外伤患者一般为急性心脏压塞,心包内积液量少,穿刺心包困难,故慎行。

其他三种致命损伤不难诊断。如果外伤后出现休克,且一侧呼吸音消失,应怀疑血胸(>1 500ml 或 200ml/h,持续 4h)。大部分中度血胸可通过开胸术和适当的液体复苏进行治疗。开放式气胸和连枷胸的区别非常明显。

2. 该患者术前麻醉科医师应重点关注什么？

对胸部创伤患者初步正确的评估和稳定生命体征是抢救成功的关键,考虑到损伤的原因、皮下气肿、咯血的存在,麻醉科医师应评估气道损伤情况。由于胸部外伤严重、入手术室时间紧迫,手术前通常无法完全检查颈椎。据报道,创伤患者伴随颈椎损伤的发生率约为12%。因此,除已证明无颈椎外伤,所有钝性胸外伤患者都应怀疑发生颈椎外伤,患者转运前应用颈托进行固定。但使用颈托可能造成直接喉镜的置入及气管插管困难,因此在插管时应备好其他插管设备(如可视喉镜、纤维支气管镜)。此外,应关注患者是否存在饱胃状态,做好预防返流误吸的准备。

3. 创伤气道患者插管前是否应进一步检查？

气道管理是创伤患者复苏的重要组成部分,气管内插管的临床指征包括:气道阻塞或高风险的气道阻塞;无法控制的鼻、咽或上呼吸道严重出血;精神状态异常,伴有创伤性脑损伤或误吸风险;高位脊髓损伤,呼吸受限;心搏骤停;难治性或严重换气不足;难治性或重度缺氧;失血性休克伴早期呼吸衰竭;严重烟雾吸入、严重的热烧伤或化学烧伤;细胞缺氧(一氧化碳中毒等)。

患者呼吸窘迫,乏氧,生命受到威胁,需要紧急气管插管控制通气。在此期间,创伤性气管、支气管损伤难以发现。若患者伴有皮下气肿,纵隔积气或气腹,常提示气道损伤。这类患者要小心操作气道,如果情况允许,要先做 CT 或支气管镜检查,确认气道损伤的部位和程度。

如果患者情况比较稳定,可以进行气道损伤的相关检查。CT 是评估气管损伤的重要检查手段,如果患者不能进行 CT 检查,可检查两个平面的胸部 X 线。X 线检查可以显示一些重要的病理变化,如骨折(包括肋骨、锁骨、肩胛骨和脊柱),肺气肿,气胸,血胸,肺不张等。支气管镜检查是诊断气管损伤的重要手段。

4. 该患者肺隔离气道设备如何选择?

创伤气道患者术中如需要单肺通气,肺隔离技术是麻醉管理中最具挑战性的。双腔支气管插管是传统上肺隔离的最有效的方法。近年来,支气管堵塞器在肺隔离中应用日益广泛。多数情况下,有经验的麻醉科医师可以快速、准确地完成肺隔离。但在气道创伤的患者中,双腔支气管导管的使用存在不足之处:如导管较粗,插管过程较容易发生气管机械性损伤,尤其是已存在气道损伤的患者。其次患者手术后如无法立即拔除双腔支气管导管,还需重新更换为单腔气管导管。但对于存在气道出血的患者,建议使用双腔支气管导管插管并完成单肺通气。因为双腔支气管导管除具有肺隔离作用外,还可为吸引气道内的血液或分泌物提供条件。

5. 如何为创伤气道患者行麻醉诱导?

所有创伤患者均应视为饱胃状态,应注意返流误吸的风险。患者属于紧急、未预料的困难气道,可选用快速序贯诱导,尽可能缩短从意识消失到气管插管的时间间隔。诱导前进行充分的预充氧,可采用高流量面罩自主呼吸,尽量避免面罩正压通气。特殊患者如肥胖、小儿及心肺功能受限患者,可以酌情使用正压通气,但应尽可能控制较低的气道压力。推荐使用的药物包括芬太尼、丙泊酚和琥珀胆碱(1mg/kg)或罗库溴铵(0.9mg/kg)。但需注意,脑出血、视网膜剥离、严重创伤、上运动神经元损伤及高钾血症患者禁用琥珀胆碱。在患者意识消失前,使用 Sellick 手法给予环状软骨向上、后方向加压,可以部分防止胃内容物返流。因为加压可能阻碍通气、干扰会厌暴露,如果面罩通气困难或插管困难,需立刻停止环状软骨加压,进行气管插管。

6. 应该使用什么工具为该患者插管?

紧急气道管理的基础是直接喉镜插管,轻柔、小心地放置气管导管,以免加重原有气管损伤。在正压通气的情况下,原有的气胸可能转化为张力性气胸,插管后应注意观察患者的呼吸及血流动力学变化。大量数据表明,直接喉镜的紧急气管插管成功率高,即使在已有颈椎损伤情况下,很少有直接喉镜插管导致神经损伤加重的报道。对于困难插管患者,可选用可视喉镜。纤维支气管镜和电子软镜适合多种困难气管插管,尤其是清醒镇静表面麻醉下的气管插管,但一般不适合紧急气道(清醒、合作的外伤患者占极少数),而且操作需经一定的训练。对创伤患者进行麻醉的医师应该掌握经环甲膜切开通气技术,因为它是紧急气道处理流程中的最终解决方案。虽然操作简便,但必须事先在模型上接受过训练才能迅速完成。另外,还需要准备其他紧急气道设备,如光棒、视频喉镜或逆行插管工具等。

7. 患者插管完成、放置胸导管后,发现大量漏气。下一步如何处理?

患者到达医院后,肺损伤可能不会立即被发现。气管插管机械通气后患者突发心搏骤停,多提示发生气胸。这时应立即停止机械通气并进行胸腔穿刺(在锁骨中线第二肋间隙置入 14G 静脉导管),随后进行胸腔闭式引流。因此,对于多发伤患者应警惕潜在的肺损伤,机械通气后有可能引起张力性气胸。在复苏早期阶段常规吸入 100% 氧气,机械通气后注意气道峰压和潮气量。

该患者应进行纤维支气管镜检查以明确气管损伤,并在可能的情况下将气管导管的套囊穿过气管断裂处,或者用其他方法保护创伤气道免受正压通气。气管损伤高发于近隆突 2cm 距离以内,偏向右侧。损伤原因可能是肺部相对固定于隆突部位,由于右肺较重、右主支气管较短,更容易发生减速损伤。气管、支气管的损伤是非常致命的,据报道,81% 气管、支气管破裂的患者在到达医院之前死亡。另外,目前无 I 级证据来指导肺挫伤的机械通气。肺挫伤与 ARDS 有相似之处,肺挫伤患者应采取肺保护通气策略进行通气。

8. 若为患者行右侧开胸支气管修复术,如何行肺隔离技术?

如果损伤位置较低,接近隆突或涉及一侧支气管,可以使用双腔支气管导管。即使在纤维支气管镜引导下使用双腔支气管导管插管也会有增加气管撕裂的风险,双腔支气管导管的外径相对较粗,且导管前端呈曲线。在双腔支气管导管插入支气管后,气管套囊可能位于气管损伤处,套囊充气后会使气管损伤进一步加重。因此,必须限制套囊压力在满足通气的最小压力范围内。

如果损伤位置距离隆突较远,肺隔离首选方法是通过原气管导管进行支气管封堵。不再进行第二次气管插管(尤其是双腔支气管导管),可以防止气管进一步的损伤。另外,患者尚未排除颈椎受伤的情况,尽量使颈部的活动减至最少。

9. 手术结束后是否拔除患者气管导管?

气管修补后尽可能拔除气管导管,恢复自主通气,减少气管导管对缝合处的损伤。术后多数患者可以安全地拔除气管导管,但若患者存在解剖学异常或分泌物过多则不适于拔管,而应行气管造口术。如果拔管后,气管塌陷、气道水肿或分泌物使患者出现呼吸窘迫,应用纤维支气管镜将小号无套囊的气管导管重新插入,并且最好保持患者头部呈前屈位。另有报道,部分气道损伤患者术后需要保留气管导管行机械通气,正压通气时尽量避免高气道压,降低缝合处张力。

10. 如何控制患者肋骨骨折疼痛?

充分的术后镇痛对胸外科患者尤为重要,如果镇痛不全会导致用力呼吸受限,不能咳痰清除分泌物,最终导致气道阻塞、肺不张和低氧血症。无论使用何种镇痛方式,都必须要有全面的疼痛管理计划。如果患者条件允许,硬膜外镇痛是当前肋骨骨折术后控制急性疼痛最佳的镇痛方式,它可以提供持续有效的镇痛效果,而且不会出现静脉和口服给予阿片类药物的相关不良反应。关于硬膜外导管放置的平面(胸段还是腰段)、药物的类型(阿片类药物和/或局麻药)以及给药的时间(在手术切皮前还是手术结束前)存在一定争议。绝大多数医师选择在胸段水平置入硬膜外导管,并联合给予阿片类药物和局麻药。

单次注射和连续输注局部麻醉药的椎旁神经阻滞逐渐被应用于胸外科镇痛,在胸外伤中该技术有可能替代硬膜外镇痛。与硬膜外镇痛相比,椎旁神经阻滞患者发生尿潴留、呼吸抑制和瘙痒较少,且镇痛效果确切。此外,肋间神经阻滞操作简单,适用于硬膜外或椎旁阻滞禁忌证或失败的患者,特别是在已进行胸腔置管的患者。肋间神经阻滞作用于患侧,几乎对血流动力学无影响。肋间神经阻滞可改善肋骨骨折患者呼气峰值流速、动脉血氧分压和二氧化碳分压,但是这些作用仅持续数小时,需给药 1~2 次。硬膜外和椎旁阻滞虽提供了最佳的镇痛,但每一种镇痛方案都有其优缺点,治疗必须个体化。例如患者的肺活量正常,应用全身麻醉药无明显镇静作用,则可能无需用这两种有创性镇痛方案。胸外伤患者使用 NSAIDs 或对乙酰氨基酚的报道较少,但作为多模式镇痛的重要组成部分,也可应用于无禁忌的患者。

【专家点评】

对胸部创伤患者初步正确的评估和稳定生命体征是抢救成功的前提条件,考虑到损伤的原因、皮下气肿、咯血等原因存在,麻醉科医师应正确评估气道损伤情况。而且,由于胸部外伤严重、术前准备时间紧迫,手术前可能无法完全排查脊柱的损伤。据报道,创伤患者伴随颈椎损伤的发生率约为 12%。因此,除已证明无颈椎外伤的患者,所有钝性胸外伤患者都应按颈椎外伤处置,即患者转运前应用颈托进行固定,气管插管时应尽量减少颈椎的活动,以免使脊髓损伤加重。但颈托的使用可能造成直接喉镜的置入及气管插管困难,因此在插管时应备好其他插管设备(如可视喉镜、纤维支气管镜)。另外,所有创伤患者均应视为饱胃状态,应根据实际情况做好预防返流误吸的准备。胸部创伤患者多为复合伤和多发伤,病情紧急,复杂多变,应加强术前的评估及术中的监测,以利于维持患者各器官功能趋于正常和内环境的稳定。术前应开放多条静脉通路,有条件应行深静脉置管,这样有利于术中术后的输血补液,有利于维持循环的稳定。另一方面,由于胸部创伤患者往往并存肺挫裂伤,还应谨防输血输液过量导致的肺水肿。

【专家简介】

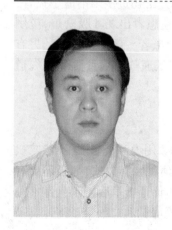

岳子勇,哈尔滨医科大学附属第二医院麻醉科,主任医师、教授、硕士研究生导师、博士研究生导师。主要研究方向:急性肺损伤及器官功能保护,主持和参与国家自然基金等科研项目 10 余项,发表文章 50 余篇,其中 SCI 收录文章 10 余篇。

【思考题】

1. 单选题:下列可以确诊创伤气道的检查是
   A. 支气管镜 　　　　　B. 超声 　　　　　　　　C. X 线
   D. 肺功能 　　　　　　E. 肺 CT
   【答案】A
   【答案解析】支气管镜检查是明确气管损伤的重要方法。

2. 单选题:创伤气道所引起的致命并发症为
   A. 低血压 　　　　　　B. 休克 　　　　　　　　C. 张力性气胸
   D. 感染 　　　　　　　E. 过敏
   【答案】C
   【答案解析】气道阻塞和张力性气胸是创伤气道引起的致命并发症。

(于巍 编写　姜陆洋 审校　专家点评 岳子勇)

参考文献

[1] ARTHUR M E,ODO N,PARKER W,et al. CASE 9-2014:Supracarinal tracheal tear after atraumatic endotracheal intubation:anesthetic considerations for surgical repair[J]. J Cardiothorac Vasc Anesth,2014,28(4):1137.

[2] CREWDSON K,FRAGOSO-INIGUEZ M,LOCKEY D J. Requirement for urgent tracheal intubation after traumatic injury:a retrospective analysis of 11,010 patients in the Trauma Audit Research Network database[J]. Anaesthesia,2019,74(9):1158.

[3] LEE Y S,BAEK C W,KIM D R,et al. Comparison of hemodynamic response to tracheal intubation and postoperative pain in patients undergoing closed reduction of nasal bone fracture under general anesthesia:a randomized controlled trial comparing fentanyl and oxycodone[J]. BMC Anesthesiol,2016,16(1):115.

[4] MADDEN B P. Evolutional trends in the management of tracheal and bronchial injuries[J]. J Thorac Dis,2017,9(1):E67.

[5] MERCER S J,JONES C P,BRIDGE M,et al. Systematic review of the anaesthetic management of non-iatrogenic acute adult airway trauma[J]. Br J Anaesth,2016,17 Suppl 1:i49.

[6] VENKATARAMANAPPA V,BOUJOUKOS A J,SAKAI T. The diagnostic challenge of a tracheal tear with a double-lumen endobronchial tube:massive air leak developing from the mouth during mechanical ventilation[J]. J Clin Anesth,2011,23(1):66.

[7] WEI P,YAN D,HUANG J,et al. Anesthetic management of tracheal laceration from traumatic dislocation of the first rib:a case report and literature of the review[J]. BMC Anesthesiol,2019,19(1):149.

[8] YANG M,KIM J A,AHN H J,et al. Double-lumen tube tracheal intubation using a rigid video-stylet:a randomized controlled comparison with the Macintosh laryngoscope[J]. Br J Anaesth,2013,111(6):990.

第五节　气管食管瘘患者麻醉管理

【病例】

患儿,34 周早产,出生 20h,体重 2.2kg。患儿口腔分泌物多,哺乳时发生呛咳和发绀,伴胃肠胀气。产前超声检查时发现羊水量多,且未发现胃泡。诊断为气管食管瘘合并食管闭锁、肛门闭锁,拟行手术治疗。

【知识点】

1. 什么是气管食管瘘合并食管闭锁(esophageal atresia/tracheoesophageal fistula,EA/TEF)?
2. EA/TEF 分为几种类型?
3. EA/TEF 患儿常合并哪些先天畸形?
4. EA/TEF 的病理生理学特点有哪些?
5. EA/TEF 患儿需要做哪些术前准备?
6. EA/TEF 患儿需要常规行胃造瘘术吗?
7. 在 EA/TEF 患儿中使用支气管镜有哪些临床意义?
8. EA/TEF 患儿麻醉的通气策略是什么?
9. 此类患儿气管导管放置位置是哪里?
10. 长间隙食管闭锁的手术原则是什么?
11. EA/TEF 患儿术后通气策略是什么?
12. EA/TEF 修补术后有哪些常见并发症?
13. 成人获得性气管食管瘘与新生儿 EA/TEF 有何区别?
14. 成人获得性气管食管瘘的麻醉策略是什么?

1. 什么是气管食管瘘合并食管闭锁(esophageal atresia/tracheoesophageal fistula,EA/TEF)?

胚胎在发育的第 4 周形成喉气管,喉气管发育为食管和气管。若喉气管不能正常分裂,就会发生瘘管和/或食管闭锁。TEF 是气管与近端和/或远端食管节段之间发生异常交通的先天性疾病。TEF 患者常合并有 EA。全球新生儿 EA/TEF 的发病率为 0.3‰。超声检查在妊娠 20 周时就可发现 EA/TEF 相关的影像学特征:胎儿常表现为羊水过多、胃内不充盈或胃缺如。然而,这些影像学特征是非特异性的,且比较主观,也可能是妊娠过程中暂时的正常现象。胎儿 MRI 如果显示上食管凹陷,则对 EA/TEF 的诊断具有很高的预测作用。此外,新生儿若表现为口腔分泌物多,哺乳时发生呛咳、窒息、发绀和呼吸窘迫,应怀疑其患有 EA/TEF。当放置胃管时,其深度很难超过 9~11cm。通过胸片观察,无法将胃管通过食管是诊断 EA/TEF 的金标准。EA/TEF 一经确诊应尽快手术治疗。

2. EA/TEF 分为几种类型?

按照 Gross 分型,EA/TEF 分为 5 种类型(图 4-5-1,表 4-5-1)。

表 4-5-1 EA/TEF 分型

Gross 分型	特点	发病率
A 型	单纯的 EA,不合并气管病变	8%
B 型	存在 EA,近端食管的盲端与气管之间存在瘘口	<1%
C 型	存在 EA,远端食管通过瘘口与气管相通	75%~80%
D 型	存在 EA,近端与远端的食管分别通过两个瘘口与气管相通	2%
E 型(H 型)	不合并 EA,完整的食管通过瘘管与气管相连	4%

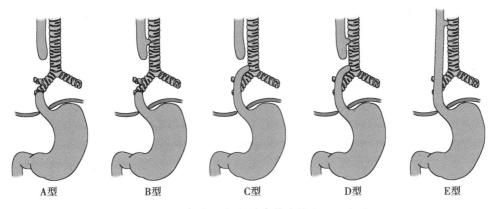

图 4-5-1 食管闭锁/气管食管瘘的 Gross 分型

3. EA/TEF 患儿常合并哪些先天畸形?

60%的 EA/TEF 患儿合并有其他先天畸形,对患儿造成复杂的病理生理影响。常见的 VACTERL 畸形包括脊柱畸形(vertebral anomalies,V)、肛门闭锁(anal atresia,A)、心脏畸形(cardiac anomalies,C)、气管食管瘘(tracheoesophageal fistula,T)、食管闭锁(esophageal atresia,E)、肾脏畸形(renal anomalies,R)和肢体畸形(limb anomalies,L),其中脊柱畸形和心脏畸形是最常合并的先天疾病。这些畸形可能影响手术与麻醉计划。

4. EA/TEF 的病理生理学特点有哪些?

A 型与 B 型 EA/TEF,气管与胃之间没有通道;而 C 型、D 型和 E 型 EA/TEF,患儿胃内容物可经瘘管进入气管,引起窒息或吸入性肺炎。气体通过瘘管进入胃内造成胃胀,正压通气时发生胃胀气,严重者会引起胃破裂。当肺顺应性差或瘘口较大时,正压通气时无法有效通气,患儿极易乏氧。

5. EA/TEF 患儿需要做哪些术前准备?

在转入外科新生儿重症监护病房(neonatal intensive care unit,NICU)之前,对患有 TEF/EA 的新生儿进行术前管理至关重要。对于已经确诊为 EA/TEF 的患儿,应立即停止经口喂养或服用任何药物,开放静脉通路以提供液体并维持正常血糖。新生儿的体位应为头高脚低 30°~40°,以减少胃内容物返流进入食管和气管的风险。放置 Replogle 管以引流食管内液体,预防气管及肺的吸入性损伤。不是必须使用抗生素,但当怀疑有返流误吸或存在围产期感染危险因素(胎膜早破、绒毛膜羊膜炎等)时可考虑应用。应行超声心动图检查以评估是否存在心脏异常,特别是需要明确主动脉弓的位置,右位主动脉弓会影响手术的体位和入路。

因呼吸窘迫而需要呼吸支持的患儿需要行紧急的 EA/TEF 修补术,因为呼吸支持时气体可从瘘口发生泄漏,无法形成有效通气,并且常使大量气体通过瘘口进入胃内导致胃扩张,增加胃破裂的风险。为了预防胃破裂,可能需要在局麻下紧急行胃造口术放置导管。需注意的是,EA/TEF 患儿应用呼气末正压通气改善氧合可能会造成胃胀气,从而使肺通气更加困难。

术前常规血液检查包括全血计数、凝血项、生化检查和血型。除了以上检查外，还应收集血液样本用于基因检测。

6. EA/TEF 患儿需要常规行胃造瘘术吗？

胃造瘘会使术后胃食管返流的发病率增加，并且需要二期手术修补胃部瘘口，因此目前不建议 EA/TEF 患儿常规行胃造瘘术。当瘘口比较大或存在胃破裂的风险时，才考虑胃造瘘。如果患儿不适合做食管一期吻合，也需要胃造瘘以支持患儿胃肠内营养。

7. 在 EA/TEF 患儿中使用支气管镜有哪些临床意义？

支气管镜可以检查气道，明确瘘口位置及大小，引导气管导管放置在合适的位置。如果瘘口在气管的远端，导管的套囊无法阻止气体泄漏进入食管，则可以通过支气管镜引导置入合适的 Fogarty 管阻塞瘘口。支气管镜还可以发现气管软化和第二瘘口，从而指导手术。TEF 复发时，也可使用支气管镜注射纤维蛋白胶以封闭瘘管。

8. EA/TEF 患儿麻醉的通气策略是什么？

鉴于 EA/TEF 的病理生理特点，患儿在麻醉诱导过程中极易发生通气困难。诱导时应谨慎使用肌松剂并注意保持较低的气道压。不使用肌松药，采用保留自主呼吸的吸入诱导是可行的方法，气管插管后以适当的较低气道压维持通气以减少气体经瘘口分流至胃内，直至瘘管结扎后才给予肌松药。在瘘管结扎前辅助通气时应避免气道压过高，以免导致胃胀气和通气困难。也可以选择清醒气管插管，但是清醒插管引起的强烈应激反应可能增加早产儿颅内压升高和脑室出血的风险。

在肺顺应性较差的情况下，如合并肺炎或呼吸窘迫综合征，面罩通气会非常困难，气体会通过瘘管溢出，可以一期于局麻下经腹或者经胸结扎瘘管，待患儿状态改善后再行二期食管修补术。

有学者采用经胃造瘘口逆行阻塞气管食管瘘口的方法可以避免患儿在正压通气时发生胃扩张或通气不足，首先在 X 线引导下将 10F 的 Foley 导管经胃造瘘口插至胃与食管连接处上方。将 Foley 管的套囊充气，夹闭 Foley 导管的开口或用水封瓶密闭。在紧急情况下也可以开腹结扎胃与食管的连接处。

9. 此类患儿气管导管放置位置是哪里？

气管导管合理的放置位置取决于瘘口的位置和大小（表 4-5-2）。但是无论气管导管位于什么位置，患儿变动体位或手术医师牵拉气道时都易使气管导管的尖端移位，使导管插入瘘管，或者使 Fogarty 导管的套囊移位进入气管，导致气道梗阻，无法通气，从而造成灾难性的后果。为了避免发生这种情况，在瘘口较小的患儿中，插管时将气管导管尖端放置于瘘口的近端，并维持较小的气道压通气，待瘘管结扎完毕后再调整至合适的气道压。如患儿需二期手术或其他手术，瘘管修补后形成的残端可能会造成通气困难。气管插管后，导管虽然通过了声门，但导管尖端可能进入残端，引起气道梗阻。因此，对于 EA/TEF 患儿在日后的医疗行为中一定要详细询问手术史。

表 4-5-2　EA/TEF 患儿气管导管放置的位置

瘘口的大小与位置	导管尖端放置的位置
瘘口位于隆突以上并且口径比较小	瘘口的远端、气管隆突的近端 可以先将气管导管置入右侧主支气管内,然后缓慢退管,直至双侧呼吸音对称,保证有效通气且不漏气,说明导管的位置比较合适
瘘口比较小但位于隆突或距离隆突较近	若不影响通气,正常插管并注意控制气道压即可
瘘口较大(>3mm)并位于隆突或与隆突较近	可以将 2F 或 3F 的 Fogarty 导管经支气管镜置于瘘管内,然后将套囊充气封闭瘘管,再行气管插管

10. 长间隙食管闭锁的手术原则是什么?

长间隙食管闭锁(long-gap esophageal atresia,long-Gap EA)的发病率占全部 EA 的 10%。Long-Gap EA 被定义为近端和远端食管之间的闭锁存在 3 个或 3 个以上椎体的解剖距离。为了确定闭锁距离,通过从胃造口部位向远端食管和近端食管注射造影剂来测量食管近端和远端所对应的椎体节段。如果食管闭锁间隙小于 2 个椎体,则可以进行初级吻合;如果间隙大于 2 个椎体,则需要二期修复,在二期手术之前,通过胃造口管对患儿进行胃肠内营养。

11. EA/TEF 患儿术后通气策略是什么?

手术修复 EA/TEF 后,患儿可能会伴有开胸侧肺挫伤,需要术后 12~24h 机械通气。目前尚无证据支持术后机械通气具有保护吻合口的作用,但是多数患儿在术后仍需接受机械通气。因为手术患儿喉软化症(4%)、声带麻痹(21%)、声门下狭窄(13%)和气管软化症(37%)等术后继发性气道异常的发生率很高,所以术后可能需要长期的机械通气支持。实际上,使用阿片类镇痛药和苯二氮䓬类药物治疗术后疼痛和镇静也会抑制患儿呼吸,导致术后需要一段时间的辅助通气。机械通气时应限制吸气压力,以免吻合口裂开。

有学者认为,EA/TEF 术后应避免持续气道正压通气,因为呼吸道压力增高可能会对食管吻合口造成不必要的压力,影响吻合口愈合,但尚未得到定论。

12. EA/TEF 修补术后有哪些常见并发症?

随着医疗技术的进步,EA/TEF 术后总体生存率达到 85%~95%。无论修复类型如何,食管运动障碍、吞咽困难、返流和狭窄等并发症的发生都会对患儿的生活质量产生不利影响。吻合口漏通常在术后 48h 内发生,处理不当会造成纵隔感染。临床上,吻合口漏可以通过闭式引流管中的泡沫唾液来识别,外科医师根据情况进行抽吸或水封,情况严重的需紧急手术探查。患儿术后应密切监测,直到吻合口愈合,泡沫唾液不再出现在引流管内。因为可能发生吻合口漏,术后应选择可覆盖口腔内菌群的广谱抗生素。术后经口喂养时发生吞咽困难和呼吸窘迫的患儿可能存在吻合口狭窄,这类患儿常需要反复的球囊扩张治疗,这种方法比较安全,穿孔及死亡率很低。为了预防吻合口狭窄的形成,EA/TEF 患儿术后应常规使用抑酸药。胃食管返流也是常见的术后并发症,严重的可以经胃底折叠手术治疗。气管软化并不常见,患儿可能会表现为犬吠样咳嗽、呼吸暂停,如发生发绀和呼吸窘迫可能需要辅助通气或气管插管。返流性食管炎与柱状上皮化生和腺癌相关,有学者提出新生儿期经历过 EA 修补手术的患儿成年后其吻合口发生癌变的风险增加,出于这个原因,一些医疗机构主张所有的 EA 修补术后患者都接受长期的抑酸治疗,并接受定期的内镜检查。

13. 成人获得性气管食管瘘与新生儿 EA/TEF 有何区别?

成人获得性气管食管瘘多由恶性肿瘤、外伤、手术损伤及长时间气管插管造成。该类患者一般不合并 EA 和其他先天性疾病。病史较长的获得性气管食管瘘的瘘口较大,患者营养状态极差。随着介入技术和内镜技术的发展,支气管镜、胃镜联合于 X 线引导下支架置入术越来越多地应用于获得性气管食管瘘的治疗。对于良性病变造成的气管食管瘘,外科手术治疗仍然是不可替代的重要治疗手段,具有更好的远期预后。

14. 成人获得性气管食管瘘的麻醉策略是什么?

成人获得性气管食管瘘的瘘口较大,且患者合并原发性疾病,应根据具体情况制定个体化的麻醉管理方案。成人获得性气管食管瘘患者的状态一般都较差,常表现为贫血、低蛋白血症,甚至恶病质。此类患者可一期先行空肠造瘘术,给予营养支持治疗以改善全身状态,待营养状态好转后再行二期手术修补气管食管瘘。获得性气管食管瘘所面临的通气困难的问题与新生儿先天性 EA/TEF 相同。预先行支气管镜检查明确瘘口的位置及大小至关重要,因为这将直接影响麻醉的通气管理。如果瘘口位于支气管内,可行双腔管支气管插管;如果瘘口位于气管,一般不建议行双腔管支气管插管,因为双腔支气管导管外径较粗,容易造成瘘口撕裂,可在充分镇静下行支气管镜引导的清醒气管插管,将导管尖端放置于瘘口远端或隆突近端;如果瘘口接近隆突或位于隆突之上,则可将导管尖端置入支气管内,或待开胸后,直视下对另一侧支气管行气管插管,以实现单肺通气。特殊病例也可于体外循环辅助下完成手术。

【专家点评】

气管食管瘘是食管发育异常或病变导致气管与食管之间出现瘘道,可为先天性或后天获得性。气管食管瘘患者,因气管和食管之间存在着异常通道,使麻醉管理有一定的难度与危险。特别是先天性气管食管瘘合并食管闭锁的患儿,这类患儿多早产或新生儿,同时可能有其他器官畸形,常伴有不同程度的吸入性肺炎和低氧血症。此类患者在麻醉过程中极易发生通气困难,所以麻醉管理的关键是解决通气问题。术前应结合患者的三维 CT 重建图像和纤维支气管镜检查等结果,根据瘘口特点,确定麻醉方案。诱导应采取快速序贯诱导或保留自主呼吸,应谨慎使用肌松剂,成人可以选择清醒气管插管,但是清醒插管可能增加早产儿颅内压升高和脑室出血的风险。气管导管合理的放置位置取决于瘘口的位置和大小,以快速隔离瘘口,防止误吸、窒息,保证有效通气为关键。气管插管后根据通气情况决定是否保留自主呼吸,手术修复后,先天性气管食管瘘合并食管闭锁的患儿可能会伴有开胸术侧肺挫伤,术后 12~24h 仍需要机械通气。

【专家简介】

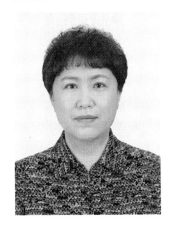

耿英杰,哈尔滨医科大学附属第二医院麻醉科,主任医师、教授。主要研究方向:麻醉药对术后认知功能障碍的影响,承担省级重点科研项目 1 项,参与国自然等科研项目 3 项,发表文章 10 余篇,其中 SCI 收录文章 4 篇。

【思考题】

1. 单选题:EA/TEF 分为 A、B、C、D、E 五种类型,下列是单纯 EA 不合并 TEF 的是

　　A. A 型　　　　　　　　B. B 型　　　　　　　　C. C 型

　　D. 所有类型都合并 TEF　　E. D 型

【答案】A

【答案解析】A 型,单纯 EA,不合并气管病变;B 型,存在 EA,近端的食管盲端与气管相通,发病率最低;C 型,EA 合并食管远端盲端与气管相通,发病率最高;D 型,食管远、近两个盲端都与气管相通;E 型食管完整,通过瘘管与气管相通,不合并 EA。

2. 单选题:有关 EA/TEF 手术的麻醉诱导及气管插管,下列说法不正确的是

　　A. 可行清醒气管插管

　　B. 对于存在胃破裂风险的患儿可先行胃造瘘

　　C. 气管导管尖端应放置于瘘口的远端,气管隆突的近端

　　D. 常规应用肌松剂

　　E. 如瘘管较小,可以给肌松剂后快速顺序诱导插管

【答案】D

【答案解析】如瘘管较小,可以给肌松剂后快速顺序诱导插管。当瘘口较大使用肌松剂后,正压通气时气体会经瘘口泄漏和进入胃内,造成胃胀和通气困难。因此 EA/TEF 手术在麻醉诱导时应谨慎使用肌松剂。

3. EA/TEF 一经确诊,就应将患儿送入 NICU 做术前准备,以下说法不正确的是

　　A. 头高 30 度防止返流

　　B. 在近端食管盲端放置胃管

　　C. 给予抗生素治疗吸入性肺炎

　　D. 常规行胃造瘘术防止诱导时胃扩张

　　E. 在胃破裂风险高时建议行胃造瘘术

【答案】D

【答案解析】胃造瘘的患者机械通气时气体更容易泄漏,肺顺应性差的患儿更容易发生通气不足。患者存在胃破裂风险高时,建议行胃造瘘术,或长间隙 EA 一期先行结扎瘘管并胃造瘘,通过胃造瘘管给予胃肠营养,二期再行食管闭锁修复。

4. 单选题:EA/TEF 手术过程中,容易发生通气困难,以下说法不正确的是

A. Fogarty 导管滑入气管,阻塞气管　　　B. 血液和分泌物阻塞气管导管

C. 气管导管尖端滑入瘘管　　　D. 气管导管发生扭曲

E. 可以使用喉罩通气

【答案】E

【答案解析】多种原因可以造成 EA/TEF 手术过程中发生通气困难,包括 Fogarty 导管的气囊滑入气管、血液和分泌物阻塞导管、气管导管尖端滑入瘘管、气管导管发生扭曲、导管移位进入支气管或尖端滑至瘘口近端等。手术过程中麻醉科医师应与外科医师紧密沟通,在最短的时间内找到通气困难的原因,否则将十分危险。

（张炜 编写　王杨 审校　专家点评 耿英杰）

参考文献

[1] POLINRA,ABMAN SH,ROWITCH DH,et al. Fetal and Neonatal Physiology[M]. 5th ed. Philadelphia,PA:Elsevier Health Sciences,2017.

[2] LEE S. Basic Knowledge of Tracheoesophageal Fistula and Esophageal Atresia[J]. Adv Neonatal Care,2018,18(1):14.

[3] FORD JM,SHIELDS JA. Selective bilateral bronchial intubation for large,acquired tracheoesophageal fistula[J]. AANA J,2012,80(1):49.

[4] ANDROPOULOS DB,ROWE RW,BETTS JM. Anaesthetic and surgical airway management during tracheo-oesophageal fistula repair[J]. Paediatr Anaesth,1998,8(4):313.

[5] BAIRD R,LABERGE JM,LEVESQUE D. Anastomotic stricture after esophageal atresia repair:A critical review of recent literature[J]. European Journal of Pediatric Surgery,2013,23(3):204.

[6] BROEMLING N,CAMBELL F. Anesthetic management of congenital tracheoesophageal fistula[J]. Paediatr Anaesth,2011,21(11):1092.

第六节　小儿胸腔镜手术麻醉中实施单肺通气肺隔离技术

随着小儿胸科手术技术的进展,可接受胸腔镜手术的患儿年龄越来越小,甚至新生儿亦可接受。胸腔镜手术创伤小、恢复快,术后可早期进水、进奶、进食,对患儿生理和心理的恢复都具有积极意义,这也符合小儿"加速康复外科"的理念。相对成人,小儿胸腔较小,胸腔镜更有利于手术视野的暴露和操作,然而小儿胸腔镜手术单肺通气技术也对麻醉科医师提出了巨大挑战。目前,小儿胸腔镜手术的单肺通气肺隔离技术主要有三种实施方法:双腔支气管插管、单腔气管插管置入一侧支气管和支气管堵塞器。本节将通过三个病例讨论以上三种单肺通气技术在小儿胸腔镜手术中的应用。

一、双腔支气管插管用于小儿胸腔镜手术麻醉中单肺通气肺隔离

【病例】

患儿,女性,15岁,体重31kg,身高160cm,诊断为"右上肺叶肺大疱破裂,气胸",拟行"胸腔镜下肺大疱切除术"。应用左侧32F双腔支气管导管进行术中肺隔离,单肺通气后出现低氧血症,听诊闻及左上肺较弱呼吸音。纤维支气管镜检查图像如下(图4-6-1):

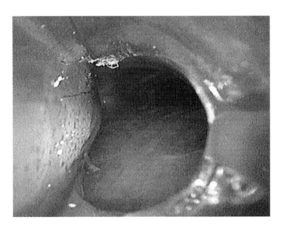

图4-6-1　纤维支气管镜检查图像

【知识点】

1. 现有双腔支气管导管型号是否适合此患儿?

2. 现有的纤维支气管镜或软镜能否通过此患儿使用的双腔支气管导管?

3. 应用小儿纤维支气管镜或可视软镜对于双腔支气管导管的快速定位有哪些要领?

4. 使用纤维支气管镜快速完成小儿双腔支气管导管定位,需掌握哪些解剖标志?

5. 与右侧双腔支气管导管相比,左侧双腔支气管导管技术是否更容易实施?

6. 无论左侧或右侧进胸的胸腔镜手术是否都可以应用左侧双腔支气管导管进行单肺通气?

1. 现有双腔支气管导管型号是否适合此患儿?

双腔支气管插管是目前小儿胸腔镜手术单肺通气的关键技术,其应用和理论详见本章第三节。但有以下临床细节问题需要注意:

双腔支气管插管技术的两大要素是肺隔离和气道吸引。由于其管腔相对单腔气管导管粗,因此当存在困难气道时,双腔支气管插管可能会更加困难。尽管如此,双腔支气管插管仍是目前单肺通气的关键技术。在小儿胸科手术单肺通气中行双腔支气管插管时,必须考虑现有双腔支气管导管型号是否适合该患儿。小儿双腔支气管导管型号选择见表4-6-1。

目前可用最小号的双腔支气管导管为26F,其外径与6.5~7.0号气管导管的内径相近,理论上7~8岁以上的患儿才可以应用。而且在原发疾病和其他因素的影响下,患儿生长发育的个体差异非常大,一旦应用了对于患儿来说过粗的双腔支气管导管,就可能造成声门损

伤、气管膜部损伤、隆突损伤以及插管后声门下狭窄等并发症，这是麻醉科医师必须要慎重考虑的问题。

表 4-6-1　小儿不同型号双腔支气管导管的外径、内径和估计使用年龄范围

双腔支气管导管型号/F	双腔支气管导管外径/mm*	外径与之接近的单腔气管导管型号/ID#	估计适合患儿的年龄范围/岁
26	8.7	≈6.5~7.0	≈7~8
28	9.3	≈7.0~7.5	≈9~12
32	10.7	≈7.5~8.0	≈13~15
35	11.7	≈8.0~8.5	≈16~18

注：*不同品牌的导管数据可能会略有差异，以上数据为估算值；#按管壁厚度0.5~1mm估算。

2. 现有的纤维支气管镜或软镜能否通过此患儿使用的双腔支气管导管？

熟练使用纤维支气管镜和软镜技术进行双腔气管导管的定位，是对麻醉科医师的基本要求，也是成功实现小儿单肺通气的关键性技术。虽然目前一些基层医院可能还未能普及，但纤维支气管镜和软镜可视化定位所带来的安全性和准确性，大大优于传统的听诊器定位。应用纤维支气管镜或软镜进行定位之前，麻醉科医师必须首先明确其是否能通过患儿双腔支气管导管的管腔（表 4-6-2）。

表 4-6-2　小儿双腔支气管导管型号与单腔内径和纤维支气管镜或可视软镜型号对应关系

双腔支气管内导管型号/F	双腔支气管导管的单腔内径/mm*	建议通过的纤维支气管镜或软镜的外径/mm
26	3.2	2.2/2.5
28	3.4	2.2/2.5
32	3.5	2.8
35	4.3	3.8

注：*不同品牌的导管数据可能会略有差异，以上数据为估算值。

目前国内普遍使用的小儿纤维支气管镜和可视软镜的外径为 2.8mm（亦有外径 2.2mm 的纤维支气管镜和外径为 2.5mm 的可视软镜，但价格昂贵且容易损坏）。虽然 28F 的双腔支气管导管的内径为 3.4mm，但置入外径为 2.8mm 的纤维支气管镜或可视软镜已然非常勉强，长期应用易对镜体产生损伤，所以不推荐使用。2.8mm 外径的小儿纤维支气管镜或可视软镜最好用于 32F 或以上的双腔支气管导管。同样的，对于 35F 的双腔支气管导管，也不建议使用外径 4.0mm 的纤维支气管镜或可视软镜。

置入纤维支气管镜之前应先充分润滑镜体，建议使用水溶性润滑剂，因为长期使用石蜡油会损伤镜体外皮，而且若有少量石蜡油进入患儿气道会影响患儿气道纤毛运动，不利于患儿术后排痰。注意利多卡因凝胶干燥后会在镜体和双腔支气管导管腔内"结皮"，不仅不利于纤维支气管镜的撤出，还可能会因正压通气进入患儿气管和支气管内，对患儿造成不利影响。

3. 应用小儿纤维支气管镜或可视软镜对于双腔支气管导管快速定位有哪些要领？

尽可能缩短患儿单肺通气时间，是麻醉科医师需要时刻考虑的问题，也应尽可能缩短双腔支气管导管对位时间。快速定位和对位需要注意以下问题：首先应熟练使用小儿纤维支气管镜或可视软镜；其次，熟练掌握小儿纤维支气管镜对双腔支气管导管对位的步骤和要领。

左侧双腔支气管导管对位"一步法"：双腔支气管插管完成，双肺通气充分氧合后，夹闭双腔支气管导管主气道远端，双套囊放气，从主气道通气管置入纤维支气管镜或软镜，镜头在隆突上 1~2cm 处观察，左支气管导管远端进入左主支气管，看到蓝色左支气管导管套囊近端其蓝色边缘刚进入左主支气管，支气管套囊充气未脱出，撤出纤维支气管镜，主气囊充气，恢复双肺通气，固定双腔支气管导管。变换体位后，再次检查对位（图 4-6-2）。

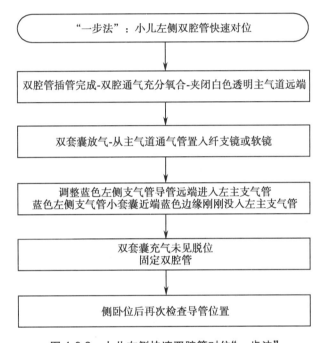

图 4-6-2　小儿左侧快速双腔管对位"一步法"

右双腔支气管导管对位"两步法"：

第一步：双腔支气管插管完成，双肺通气充分氧合后，夹闭主气道远端，双套囊放气，从主气道管腔置入纤维支气管镜或软镜，镜头在隆突上 1~2cm 观察，使右主支气管导管远端进入右主支气管，看到右主支气管导管套囊近端蓝色边缘刚刚进入右主支气管，支气管套囊充气未脱出，撤出纤维支气管镜。

第二步：双肺通气充分氧合后，夹闭蓝色右主支气管导管远端，从右主支气管导管置入纤维支气管镜，找到右主支气管导管远端管壁的侧孔（部分品牌会有荧光引导线），双套囊放气后进退旋转双腔支气管导管，使纤维支气管镜能透过管壁侧孔，可看到右肺上叶开口，双套囊充气，撤出纤维支气管镜（图 4-6-3）。

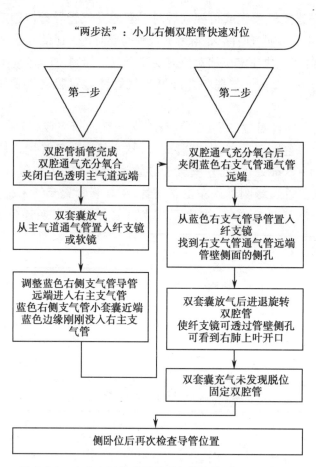

图 4-6-3　小儿右侧快速双腔支气管导管对位"两步法"

4. 使用纤维支气管镜快速完成小儿双腔支气管导管定位,需掌握哪些解剖标志?

应用纤维支气管镜进行小儿双腔支气管导管对位时,最容易耗费时间的原因就是对于气道的解剖结构不熟而"迷路"。这就要求麻醉科医师需解决两个问题:不论患儿体位如何变换,均能够熟练辨别小儿气管和支气管的解剖标志,做到时刻分清"天地"和分清"左右"。

分清"天地":所谓"天"就是白色的气管环,不管患儿体位如何变化,旋转纤维支气管镜,将气管环移动到屏幕上方,这样我们就确定好了第一个方向;所谓"地"就是气管膜部纵行的条纹,将气管膜部移动到纤维支气管镜屏幕下方,这样"地"确定好了。

分清"左右":如若确定好了"天地","左右"便已经初步明确(屏幕的左右,即是真实的左右)。但为了在纤维支气管镜旋转和患儿体位变化的情况下快速准确地分辨左右,我们首先要走出一个误区,那就是要抛弃以往用"左二右三"原则来区分左肺和右肺的观念。麻醉科医师在纤维支气管镜的视野下,能看到"左二右三"的机会很少,且某些情况还会误导我们的判断。例如:当左双腔支气管导管误入右主支气管时,左双腔支气管导管远端没有侧壁侧孔,会把右肺上叶开口遮挡住,这时我们在纤维支气管镜下只能看到"二"叶:即右肺中叶和右肺下叶,这通常会令一些对气道解剖不够熟悉的麻醉科医师误判为"双腔气管导管放置位置正确"。这就要求麻醉科医师还要熟悉辨别左肺和右肺的其他重要特征性解剖标志。

左肺有一个特殊的解剖结构,那就是舌段。左肺的舌段,相当于右肺中叶的位置,其分为上舌段和下舌段,变异较少。当纤维支气管镜尖端在左上肺叶开口范围内,就能看到上下舌段的开口,呈"猪鼻子状",因此舌段可以视为左肺的标志。

右肺的特殊解剖标志有两个。第一个是右肺上叶,纤维支气管镜进入右肺上叶开口,可以看到三个呈"品"形的肺段(前段、尖段和后段),变异很少,这是右肺最明显的解剖标志。但在使用纤维支气管镜或可视软镜进行双腔支气管导管的对位时,不建议将纤维支气管镜的尖端,从右双腔支气管导管的侧孔穿出,进入右上肺叶开口,因为这可能导致纤维支气管镜卡住不能撤出,尖端有摄像头的可视软镜被卡住的可能性更大,一旦被卡住,建议将双腔支气管导管和纤维支气管镜或软镜一起撤出,以防对患儿和纤维支气管镜造成损伤。右肺的另一个解剖学特征是右肺中叶,纤维支气管镜的镜头经过右肺上叶开口处,可看到右肺中叶和右肺下叶,右肺中叶开口形状有点像"鱼嘴状"(这与左肺上叶开口形状差别很大),但由于其开口形状个体差异比较大(可能与患儿年龄、纤维支气管镜镜头的位置和患儿体位等因素有关),操作者看到的开口形状会略有不同。

小结一下可以帮助麻醉科医师快速完成双腔支气管导管对位的重要解剖结构:气管环、气管膜部、隆突、舌段开口(上舌段和下舌段呈"猪鼻子状")、右肺上叶开口(前段、尖段和后段呈"品字形")和右肺中叶("鱼嘴状")(图4-6-4)。必须明确的是,每个患儿气道解剖的纤维支气管镜影像,都不会和图谱完全一样,仍需要不断地积累临床经验,才能真正认识这些解剖标志,才能让我们手中的纤维支气管镜不会"迷路",从而在小儿双腔支气管导管的对位过程中节省宝贵的时间!

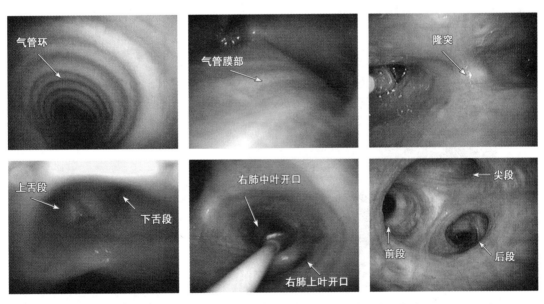

图 4-6-4　小儿双腔支气管导管对位需掌握的气道解剖标志

5. 与右侧双腔支气管内导管相比,左侧双腔支气管导管技术是否更容易实施?

本病例是一例较常见的由于青春期快速生长发育导致肺大疱破裂发生气胸的患儿。单肺通气后,虽然左上肺能听到呼吸音,但纤维支气管镜检查图像显示,隆突上方已看不到左支气管导管套囊近端的蓝色边缘,提示左侧双腔支气管导管插入过深。处理方法:在纤维支气管镜引导下,将左侧双腔支气管导管后退至可以看到蓝色左主支气管套囊近端外缘即可。

左肺上叶开口距隆突的距离,相对右肺上叶开口要远得多,左侧支气管套囊堵塞左肺上叶开口,成人比较少见。但对于生长发育个体差异比较大的患儿是有可能出现的。而且儿童胸壁比较薄,听诊呼吸音时,左肺下叶呼吸音的传导音可能会干扰麻醉科医师的听诊判断。临床工作中,有一种存在安全隐患的处理方法需注意:判断和调整双腔支气管导管位置时,有些麻醉科医师会采用手动通气,并增加潮气量,这样确实可以使呼吸音听起来更清晰。但是,小儿可能存在生长发育期的双肺肺大疱,手动通气增加潮气量可能导致非手术侧肺大疱的医源性破裂,并导致非手术侧发生张力性气胸,进而导致低氧血症恶化。因此,在这种情况下强烈建议用纤维支气管镜或可视软镜来进行双腔支气管导管的定位和对位。

左侧双腔支气管导管可能是最常用的单肺通气方法,但左侧双腔支气管插管是否更容易实施呢?其实不尽然,通常左侧支气管与气管中线夹角比右主支气管夹角大,双腔支气管导管经常会滑入右侧,堵塞右肺上叶开口,即使及时使用纤维支气管镜,调整左双腔支气管导管进入左主支气管难度亦会较大。纤维支气管镜的应用,使右肺上叶开口对位难度大幅度降低。

6. 无论左侧或右侧进胸的胸腔镜手术,是否都可以应用左侧双腔支气管导管进行单肺通气?

针对这个问题,目前尚无定论。笔者认为,如果实施左侧胸腔镜手术(患儿右侧卧位),随着右侧主气道开口对右肺进行单肺通气的时间延长,其开口处的气管黏膜可能会出现水肿,导致气道压增高,甚至难以置入吸痰管(图 4-6-5),右侧卧位可能会加重这种情况,尤其对气道相对细小的患儿来说,此影响或比成人更明显,但仍需要大规模的临床研究来证实。

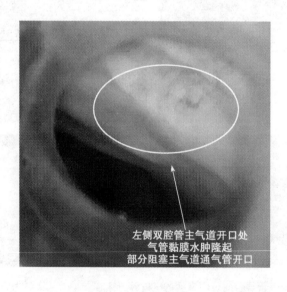

左侧双腔管主气道开口处
气管黏膜水肿隆起
部分阻塞主气道通气管开口

图 4-6-5 左侧胸腔镜手术使用左侧双腔支气管导管,以右侧主气道开口对右肺进行通气,随单肺通气时间延长,其开口处气管黏膜可能会出现水肿

二、气管导管置入一侧支气管技术用于小儿胸腔镜手术中单肺通气

【病例】

患儿,女性,7 岁,22kg,诊断为"纵隔恶性肿瘤,气管受压,声门下狭窄",拟行"右侧入路胸腔镜下纵隔肿瘤切除术"。患儿术前 CT 影像见图 4-6-6。

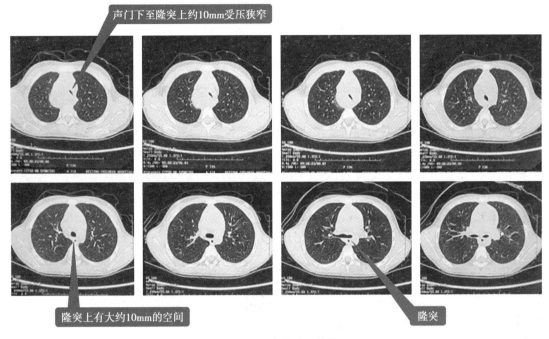

声门下至隆突上约10mm受压狭窄

隆突上有大约10mm的空间

隆突

图 4-6-6　术前 CT 影像

【知识点】

1. 气管导管置入一侧支气管技术用于小儿胸腔镜手术中单肺通气的优势与局限性有哪些?

2. 本例患儿选择气管导管置入一侧支气管来实施单肺通气的原因是什么?

3. 如何引导气管导管通过声门下狭窄段?

1. 气管导管置入一侧支气管技术用于小儿胸腔镜手术中单肺通气的优势与局限性有哪些?

在支气管导管被发明之前,通过气管导管置入一侧支气管,是实施单肺通气肺隔离的常用技术。虽然在成人胸科手术的麻醉中,这种技术已逐渐退出历史舞台,但在某些特殊情况下,如:没有合适的双腔支气管导管或支气管堵塞器,困难气道致使双腔支气管插管失败,设备条件因素和经济因素等,特别是在小儿胸科手术麻醉的某些情况,气管导管置入一侧支气管技术仍有其用武之地。但这项技术仍有其局限性,如不能确保单肺通气肺隔离技术的两大要素(肺隔离作用和气道吸引作用)。而且,若出现患侧肺萎陷不充分,患侧肺发生缺氧性肺血管收缩,可能导致肺内动静脉分流,通气/血流比异常,最终发生严重的低氧血症。

2. 本例患儿选择气管导管置入一侧支气管来实施单肺通气的原因是什么?

本例患儿,7 岁,22kg,若没有气管受压和声门下狭窄,应用 26F 左双腔支气管导管是比较好的选择。但患儿 CT 显示肿瘤压迫气管,声门下气管严重狭窄。另外,目前最细的 26F 双腔气管导管外径约 8.7mm,同时质地比较硬,通过肿瘤压迫气管狭窄段,损伤气管的可能性较大。而且由 CT 可见,患儿气道狭窄一直延续到隆突上 10mm,调整左双腔支气管导管进入左主支气管的难度较大(实践证明由于双腔管质地较硬,纤维支气管镜引导双腔支气管导管进入左主支气管成功率比较低),因此此例患儿不适宜采用双腔支气管技术。

那么可选择支气管堵塞器吗?鉴于对患儿术前 CT 影像分析,即使应用 ID 4.5 的气管导管(外径约 6.5mm),也需要在纤维支气管镜引导下通过狭窄段,才能到达隆突上方。我们现有的小儿纤维支气管镜外径为 2.8mm,5F 支气管堵塞器的外径约为 1.6mm,共用 ID 4.5 气管导管的管腔也会非常困难。如果将支气管堵塞器置于气管导管外,又恐对压迫气管壁的瘤体产生不均匀压力而造成损伤,因此支气管堵塞器技术亦不适宜。

鉴于以上原因,本例患儿的单肺通气肺隔离计划为:在纤维支气管镜引导下(过狭窄段时将纤维支气管镜退入气管导管内,观察是否有损伤发生),充分润滑的 ID4.5 气管导管,挤过瘤体压迫的声门下气管狭窄段;在隆突上 10mm 左右,纤维支气管镜先进入左主支气管,然后引导气管插管进入左主支气管,完成封堵(图 4-6-7)。备好体外膜氧合(ECMO)或体外循环,一旦插管过程中出现气管狭窄部不能通气,即刻展开抢救。

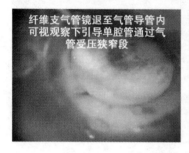
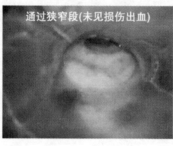
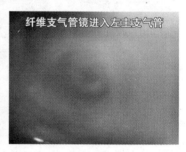

图 4-6-7　纤维支气管镜引导气管导管通过气管受压狭窄段,进入左主支气管

3. 如何引导气管导管通过声门下狭窄段?

纤维支气管镜引导气管导管通过气道狭窄段,是小儿胸科手术常见的情况。首先术前充分了解患儿气道受压程度、范围、瘤体的软硬度等,并做好气道损伤后的补救和抢救措施,如:ECMO 或体外循环。需要注意的是,一些低体重的患儿或新生儿,只能建立 VA ECMO(颈内静脉-离心泵-膜肺-颈总动脉)(图 4-6-8),需要手术暴露颈总动脉和颈内静脉,这有可

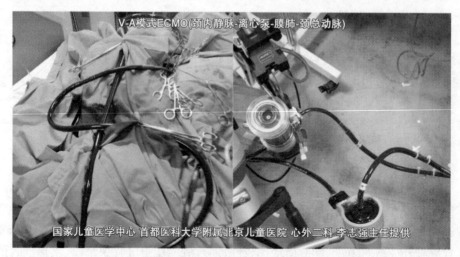

图 4-6-8　VA ECMO(颈内静脉-离心泵-膜肺-颈总动脉)

能会给麻醉科医师进行气道管理造成麻烦,因此术前应与胸外科医师、心脏外科医师充分沟通协调,并充分向患儿家长交代麻醉手术风险。

纤维支气管镜引导气管导管通过患儿声门下气管狭窄段流程:全麻诱导或充分表面麻醉镇静后,先将纤维支气管镜置入患儿声门,纤维支气管镜远端停在狭窄段上方,轻柔引导气管导管通过声门进入患儿主气道,停于狭窄段上方,临时固定气管导管,撤出纤维支气管镜,临时通气氧合,并通过呼气末 CO_2 波形监测,确认气管导管在气管内;纤维支气管镜碘伏除雾,再次置入气管导管内,并将其远端悬停于气管导管内距导管尖端 $5\sim10mm$ 处,再将气管导管和纤维支气管镜一起向前轻柔推进通过狭窄段(及时吸引分泌物和血液,必须要求全程可视,防止严重损伤;如果不能通过狭窄段,应及时更换较小一号气管导管或考虑放弃);通过狭窄段后,将纤维支气管镜撤出并通气氧合(图 4-6-9)。

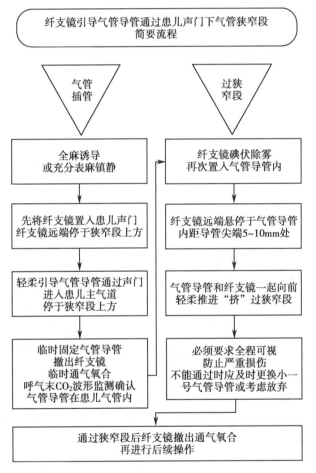

图 4-6-9　纤维支气管镜引导气管导管通过患儿声门下气管狭窄段简要流程

三、支气管封堵器用于小儿胸腔镜手术麻醉中单肺通气

【病例】

患儿,男性,11 月 18 天,9kg,诊断"右侧支气管肺隔离症",拟行"胸腔镜右肺下叶切除

术"。采用 5F 支气管堵塞器封堵右主支气管,术中通气良好,肺萎陷良好,生命体征平稳。手术接近结束切除右肺下叶时,突然患儿呼气末 CO_2 波形消失,脉搏血氧饱和度快速从 99% 降至 30%,心率由 131 次/min 降至 89 次/min。麻醉科医师及时发现并正确处理,患儿生命体征逐渐恢复正常。

【知识点】

1. 小儿胸腔镜手术麻醉中单肺通气应选择哪种类型支气管堵塞器?

2. 小儿气管导管比较细,若不能同时容纳纤维支气管镜和支气管堵塞器,应如何处理?(气管导管外置入支气管堵塞器-气管导管外法)

3. 如何防止支气管堵塞器套囊堵塞患儿右肺上叶开口?(低体重婴幼儿支气管堵塞器右侧肺隔离-半套囊封堵法)

4. 支气管堵塞器技术在小儿胸腔镜手术麻醉中实施单肺通气会遇到哪些风险? 如何应对?

支气管堵塞器是本节讨论的重点,因为其具备单肺通气所需的"隔离"功能和"吸引"功能,所以目前是麻醉科医师在小儿胸腔镜手术中实施单肺通气的核心技术,也是最为合适的一种选择。

本病例中,患儿原发疾病为右侧支气管肺隔离症,这是一种常见的小儿先天性疾病。该患儿的右肺下叶的动脉血液供应不是来自于肺动脉,而是来自于胸主动脉发出的一根先天畸形的小动脉。因此需切除患儿无通气功能又血运丰富的右肺下叶,术前影像学检查见图 4-6-10。因此,该例患儿对单肺通气技术要求较高。由于患儿仅 9kg,显然没有合适型号的小双腔支气管导管可用,若采用气管导管置入左侧支气管技术,一旦术中右肺出血,无法快速充分吸引,因此支气管堵塞器技术是目前的最佳选择。

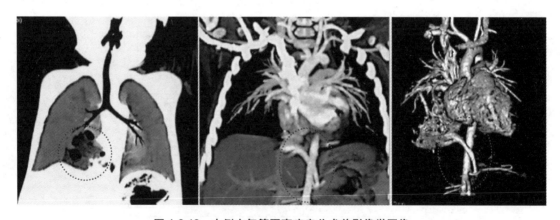

图 4-6-10　右侧支气管肺隔离症患儿术前影像学图像

1. 小儿胸腔镜手术麻醉中单肺通气应选择哪种类型支气管堵塞器?

目前临床应用的支气管堵塞器类型多样(图 4-6-11),其特点和使用方法详见本书第二章第三节。对于小儿而言,理想的支气管堵塞器应具备:"管体细,套囊小,材质对患儿娇嫩组织损伤较小"。但目前尚没有一种完全满足实施单肺通气技术的小儿/新生儿专用的支气管堵塞器,北京儿童医院目前应用较多的是 Arndt 支气管堵塞器(5F,50cm,Cook)。

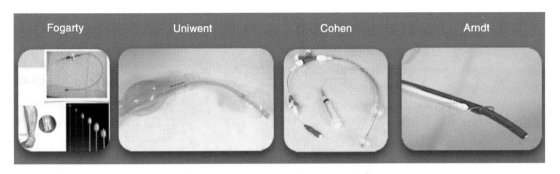

图 4-6-11　部分临床应用的支气管堵塞器

2. 小儿气管导管比较细,若不能同时容纳纤维支气管镜和支气管堵塞器,应如何处理?(气管导管外置入支气管堵塞器-气管导管外法)

该病例中患儿 11 个月龄,9kg,气管导管选择 ID 3.5mm,但问题是现有常用的小儿纤维支气管镜外径多为 2.8mm,5F 的 Arndt 支气管堵塞器外径约 1.6mm,即便使用外径 2.2mm 的纤维支气管镜,ID 3.5 的气管导管内也不能同时容纳纤维支气管镜和支气管堵塞器,因此必须放弃传统的"气管导管内"支气管堵塞器放置法,而应用改良的"气管导管外法"(图 4-6-12 和图 4-6-13)。气管导管外法置入支气管堵塞器有两种方法:①直接将 Arndt 支气管堵塞器远端导丝的"圈套"套在 ID 3.5 气管导管的尖端,在气管插管同时,将支气管堵塞器带入患儿气道;②先置入支气管堵塞器,再行气管插管。两种方法都推荐使用小儿可视喉镜显露声门,以减少患儿声门损伤(图 4-6-13)。

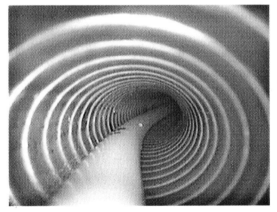 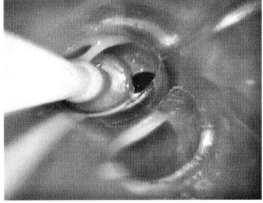

图 4-6-12　传统的"气管导管内"支气管堵塞器放置法

应用改良的"气管导管外法"置入支气管堵塞器,可以把气管导管有限的内径(3.5mm)空间留给支气管堵塞器对位必需的纤维支气管镜,但也有报道表明这有可能增加患儿声门和气道黏膜损伤,因此强烈推荐由一名经验丰富的小儿麻醉科医师应用适当的婴幼儿可视化气道管理设备,尽可能轻柔操作以减少损伤。为了符合临床的需要,北京儿童医院设计了一款适用于低体重婴幼儿和新生儿的可视喉镜片(专利号:ZL201721128421.8),可辅助完成"气管导管外法"置入支气管堵塞器,目前已用于临床(图 4-6-14)。

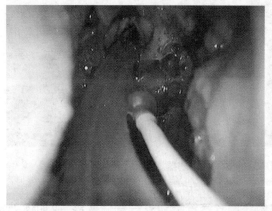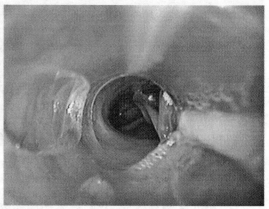

图 4-6-13　改良的"气管导管外法"支气管堵塞器放置法

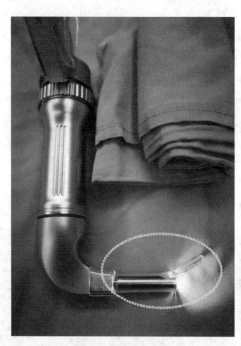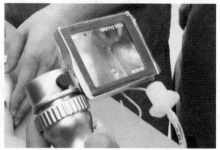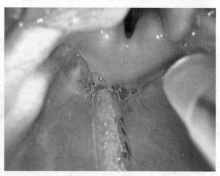

图 4-6-14　适用于低体重婴幼儿和新生儿"气管导管外法"支气管堵塞器的一次性可视喉镜片(专利号:ZL201721128421.8)

3. 如何防止支气管堵塞器套囊堵塞患儿右肺上叶开口?(低体重婴幼儿支气管堵塞器右侧肺隔离-半套囊封堵法)

对于本例患儿需要进行右肺封堵隔离,但其右肺上叶开口距隆突可能只有 5mm,而 5F 的 Arndt 支气管堵塞器的封堵套囊长度是 1cm(图 4-6-15),麻醉科医师如何防止该患儿的右肺上叶开口被支气管堵塞器套囊堵塞呢?

对此例患儿采用了"半套囊封堵法"进行右肺隔离,即进行婴幼儿右肺封堵时,将支气管堵塞器套囊的 1/2~1/3 留在右主支气管外面(左肺封堵时套囊可以完全进入左主支气管)(图 4-6-16),由此可防止患儿右肺上叶开口被堵,但增加了套囊脱出的危险,因此在变换体位后,一定要再次检查支气管堵塞器位置,一旦发现脱出,应在纤维支

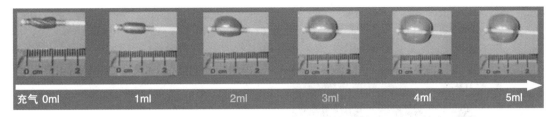

图 4-6-15 5F 的 Arndt 支气管堵塞器的封堵套囊长度离体测量

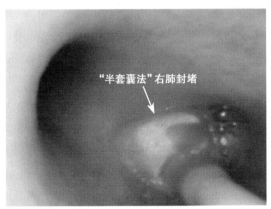
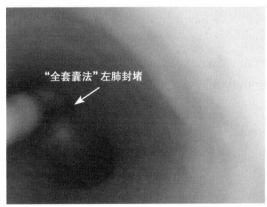

图 4-6-16 婴幼儿"半套囊法"右肺封堵和"全套囊法"左肺封堵

气管镜引导下重新封堵(图 4-6-17)。而且,在胸腔镜手术中牵拉肺门和肺叶时一定要密切监测患儿生命体征。

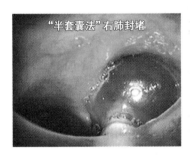
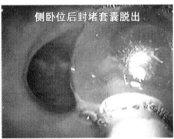
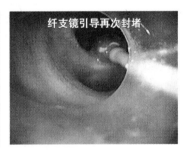

图 4-6-17 婴幼儿"半套囊法"右肺封堵,侧卧位后封堵套囊脱出,再次封堵

4. 支气管堵塞器技术在小儿胸腔镜手术麻醉中实施单肺通气会遇到哪些风险? 如何应对?

本例患儿通过"气管导管外法"置入 5F 的 Arndt 支气管堵塞器,并通过"半套囊法"进行右肺封堵隔离,术中单肺通气正常,血流动力学和其他生命体征正常,手术进展顺利。

在小儿胸科手术中单肺通气时危险可能随时出现。因此,小儿麻醉科医师必须密切监测患儿生命体征和手术进程。在本例手术中,术者胸腔镜下切除右肺下叶时,突然发现患儿原本萎陷良好的右肺出现部分充气,随着术者将右肺下叶切除,患儿呼气末 CO_2 波形突然消失,SpO_2 从 99% 快速降至 33%,同时患儿心率由 131 次/min 降至 89 次/min(图 4-6-18)。

由于小儿对缺氧的耐受差,因此必须第一时间启动小儿支气管堵塞器脱落应急预案(图 4-6-19),尽快使患儿转危为安。

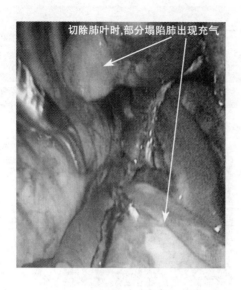

切除肺叶时,部分塌陷肺出现充气

图 4-6-18　术者胸腔镜下切除右下肺叶时,原本萎陷良好的患儿右肺出现部分充气

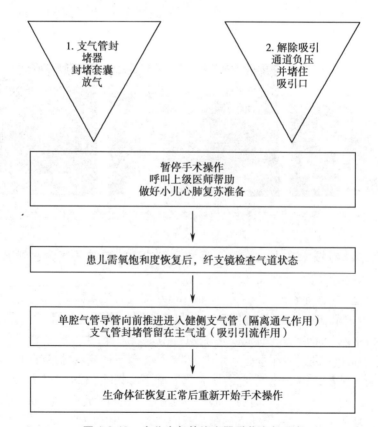

小儿支气管封堵管术中脱落应急预案

应急预案启动指征:
术中患儿突然出现快速血氧饱和度下降, 呼气末CO_2波形消失

1. 支气管封堵器封堵套囊放气

2. 解除吸引通道负压并堵住吸引口

暂停手术操作
呼叫上级医师帮助
做好小儿心肺复苏准备

患儿需氧饱和度恢复后, 纤支镜检查气道状态

单腔气管导管向前推进进入健侧支气管（隔离通气作用）
支气管封堵管留在主气道（吸引引流作用）

生命体征恢复正常后重新开始手术操作

图 4-6-19　小儿支气管堵塞器脱落应急预案

"允许我们出现无伤害错误的机会很少,给我们处理危机的时间很短",这就是小儿麻醉的特点。由于术者切除肺叶时牵拉肺组织,导致右侧支气管堵塞器脱落至主气道,使新鲜气流难以进入,而肺内原有的氧气又从支气管堵塞器吸引通道流失,导致患儿快速出现低氧血症。

小儿支气管堵塞器脱落会堵塞患儿主气道吗? 图 4-6-20 说明存在这种可能性。对于成人可能影响不大,但小儿气道直径小,即使不是完全堵塞,根据泊肃叶定律,气道半径减小和气流量减少是 2^4 的关系,这就意味这对气道半径越小的患儿影响越大。

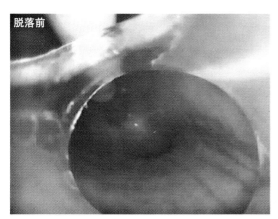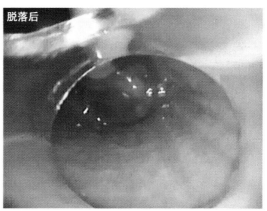

脱落前　　脱落后

图 4-6-20　小儿支气管堵塞器脱落堵塞主气道

本例患儿应用的 Arndt 小儿支气管堵塞器脱落后,为什么不能把它送回去?虽经多次尝试将脱落的堵塞器还纳回去,均未成功。可能是患儿左侧卧位时右肺在上,支气管堵塞器吸引通道中的导丝撤出,以及导管在体内变软等因素,都可能是造成复位困难的主要因素。因此,这种情况下建议两种解决方案:方案一(耗时较短,推荐):将气管导管向前推进进入左主支气管,对左肺进行隔离和通气;支气管堵塞器保持套囊放气状态,在主气道起吸引和引流作用;方案二(耗时较长):气管导管向前推进进入左主支气管,再将脱落至主气道内的支气管堵塞器向前推进,这时左肺被气管导管占据,支气管堵塞器只能进入右主支气管,然后在纤维支气管镜引导下把气管导管退至主气道,重新进行右肺封堵。

本节通过 3 个小儿常见病例,对麻醉科医师常用的三种小儿胸腔镜手术中单肺通气和肺隔离技术进行了讨论。其实临床上还有另一种方法帮助小儿胸腔镜手术的实施,那就是麻醉科医师常规应用气管插管主气道通气,外科医师则应用一定压力的 CO_2 气体进行"人工气胸"来维持肺叶的相对静止和萎陷。但这种方法既不能"隔离",也不便于"吸引";缺氧性肺血管收缩的保护作用也很难产生,存在肺内分流;且 CO_2 气胸对纵隔和心包的压力可能对患儿造成机械性心肌抑制。

【专家点评】

小儿胸腔镜手术创伤小、恢复快,符合小儿"加速康复外科"的理念。随着小儿胸腔镜手术的发展,小儿单肺通气(one-lung ventilation,OLV)在临床的应用越来越常见。小儿气道生理及解剖特征与成人有很大差异,对麻醉科医师而言,小儿 OLV 仍是一项巨大挑战。目前,小儿单肺通气技术主要有三种实施方法:双腔支气管技术、单腔气管导管插入一侧支气管技术和支气管堵塞器技术。双腔支气管技术能够保证隔离和充分吸引,然而必须考虑现有双腔支气管导管型号大小是否适合患儿。单腔气管导管插入一侧支气管技术操作方便,不易移位。但存在通气不足、患侧肺萎陷不充分、术野暴露不良、不能对患侧肺吸引等缺点,且对于较小的患儿无法应用纤维支气管镜引导操作。支气管堵塞器技术可用于年龄较小的患儿,具备单肺通气肺隔离所需的"隔离"功能和"吸引"功能,是小儿专科麻醉科医师在胸腔镜手术中实施单肺通气肺隔离的主要技术,但支气管堵塞器易脱落,一旦脱落后可造成主气道阻塞。这三种方法各有优缺点,麻醉科医师应根据患儿年龄、外科疾病、手术方式、设备条件、技术经验等来选择最为安全可靠的肺隔离技术。

【专家简介】

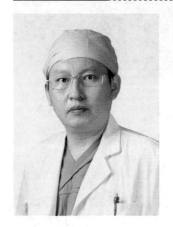

席宏杰,哈尔滨医科大学附属第二医院麻醉科副主任,主任医师,硕士研究生导师,博士研究生导师。中华医学会麻醉学分会临床及转化医学学组委员,黑龙江省中西医结合学会麻醉学分会委员,黑龙江省医师协会加速康复外科专业委员会妇产科学组委员。主要研究方向:围手术期器官功能保护的机制与临床研究,主持承担黑龙江省自然科学基金 2 项;博士后启动基金 1 项,发表 SCI 论著 7 篇,国家级核心期刊论文 10 余篇。

【思考题】

1. 单选题:患儿,16 岁,体重 47kg,身高 171cm,欲在全麻下行胸腔镜下右肺肺大疱切除术,术中选择哪种单肺通气技术

    A. 左侧双腔支气管插管技术   B. 右侧支气管堵塞器技术

    C. 单腔气管导管插入左主支气管技术   D. CO_2 人工气胸技术

    E. 右侧双腔支气管插管技术

【答案】A

【答案解析】目前双腔支气管插管技术是单肺通气的"金标准",条件允许的情况下应尽量选择双腔支气管插管技术,肺隔离效果最佳。

2. 多选题:患儿,男,8 天,体重 3.85kg,162 次/min,RR 58 次/min,SpO_2 83%;呼吸困难,节律不规整,吸气三凹征;精神反应弱,呼吸急促,口吐泡沫,双肺可闻及明显湿啰音。心脏超声示:房间隔和室间隔缺损;胸部 CT 示:气管隆突上 1cm 左右处可见远端食管与气道相通。诊断:先天性食管闭锁伴气管食管瘘,先天性心脏病(室间隔缺损和房间隔缺损),吸入性肺炎。拟行全麻下胸腔镜气管食管瘘结扎缝合术。术中可采用哪种单肺通气技术

    A. 左双腔支气管插管技术

    B. 支气管堵塞器"半套囊法"右肺封堵隔离,气管导管插入左主支气管单肺通气

    C. 气管导管插入左主支气管单肺通气

D. 气管导管在主气道,手术医师施行 CO_2 人工气胸

E. 右双腔支气管插管技术

【答案】BC

【答案解析】先天性食管闭锁-气管食管瘘的患儿对麻醉科医师来说是巨大挑战,本例是需要右侧进胸的新生儿胸腔镜手术,术中选用了支气管堵塞器"半套囊法"右肺封堵隔离,然后单腔气管导管插入左主支气管单肺通气完成了手术;C 是备选方案,因为患儿为新生儿,右肺上叶开口距隆突只有 3~5mm,"半套囊封堵法"有可能失败,同时术中支气管堵塞器套囊有脱出的可能。不选 D 主要因为该患儿隆突上方 1cm 处与食管有一比较大的瘘口,气管导管主气道通气,大量气体会通过瘘口进入患儿胃肠道;同时患儿合并先心病,CO_2 人工气胸会对患儿心脏造成机械性心肌抑制。事实上,本病例术者进胸后在没通知麻醉科医师的情况下短暂实施了 8mmHg 压力的 CO_2 气胸,患儿立刻出现心率减慢,血压下降,随即被麻醉科医师叫停。

3. 多选题:1 岁患儿,10kg,右肺中叶先天性肺囊性病变,右支气管"半套囊法"支气管堵塞器肺隔离单肺通气下,行胸腔镜肺段切除术。术中突然出现呼气末 CO_2 波形消失,脉搏血氧饱和度急剧下降。需要下列哪些紧急处理

A. 支气管堵塞器管封堵套囊放气

B. 解除吸引通道负压并堵住吸引口

C. 暂停手术操作,呼叫上级医师帮助,做好小儿心肺复苏准备

D. 待患儿氧饱和度恢复正常后,用纤维支气管镜检查气道状态

E. 单腔气管导管向前推进进入健侧支气管(隔离通气作用),支气管堵塞器留在主气道(吸引引流作用)

【答案】ABCDE

【答案解析】按照图 4-6-19 小儿支气管堵塞器脱落应急预案处理。

(赵欣 编写 潘鹏 审校 专家点评 席宏杰)

参考文献

［1］WU C,LIANG X,LIU B. Selective pulmonary lobe isolation with Arndt pediatric endobronchial blocker for an infant:A case report[J]. Medicine(Baltimore),2019,98(50):e18262.

［2］EKLUND SE,LEVIN DN. Lung isolation for whole lung lavage in a pediatric patient with atypical airway anatomy due to short stature:A Case Report[J]. A APract,2019,13(7):253-256.

［3］TEMPLETON TW,TEMPLETON LB,LAWRENCE AE. An initial experience with an Extraluminal EZ-Blocker(R):A new alternative for 1-lung ventilation in pediatric patients[J]. Paediatr Anaesth,2018,28(4):347-351.

［4］SOONG WJ,TSAO PC,LEE YS. Flexible endoscopy for pediatric tracheobronchial metallic stent placement,maintenance and long-term outcomes[J]. PLoS One,2018,13(2):e0192557.

［5］INOUE S,TAMAKI Y,SONOBE S. A pediatric case developing critical abdominal distension caused by a combination of humidified high-flow nasal cannula oxygen therapy and nasal airway[J]. JA Clin Rep,2018,4(1):4.

［6］HUIJSKENS SC,VAN DIJK I,VISSER J. Predictive value of pediatric respiratory-induced diaphragm motion quantified using pre-treatment 4DCT and CBCTs[J]. Radiat Oncol,2018,13(1):198.

［7］BORIA AJ,UH J,PIRLEPESOV F. Interplay Effect of Target Motion and Pencil-Beam Scanning in Proton Therapy for Pediatric Patients[J]. Int J Part Ther,2018,5(2):1-10.

［8］SCHWARTZ SP,BONADONNA D,HARTWIG MG. Bedside Tracheostomy on Pediatric ICU Subjects Supported by Extracorporeal Membrane Oxygenation［J］. Respir Care,2017,（11）:1447-1455.

［9］DISMA N,MAMELI L,PINI-PRATO A. One lung ventilation with Arndt pediatric bronchial blocker for thoracoscopic surgery in children:a unicentric experience［J］. Paediatr Anaesth,2011,21（4）:465-467.

［10］USE T,SHIMAMOTO H,FUKANO T. Single lung ventilation in a pediatric patient using a Fogarty catheter with a hollow center［J］. Masui,2004,53（1）:69-71.

第七节　Nuss 手术的麻醉管理

【病例】

患儿,男性,12 岁,身高 155cm,体重 30kg,ASA Ⅰ级,诊断为漏斗胸。拟于胸腔镜下行 Nuss 术。术前检查血尿常规、肝肾功、离子、血糖、凝血项均无异常,ECG 示心电轴右偏。胸片示肋骨后部平直,前部向前下倾斜下降,提示漏斗胸,Haller 指数为 3.2。麻醉方式采用静吸复合全麻联合硬膜外麻醉。硬膜外穿刺点为 $T_{6~7}$,手术历时 2h,间断多次注射 0.2% 罗哌卡因共 12ml。全麻以七氟烷联合瑞芬太尼维持。以总量为 65μg 舒芬太尼加入总量为 200ml 的静脉自控镇痛泵。单次静脉注射 2μg 舒芬太尼后,背景输注速率为 0.02μg/（kg·h）。当 VAS 评分>4 时,给予补救镇痛,静脉注射氟吡洛酚酯 50mg。

【知识点】

1. 漏斗胸患儿有哪些病理生理改变和临床表现?

2. 什么是 Nuss 手术? 手术时机如何选择? 术中最大的风险是什么?

3. Nuss 手术的麻醉术前评估应关注哪些内容?

4. Nuss 手术的麻醉管理策略是什么?

5. Nuss 术后疼痛机制是什么?

6. Nuss 术后镇痛如何实施和完善?

7. 请拟定一个较合理的术后多模式镇痛方案。

1. 漏斗胸患儿有哪些病理生理改变和临床表现?

漏斗胸（pectus excavatum,PE）是最常见的先天性胸廓畸形,每 1 000 例新生儿中有 1~8 例患儿。7~14 岁的发病率在 2.6%。男性发病率是女性的 5 倍。PE 是由于胚胎发育开始的胸骨下段以及第 3~7 肋软骨过度生长和肋软骨发育不全造成的前胸壁及胸骨向内凹陷。

胸廓畸形不仅影响美观,还会对心理和生理均造成巨大影响,如自信心下降、身体发育不良,且胸廓畸形可直接压迫心脏和肺造成心肺功能障碍,如限制性通气功能障碍,临床表现为胸闷、胸痛、呼吸困难、心悸、气短、疲倦等,还可伴有反复肺感染。20% 的患者还合并其他骨骼疾病,如脊柱侧弯,也可同时合并马方综合征（Marfan's syndrome）、先天性结缔组织发育不全综合征（Ehlers-Danlos 综合征）、Poland 综合征或多发性硬化症。

2. 什么是 Nuss 手术? 手术时机如何选择? 术中最大的风险是什么?

Nuss 术由 Nuss 首创,是纠正 PE 的微创术式（minimally invasive repair of pectusexcavatum,MIRPE)。手术是将个体化定制的铁或钛矫形钢板支撑插入胸骨后,并与邻近的肋骨相接。Nuss术式发明后,越来越多的患者选择通过这种微创手术解除病痛。术后至少两年,胸骨和肋骨成长的形态被纠正后,矫形钢板可拆除。

漏斗胸的手术时机选择很重要,为了减少术后并发症,优化术后效果,减少复发,手术常选择青春期骨骼发育高峰后约10~15岁进行。根据中国胸科协会(Chinese Association of Thoracic Surgeon,CATS)的调查结果,17.65%的患者选择于3~5岁接受手术;66.47%患者选择6~12岁接受手术;而15.88%患者于13~17岁接受手术。其中,7~14岁患者复发率最高(3.2%);15~20岁复发率为1.2%;而20岁以上接受Nuss术后的复发率为1.5%,且术后并发症也会增加。其中大部分患者于术后2~3年拆除矫形钢板。

在心脏和胸骨之间置入导丝是手术中最关键危险的步骤,术中扩展钳通过胸骨后盲区时捅伤心脏,可造成心脏穿孔、心脏压塞。撤除矫形钢板可能导致心室破裂或大血管损伤,造成致命性出血的严重后果。

3. Nuss 手术的麻醉术前评估应关注哪些内容?

Nuss手术的麻醉前评估主要包括肺部CT(包括3D胸廓重建)或磁共振,除判断心肺受累情况外,还通过测量Haller指数(又称CT指数,是凹陷最低点的胸廓横径/凹陷最低点到椎体的距离)评估胸廓畸形程度。Haller指数正常人为2.52,轻度畸形为<3.2,中度畸形为3.2~3.5,重度畸形为>3.5。

常规行心电图检查,由于心脏在胸腔内位置可能偏移,因此心电图可显示心电轴右偏以及ST段压低。18%的患者右心室流出道梗阻可导致上段胸骨左缘的功能性心脏杂音,对伴有新发心脏杂音、心律失常的患者应进行术前超声心动图的评估。15%的患者,尤其伴有马凡综合征者心动超声可有二尖瓣脱垂的表现。严重的漏斗胸可造成肺功能不全,肺功能可表现为FVC、FEV_1和$FEF_{25\%-75\%}$下降,残气量和残气量/肺总量增加。术前应结合实验室检查结果充分评估患者的活动能力和心肺功能,必要时行运动负荷试验。

4. Nuss 手术的麻醉管理策略是什么?

Nuss手术常采用单腔气管插管全麻,术中采取小潮气量通气;为避免气管插管对儿童气道产生损伤、咽喉部疼痛等并发症,亦有一些单位采用新一代双腔引流喉罩。喉罩易操作,对气道黏膜损伤小,应激反应较小,麻醉苏醒更迅速,且可减少阿片类药物和肌松药的用量。对年龄较大的患儿,可使用28F或32F的左侧双腔支气管导管以方便实现术中肺隔离。

置入单腔气管导管或喉罩的患者,术中可采取小潮气量高频通气或同步间歇指令通气(synchronized intermittent mandatory ventilation,SIMV)可获得较满意的术野暴露。而置入双腔支气管导管的患者可分侧轮流阻断支气管,达到完善肺隔离效果。

对于术前合并心肺功能不全的患儿,应警惕术中操作对肺组织的进一步压迫,导致通气血流比例失调,从而造成低氧血症,应配合手术步骤严密观察;对于这类患儿,应备好血管活性药物,以防血压的剧烈波动,积极进行调整,并注意合理的液体管理。

5. Nuss 术后疼痛机制是什么?

Nuss术后患者常伴中到重度疼痛,不仅来自切口痛和手术部位炎性介质的释放,主要还由于其畸形的骨骼被钢板强行撑开导致胸廓构象的改变,术中对肋间肌肉、神经的牵拉和剥离也加重了术后疼痛。疼痛构成涉及胸 1~10 支配的神经。此外,术后疼痛和年龄相关,研究表明儿科患者术后疼痛多集中在前胸壁,成年患者疼痛部位多在后胸壁。

6. Nuss 术后镇痛如何实施和完善?

尽管儿童术后镇痛的策略不断探索和完善,仍有相当多的患儿存在急性疼痛治疗不足,术后中度到重度疼痛十分常见。术后疼痛控制不佳可能导致躯体不适、心理应激、睡眠障碍、康复过程受到影响,延长住院时间,甚至发病率或死亡率增高。镇痛不足影响术后肺功能恢复,造成肺不张或肺感染等肺部并发症的发生,肺炎发生率高达 30%。此外,术后剧烈疼痛还可造成获得性脊柱侧弯。

儿科术后疼痛的特点是情感因素占重要作用,如和父母分离或脱离熟悉环境。儿童与成人除了解剖、生理、药代动力学不同外,还存在可能影响术后有效控制疼痛的独立风险因素。

Nuss 术后一周常伴中至重度疼痛,疼痛的程度与漏斗胸严重程度、年龄、植入钢板数量呈正相关。然而目前未形成关于术后镇痛的最优化统一方案。Nuss 术后镇痛的实施和管理是一个巨大挑战,完善术后镇痛有助于减少肺部并发症,促进早期活动。常用的镇痛方法包括静脉镇痛(包括患者自控静脉镇痛)、胸段硬膜外镇痛(包括患者自控硬膜外镇痛)、肋间神经阻滞(肋间神经冷冻)、椎旁神经阻滞、切口浸润以及多模式镇痛。

静脉镇痛 静脉镇痛以阿片类药物为基础,可分为静脉镇痛和患者自控镇痛(patient controlled intravenous analgesia,PCIA)。

(1) 常用静脉镇痛药

1) 阿片类药物和弱阿片类药物曲马多:阿片类药物是最广泛的强效镇痛药,常用的药物包括吗啡、芬太尼、舒芬太尼、纳布啡。吗啡的给药方式多样,可采取口服、静脉、硬膜外、肌内注射、经直肠给药等,但需注意儿童采用肌内注射给药时应谨慎,一方面是由于肌内注射后药物吸收分布的不确定性,另一方面是肌内注射给儿童带来的心理应激创伤。儿童推荐剂量:口服吗啡 200~500μg/kg,每 4 天 1 次;静脉起始剂量:50μg/kg 开始,持续剂量 10~40μg/(kg·h)。

芬太尼单次静脉注射:0.5~1μg/kg,持续剂量 0.5~2.5μg/(kg·h)。

舒芬太尼较芬太尼镇痛效应强 7~10 倍,单次静脉注射:0.05~0.1μg/kg,持续剂量 0.02~0.05μg/(kg·h)。

曲马多为一种中枢镇痛药,属于弱阿片类镇痛药,其呼吸抑制作用轻微,已广泛用于所有年龄段儿童。可口服、静脉或直肠给药。静脉注射 2mg/kg,每天最多用 4 次。其恶心呕吐发生率较高。

纳布啡是一种 μ 受体激动拮抗剂,比单纯的 μ 受体激动副作用(瘙痒、呼吸抑制、尿潴留、便秘)发生更少。首剂为 0.2mg/kg,之后持续输注 1mg/(kg·d)。纳布啡也可经直肠给药,但是生物利用度会下降,个体差异也较大。且纳布啡有封顶效应,在应用时应警惕镇痛不足。

2) 非甾体消炎药(non-steroid anti-inflammatory drugs,NSAIDs):阿片类用药的基础上,常合并使用 NSAIDs 类镇痛药发挥协同作用,是多模式镇痛的重要组成部分。一项研究表明儿童 Nuss 术后常于吗啡的基础上,合并使用酮洛芬(ketoprofen),与单独使用吗啡相比,可降低 24h 术后疼痛约 27%。NSAIDs 的使用减轻了术后疼痛的程度,减少了阿片类剂量约

30%,同时也降低了阿片类药物的副作用发生率,例如恶心、呕吐和镇静。儿童使用本类药物有效性尤其是安全性还没有系统性验证,因此说明书上不建议对儿童使用。但是国内外有大量报道 NSAIDs 类药物用于儿童术后镇痛的报道,但一般不推荐 3 个月以下的婴儿使用。其中布洛芬不良反应最少。有研究表明儿童 NSAIDs 类用药剂量范围广,酮洛芬 $0.07\sim6mg/(kg\cdot d)$,布洛芬 $1.5\sim30.7mg/(kg\cdot d)$,扑热息痛 25mg/kg,每 6h 给予 $10\sim15mg/kg$,但须注意的是,由于其封顶效应,较大剂量的 NSAIDs 并不进一步减少术后疼痛。

对乙酰氨基酚经口、直肠和肠外给药可减少阿片类药物用量。然而对乙酰氨基酚不能减少阿片类药物的副作用。围术期使用环氧化酶-2(cyclooxygenase-2,COX-2)抑制剂同样可减轻术后疼痛,减少阿片类药物剂量和相应副作用。其对肾功能的影响导致对它的使用仍有争议。还需进一步研究证实 COX-2 抑制剂的镇痛效果和安全性以及对预后的影响。

3)右美托咪定:是一种新型高选择性 α_2 受体激动剂,具有较好的镇静、镇痛作用,对呼吸系统的抑制作用较轻。现已有大量证据证明儿童用药的安全性和有效性。但一般属于镇痛辅助药物,可滴鼻、静脉、硬膜外、神经阻滞和局部切口浸润时应用,且证明其不仅可获得良好的镇痛效果,而且提供良好的镇静,也可较好的预防术后躁动,减少阿片类药物用量。硬膜外剂量:$1\sim2\mu g/kg$。静脉首次剂量 $0.5\sim0.75\mu g/(kg\cdot h)$,静注时间大于 10min。

(2)PCIA:以阿片类药物为主,被认为是阿片类药物的最佳给药方式,比硬膜外自控镇痛更容易管理,目前属于一线术后镇痛方案。静脉应用阿片类药物的常见副作用有尿潴留、恶心呕吐。常用的药物和剂量推荐如表 4-7-1。

表 4-7-1　患者自控镇痛常用药物和剂量推荐

	药物负荷剂量	单次冲击剂量	锁定时间	持续背景输注
吗啡	50μg/kg	10~20μg/kg	5~10min	0~4μg/(kg·h)
芬太尼	0.5μg/kg	0.1~0.2μg/kg	5~10min	0.3~0.8μg/(kg·h)
舒芬太尼	0.5μg/kg	0.01~0.02μg/kg	5~10min	0.02~0.05μg/(kg·h)
曲马多	0.5mg/kg	100~200μg/kg	5~10min	100~400μg/(kg·h)

(3)硬膜外镇痛:与静脉镇痛相比,胸段硬膜外镇痛可提供更好的静息与运动状态下镇痛。对于中枢神经系统尚未完全成熟的较小儿童,全麻联合较完善的硬膜外麻醉或外周神经阻滞可以减少未成熟的神经元在全麻药中的接触和暴露,减少因术后镇痛不足导致术后疼痛高敏反应的发生。

在硬膜外连续输注和患者自控硬膜外镇痛(patient-controlled epidural analgesia,PCEA)中,可以使用长效的局麻药例如罗哌卡因(0.2%,见表 4-7-2)、布比卡因(0.1~0.125%)和左布比卡因(0.1%~0.125%)联合亲脂的阿片类药物如芬太尼或舒芬太尼。其优点是避免术后活动与肠道功能恢复的延迟。但需注意的是,儿童硬膜外留置导管的安全性。

硬膜外镇痛除了局麻药,还可加入辅助性镇痛药,如吗啡、芬太尼、可乐定、右美托咪定、二氢吗啡酮等。

(4)外周神经阻滞:单次或连续的周围神经阻滞如超声引导下胸椎旁神经阻滞,竖脊肌阻滞,肋间神经阻滞,可以减少阿片类药物的剂量和相关并发症。近年来越来越多的证据支持对非常低龄的儿童患者行椎旁神经阻滞具有相当的可行性,且被证明其具有非常明显的优势。

表 4-7-2　儿童胸科手术区域麻醉局麻药推荐剂

麻醉类型	用药	初始剂量	持续给药剂量
硬膜外麻醉	0.2% 罗哌卡因 + 舒芬太尼 0.5μg/ml	<3 个月 : 0.2ml/kg >3 个月 : 0.3ml/kg	<3 个月 : 0.1~0.2ml/(kg·h) >3 个月 : 0.2~0.3ml/(kg·h)
椎旁神经阻滞	0.2% 罗哌卡因	总量 : 0.5ml/kg(分三点注射)	0.2ml/(kg·h)
肋间神经阻滞	0.2% 罗哌卡因 + 肾上腺素 5μg/ml	总量 : 0.5ml/kg(6 个节段)	仅单次给药

1）椎旁神经阻滞 : 通常在胸4 和胸8 之间行椎旁阻滞。在儿童行 Nuss 术后行单次椎旁神经阻滞,就可获得比较安全满意的镇痛效果,减少阿片用量,改善儿童术后行为学异常。Nuss 术后通过双侧胸椎旁留置导管持续输注局麻药,可提供与胸段硬膜外镇痛媲美的镇痛效果,且可缩短住院时间。常用剂量和方法见表 4-7-2。

2）肋间神经阻滞 : Nuss 术后行双侧肋间神经阻滞可减少 PCA 吗啡的用量,减少吗啡相关并发症。常用剂量和方法见表 4-7-2。

3）胸壁神经阻滞 : 分为单次阻滞和胸壁持续阻滞。后者可于胸壁留置导管,并注意将导管固定稳妥,可用于持续输注局麻药 0.2% 罗哌卡因,首次给予 4ml,持续输注可采用专用镇痛泵,罗哌卡因总量不超过 0.3mg/(kg·h)。

4）其他 : 竖脊肌阻滞、前锯肌平面阻滞。超声引导下的前锯肌平面阻滞不仅安全,阻滞效果确切,并且可有效避免气胸等并发症的发生。前锯肌平面阻滞可有效降低阿片类药物的用量,但不显著缩短住院时间。

（5）多模式镇痛 : 实施多模式镇痛可将术后镇痛的优势最大化。多模式镇痛是指联合应用疼痛传导通路不同部位的药物和/或方法,实施镇痛效应的协同和最大化,并降低并发症或副作用。可行胸段硬膜外镇痛或椎旁阻滞,联合应用非甾体抗炎药 NSAIDs 和/或其他药物如 : N-甲基-D-天冬氨酸受体拮抗剂(如氯胺酮)、α2 受体激动剂右美托咪定和电压依赖性钙通道阻断剂(加巴喷丁和普瑞巴林)。

肋间神经冷冻目前也作为多模式镇痛的组成部分,术中植入矫形钢板之前或关胸之前,直视下用冷冻针(一般为-60℃)进行双侧肋间神经冷冻。冷冻镇痛治疗会导致轴突变性,内膜和神经束膜会使轴突在 1~3 个月内再生长,此技术有效减少儿童术后静脉阿片类药物的用量,提供较好的镇痛效果。同时,与硬膜外镇痛相比,肋间神经冷冻技术可减少术后监测时间并缩短住院时间。

7. 请拟定一个较合理的术后多模式镇痛方案。

多模式镇痛实施方案应根据患者的自身情况制订个体化方案。12 岁儿童 Nuss 术后常伴中度到重度疼痛,因此应实施较完善的镇痛方案。目前仍以阿片类药物 PCA 或硬膜外镇痛为一线镇痛方式,辅以其他辅助用药如 NSAIDs 和可乐定或右美托咪定,减少阿片类用量的基础上,协同加强镇痛效应。还应有补救镇痛方案。且应根据用药时程和术后疼痛程度的改变于术后的 1~3d 灵活调整用药方案。

具体镇痛方案可在术后当日即开始氢化吗啡/吗啡/舒芬太尼等阿片类药物 PCA,可于术后当日采用可乐定贴剂(0.2mg/24h)强化镇痛镇静作用,以氢化吗啡/吗啡/舒芬太尼等阿片类药物静脉注射作为补救镇痛。同时静脉注射对乙酰氨基酚(每 6 小时 1 次,每天不超过3次)和/或加巴喷丁/地西泮作为辅助镇痛。术后第一天开始可静脉注射酮咯酸,如果可以口服镇痛药即可考虑停用阿片药物PCA,但仍可以阿片类药物作为补救镇痛。可口服对乙酰氨基酚,进食后可口服羟考酮,并可继续加巴喷丁、地西泮和可乐定贴剂。术后2~3d停用PCA,仍可静注阿片类、酮咯酸,或使用可乐定贴剂,逐渐过度到以口服镇痛药为主。

【专家点评】

漏斗胸作为常见的先天性胸廓畸形,不仅影响美观,还会对心理和生理均造成巨大影响,患者可表现为胸闷、胸痛、呼吸困难、心悸等,还可伴有反复肺感染,严重影响孩子的成长与发育。Nuss术式发明后,越来越多的患者选择通过这种手术解除病痛。但该术式是将个体化定制的铁或钛矫形钢板插入胸骨后方,并与邻近的肋骨相接。不仅术中存在心脏穿孔、心脏压塞等风险,而且术后常伴随着中到重度疼痛。疼痛不仅来自切口痛和手术部位炎性介质的释放,主要还来自畸形的骨骼被钢板强行撑开导致胸廓构象的改变。术后疼痛给患儿造成了较大的痛苦,不仅影响肺功能恢复,给家长护理也带来了难度。

Nuss手术的术后镇痛一直是困扰麻醉科医师的难题,常用的镇痛方法包括静脉镇痛、胸段硬膜外镇痛、肋间神经阻滞、椎旁神经阻滞、切口浸润以及多模式镇痛等。12岁儿童Nuss术后常伴中度到重度疼痛,因此应实施较完善的镇痛方案。目前仍以阿片类药物PCA或硬膜外镇痛为一线镇痛方式,辅以其他辅助用药如NSAIDs和可乐定或右美托咪定,在减少阿片类用量的基础上,协同加强镇痛效应。具体的多模式镇痛方案应根据患者自身情况制定个体化方案,并应根据用药时程和术后疼痛程度的变化于术后的1~3d灵活调整用药方案。

【专家简介】

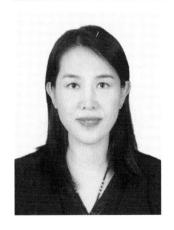

李冬梅,哈尔滨医科大学附属第二医院麻醉科,主任医师、医学博士、硕士研究生导师。研究方向:围术期器官功能保护的研究,承担科研项目7项,发表文章20余篇,其中SCI收录文章3篇,现任中华医学会麻醉学分会输血与血液保护学组委员。

【思考题】

1. 多选题:儿童Nuss术后中到重度疼痛的机制包括

　　A. 切口痛

　　B. 内脏痛

　　C. 手术部位炎性介质的释放

　　D. 胸廓构象的改变

　　E. 术中对肋间肌肉和神经的牵拉和剥离有关

【答案】ABCDE

【答案解析】Nuss 术后常伴随着中到重度疼痛,不仅来自切口痛和手术部位炎性介质的释放,主要还来自其畸形的骨骼被钢板强行撑开导致胸廓构象的改变,术中对肋间肌肉和神经的牵拉和剥离有关。

　　2. 多选题:NSAIDs 用于术后镇痛的主要指征包括

　　A. 多模式镇痛的一部分　　　　　　　　B. 中小手术术后镇痛

　　C. 大手术后与阿片类药物联合应用　　　D. 大手术 PCA 停用后,残余疼痛的镇痛

　　E. 超前镇痛

【答案】ABCDE

【答案解析】非甾体消炎药 NSAIDs 是术后多模式镇痛的重要组成成分之一,可作为阿片类一类镇痛的补救镇痛,与阿片类药物联合应用,可减少阿片类药物用量,降低其并发症的发生。亦可于术前开始口服,作为超前镇痛。

　　3. 单选题:Nuss 术后疼痛构成涉及支配的神经

　　A. $T_1 \sim T_8$　　　B. $T_2 \sim T_8$　　　C. $T_1 \sim T_9$　　　D. $T_2 \sim T_9$　　　E. $T_1 \sim T_{10}$

【答案】E

【答案解析】Nuss 术后疼痛构成涉及 $T_1 \sim T_{10}$ 的神经。

　　4. 单选题:儿童硬膜外应用布比卡因、左旋布比卡因和罗哌卡因的常用浓度是

　　A. 0.25%~0.5%　　　　　　　　　　　B. <0.15%

　　C. 0.15%~0.25%　　　　　　　　　　D. 0.5%~0.75%

　　E. >0.75%

【答案】C

【答案解析】儿童硬膜外应用局麻药浓度较成人低,布比卡因、左旋布比卡因和罗哌卡因的常用浓度为 0.15%~0.25%。

(王琦　编写　张丽娟　审校　专家点评 李冬梅)

参考文献

[1] 熊利泽,邓小明. 2017 版中国麻醉学指南与专家共识. 北京:人民卫生出版社,2017.

[2] SHI R,XIE L,ChEN G. Surgical management of pectusexcavatum in China:results of a survey amongst members of the Chinese Association of Thoracic Surgeons[J]. Ann Transl Med,2019,7(9):202.

[3] PAPIC JC,FINNELL SM,HOWENSTEIN AM. Postoperative opioidanalgesic use after Nuss versus Ravitch-pectusexcavatum repair[J]. J Pediatr Surg,2014,49(6):919-923.

[4] VISOIU,M. Paediatric regional anaesthesia:a current perspective[J]. Curr Opin Anaesthesiol,2015,28(5):577-582.

[5] SEMMELMANN A,KALTOFEN H,LOOP T. Anesthesia of thoracic surgery in children[J]. Paediatr Anaesth,2018,28(7):326-331.

[6] MAN JY,GURNANEY HG,DUBOW SR. A retrospective comparison of thoracic epidural infusion and multimodal analgesia protocol for pain management following the minimally invasive repair of pectusexcavatum[J]. Paediatr Anaesth,2017,27(12):1227-1234.

第八节 膈疝手术的麻醉管理

【病例】

患儿,男性,10个月龄,体重8.0kg。主诉:吐奶、呕吐、咳嗽伴反复发作的肺部感染。超声扫描显示:肠管进入胸腔、先天性左肾缺如。腹腔胸腔磁共振成像:左后侧先天性膈疝,疝内容物包括:左半结肠和脾脏。拟行胸腔镜下膈疝修补术。

【知识点】

1. 什么是膈疝?如何分类?
2. 先天性膈疝的病因及临床表现有哪些?
3. 先天性膈疝的手术时机如何选择?
4. 先天性膈疝的麻醉管理有哪些注意事项?
5. 何为Sellick手法?
6. 如何实施快速顺序诱导气管插管?
7. 后天性食管裂孔疝的临床表现有哪些?麻醉时要注意什么?
8. 创伤性膈疝的病理生理特点是什么?
9. 创伤性膈疝的麻醉管理要点有哪些?
10. 膈疝手术后的镇痛方法有哪些?

1. 什么是膈疝?如何分类?

膈疝是内疝的一种,是指腹腔内脏器等通过膈肌异位移动到胸腔内的疾病状态。

膈疝分为非创伤性膈疝与创伤性膈疝,非创伤性膈疝又可分为先天性与后天性两类。非创伤性膈疝中最常见者为食管裂孔疝、胸腹裂孔疝、胸骨旁疝和膈缺如等(表4-8-1)。

表 4-8-1 膈疝的分类

创伤性膈疝	非创伤性膈疝	
	先天性膈疝	后天性膈疝
	先天性食管裂孔疝	后天性食管裂孔疝
	胸腹裂孔疝	
	胸骨旁疝	
	膈缺如	

2. 先天性膈疝的病因及临床表现有哪些?

先天性膈疝(congenital diaphragmatic hernia,CDH)是指因一侧或两侧膈肌发育缺陷,腹部脏器进入胸腔,从而导致一系列症状的小儿危重病症之一。

每年在 10 000 例出生婴儿中(包括活产和死产)中约有 2.5~3.8 例患有该疾病,CDH 患儿的病死率为 30%~60%。其病死率高的主要原因是患儿常合并不同程度肺发育不良。

先天性膈疝症状轻重不一,其临床表现与其类型、移位腹腔脏器性质、数量和速度、空腔内脏是否并发扭曲或狭窄以及肺发育不良的严重程度有关。

临床上主要表现为两类症状和体征:

(1) 腹腔脏器脱出引起的功能障碍:消化道的急慢性梗阻可表现为腹痛、呕吐、腹胀、停止排气排便等,因胃、肠脱出后被嵌顿,发生腐蚀性溃疡而有不同程度呕血、便血,或因返流引起的胸骨后烧灼样疼痛。查体可发现患侧肺呼吸音减弱或消失,叩诊呈鼓音或浊音,胸部可闻及肠鸣音,当有梗阻时可闻及气过水声,而腹部则较平坦;当疝内容物发生嵌顿、绞窄时,患者可出现发热、心动过速、血压下降等中毒或循环衰竭的表现。

(2) 胸腔脏器受压引起的改变:如腹腔脱出进入胸腔的脏器较少,可不引起严重的压迫症状,当大量腹腔脏器进入胸腔,可出现呼吸困难、发绀和循环障碍,体检时可有心界变化及纵隔移位,气管移位,严重者甚至出现休克。

出现以下几种情况时应考虑是否患有先天性膈疝:

(1) 小儿突发性胸闷、气促,同时或相继伴消化道症状者;

(2) 以肠梗阻为主要表现而腹部体征不明显,尤其腹部呈舟状腹时;

(3) 发作性呼吸困难,且随进食加重,常伴呕吐等消化道症状;

(4) 胸腹部平片发现胸腔内有充气的肠管及液平影,腹部充气的肠管缺乏或减少。经胃管注入钡剂,动态观察胸腔,若胸腔内可见钡剂胃肠影像即可确诊。

3. 先天性膈疝的手术时机如何选择?

有研究认为延迟手术可以改善 CDH 患儿的预后,同时有证据显示非适时的手术修补对预后存在负面影响,目前主张膈肌修补术在肺高压和持续的胎儿循环消退后进行,有条件者可以考虑使用体外膜氧合器(ECMO)或胎儿外科手术。

(1) 延期手术:高危膈疝病儿多伴有较严重的肺发育不良及持续性肺动脉高压,紧急手术不能改善病儿的心肺功能,反而导致病情恶化,术前采取改善病儿通气、纠正酸中毒、心功能支持、降低肺动脉压力等措施,待基本情况有所好转,肺功能已获得最大限度改善时手术,可提高生存率。患儿术前应达到的指标见表 4-8-2。

表 4-8-2　先天性膈疝患儿术前调整目标

项目	目标值
脉搏氧饱和度	≥92%(FiO$_2$≤0.5)
平均动脉压	≥45mmHg[去甲肾上腺素/肾上腺素<0.05μg/(kg·min)]
肺动脉压力	<2/3 体循环压力(iNO≤10ppm)
血红蛋白	≥100g/L
尿量	>1ml/(kg·h)
乳酸	<3mmol/L

(2) 初步治疗后尽早手术:因某些诱因,如肺炎、腹腔压力骤然增高(剧烈咳嗽、呕吐等)等使疝内容物突然增加而致心肺受压加重,出现危重症状者,压迫不解除,病情往往难以

很快控制,因此经初步治疗后尽早手术解除压迫可收到较好的效果。

（3）紧急手术:疝内容物嵌顿绞窄的患儿应尽早手术,以防绞窄肠管坏死。

4. 先天性膈疝的麻醉管理有哪些注意事项?

先天性膈疝麻醉时应关注以下问题:患儿年龄小体重低、器官发育不成熟、伴有限制性肺疾病、肺发育不良、肺动脉高压、合并其他先天畸形、需要单肺通气等。先天性膈疝围术期肺部并发症发生率较高,例如:低氧血症、高碳酸血症、缺氧性肺血管收缩受抑制、复张性肺水肿、肺不张、肺炎等。合并心脏畸形、术前肺泡-动脉氧分压差>500mmHg、高碳酸血症均预示着预后不良。麻醉前应详细的评估,尤其是要重点评估患儿的心肺功能。详细地询问病史、全面的体格检查、完善血常规、离子、动脉血气分析、胸部 CT 等检查,并应注意是否合并其他先天异常。术前加强营养、给予胸部物理治疗、支气管扩张剂、抗生素、补充激素均可优化患儿术前状态,改善预后。

患儿术前可给予咪达唑仑滴鼻或口服,以减轻紧张焦虑;给予阿托品抑制迷走神经,减少分泌物;给予止吐药和 H_2 受体拮抗剂。留置胃管,并在诱导前充分吸引。由于术中可能会意外大量失血,因此必须开放至少两条外周静脉。术前心肺功能较差,术中可能出现剧烈循环波动的患儿应行有创动脉血压监测,并行中心静脉穿刺置管,便于及时输血补液和使用血管活性药物。有创动脉压监测使得术中行动脉血气检测更为方便。

先天性膈疝的患儿诱导时返流误吸风险较大,正压通气时,若疝入胸腔的胃扩张又会压迫心脏和肺脏,进一步加重病情。因此,诱导时常采用 Sellick 手法和快速顺序诱导。

术中应吸入 100%的氧气并过度通气,吸入纯氧和呼吸性碱中毒可以降低肺血管阻力。避免使用 N_2O,以免肠管扩张。交感神经兴奋可引起肺动脉压力升高,应尽量避免。采用小潮气量低气道压通气,避免发生气胸。术中还需注意保暖,维持正常体温,维持血管内容量和酸碱平衡等。

5. 何为 Sellick 手法?

1961 年,英国麻醉科医师 Brain Sellick 提出了通过在环状软骨施加向后的压力暂时封闭上段食管,以防止胃内容物到达咽部,预防麻醉诱导期间胃内容物返流,这种方法称为 Sellick 手法,又称为环状软骨压迫(cricoid pressure,CP)。Sellick 手法提出后迅速成为快速顺序诱导气管插管(rapid sequence induction and intubation,RSII)的重要组成部分,并取代了常用的头部抬高体位。

此种手法具体操作是:在甲状软骨下缘的环状软骨处,由助手在环状软骨上方及其两旁,用 3 个手指下压,从而使食管开口受压而紧闭。只要胃内压小于 50mmHg,即可制止胃内容物的逆流向上。

使用 Sellick 手法时,应注意以下几点:①头颈部的位置,CP 操作时主张维持患者头颈部位于抬高的嗅花体位;②按压时机,过早的压迫会诱发恶心呕吐,应在患者入睡后;③CP 的压力,压力影响 CP 的效果。推荐在患者意识消失后使用重度的手法(30N)压迫环状软骨。对于儿童而言,可以采用轻柔的手法。Walker 等研究发现对于婴儿 CP 的压力为 5N,对于 10 岁左右儿童 CP 压力为 15~25N 就可以达到效果。CP 手法的力量测定可以通过电子秤,或者是简易的模拟装置来评价。

从理论上说,CP 手法的禁忌证主要是应该避免加重患者已经存在的损伤,比如咽喉部的脓肿等,但是这些均没有病例报道。

CP 手法最严重的并发症是气道阻塞,轻微的并发症包括清醒患者的喉头不适,恶心等;罕见的并发症包括食管破裂,食管损伤,环状软骨骨折,颈部脊髓损伤加重等。

6. 如何实施快速顺序诱导气管插管?

麻醉诱导后至完成气管插管这段时间气道失去保护能力,因此成为胃内容物返流误吸的关键时刻。RSII 目的在于给有高度误吸危险患者快速气管插管,使将丧失保护性气道反应到插入带套囊的气管导管的时间间隔最小化。

快速顺序诱导法的传统内容包括以下几个方面:①预充氧;②快速注入已选择的静脉麻醉药;③紧接着注入琥珀胆碱;④然后 Sellick 手法压迫环状软骨;⑤避免在插入带气囊的气管导管之前使用正压通气。

预充氧的目的在于延长无通气时限(停止通气至脉搏血氧饱和度降至 90% 的时间),面罩给予纯氧,流量 5~10L/min,平静呼吸 3~5min,无通气时限可以达到 8min。

RSII 常用的静脉麻醉药包括:依托咪酯、氯胺酮、丙泊酚,这三种药物各有优缺点,依托咪酯抑制肾上腺功能,但诱导时血流动力学平稳;氯胺酮可增加颅内压,主要用于小儿和休克的患者;丙泊酚大量应用对心血管系统有抑制作用,但能更有效的抑制插管时的咽喉部反射。

罗库溴铵是目前起效最快的非去极化肌松药,又可被快速有效的拮抗,临床基本上已取代琥珀胆碱应用于快速顺序麻醉诱导,但对于插管困难或面罩通气困难的患者应谨慎使用。

研究证实快速起效的阿片类药物并不影响食管下段括约肌的张力,且能改善插管条件,明显减轻 RSII 插管后机体的应激反应。故现今起效迅速的阿片类药物如阿芬太尼、瑞芬太尼常用于快速顺序诱导,但具体的药物选择及搭配还要根据患者自身当时的情况决定。

7. 后天性食管裂孔疝的临床表现有哪些? 麻醉时要注意什么?

后天性食管裂孔疝是指腹腔内脏器(主要是胃)通过膈食管裂孔进入胸腔所致的疾病。后天性食管裂孔疝多发生于 40 岁以上,女性(尤其是肥胖的经产妇)多于男性。

食管裂孔疝的临床表现:

(1) 胃食管返流症状:表现胸骨后或剑突下烧灼感、胃内容物上反感、上腹饱胀、嗳气、疼痛等。疼痛性质多为烧灼感或针刺样疼痛,可放射至背部、肩部、颈部等处。平卧、进食甜食、酸性食物等均可能诱发并可加重症状。此症状尤以滑动型裂孔疝多见。

(2) 出血:裂孔疝有时可出血,主要是食管炎和疝囊炎所致,多为慢性少量渗血,可致贫血。

(3) 返流性食管狭窄:在有返流症状患者中,少数发生器质性狭窄,以致出现吞咽困难,吞咽疼痛,食后呕吐等症状。

(4) 疝囊嵌顿:一般见于食管旁疝。裂孔疝患者如突然剧烈上腹痛伴呕吐,完全不能吞咽或同时发生大出血,提示发生急性嵌顿。

(5) 疝囊压迫症状:当疝囊较大压迫心肺、纵隔,可以产生气急、心悸、咳嗽、发绀等症状。压迫食管时可感觉吞咽困难。

食管裂孔疝手术麻醉时易出现返流误吸,扩张的胃可压迫心肺引起血压下降甚至心搏骤停。麻醉时应注意以下几点:

（1）充分的术前评估：对于疝囊的大小、疝内容物的种类、是否发生嵌顿、是否存在疝内容物的坏死、疝囊对心脏肺脏及大血管是否有压迫等均应详细评估。

（2）术前给予 H_2 受体阻断药和止吐药。

（3）留置胃管。

（4）可选择充分的镇静镇痛及表面麻醉下清醒气管插管，也可采用快速顺序诱导，避免诱导期间正压通气。

（5）术前如存在肺不张，应注意复张性肺水肿的预防和治疗。

8. 创伤性膈疝的病理生理特点是什么？

创伤性膈疝是由于外伤致膈疝破裂，腹腔脏器进入胸腔所致，常合并胸腹腔脏器损伤或严重的呼吸循环障碍，是胸外科急重症。创伤性膈疝的发病率占胸外伤的 0.8%～2.5%，占胸腹联合伤的 4.5%；据文献报道统计 500 例胸腹伤为主的多发伤中，术中发现膈肌破裂合并膈疝 60 例（0.12%），主要见于交通事故中挤压伤、工程施工坠落伤及刀刺伤引起的膈肌破裂。随着近来工业、交通的飞速发展，创伤性膈疝的发病率有升高的趋势。

创伤性膈疝是一种易被延误诊断的疾病，其延误诊断率较高，主要是因为此病缺乏特异的临床表现。而且临床医师对此病的认识及警惕性不够，临床诊治不及时或处理不当，常可导致严重后果。

急性膈肌破裂造成腹腔脏器进入胸腔会引起心、肺功能明显抑制。因为疝入胸腔内的腹腔脏器不仅会压迫患侧肺脏，影响膈肌运动，而且可以引起纵隔移位，压迫健侧肺脏，并使回心血量减少，心排血量降低，导致休克及气体交换功能下降。如果疝入的脏器出现梗阻、狭窄甚至坏死、穿孔等症状，会使病情进一步复杂、恶化。临床上应将损伤部位、体征结合起来分析，同时出现呼吸和消化系统症状是创伤性膈疝的重要指征。典型体征为患侧呼吸音减弱或消失，叩诊呈鼓音或浊音，并且合并恶心、呕吐、腹痛等消化系统症状，患侧胸部闻及肠鸣音是膈疝的特有体征。

下胸部及上腹腔部尤其季肋部的开放性外伤或严重钝伤，出现以下情况应考虑膈肌损伤及膈疝形成：

（1）出现胸闷、气促合并恶心、呕吐等消化道症状；

（2）胸外伤后出现明显腹膜刺激征，腹腔穿刺抽出不凝血；对有胸部外伤史并出现机械性肠梗阻，要想到有创伤性膈疝的可能；

（3）腹部外伤后出现呼吸困难，纵隔移位，呼吸音低或消失，而无明显的肺损伤；

（4）急性钝性胸腹部闭合性损伤后出现舟状腹；

（5）胸部或上腹部闭合性损伤后，一侧胸痛并向同侧肩部放射是膈肌损伤的典型症状；

（6）胸腔闻及肠鸣音；

（7）胸腔闭式引流或胸穿抽得消化道物如胃肠液、食物残渣等，并闻到臭味者。

必要时可行辅助检查及手术探查：

（1）床旁 B 超：急诊床旁 B 超因为简便易行、无创，可首先进行。

（2）胸部 X 线及 CT 检查：最重要的检查手段。

（3）胸腹部 CT 检查：应一次连续扫查，这样不但可以显示膈肌裂伤，而且可以判断胸腹腔脏器有无移位，以明确诊断。

（4）手术探查：对于通过辅助检查不能确诊而又高度怀疑本病者，应尽早手术探查。胸腹外伤需开胸或剖腹时,应常规检查膈肌,以免漏诊。如条件允许,采用胸腔镜或腹腔镜检查确诊率可达 100%。

9. 创伤性膈疝的麻醉管理要点有哪些?

创伤性膈疝的临床特点,给麻醉诱导及维持带来一定困难,围手术期麻醉管理极其重要,麻醉时应做到以下几点:

(1) 术前正确评估及积极准备:麻醉前首先明确患者病情,了解患者有无合并伤及程度,明确哪些腹腔脏器进入胸腔,及对肺、纵隔、心脏的影响。膈疝手术术前均置胃肠减压管并尽量吸尽胃肠道内容物,至少建立两条粗的外周静脉通道,必要时行中心静脉穿刺置管。

(2) 体位:体位的摆放对膈疝患者至关重要,以尽量减少疝内容物对胸腔内压的影响为原则,患者取头高脚低或上半身抬高 $15° \sim 30°$,对于巨大膈疝不能平卧者,采用坐位或上半身抬高 $60° \sim 80°$。

(3) 麻醉诱导:气管内插管全身麻醉是膈疝手术的绝对适应证。麻醉处理的关键在于麻醉诱导和疝内容物还纳前,应尽量避免返流误吸及避免呼吸和循环功能进一步恶化。麻醉诱导期应充分预充氧,禁用面罩加压给氧,肺叶膨胀及疝入胸腔的胃膨胀时可加重对心脏及大血管的挤压,可引起血压降低,甚至心搏骤停。诱导时一旦发生心搏骤停,禁做胸外按压,应果断开胸,行胸内按压。

麻醉诱导插管选择快速顺序诱导还是清醒插管以患者的病理生理改变为决定因素。膈肌破裂口小,疝进入胸腔内容物少,对呼吸循环功能影响小的患者,可选择快速顺序诱导插管。对疝内容物大,呼吸循环功能受到严重抑制的危重患者应清醒插管,适当应用镇静镇痛药物,辅以局麻,保留患者自主呼吸至开胸。

(4) 术中呼吸管理:腹腔内容物回纳前进行高频通气,高频通气具有气道压力小,不致肺膨胀。如果没有高频通气条件时,尽量用低潮气量和高呼吸频率,使气道压力维持低水平。但是小潮气量通气将引起二氧化碳分压升高,造成高碳酸血症。当腹腔脏器回纳后,腹压显著升高,并且呼吸系统顺应性也有所增高,应增加潮气量,纠正酸中毒和高碳酸血症。

(5) 术中加强监测与管理:严密监测呼吸、循环生命体征等,连续监测有创动脉血压,随时判断麻醉深浅及血容量等情况,术中检测血气随时调整呼吸参数,注意处理复合伤、休克、酸碱平衡及电解质紊乱,确保内环境稳定。

(6) 复张性肺水肿的防治:疝内容物回纳腹腔后,胸腔内压下降,呼吸系统顺应性升高,此时应缓慢复张肺,必要时使用糖皮质激素,以免发生复张性肺水肿。

10. 膈疝手术后的镇痛方法有哪些?

膈疝手术后术后镇痛的实施和管理是一个重要的环节,完善术后镇痛有助于减少肺部并发症,促进早期活动,加速患者康复。可根据患者的年龄和手术方式选择不同的方法,常用的镇痛方法包括静脉镇痛(包括患者自控静脉镇痛)、胸段硬膜外镇痛(包括患者自控硬膜外镇痛)、肋间神经阻滞(肋间神经冷冻)、椎旁神经阻滞、切口浸润以及多模式镇痛。

【专家点评】

膈疝分为非创伤性膈疝与创伤性膈疝,非创伤性膈疝又可分为先天性与后天性两类。先天性膈疝是小儿危重病症之一,尽管其发病率不高,但由于患儿常合并不同程度肺发育不良,

所以病死率较高。创伤性膈疝是胸外科的急重症,常合并胸腹腔脏器损伤或严重的呼吸循环障碍。由于缺乏特异的临床表现且临床医师对此病的认识及警惕性不够,对创伤性膈疝的患者往往诊治不及时或处理不当,进入胸腔的消化道甚至可能发生破裂、缺血坏死,进而引发感染性休克,危及生命。所以,先天性及创伤性膈疝患者的麻醉管理对麻醉科医师来说是一种挑战。先天性膈疝患儿手术时机的选择十分重要,应待肺高压和持续的胎儿循环消退后进行,围手术期应注意避免吸入性肺炎的发生以及肺循环阻力增加所引发的循环衰竭。此外,需要注意由于小儿基础代谢率高而功能残气量低,快速顺序诱导时能够耐受的无通气时限较成人缩短,应避免发生长时间的低氧血症。对于创伤性膈疝,早期诊断及早期手术治疗至关重要,可以避免进入胸腔的消化道发生穿孔而引发的脓毒血症以及呼吸循环功能衰竭。

【专家简介】

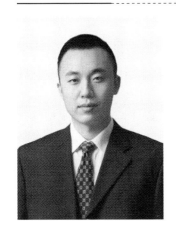

曾宪章,哈尔滨医科大学附属第二医院麻醉科副教授,硕士研究生导师。从事临床麻醉工作10余年。主要研究方向:围术期神经功能保护。主持国家自然科学基金等科研项目3项,发表SCI收录文章7篇。

【思考题】

1. 单选题:呼吸性碱中毒对肺血管阻力的影响是

    A. 降低肺血管阻力   B. 增加肺血管阻力

    C. 对肺血管阻力无影响   D. 对肺血管阻力影响不确定

    E. 取决于 $PaCO_2$

【答案】A

【答案解析】过度通气导致的呼吸性碱中毒可以降低肺血管阻力。

2. 单选题:成人患者意识消失后 Sellic 手法的压力为

    A. 50N   B. 40N   C. 30N   D. 20N   E. 10N

【答案】C

【答案解析】推荐在患者意识消失后使用重度的手法(30N)压迫环状软骨。

3. 单选题:以下对快速顺序诱导描述错误的是

    A. 需要预充氧   B. 可以使用快速起效的阿片类药物

    C. 可以使用琥珀胆碱   D. 可以正压通气

E. 可以使用静脉麻醉药

【答案】D

【答案解析】快速顺序诱导法的传统内容包括以下几个方面：①预充氧；②快速注入预先已决定好的静脉麻醉药；③注入琥珀胆碱；④Sellick 手法压迫环状软骨；⑤避免在插入带气囊的气管导管之前使用正压通气。

4. 多选题：先天性膈疝患儿病理生理特点包括

A. 肺发育不良   B. 肺动脉高压

C. 限制性肺疾患   D. 常合并其他先天畸形

E. 心脏发育不良

【答案】ABCD

【答案解析】先天性膈疝的病理生理特点包括患儿器官发育不成熟、伴有限制性肺疾病、肺发育不良、肺动脉高压、合并其他先天畸形。

（李文志   王琦 编写   张丽娟 审校   专家点评 曾宪章）

参考文献

[1] RAJESHWARI S. Anaesthetic concerns in preterm and term neonates[J]. Indian J Anaesth, 2019, 63(9): 771-779.

[2] REZA S, VALIOLLAH H, HAMID RF. Anesthesia for Traumatic Diaphragmatic Hernia Associated with Corneal Laceration[J]. Am J Case Rep, 2016, 17: 646-649.

[3] MICHAEL D. Congenital Diaphragmatic Hernia: Management & Outcomes[J]. Advances in Pediatrics, 2018, 65(1): 241-247.

[4] CHATTERJEE D, ING RJ, GIEN J. Update on Congenital Diaphragmatic Hernia[J]. AnesthAnalg, 2019, [Epub ahead of print].

[5] SUBRAMANIAM R. Anaesthetic concerns in preterm and term neonates[J]. 2019, 63(9): 771-779.

[6] NICHOLS JH, NASR VG. Sternal malformations and anesthetic management[J]. PaediatrAnaesth, 2017, 27(11): 1084-1090.

[7] PETROZE RT, PULIGANDLA PS. Preoperative cardiopulmonary evaluation in specific neonatal surgery[J]. Semin Pediatr Surg, 2019, 28(1): 3-10.

第九节   哮喘患者的麻醉管理

【病例】

患者，男性，65 岁，BMI 34.6kg/m^2，因慢性鼻窦炎伴鼻息肉收入院，术前检查未见明显异常。既往史：支气管哮喘病史多年，不规律"沙丁胺醇气雾剂"治疗；自诉常有发作，发作时咳嗽、气促、胸闷、不能平卧，给予类固醇皮质激素、氨茶碱治疗后症状可迅速缓解。否认高血压病史、糖尿病病史。

近 3 个月哮喘未发作及治疗，术前完善相关辅助检查后，拟在全麻气管插管下行经鼻内镜下鼻窦开放术及鼻息肉切除术。

入室后常规监测,麻醉诱导药物为舒芬太尼 20μg,丙泊酚 80mg,顺式阿曲库铵 15mg,经口置入 ID 7.0mm 气管导管,手控呼吸发现气道阻力明显增大,潮气量约 30~40ml,以为误入食管,遂拔除气管导管行面罩通气,潮气量约 200~300ml。再次插管成功后,气道阻力大,手控通气困难,听诊双肺未闻及呼吸音,吸痰管未吸出任何分泌物。给予简易呼吸器通气,再次听诊双肺仍未闻及呼吸音。气道阻力大,SpO_2 90%,排除患者气管导管移位及堵塞、麻醉机故障,考虑出现重度哮喘发作。

【知识点】

1. 哮喘相关病理生理学机制是什么?
2. 哮喘发作时,肺通气指标如何变化?
3. 哮喘发病率及预后如何?
4. 哮喘发作的常见诱因有哪些?
5. 预示哮喘发作的高危因素有哪些?
6. 哮喘患者的术前评估有哪些注意事项?
7. 如何使用哮喘控制测试量表?
8. 哮喘患者何时进行择期手术?
9. 常用麻醉药物对哮喘有何影响?
10. 如何为哮喘患者选择较为安全合理的麻醉方式?
11. 针对哮喘患者,有哪些特殊的全身麻醉管理策略?
12. 如何诊断麻醉状态下的哮喘发作?
13. 应当采取哪些措施治疗麻醉过程中的哮喘发作?
14. 对于哮喘患者,应采取哪些机械通气治疗策略?
15. 在哮喘患者拔管期,有何特殊麻醉技术?
16. 气道阻力突然异常增高,除哮喘外,有何鉴别诊断及相应处置?
17. 什么是"寂静肺"?
18. 氯胺酮在哮喘治疗中有何特殊意义?
19. 激素类药物治疗哮喘的注意事项有哪些?
20. 重症哮喘患者有哪些常见并发症?

1. 哮喘相关病理生理学机制是什么?

哮喘(asthma)是一种由抗原或非抗原刺激引起的,气管、支气管反应过度增高的疾病,是 T 淋巴细胞、嗜酸性粒细胞、肥大细胞长期处于高敏状态的呼吸道慢性感染性疾病。可引起持续时间和发作程度不断变化的、广泛的、可逆性的气道阻塞症状。临床表现为反复发作性喘息、呼吸困难、胸闷或咳嗽,并伴有可逆性的呼吸气流受限。双肺弥漫性哮鸣音,支气管舒张剂可显著改善症状及呼吸参数是其显著特点。哮喘可引起急性支气管痉挛,呼吸道水肿,黏液栓形成和呼吸道管壁重塑的病理改变。哮喘是一种持续时间较长的疾病状态,可存在急性发作期、慢性持续期和缓解期。

哮喘可分为过敏性(外源性)哮喘(环境暴露诱发)和特异性(内源性)哮喘(缺乏

明确诱发因素)。哮喘发作与气道内局部释放的多种化学介质和副交感神经的高敏状态相关。在过敏性哮喘中,过敏源通过结合支气管内肥大细胞表面的免疫球蛋白E(immunoglobulin E,IgE),使其产生脱颗粒反应。通过特异及非特异免疫机制,肥大细胞释放组胺、缓激肽、白三烯、前列腺素 E_2(prostaglandin E_2,PGE_2)、PGF_2、PGD_2、中性粒细胞和嗜酸性粒细胞趋化因子,诱发支气管痉挛。副交感神经在维持正常气道功能中发挥重要作用。多数患者的哮喘发作具有时间规律,气道阻力的日间峰值常出现在清晨6点左右(此时副交感神经兴奋性较高)。支气管副交感神经对多种不良刺激,如冷空气、刺激性气体、侵入性操作(如吸痰,气管插管)等极为敏感。副交感神经末梢释放乙酰胆碱并兴奋M型胆碱能受体,增加鸟苷酸环化酶活性,促使三磷酸鸟苷(guanosinetriphosphate,GTP)转化为环磷酸鸟苷(cyclic guanosine monophosphate,cGMP),增加生物活性物质释放并引起支气管收缩。

2. 哮喘发作时,肺通气指标如何变化?

哮喘发作时,肺通气指标的主要变化包括:用力肺活量(forced vital capacity,FVC)下降,1秒用力呼气量(forced expiratory volume in one second,FEV_1)严重下降,常低于 FVC 的50%,预测值的40%;用力呼气中期流速(forced expiratory flow,FEF25%~75%)明显下降;最大呼气容积(maxium breath capacity,MBC)明显降低,补呼气量中等程度降低;残气量(residual volume,RV)明显增加,可达到正常值的400%;功能残气量(functional residual capacity,FRC)和肺总量(total lung capacity,TLC)均增加。支气管激发实验和支气管舒张实验均为阳性,是其最为特异的诊断依据。

3. 哮喘发病率及预后如何?

作为一种常见的慢性呼吸道疾病,哮喘发病率为5%~7%。全球病例数约为3亿,死亡率约为1/250。美国的成人发病率为6.7%,儿童发病率为12%。在美国,每年有6 000至10 000名哮喘患者需要机械通气治疗。

2018年全球哮喘防治创议指南提出,对于症状控制良好的哮喘患者,围手术期风险并不明显增高。但哮喘病情不稳定者,围手术期极易发生严重支气管痉挛,甚至危及生命。哮喘患者麻醉期间支气管痉挛的发生率为0.17%~4.2%。为保障哮喘患者安全度过围手术期、改善预后,麻醉科医师必须高度重视哮喘患者的术前评估与准备。

即使需要机械通气治疗的严重哮喘患者,其院内死亡率仍相对较低,仅为14%。既往因哮喘发作而行紧急气管插管,是哮喘死亡的首要相关因素。院外治疗及管理是治疗哮喘最为重要的策略,主要包括定期合理使用糖皮质激素,避免吸烟和其他已知的诱发气道高反应因素,密切监督和强化教育。

4. 哮喘发作的常见诱因有哪些?

哮喘发作的常见诱因包括:上呼吸道感染(通常为病毒)、烟雾或其他刺激性气体、室内变态反应原(如尘螨等)、室外变态反应原(如花粉等)、特殊食物、某些药物(如阿司匹林、非甾体类抗炎镇痛药等)、气道异物、精神因素(如极度紧张等)、剧烈运动,冷空气等非特异性刺激。

围手术期相关危险因素包括:基础状态差、未得到规范治疗的中度至重度哮喘;浅麻醉下气管插管、吸痰及拔管;气管导管置入过深,大量分泌物刺激;高位硬膜外麻醉阻滞胸交感神经,副交感神经相对兴奋;抑制交感神经、兴奋迷走神经的药物(如硫喷妥钠、羟丁酸钠等);诱导组胺释放的药物(如阿曲库铵、米库溴铵、美维库铵、吗啡、哌替啶等);牵拉内脏、输血、体外循环等。

5. 预示哮喘发作的高危因素有哪些?

预示哮喘发作的高危因素包括:大剂量应用短效 β_2 受体激动剂(short-acting beta$_2$-agonist,SABA)(>1 罐(200 喷)/月);不规范应用吸入类固醇皮质激素(inhaled corticosteroid,ICS);FEV$_1$%(1 秒用力呼气量占预计值的百分比)<60%预计值;暴露于吸烟及过敏原;有肥胖、慢性鼻窦炎等合并症;明确食物过敏;痰或血液嗜酸性粒细胞增多;口服类固醇皮质激素的成人哮喘患者;呼出气一氧化氮(fractional exhaled nitric oxide,FeNO)升高;怀孕。

主要独立危险因素:曾因哮喘行气管插管或进入重症监护病房(intensive care unit,ICU);过去 12 个月≥1 次重度哮喘发作。

6. 哮喘患者的术前评估有哪些注意事项?

详细询问哮喘相关病史,如发作史、已知过敏原、诱发因素;哮喘发作频率、症状、体征和最近一次发作时间;常用哮喘药物的种类、时间、频率和剂量;是否使用激素,既往发作时如何缓解;近期有无上呼吸道感染,有无哮喘加重、气促、咳嗽;了解近期活动能力。进行哮喘控制评估。

仔细检查患者临床体征,进行哮喘程度分级,见表 4-9-1。术前听诊了解基础情况,以备与术中对比。了解患者近期肺功能测试情况、支气管舒张实验结果、血气分析及肺 CT;进行简易呼吸功能测试,如屏气试验、吹火柴试验和登楼试验。

哮喘控制不佳,近期发生上呼吸道感染、下呼吸道感染者,均需推迟择期手术至感染治愈后 4 周,以避免气道高敏期(详见本章"哮喘患者何时进行择期手术")。

表 4-9-1 哮喘程度分级及常见临床表现

	轻度	中度	重度
哮喘发作时机	剧烈活动后	日常活动后	静息时
说话方式	连续成句	偶有中断	经常中断
呼吸频率	轻度增加	明显增加	大于 30 次/min
PaO$_2$	正常	60~80mmHg	<60mmHg
PaCO$_2$	<45mmHg	45mmHg	>45mmHg
SaO$_2$	>95%	90%~95%	<90%
FEV$_1$%	60%~80%	40%~60%	<40%

7. 如何使用哮喘控制测试量表?

目前常用的哮喘控制评估量表为哮喘控制测试量表(asthma control test,ACT),见表 4-9-2。

根据近 4 周的情况进行评分:25 分为控制良好,可以进行择期手术;20-24 分为部分控制,择期手术风险较高;小于 20 分为未控制,应暂停择期手术,进行优化治疗。

表 4-9-2 哮喘控制测试量表

询问内容	（过去的 4 周）哮喘症状控制评估				
	1 分	2 分	3 分	4 分	5 分
日常工作、学习或家务活动的受影响程度	始终	多数时候	有时	偶尔	没有
呼吸困难频率	>1 次/d	1 次/d	3~6 次/周	1~2 次/周	0
哮喘症状（喘息、咳嗽、呼吸困难、胸闷或者胸痛）导致夜间憋醒,或者早醒的次数	≥4 晚/周	2~3 次/周	1 次/周	1~2 次/周	0
急救药物使用次数	≥3 次/d	1~2 次/d	2~3 次/周	≤1 次/周	没有
自我评估哮喘控制情况	无法控制	控制差	有所控制	控制良好	完全控制

8. 哮喘患者何时进行择期手术?

根据患者术前状况,可依据表 4-9-3,进行择期手术时机的决策。

表 4-9-3 哮喘患者的择期手术时机及治疗阶梯

阶梯	症状	策略
一	无吸烟,无明显症状,6 个月内无症状	如期手术
二	无吸烟,无明显症状,3 个月内无症状,使用 LABA,ICS	继续 LABA,ICS,如期手术
三	使用 SABA,未使用 OCS,近期有明显症状,COPD 或未行肺功能检查,ACT<20	推迟手术,继续 LABA ICS,术前应用泼尼松 5d
四	使用 SABA,ICS,每天有症状,COPD,ACT<20,偶尔使用 OCS	推迟手术,继续 LABA,ICS,术前应用泼尼松 5d
五	使用 SABA,ICS,每天有症状,COPD,ACT<20,每天使用 OCS	推迟手术,继续 LABA ICS,增加泼尼松剂量 5d,术前术后倍他米松 4~8mg/d

备注:LABA 长效 β_2 受体激动剂;ICS 吸入类固醇皮质激素;ACT 哮喘控制测试;COPD 慢性阻塞性肺疾病;OCS 口服类固醇皮质激素。

9. 常用麻醉药物对哮喘有何影响?

静脉麻醉药物大多有利于缓解哮喘,如丙泊酚、依托咪酯、氯胺酮、芬太尼、地西泮、咪达唑仑均对气道平滑肌有扩张作用。但是,哌替啶、吗啡抑制呼吸中枢和咳嗽反射,并释放组胺使支气管收缩而加重哮喘和呼吸衰竭。羟丁酸钠可兴奋副交感神经,促使其末梢释放乙酰胆碱,收缩支气管。抗胆碱酯酶药物如新斯的明,可抑制乙酰胆碱水解,收缩支气管。阿司匹林、非甾体消炎药可抑制环氧化酶,使花生四烯酸大量转化为硫肽白三烯,诱发支气管痉挛,还可减少松弛气道平滑肌的前列腺素 E(prostaglandin E,PGE)。

肌松药物中,阿曲库铵及米库氯铵引起组胺释放,禁用于哮喘患者;维库溴铵、罗库溴铵、顺式阿曲库铵不引起组胺释放,可优先选择应用。

吸入麻醉药中,七氟烷及异氟烷直接扩张支气管平滑肌;地氟烷有刺激性,增加腺体分泌,可能诱发支气管痉挛。

心血管药物中,麻黄碱激动 β 受体,舒张支气管平滑肌;大剂量应用艾司洛尔可抑制 $β_2$ 受体,加重病情;肾上腺素兴奋 β 受体,直接舒张支气管平滑肌,有治疗作用;利多卡因预防、缓解支气管痉挛。抗胆碱类药物(阿托品)可阻断支气管痉挛,但需注意其增加心率,升高眼内压等副作用。

10. 如何为哮喘患者选择较为安全合理的麻醉方式?

哮喘患者行择期手术前,均应进行系统的评估及治疗,以达到稳定状态;麻醉方式应尽量避免气管插管,选择喉罩作为通气装置;但是即使是置入喉罩,也必须在麻醉效果充分后进行;必须行气管插管时,则应确保麻醉深度,避免麻醉过浅时进行插管或拔管等刺激性操作;尽量选择局部麻醉,神经阻滞,椎管内麻醉等区域麻醉方式;椎管内麻醉应避免阻滞平面超过 T_4,导致抑制交感神经并反射性兴奋副交感神经,而诱发哮喘;与单纯全身麻醉相比,全身麻醉复合区域麻醉,可以减轻围术期应激,降低哮喘发作的可能。

11. 针对哮喘患者,有哪些特殊的全身麻醉管理策略?

在过去的 12 个月内长期口服泼尼松或高剂量吸入类固醇皮质激素的患者,应在围术期继续使用类固醇皮质激素。术前用药,可减轻焦虑,减少气道分泌物,尤其适用于儿童患者,减少诱导过程中的哭泣及咳嗽。对未控制或部分控制病情的哮喘患者,急诊手术前需继续原有哮喘治疗方案,并每 8h 静脉注射氢化可的松 100~200mg,诱导前 30min 吸入沙丁胺醇(4 喷),预防性应用止吐药、胃肠动力药等降低返流误吸风险。

麻醉诱导应循序渐进,避免使用引起过敏及组胺释放的药物;减慢诱导给药速度,密切观察给药后反应;静脉或气管内使用 1~2mg/kg 利多卡因;各种麻醉药物达到药效峰值后,方可气管插管。避免气管导管置入过深(刺激隆突),诱发哮喘。监测呼气末 CO_2,有助于及时发现哮喘发作。

麻醉维持期,避免使用可能引起过敏及组胺释放的药物,优先选择七氟烷麻醉(降低气道张力)。手术开始前加深麻醉。苏醒期避免使用拮抗药物,深麻醉下提前清除气道和咽喉部分泌物和血液。尽量避免浅麻醉或完全清醒下拔除气管插管,可提前替换为喉罩。拔管前可使用利多卡因,降低拔管反应。必要时,保留气管插管,继续机械通气治疗。

术后雾化吸入,尽早恢复使用治疗哮喘的药物,促进排痰,预防感染,避免使用可能引起过敏及组胺释放的药物。

12. 如何诊断麻醉状态下的哮喘发作?

患者有哮喘病史,全身麻醉期间在可以排除气管导管位置过深,导管打折,呼吸道分泌物堵塞,麻醉机故障等其他因素而出现如下临床表现:气道阻力迅速升高,呼气末 CO_2 缓慢、持续升高,波形上升缓慢且平台期倾斜,氧分压下降;潮气量显著下降,吸气峰压显著升高,平台压可能变化不大;双肺弥漫的呼气相哮鸣音或呼吸音消失(寂静肺);脉搏氧饱和度下降;心率增快;血压下降;奇脉。

患者有哮喘病史,非全身麻醉状态时,出现呼吸急促、喘息、憋闷感、双肺弥散的呼气相哮鸣音或呼吸音消失（寂静肺），脉搏氧饱和度下降，心率增快，排除其他诊断。

13. 应当采取哪些措施治疗麻醉过程中的哮喘发作？

一旦哮喘发作，应停止所有可能诱发或加重哮喘的药物，加深麻醉；必要时暂停手术；消除增加气道阻力的因素，如气胸，麻醉过浅导致的腹部僵硬；辅助或控制呼吸，吸入高流量纯氧；当面罩通气不能维持氧供时应立即行无创通气支持。无创通气（non-invasive ventilation，NIV）可显著改善呼气状态，但只适用于轻中度，精神状态良好，气道反射良好的患者。

对于重度哮喘，应果断全身麻醉，快速顺序诱导下行气管插管术及机械通气。气管插管的指征包括呼吸停止，意识水平下降或不断加重的虚弱和衰竭。推荐快速顺序诱导，但必须完善评估气道，以确定气管插管的难度及方案。需要警惕的是，对气道阻力明显增加的患者很难实施有效的面罩辅助通气。无论使用哪种插管技术，都应由在场的最熟练者操作，以避免长时间气道操作和反复插管。

麻醉诱导药物可选择丙泊酚 1~2mg/kg，氯胺酮 0.5~2mg/kg，维库溴铵 0.07~0.15mg/kg。机械通气时，确保氧供和 CO_2 排出，但要限制气道压力，避免气压伤及循环衰竭。增加吸入氧浓度，降低呼吸频率，降低吸呼比为 1:3~1:5（缩短吸气时间，延长呼气时间，以减轻气体滞留），降低潮气量，提高吸气流量（inspiratory flow，IF）。吸入 β_2 受体激动剂，如沙丁胺醇，最高剂量为 20~30min 内 10 喷（1mg），然后向气管导管内注入 3~5ml 生理盐水，稍后吸出，以减少药物在管壁的残留。皮下注射特布他林 10μg/kg（最大剂量为 250μg）。静脉输注氨茶碱 5~7mg/kg（30min），维持速度为 0.5~1.5mg/(kg·h)。

重度哮喘（"寂静肺"）并发严重循环障碍时，可静注肾上腺素（1:1 000）1~10μg/kg，并重复给药。与气管内给药相比，外周静脉给药，起效更慢，但药物经全身血液稀释后，对心血管系统的影响更小。警惕肾上腺素的外渗可能引起皮肤组织缺血坏死，推荐中心静脉泵注强效血管活性药物。经气管导管应用 1μg/kg 肾上腺素，吸收及起效较快，但心血管反应较大。如无法开通静脉通路，也可将肌肉内注射作为备选，剂量为 10μg/kg（最大剂量为 400μg）。可行有创动脉监测和动脉血气分析。

其他常用药物还包括：静脉滴注甲强龙 80~120mg，或氢化可的松 100~200mg（4mg/kg）；需要指出的是，地塞米松需要在肝脏转化后起效，无法及时发挥作用，故并不适用于哮喘患者的急救；静脉注射抗胆碱能药物（如异丙托溴铵），可以拮抗毒蕈碱型胆碱能受体，减少支气管平滑肌收缩和气道分泌物；雾化吸入消旋肾上腺素，能激动 β_2 受体，缓解平滑肌痉挛，还可收缩支气管黏膜血管，降低毛细血管通透性，消除支气管黏膜水肿，缓解哮喘症状；严重过敏引起哮喘者，可应用 H_1 受体拮抗剂（苯海拉明 25~50mg 静脉滴注）。也有大量文献推荐对重度哮喘患者，静脉输注 40mg/kg 镁剂，输注时间大于20min，可改善肺功能并降低住院率，而且副作用较小。

14. 对于哮喘患者，应采取哪些机械通气治疗策略？

机械通气治疗的目标是纠正低氧血症，而不引起肺损伤及增加自发性呼气末正压（auto positive end expiratory pressure，AutoPEEP）。哮喘引起的气体滞留可升高胸腔内压力，降低心排血量并引起低血压。因此机械通气治疗应避免加剧上述改变及压力性肺损伤，降低肺过度充气及 AutoPEEP。应根据需要减小初始潮气量，以避免气压伤和气体滞留。根据理想体重,设置潮气量为 6~8mL/kg,增大吸入氧浓度直至 100%。增加 IF,并设置为递减气流,缩短吸气时间,延长呼气时间。压力控制通气模式优于容量控制模式。如果选择容量控制通气,则理想的波形是减速形态,而不应是恒定形态(方波)。降低通气频率,以延长肺泡萎陷时间。适度减少分钟通气量,维持轻度高碳酸血症。

吸气峰压反映肺、胸壁、气管插管、呼吸回路和呼吸机的综合顺应性。其数值依赖吸气相的气流阻力及速度,故不能真实地反映肺通气程度。在哮喘状态下,应保持吸气峰压 <50cmH_2O。吸气末 2~4s,肺泡内压力为平台压。平台压可近似估计吸气末平均肺泡压,预测最大肺泡压,是反映肺过度充气,预测肺泡破裂的理想指标。应将平台压控制在 25~30cmH_2O 以下。

控制性低通气(允许性高碳酸血症)的策略是指,逐渐实现(实施过程超过 3~4h)并维持高碳酸血症(PaCO_2 高达 90mmHg)和酸血症(pH 值低至 7.2)。这种做法是为了降低呼吸机相关肺损伤的风险,缓解 AutoPEEP,降低胸腔内压力,从而维持血流动力学稳定性。实施控制性低通气,需要减少分钟通气量,增加 IF,并对无法耐受呼吸机的患者使用非去极化肌肉松弛剂和深度镇静,尽快将缓解低氧血症所需的吸入氧浓度降至 <60%。

15. 在哮喘患者拔管期,有何特殊麻醉技术?

手术结束后、苏醒前,将气管导管替换为喉罩,可使苏醒及拔管更平稳:更换前必须保持麻醉深度,吸尽残留于口、鼻、咽喉和气管内的分泌物;深麻醉下拔出气管导管,插入喉罩过渡;自然恢复至镇痛充分,苏醒完善,自主呼吸达标后拔除喉罩。

拔管前应充分镇痛。静脉注射沙丁胺醇可很好地降低气道反应性,恢复患者呼吸功能。拔管前静脉输注利多卡因 1.5~2mg/kg 或持续输注 1~2mg/min,降低拔管刺激。拔管期持续输注小剂量瑞芬太尼,达到既避免呛咳、又不影响呼吸的平衡状态。

16. 气道阻力突然异常增高,除哮喘外,有何鉴别诊断及相应处置?

气道阻力突然异常增高,除哮喘外,鉴别诊断及相应处置如下:

(1) 故障排除:呼吸回路或麻醉机故障,认真检查,解除故障。

(2) 气管导管移位:表现为导管深度改变,抵住隆突或滑入一侧支气管。处理方法是肺部听诊或支气管镜检查,缓慢调整气管导管位置,并妥善固定。

(3) 气管导管堵塞:处理方法是检查气管插管套囊压力,排除套囊问题,吸痰,支气管镜检查及吸引。

(4) 肺水肿:表现为粉红色泡沫样痰,肺部听诊双侧湿啰音。处理方法是保持氧供,明确肺水肿病因并采取相应措施。

(5) 张力性气胸:多发于单侧,有高危因素(肺大疱、锁骨上臂丛阻滞、锁骨下静脉穿刺,锁骨骨折,肋骨骨折),往往伴有循环障碍。听诊一侧呼吸音减弱,超声、CT、X 线检查有助于确诊。必要时可行胸腔减压治疗。

17. 什么是"寂静肺"?

"寂静肺"是支气管发生强烈痉挛或广泛痰栓堵塞支气管时,肺部听诊哮鸣音、呼吸音均明显减弱甚至消失的危象。需要对其尽早识别、诊断并给予有效处理,否则可迅速引起严重低氧血症、心肺功能衰竭、缺氧性脑损伤、心搏骤停。

18. 氯胺酮在哮喘治疗中有何特殊意义?

氯胺酮可以增加体内儿茶酚胺含量,抑制迷走神经反射,直接扩张气道平滑肌,且不引起组胺释放,可显著改善肺功能,曾被视为哮喘患者的最佳麻醉诱导剂。但至今还没有随机研究证明氯胺酮优于其他麻醉诱导剂。有研究表明,1.0mg/kg 氯胺酮虽可显著改善氧合状态,但并不改善 $PaCO_2$、肺顺应性及预后(是否需要气管插管或转入 ICU)。对急性哮喘患者,静脉注射低剂量氯胺酮(0.2mg/kg 静注,0.5mg/(kg·h)维持的疗效并不优于盐水。

氯胺酮治疗哮喘的常用剂量是(0.5~2)mg/kg 静脉注射,(0.75~2.7)mg/(kg·h)持续泵注。其具有中枢拟交感神经作用,对心肌缺血,颅脑损伤、高眼压患者应慎用。

19. 激素类药物治疗哮喘的注意事项有哪些?

哮喘患者如需急诊手术,术前即应静脉注射 100~200mg(4mg/kg)氢化可的松,每 8h 重复 1 次,直至术后病情稳定。肺活量测定不低于基线的患者,可吸入皮质类固醇治疗,如倍氯米松 400μg/d 或等效剂量。术前 1 周肺活量测定低于基线或有明显哮喘症状的患者,应在术前行强化治疗,剂量为强的松 0.5mg/kg,治疗 5d。如果治疗后肺活量测定仍低于基线,继续重复强化治疗并增加药物剂量。

20. 重症哮喘患者有哪些常见并发症?

重症哮喘患者,常见并发症包括肺不张、院内感染、鼻窦炎、肺栓塞和胃肠道出血。需要机械通气治疗及使用肌肉松弛药的重症患者,还可出现顽固低血压、气胸、应激性心脏病、横纹肌溶解、乳酸酸中毒和神经系统损伤。

顽固低血压往往是过度镇静和过度肺充气阻碍静脉回流相结合的结果。与慢性阻塞性肺疾病(chronic obstructive pulmonary disease,COPD)相似,诱发哮喘相关并发症及死亡的最主要因素也是 autoPEEP 导致的动态肺过度充气(dynamic pulmonary hyperinflation,DPH)。出现 DPH 的原因是,肺内气体排空障碍导致的呼气末肺容积大于功能残气量。DPH 增加胸内压,减少静脉回流,增加肺血管阻力及右室后负荷,引起低血压,甚至心搏骤停。当通气良好的重症哮喘患者出现顽固低血压时,需行呼吸暂停试验。如果呼吸暂停试验和快速输注液体不能恢复血压,应考虑气胸,心肌抑制等原因。

对重症哮喘患者,应高度警惕气压伤及气胸。早期文章报道,哮喘患者的气胸率高达10%~30%,使用低通气策略后,降至 6%。哮喘合发气胸,尤为危险。过度充气的肺组织很难萎陷,因此即使极少量的胸腔内气体都会迅速引起张力性气胸,并快速恶化,需要及时诊断,有效治疗。放置胸腔减压管时,应始终使用钝器操作,以免损伤过度膨胀的肺组织。

应激性心肌病是重症哮喘患者的常见并发症,表现为心肌收缩力降低,可逆性节段性心室壁运动异常和心电图上深大的 T 波倒置(类似心肌缺血),引发严重的难治性低血压,属于交感系统过度应激后的继发状态。与蛛网膜下腔出血、严重心理应激后心肌病相似,通常为良性病程,没有长期后遗症。

其他常见并发症还包括:

(1) 横纹肌溶解:处于哮喘持续状态的患者,可能因为呼吸肌过度疲劳,长期严重低氧状态,长时间使用大剂量丙泊酚,导致横纹肌溶解。

(2) 乳酸酸中毒:轻度乳酸酸中毒可归因于呼吸肌疲劳产生的大量乳酸,但也可由大量使用 β_2 受体激动剂引起。如果合并明显高碳酸血症,即使是轻度的乳酸酸中毒,也会导致严重后果,故需提高警惕,积极治疗。

(3) 缺氧性脑损伤:是哮喘患者最常见的死亡原因。严重缺氧,高碳酸血症,高颅压三者共同作用,会引起脑水肿或蛛网膜下腔出血。

(4) 肌病:肌病的发病机制尚不清楚,可能与大剂量糖皮质激素,长期神经肌肉麻痹,长时间镇静的综合作用相关。其最常见于深度镇静而未使用肌肉松弛剂的情况下,长期机械通气(>5~7d)的哮喘患者。机械通气数天后仍无法拔除气管插管者,应考虑在气流阻塞不严重时,去除镇静,有计划地进行物理疗法及唤醒,降低肌病的发生。

【专家点评】

哮喘的发病机制较为复杂,常伴随气道高反应性,即使较微弱的外界刺激,也会出现呼吸方面的问题,导致气道痉挛、呼吸不畅、缺氧甚至危及生命。哮喘发病率为5%~7%,麻醉期间发生支气管痉挛的概率为0.17%~4.2%。麻醉和手术期间常有很多刺激因素存在,如果出现气道痉挛和缺氧的情况,将会威胁到患者的安全。因此,术前进行详细的评估十分必要,对于哮喘控制不佳的患者,除非必要,均需推迟择期手术,并给予相应的治疗。实施麻醉时,应尽可能避免采用对气道有刺激的药物和操作。一方面,要注意用药的选择,包括术前用药、麻醉药物以及心血管活性药物,应尽量避免使用可能引起过敏及组胺释放的药物。另一方面,还要注意不同的麻醉方法对哮喘的影响,如尽量选择神经阻滞麻醉,椎管内麻醉应控制阻滞平面在 T_4 以下,必须全麻时尽量避免气管插管,推荐选择喉罩进行通气。此外,还应采取一些必要的预防措施。一旦术中哮喘发作,应及时诊断,尽快采取相应措施,积极纠治。为了改善氧合,避免气压伤和气体滞留,常采用肺保护性潮气量进行机械通气。术毕拔管也应引起重视,尽量在一定麻醉深度下拔管,或在深麻醉下用喉罩替换气管导管,然后再拔除喉罩。

【专家简介】

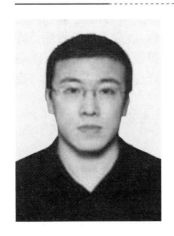

薄玉龙,哈尔滨医科大学附属第二医院麻醉科,主任医师。曾赴日本金泽大学,从事肺表面活性物质方面的研究。主持省教育厅课题1项,参与教育部科技进步二等奖1项、省政府科技进步二等奖2项。现任中华医学会麻醉学分会产科麻醉学组委员。

【思考题】

1. 多选题:可能引起哮喘发作的物质有哪些
   A. 花粉,动物皮屑,粉尘,污染物
   B. 非甾体类抗炎镇痛药和亚硫酸盐复合物等能引起组胺释放的药物
   C. 冷空气,剧烈运动
   D. 情绪过于激动,病毒感染
   E. 腺磷酸环化酶

【答案】ABCD

【答案解析】暴露于花粉、粉尘等过敏原可使肥大细胞脱颗粒,并诱发多种炎症因子释放,从而导致哮喘发作。阿司匹林及非甾体消炎药可抑制环氧化酶,从而使花生四烯酸大量转化为硫肽白三烯,诱发支气管痉挛,此外还可使松弛气道平滑肌的前列腺素 E 生成减少。引起组胺释放的药物会增加炎症介质,导致哮喘的发作。冷空气、情绪、剧烈运动可直接引发哮喘、病毒感染后气道敏感性增加,容易诱发哮喘。

2. 多选题:应该避免在哮喘患者中使用的药物有
   A. 哌替啶
   B. 吗啡
   C. 羟丁酸钠
   D. 新斯的明
   E. 克伦特罗(氨哮素)

【答案】ABCD

【答案解析】哌替啶、吗啡有呼吸抑制,引起组胺释放的副作用,哮喘患者应避免使用。羟丁酸钠可兴奋副交感神经,从而增加乙酰胆碱的释放而收缩支气管。新斯的明为抗胆碱酯酶药物,可抑制乙酰胆碱水解,从而导致支气管收缩。

3. 多选题:如果机械通气治疗哮喘状态期间,出现持续低血压,应考虑什么原因
   A. 麻醉过深
   B. 液体不足
   C. 过度肺充气,张力性气胸
   D. 应激性心肌病
   E. 液体过量

【答案】ABCD

【答案解析】最常见原因是镇静剂过量和肺过度充气阻碍静脉回流相结合的结果。过肺充气甚至会导致心脏停搏。当通气良好的严重哮喘患者出现明显的低血压时,建议进行呼吸暂停试验。如果呼吸暂停试验和快速输注液体不能恢复血压,可考虑如气胸,心肌抑制等原因。只有 6% 的哮喘患者发生气胸,但往往更凶险,因为过度充气的肺会抵抗塌陷,胸腔内很少的气体就会迅速引起张力性气胸并快速恶化。应激性心肌病,表现为心肌收缩力降低,可逆性节段性心室运动异常和心电图上深大的 T 波倒置,引发严重的难治性低血压,属于交感系统过度应激后的继发状态。与蛛网膜下腔出血或严重心理应激后心肌病相似,通常为良性病程,没有长期后遗症。

(李凯　王楠　编写　王杨　审校　专家点评　薄玉龙)

参考文献

[1] BATEMANED,HURD S S,BARNES P J. Global strategy for asthma management and prevention:GINA executive summary[J]. Eur Respir J,2008,51(2):143-178.

[2] GENNARO L,ANTONELLO S. Bronchial asthma[J]. Curr Opin Anesthesiol,2012,25(1):30-37.

[3] TIRUMALASETTY J, GRAMMER LC. Asthma, Surgery, and General Anesthesia: A Review [J]. Journal of Asthma, 2006, 43(4):251-254.

第十节　支气管扩张症患者的麻醉管理

【病例】

患者,女性,55 岁。诊断"双侧支气管扩张症,双肺炎症,右肺下叶空洞样肺占位性病变",拟行"右肺下叶切除术"。既往 3 年前无明显诱因出现咳嗽、咯血,量少。3 天前加重,偶伴有胸痛及呼吸困难,呈阵发性发作;查体:双肺湿啰音;胸部 CT 提示:双肺支气管扩张伴炎症。3 个月前频发室性期前收缩,心脏彩超示:二、三尖瓣轻度返流,左室顺应性减低,EF:62%;心电图示:ST 段下移,T 波低平改变。

【知识点】

1. 什么是支气管扩张症? 支气管扩张症的流行病学如何?

2. 支气管扩张症的病因和发病机制是什么?

3. 支气管扩张症的病理学表现有哪些?

4. 支气管扩张症的临床表现是什么?

5. 支气管扩张症如何诊断与治疗?

6. 支气管扩张症患者的术前准备有哪些?

7. 麻醉方式的选择与术中管理注意事项?

8. 支气管扩张症存在咯血症状者术前应如何处理?

9. 大咯血患者围手术期的注意事项有哪些?

10. 麻醉前应该对肺切除患者做哪些评估?

11. 支气管扩张症患者手术时可采取哪些肺隔离技术?

12. 手术过程中可能发生的气道并发症有哪些? 其预防及处理方法是什么?

13. 预防返流误吸的方法有哪些?

14. 如果在麻醉过程中出现了返流误吸,应该如何处理?

15. 如果患者存在困难气道该如何处理?

16. 什么情况属于频发室性期前收缩? 该患者能否接受手术治疗?

1. 什么是支气管扩张症? 支气管扩张症的流行病学如何?

支气管扩张症(bronchiectasis)是指支气管异常扩张。它是由各种原因引起的支气管壁结构破坏,形成病理性、永久性扩张变形,进而导致反复发生化脓性感染的慢性呼吸系统炎症。临床表现为持续或反复性咳嗽、咳大量脓痰,有时伴有反复咯血,继续发展可出现呼吸功能障碍及慢性肺源性心脏病。

支气管扩张症多发病于儿童和青年,其患病率随年龄的增长而增高,病情也越为严重。据国外文献统计,儿童支气管扩张症的患病率为 3.7/10 万;成人总体患病率为 52/10 万,其中 18~34 岁人群的患病率为 4.2/10 万,70 岁及以上人群的患病率高达 272/10 万。目前,我国并未进行支气管扩张症在人群中患病率的流行病学资料整理。但是,支气管扩张症在我国并非少见病,由于近年来高分辨率 CT 检查的普及,结果显示在诊断为慢性支气管炎或慢性阻塞性肺疾病(chronic obstructive pulmonary disease,COPD)的患者中,大约有 15%～30% 的患者存在支气管扩张病变,诊断为重度 COPD 的患者合并支气管扩张概率甚至可达到 50%。然而,随着急性、慢性呼吸道感染的及时治疗,近年来其发病率有减少趋势。

2. 支气管扩张症的病因和发病机制是什么?

支气管扩张症的主要病因是急、慢性呼吸道(支气管-肺组织)感染和并发的支气管阻塞。反复的支气管炎症反应导致支气管壁的结构破坏,并与支气管阻塞相互影响与促进,造成支气管扩张的发生和发展,最终导致肺功能受损。

支气管扩张症是许多遗传性、先天发育性、自身免疫性、传染性和过敏性疾病的最终共同途径。这些疾病损伤了支气管的防御功能和清除机制,使其清除分泌物和病菌的能力下降,反复地发生气道感染。支气管扩张症可分为先天性与继发性两种,先天性病变较为少见。继发性支气管扩张症发病基础多为反复的支气管感染和阻塞,两者形成互相促进的恶性循环,常常使段或亚段支气管管壁的平滑肌、弹力纤维、软骨等造成破坏,继而由纤维组织所替代,减弱了支气管管壁的支撑作用,最终造成支气管持久性扩张。具体常见致病因素见表 4-10-1。

表 4-10-1　支气管扩张常见诱发因素

病因学	诱发因素
先天性支气管发育病变	
支气管软骨缺陷(Williams-Campbell 综合征)	先天性支气管发育不良,有家族倾向的弥漫性支气管扩张
气管支气管扩张(Mounier-Kuhn 综合征)	先天性结缔组织异常、管壁薄弱、气管和主支气管显著扩张
马方综合征(Marfan 综合征)	结缔组织变性,可出现支气管扩张,常有眼部症状、蜘蛛指/趾和心脏瓣膜病变
免疫缺陷和慢性感染	
普通变异性免疫缺陷病	全丙种球蛋白减少症、反复细菌感染、免疫功能异常
X 连锁无丙种球蛋白血症 IgA 缺乏症	气管-支气管分泌物中缺乏 IgA 和/或 IgG 中和抗体,易导致反复发生病毒或细菌感染
获得性免疫缺陷综合征	免疫功能异常、反复细菌感染
类风湿关节炎等免疫相关性疾病	免疫相关性疾病,与支气管扩张症有关
气道防御功能低下	
原发性纤毛不动综合征	常染色体隐性遗传病,支气管纤毛存在结构异常,使纤毛清除黏液存在功能障碍,导致化脓性支气管感染、支气管扩张
Kartagener 综合征	原发性纤毛不动的一个亚型,表现为支气管扩张、内脏转位和鼻窦炎三联征
杨氏综合征(Young's syndrome)	呼吸道纤毛无节律运动或不运动,导致支气管清洁功能下降,易出现反复支气管感染而发生支气管扩张
感染和气道炎症的恶性循环	
细菌	流感嗜血杆菌,铜绿假单胞菌,肺炎克雷伯杆菌,金黄色葡萄球菌
病毒	流感病毒,腺病毒,呼吸道合胞病毒,麻疹病毒。
分枝杆菌	非结核分枝杆菌
其他疾病	
气道阻塞	异物吸入,气道肿瘤,外源性压迫,黏液阻塞
炎症性肠病	明确相关,肠道切除可加重肺部疾病

3. 支气管扩张症的病理学表现有哪些？

根据病理解剖形态学改变，支气管扩张症可分为 3 种类型：

（1）柱状扩张：支气管管壁增厚扩张呈均一型，并延伸至肺周边，远处小气道常被分泌物阻塞。

（2）囊状扩张：支气管扩张形成囊状结构，末端为盲端，表现为无法辨认的囊样病变，可含气液面。

（3）不规则扩张：柱状支气管扩张基础上存在局限性缩窄，支气管外观不规则或类似于串珠型改变。

4. 支气管扩张症的临床表现是什么？

支气管扩张症的特征性体征为下胸部、背部持久且固定的粗湿性啰音和呼气性啰音，多见于肺底部。约 1/3 患者可闻及哮鸣音或干啰音。部分患者可有杵状指，可出现发绀，晚期可出现肺气肿、肺心病等体征。其主要临床症状见表 4-10-2。

表 4-10-2 成人支气管扩张症的主要症状

	临床症状
咳嗽（90.2%~96%）	最常见症状
咳痰（75%~100%）	黏液性、黏液脓性、脓性
痰量过多［（38±34）ml］	重症患者达数百毫升
咯血（26%~51.2%）	多与感染有关，咯血量与病情严重、病变范围不完全一致
呼吸困难（72%~83%）	与支气管扩张程度、痰量有关
胸痛（19%~46.3%）	非胸膜性胸痛
复发性胸部感染（2.4±1.6/年）	

5. 支气管扩张症如何诊断与治疗？

根据既往反复咯脓痰、咯血和呼吸道感染病史，结合临床症状和体征及实验室检查等资料进行综合分析诊断。胸部高分辨率 CT 是诊断支气管扩张症的主要依据，表现为支气管扩张的异常影像学改变。根据 CT 扫描层面与支气管的角度不同，表现为"双轨征"或"串珠"状改变，呈环形或厚壁环形透亮影，与伴行的肺动脉形成"印戒征"；相邻的多个囊状支气管扩张表现为"蜂窝"状改变；也可呈杵状改变。根据 CT 所见可将支气管扩张症分为 4 型：柱状型、囊状型、静脉曲张型及混合型。同时，纤维支气管镜检查和局部支气管造影，可以确定扩张、阻塞和出血的部位，协助诊断和指导治疗。患者的典型影像学改变详见图 4-10-1。

支气管扩张症治疗的目标：通过物理疗法（有或没有辅助疗法）提高气道黏液清除率；抑制、根除和预防气道细菌定植；减轻气道炎症；改善肺功能和生活质量并预防疾病进展。治疗方法如下：治疗基础疾病；控制感染：根据痰革兰染色和痰培养指导抗生素使用；改善气流受阻：使用支气管扩张剂改善状况，并有助于清除分泌物；清除气道分泌物可使用化痰药物，或胸部物理治疗。外科治疗适用于积极内科治疗仍难以控制的反复发作者；大咯血危及生命或经药物、介入治疗不能缓解的反复大咯血者；支气管扩张为局限性，术后能保留 10 个以上肺段者。

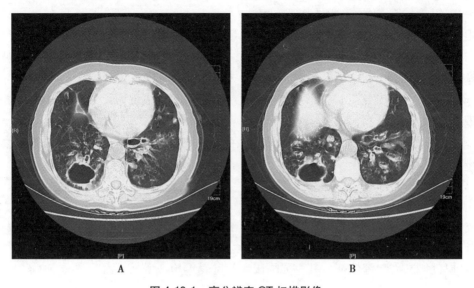

图 4-10-1　高分辨率 CT 扫描影像

A. 右肺下叶支气管呈大囊状扩张,合并感染,囊内含液气平面;B. 左肺下叶支气管呈柱状扩张,囊状扩张和不规则扩张。

支气管扩张症治疗的预后取决于扩张累及的范围和是否存在并发症。支气管扩张比较局限者,治疗后很少影响生活质量;支气管扩张范围广泛者,常损坏肺功能,严重时发展为呼吸衰竭;伴发大咯血者预后不良,严重者可引起死亡。

6. 支气管扩张症患者的术前准备有哪些?

支气管扩张症患者入院后均实施常规抗感染治疗,给予止咳药、化痰药和支气管扩张剂,采用补液方式纠正其酸碱失衡等。由于支气管扩张症患者存在长期反复的呼吸道感染,术前控制感染尤为重要。通过控制感染并减少痰量,以降低术中和术后返流误吸、窒息和吸入性肺炎的发生率。术前通过痰培养和药敏试验,选择应用有效抗生素控制感染;使用抗生素和溶解、稀释痰液的药物进行超声雾化吸入,指导患者进行体位引流、胸背部拍击等物理方法促进排痰(咯血患者不适合体位引流),使术前痰液量控制在 50ml/d 以下。咯血患者要进行止血治疗,症状缓解、病情改善后方可手术,但大咯血危及生命时需急诊手术。

术前存在咯血症状的患者,应明确咯血来源。为了确定是否存在肿瘤和异物,除了常规进行肺部高分辨率 CT 和选择性的支气管造影检查,必要时可做纤维支气管镜检查。心肺功能检查对于患者术前评估十分重要,使用日常活动能力、登楼高度、运动心率加速后恢复时间等运动耐量来粗略评估心脏功能,同时结合心电图和心脏彩超进行综合评估。肺功能评价包括通气功能评估和血气分析等检查,了解术前肺功能状况和组织氧供等情况。

支气管扩张症患者由于病程较长,多数存在营养不良,常伴有焦虑、发热、乏力、食欲减退、消瘦、贫血及生活质量下降,术前应使用支持疗法,给予高蛋白、高维生素饮食,纠正营养不良,纠正贫血,治疗其他可能诱发呼吸道感染的慢性感染灶。

7. 麻醉方式的选择与术中管理注意事项?

支气管扩张症手术的麻醉实施要点是防止患侧支气管扩张囊腔中的痰液或咯出的血液

溢入到健侧肺,造成健侧肺污染、窒息和肺不张。肺切除术中肺隔离失败导致的交叉感染,可能会引起对侧肺炎和术后呼吸功能衰竭。因此,肺切除手术一般选择气管插管全身麻醉,使用双腔支气管导管或支气管堵塞器进行肺隔离和单肺通气,严格控制呼吸道,同时术中密切监护,经常吸痰。也可以同时复合胸段硬膜外阻滞麻醉,减少疼痛的传入刺激,舒张支气管平滑肌,后续进行硬膜外镇痛,减少阿片类镇痛药物用量,促进术后排痰,减少肺不张的发生。

由于反复的肺感染和扩张支气管周围的炎症反应,常造成肺组织与肺血管及支气管粘连,导致手术分离有一定困难、容易渗血及损伤肺叶血管致大出血。胸腔内手术操作也可能压迫到心脏和大血管,造成短暂的严重低血压。术中可行桡动脉穿刺置管,进行有创血压监测,实时观察血压变化,需要时方便进行动脉血气分析检测;必要时术前置入大口径中心静脉导管,根据失血情况可快速输血输液,维持患者的有效循环血容量。如果患者术前呼吸功能正常,术后清醒,呼吸功能恢复,无低体温,无不良反应,可在手术室内拔管。术后镇痛可以选择静脉镇痛、胸段硬膜外镇痛和椎旁神经阻滞镇痛。

8. 支气管扩张症存在咯血症状者术前应如何处理?

咯血(hemoptysis)是因肺结核、外伤、肿瘤和炎症等原因导致的咽喉部以下呼吸道或肺组织出血,经口腔咯出。咯血量 < 100ml/24h 为小量咯血;咯血量 100~500ml/24h 为中等量咯血;咯血量>500ml/24h 或一次咯血量≥100ml 为大咯血。大咯血占所有咯血病例中的1%~2%,多见于支气管扩张、肺结核、肺脓肿、外伤或肿瘤。病情危急患者多数死于咯血后窒息,一旦发生应立即采取急救措施。

急救方案:

(1)紧急抢救措施:①严格卧床休息,患侧卧位,取出假牙,头低脚高位呈45°,拍背、迅速排出积血,尽快清理口腔、咽部、鼻腔内积血,患侧胸部放置冰袋;②紧急气管插管,插管后使用吸痰管抽吸气管内血液,缓解窒息;③使用支气管镜吸引气道内血液,止血;④必要时心肺复苏,抗休克治疗。

(2)止血药物应用:①垂体后叶素 10u 加入 20~30ml 生理盐水稀释,缓慢静注(10~15min 注射完),后续20u 加入 5% 葡萄糖液 500ml 静脉滴注维持治疗;②6-氨基乙酸 4~6g加入 100ml 生理盐水稀释(15~30min 滴注完),后续 1g/h 维持静脉滴注 12~24h;③其他药物:维生素 K 类、安络血、维生素 C、止血环酸、止血敏等。

(3)紧急外科手术治疗:施行病变肺叶切除术。

(4)支气管动脉栓塞。

(5)氧疗、输血。

(6)观察及处理窒息:①及时发现窒息先兆,如咯血突然中断、出现呼吸停顿、发绀、烦躁、口中血块、极度紧张等,提示有窒息发生,应立即抢救;②处理窒息:迅速清除口腔内血块及血液,立即气管插管,吸引清理呼吸道内血液,解除阻塞,立即吸氧(吸氧量4~6L/min),必要时行气管切开并机械辅助通气。

对于少量咯血者应积极给予止血治疗,依据情况选择药物止血进行非手术治疗,或使用支气管动脉栓塞术。后者虽有较好的治疗效果,但术后可能出现各种并发症。严重并发症主要包括脊髓栓塞、脑梗死、脾梗死等。其他并发症包括肋间疼痛、低热、胸骨后烧灼感及吞咽困难,主要是由于肋间动脉及纵隔血管缺血所致,一般不需特殊处理。咯血的药物治疗常使用垂体后叶素或联合使用酚妥拉明。垂体后叶素作为一种血管收缩剂,直接作用于血管平滑肌,使肺小动脉收缩,减少肺内血流量,从而降低肺循环压力,使血管尽快凝血,从而达到止血的目的。但单纯使用垂体后叶素的疗效有限,且不良反应较多,联合应用酚妥拉明则会使止血效果更好,而不良反应减少。酚妥拉明是一种 α 受体阻滞剂,能有效扩张周围动脉,促使肺动脉压进行性下降,进而减少肺内出血量。联合使用垂体后叶素与酚妥拉明时,通常能够使心功能得到改善,增加心肌的收缩力,从而减轻患者心脏前负荷和后负荷,更快发挥止血作用,并且能相互抑制药物副作用,减少患者不良反应。药物止血治疗多采用静脉滴注,每日治疗 1~2 次,咯血量较大时可连续 24h 静脉滴注治疗。在咯血期间注意补血、补液,维持有效循环血容量。

9. 大咯血患者围手术期注意事项有哪些?

发生大咯血危及生命者应尽快急诊手术。快速准确地完成气管内插管,良好地进行双肺隔离,防止误吸和窒息是麻醉的关键。采用双腔支气管导管隔离双侧肺脏,防止患侧肺的脓液和血液进入健侧肺造成污染和窒息,避免单腔气管导管插管时血凝块堵塞气管导管造成无法通气。如果放置双腔支气管导管存在困难,也可以置入大管径单腔气管导管,迅速隔离出血肺叶。紧急情况时,可以人工堵塞支气管暂缓出血或使用激光进行局部烧灼止血。

处于咯血期的患者,在麻醉诱导时应按饱胃处理,表面麻醉下行清醒气管插管,以保证主动排出咯血,避免健侧肺发生返流误吸。气管插管前应充分吸引口腔、咽喉部及气管内的血液及分泌物,以减少误吸和感染的风险;插管后,分别充分吸引双肺,彻底清除健侧肺内的血液和分泌物,保证良好通气,注意左右两肺吸痰管不能混用,以免交叉感染;手术操作挤压患侧肺时,可使大量分泌物及血液涌出,造成气道阻塞,影响通气功能,应及时进行吸引,以免造成术后肺萎陷和肺不张。如果发现气管腔内有大块血栓而无法吸出时,可以使用链激酶将其溶解后排出;如果仍有活动性出血,也可以在气管导管内注入冰盐水帮助止血。

大咯血患者失血量较大,应开放大口径静脉通道,充分输血、输液,及时纠正失血性休克,确保重要脏器供血。根据血气分析监测结果,纠正酸碱失衡和电解质紊乱,维持内环境稳定。

10. 麻醉前应该对肺切除患者做哪些评估?

支气管扩张症患者除了常规的麻醉前访视内容,更应该注重重要脏器(心、肺)功能、体能情况、手术风险这三方面评估。其中,呼吸功能评估对于是否能耐受肺切除手术,预测术后并发症发生率和患者死亡率尤为重要。目前临床上最常用而又最有效的评价方法包括:呼吸力学检查、心肺功能储备检查和肺实质功能检查(详见本章第二节),使用这三个独立而又相关的检查项目对患者进行麻醉前综合评估。

11. 支气管扩张症患者手术时可采取哪些肺隔离技术?

支气管扩张症患者手术的麻醉要点是肺隔离,以防止感染性分泌物和血液进入非手术侧肺,造成污染、误吸、阻塞和窒息。手术中为了肺隔离和呼吸道管理,常使用单肺通气的方法,实现单肺通气有以下三种技术:放置双腔支气管导管(double-lumen tube,DLT),采用单腔气管导管结合支气管堵塞器（bronchial blockers，BB），使用单腔支气管导管（single-lumen endobronchial tube，SLT），其中单腔支气管导管已经不作为成人肺隔离的常规方法，只在紧急情况或小儿手术时使用。双腔支气管导管是胸科手术中实现肺隔离应用最广泛而有效的方法，支气管堵塞器也是近年使用的有效肺隔离方法。DLT 使用示意图详见图 4-10-2，BB 使用示意图详见图 4-10-3。

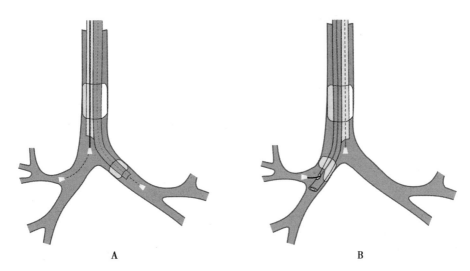

A

B

图 4-10-2　双腔支气管导管使用示意

A. DLT 置入左侧支气管；B. DLT 置入右侧支气管；纤维支气管镜确认导管位置及气道内情况。

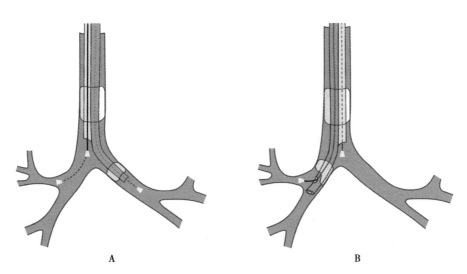

A

B

图 4-10-3　支气管堵塞器使用示意

A. BB 置入右侧支气管；B. BB 置入右侧中下叶支气管；纤维支气管镜引导放置并确认 BB 位置。

临床工作中，可以根据患者的插管条件、术前病情、手术方式、麻醉科医师的技术和习惯来进行选择。由于支气管扩张症患者手术治疗方案多为病变肺叶切除，一般不涉及主支气管，在选择肺隔离技术时有特定的倾向性，可根据表 4-10-3 中的推荐策略酌情使用。

表 4-10-3　支气管扩张患者肺隔离的策略

右肺隔离	左肺隔离
左侧双腔管	左侧双腔管
支气管堵塞器(将阻塞气囊放在高位以同时阻塞气管支气管和支气管中段)	单腔气管导管联合支气管堵塞器
联合使用两个单独的支气管堵塞器或一个支气管堵塞器配合单腔气管导管	
单腔气管导管套囊封堵住气管支气管,支气管堵塞器阻塞支气管中段	

12. 手术过程中可能发生的气道并发症有哪些？其预防及处理方法是什么？

支气管扩张症患者在进行肺叶切除术过程中需要肺隔离并进行单肺通气,肺隔离后可以减少误吸和污染健侧肺的可能,有利于外科手术操作。但是,单肺通气(one lung ventilation,OLV)过程中,由于萎陷的一侧肺组织没有了通气但仍有血流灌注,造成大量的右向左肺内分流,萎陷肺内未氧合的血液与通气肺内已氧合血液混合,肺泡-动脉血氧分压差增加,导致低氧血症。然而,由于低氧造成的肺血管反射性收缩和手术操作中对肺组织的挤压,使得萎陷肺内血流相应减少,部分降低了右向左肺内分流的程度。所以,临床上应尽量避免发生加重右向左肺内分流的情况,其具体影响因素见表 4-10-4。

表 4-10-4　单肺通气中加重右向左分流的因素

抑制低氧性肺血管收缩因素	减少通气肺血流灌注因素
肺动脉压过高或过低	呼气末气道正压
低碳酸血症	过度通气或吸气峰压增高引起通气肺的气道压增高
混合静脉血氧分压过高或过低	氧流量过低,通气肺低氧性肺血管收缩
使用血管扩张剂,钙通道阻滞剂	使用血管收缩剂
肺部感染	呼气时间过短引发自发性呼气末气道正压
吸入麻醉剂	

在 OLV 期间,为了减少低氧血症的发生,主张尽量缩短单肺通气时间,并提供纯氧吸入;呼吸参数不需要大幅调整,但当气道压峰值过高(高于 $30cmH_2O$)时,可将潮气量调整为 $6\sim8ml/kg$,增加呼吸频率,维持必要的分钟通气量。对于已经发生的低氧血症,建议如下方法解决:

(1) 提高吸入氧浓度。

(2) 患侧肺间断通气:使用 $2\sim5cmH_2O$ 的持续气道正压通气(continuous positive airway pressure,CPAP),效果不良则健侧肺加用呼气末正压通气(positive end expiratory pressure,PEEP),PEEP $3\sim5cmH_2O$。

(3) 手术操作:尽早解剖并结扎患侧肺动脉或其分支以改善通气/血流。

(4) 检查气管导管位置:早期使用纤维支气管镜确定导管位置,如对位不良,及时调整。

(5) 确保气管导管通畅:双侧支气管管腔要经常吸痰防止堵塞,如有血块可喷洒链激酶帮助清除(150万U,作用5min)。

(6)必要时患侧肺持续吹入纯氧。

(7)上述处理无效时,考虑放弃OLV,改为双肺高频通气。

另一潜在并发症是OLV过程中,通气侧或下垂侧肺发生张力性气胸。需要注意OLV的潮气量和气道压力,气道峰压超过40cmH$_2$O可能造成通气侧肺过度充气损伤,所以,现在主张OLV期间应用小潮气量(6~8ml/kg)复合PEEP的通气方案,以降低持续大潮气量造成通气侧肺急性损伤的风险。有关研究表明,麻醉诱导后OLV开始前,患者胸部CT显示双侧低位肺叶肺不张,侧卧后上侧肺肺不张消失而下侧肺肺不张增加。然而,OLV期间需要下侧肺进行气体交换,为了减少肺不张,可以在通气侧肺应用补偿方法(双肺呼气末压力保持在20cmH$_2$O,维持15~20s),会有一定效果,可以在OLV期间增加PaO$_2$水平。

13. 预防返流误吸的方法有哪些?

麻醉过程中,返流误吸多数发生于麻醉诱导期间,部分发生于拔管和苏醒期间。排除临床上容易造成返流误吸的疾病和各种情况,拟行肺切除手术的支气管扩张症患者也是易发生人群。患者咯出的大量血液和黏稠分泌物都可能造成返流误吸,影响到残存的健侧肺的功能,是围手术期应该重视的问题。

如果存在误吸风险并预计存在困难气道者,应选择清醒气管插管,保留意识可显著加强气道保护作用。无困难气道的患者可考虑使用快速诱导插管(rapid-sequence induction, RSI),基本原则是气管插管尽可能快速完成,以缩短处于误吸风险的时间,同时避免低氧血症的发生。具体操作有以下注意事项:①诱导前进行吸氧去氮:普通患者4次深呼吸即可,吸入纯氧进行过度通气,肺部疾病患者可能需要3~5min吸氧去氮;②使用快速起效的静脉药物行麻醉诱导:如丙泊酚或依托咪酯、氯胺酮;③选择快速起效的肌松药:可使用非去极化肌松药进行预先箭毒化,以防止注射琥珀酰胆碱后肌颤导致的腹内压升高,如果肌松药选择罗库溴铵,则在诱导前2~3min先小剂量给药(0.1mg/kg),可加速起效;④压迫环状软骨:通过压迫使其后壁将食管压扁在椎体上,起到阻塞食管的作用,如果压迫阻碍了面罩通气、喉镜暴露或置入气管导管,应减轻压迫力量并备好吸引设备,压迫在气管导管的气囊充气后方可解除。术中及术毕应及时彻底吸引口腔及气道内的血液及分泌物,保留气管导管直至气道反射恢复和意识恢复。

为了减少围术期胃内容物的返流与误吸,可以使用术前药来减少胃酸分泌、增加胃液pH值、抑制恶心呕吐。H$_2$-受体拮抗剂(西咪替丁、法莫替丁、尼扎替丁和雷尼替丁)竞争性抑制组胺与H$_2$-受体结合,减少胃酸的分泌,增加胃液pH值。但对于老年患者,西咪替丁可能导致嗜睡、幻觉、癫痫发作等精神和神经系统改变。抗酸剂(氢氧化物、碳酸盐、碳酸氢盐、枸橼酸盐和三硅酸盐)含有的碱基可与氢离子反应,中和胃酸,提高胃内容物的pH值。胃复安可以促进上消化道蠕动,加速胃排空,减少胃液容量,具有中枢性止吐作用。5-HT$_3$受体拮抗剂(昂丹司琼、格雷西龙)选择性阻断5-HT$_3$受体,抑制呕吐反射,是术后有效的止吐药,但可能会造成支气管平滑肌收缩而增加气道阻力,肺切除患者应酌情使用。质子泵抑制剂(奥美拉唑、兰索拉唑和潘妥拉唑)能够与胃黏膜表面的质子泵结合,抑制H$^+$分泌、减少胃酸,但是作为预防误吸的术前用药作用有限。目前研究表明,尽管临床上经常使用质子泵抑制剂,但不确定其是否对支气管扩张患者临床病程存在影响。回顾性研究显示,支气管扩张合并胃食管狭窄返流的患者,使用质子泵抑制剂对肺功能无影响。理论上抗胆碱药物(阿托品,格隆溴铵)可以显著减少气道分泌物,但由于其使呼吸道黏膜纤毛运动变缓,加剧分泌物黏稠度而变得不易排出,并增加无效腔通气,所以,支气管扩张患者术前并不主张应用。

14. 如果在麻醉过程中出现了返流误吸,应该如何处理?

根据返流误吸中吸入物的量和成分以及不同个体对吸入物的反应差异,可诱发不同的肺部并发症,如气道阻塞、化学性肺炎和急性呼吸窘迫综合征等,严重时可导致呼吸心搏骤停。吸入物的组成成分决定了肺部的病理生理改变,酸性液体会使肺表面活性物质丢失,出现肺水肿、肺动脉高压和高碳酸血症;颗粒状物质会造成小气道阻塞和相应肺泡坏死。支气管扩张症患者的返流误吸多以血液和分泌物为主,容易造成小气道阻塞、低氧血症和高碳酸血症。

发现或怀疑存在返流的情况下,应立即将患者置于头低脚高位,方便将返流物质引流至口腔,减少进入肺脏的可能,同时彻底吸引口腔咽部和气管。尽快插入气管导管,进行呼气末正压通气或持续正压通气,以减少渗出,纠正低氧血症。使用纤维支气管镜检查双侧肺内情况,对于气道内存在的吸入物进行彻底吸引和清理,必要时进行肺泡灌洗和广谱抗生素治疗,但不常规使用皮质类固醇类药物。如果发生急性肺损伤,情况严重者需要机械通气治疗,所以,术后根据肺功能情况,决定是否拔除气管导管。

15. 如果患者存在困难气道该如何处理?

胸科手术患者在术前要进行严格的气道评估,必要时可采取直达喉镜检查,评估声门上和咽部附近气道情况;同时,复习胸部X线片和胸部CT,发现下呼吸道的解剖异常。部分患者可能咽喉部存在肿瘤压迫或经过颈部放疗和气道手术造成了上气道解剖变异,导致气管插管困难,甚至无法置入导管;也可能存在隆突或隆突水平附近的解剖异常,如支气管分叉附近的腔内或腔外肿瘤,胸段动脉瘤等压迫主支气管的入口,使DLT插入支气管困难或无法置入;存在气管挛缩,张口困难等情况,也使得DLT置入困难。面对已经发现的困难气道,可以选择单腔支气管导管和支气管堵塞器进行肺隔离和单肺通气,但有必要使用纤维支气管镜对气道情况,尤其是解剖变异的部位先进行评估。

存在困难气道的患者可以根据气道解剖情况、通气状况和基本病情,选择清醒气管插管或全身麻醉诱导后插管。鉴于DLT在困难气道时置入困难,建议使用纤维支气管镜引导或可视喉镜下经口插入SLT建立人工通气,如果不能经口插管时,也可以选择经鼻清醒插管。气道建立后,置入单独的支气管堵塞器,完成肺隔离和单肺通气。必须使用DLT进行单肺通气时,可在插入SLT的基础上,利用交换导管在麻醉状态下将SLT更换为DLT。交换导管设计为中空结构,在更换导管过程中仍可进行紧急的通气,前端质地柔软以减少气道损伤,换管时需要润滑且插入深度距门齿不超过24cm,以免插入过深造成气管或支气管的损伤和破裂。可使用可视喉镜引导DLT进入声门,减少副损伤;操作完成后,利用纤维支气管镜确定DLT位置,听诊确定肺隔离效果。

16. 什么情况属于频发室性期前收缩?该患者能否接受手术治疗?

频发室性期前收缩是指>5次/min的室性期前收缩,多在器质性心脏病基础上出现,最常见的疾病包括高血压、冠心病、心肌病、风湿性心脏病和二尖瓣脱垂等。除了服用抗心律失常药物外,还应针对原发病及诱发原因进行治疗。胸部手术的心脏风险等级为中等风险

（心脏风险 1%~5%），在手术前应准确评估心脏情况,确定能否耐受手术。心律失常或冠心病患者可以使用 Goldman 心脏危险指数评分来决定手术风险,如表 4-10-5 所示,该患者存在Ⅱ级心脏危险,建议治疗频发室性期前收缩后再行手术。

表 4-10-5　Goldman 心脏危险指数评分

项目	内容	记分
病史	6 个月内心肌梗死	10
	年龄>70 岁	5
体检	第 3 心音亢进、颈静脉怒张等心衰症状	11
	主动脉瓣狭窄	3
心电图	非窦性节律或房性期前收缩	7
	持续室性期前收缩>5 次/min	7
一般内科情况差	$PaO_2 < 60mmHg$ 或 $PaCO_2 > 50mmHg$, $K^+ < 3mmol/L$, 尿素氮 >18mmol/L,肌酐>260mmol/L,慢性肝病征及非心脏原因卧床	3
胸腹腔或主动脉手术		3
急诊手术		4
评分总计		10

注:该患者累计评分为 10 分。Goldman 评分分为 4 级,Ⅰ级:0~5 分,并发症发生率为 0.7%,死亡率为 0.2%;Ⅱ级:6~12 分,并发症发生率为 5%,死亡率为 2%;Ⅲ级:13~25 分,并发症发生率为 11%,死亡率为 4%;Ⅳ级:≥26 分,并发症发生率为 22%,死亡率为 56%。

心脏并发症是胸科手术患者围手术期死亡的重要原因,接受胸科手术治疗的患者术后心脏并发症的发生率均增加。心律失常是肺切除术后常见的并发症,术后第一周的发生率为 30%~50%。肺切除术的手术操作或肺血管床面积减少导致右心房扩张和右心后负荷增加都可能造成术后发生心律失常,尤其容易出现室上性心动过速。胸科术后心律失常的风险与以下几种因素有关:肺切除的范围、是否有心包内剥离术、术中失血量和患者年龄。对于存在心脏隐患的高危患者,充分的术前准备可以减少术后并发症的发生,建议老年患者术前进行超声心动图和心肌灌注成像检查,完成术前运动试验,完善心脏方面和心肺相互作用方面的评估。同时,利用一些药物预防并减少术后心律失常发生,常规使用的抗心律失常药物包括:地高辛、β-受体阻滞剂、维拉帕米、胺碘酮,地尔硫䓬是预防肺切除术后心律失常的最有效药物。而且,使用局麻药进行胸段硬膜外镇痛,可以延长心肌不应期,减慢心率,降低心室舒张期压力,改善心内/外膜血流比,进而降低心律失常的发生概率及其严重程度。

【专家点评】

支气管扩张症患者术前可能存在呼吸道感染、咯血及心脏疾病等,尤其可能存在困难气道、返流误吸风险,所以麻醉科医师应对患者进行各项指标,重要器官(心、肺)功能评估,充分做好术前准备工作,提高麻醉手术的安全性,降低术后并发症的出现。支气管扩张大咯血需进行急诊手术的患者,麻醉处理非常棘手。对于存在活动性出血、返流误吸,或者困难气道等风险高的患者应采用清醒气管内插管。选择气管插管全身麻醉,使用双腔支气管导管或单腔气管导管结合支气管堵塞器进行肺隔离和单肺通气技术是最常用的麻醉方法。快速准确地完成气管内插管,良好地隔离双肺,防止误吸和窒息是麻醉的关键。术中要保证两肺的绝对隔离,并应两肺分开不断吸引,保护健肺不受污染,同时避免患肺的分泌物和血液凝结成块,难以吸引。术中应密切监测,单肺通气期间,应积极预防和处理低氧血症。此外,应注意返流误吸也可能发生在拔管和苏醒期间。

【专家简介】

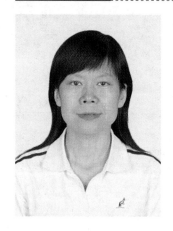

万秋霞,哈尔滨医科大学附属第二医院麻醉科,副主任医师。主要研究方向:围术期器官功能保护的机制与临床研究,主持省厅级及参与国自然等科研项目 10 余项,发表文章 10 余篇,其中第一作者 SCI 收录文章 5 篇。

【思考题】

1. 单选题:支气管扩张症患者术前准备中最重要的一项措施是

    A. 停止吸烟   B. 控制气道感染,尽量减少痰量

    C. 防治支气管痉挛   D. 锻炼呼吸功能

    E. 完善术前检查

【答案】B

【答案解析】支气管扩张症是反复发生化脓性感染的慢性呼吸系统炎症,临床表现为咳大量脓痰,术前通过控制感染并减少痰量,以降低术中和术后的返流误吸、窒息和吸入性肺炎的发生概率。

2. 单选题:支气管扩张症患者围手术期最危险的并发症是

    A. 支气管痉挛   B. 呼吸道分泌物增多

    C. 肺萎缩   D. 大量脓、血涌入气道引起窒息

    E. 术后肺不张

【答案】D

【答案解析】支气管扩张症临床表现主要为持续或反复性咳嗽、咳大量脓痰,有时伴有反复咯血,尤其重症患者咳痰量达到数百毫升,咯血症状比例高达 26%~51.2%。如果存在大咯血,24h 出血量更是达到 500ml 以上,大量脓、血涌入气道引起窒息是最紧急和致命的并发症,多数大咯血患者的死因都是窒息,所以一旦发生应立即控制呼吸道。

3. 单选题:胸科手术中实现肺隔离应用最广泛而有效的方法是

    A. 插入单腔气管插管

B. 采用单腔气管导管结合支气管堵塞器

C. 放置双腔支气管导管

D. 使用单腔支气管导管

E. 插管喉罩

【答案】C

【答案解析】为了防止感染性分泌物和血液进入非手术侧肺,造成污染、误吸、阻塞和窒息,胸科手术常采取肺隔离的方法以保证非手术侧肺的通气和安全。实现肺隔离有以下三种技术:放置双腔支气管导管,采用单腔气管导管结合支气管堵塞器进行肺隔离,使用单腔气管导管。目前,双腔支气管导管被公认为是胸科手术中实现肺隔离应用最广泛而有效的方法。DLT 的应用有助于在隔离肺部时分别进行气道吸引,并在需要时进行双侧肺部的单独通气,满足外科手术的视野要求,快速地完成肺萎陷和肺复张。

（王杨 编写　于巍 审校　专家点评 万秋霞）

参考文献

[1] JENNIFER K, MAEVE P. Paediatric and adult bronchiectasis: Diagnosis, disease burden and prognosis[J]. Respirology, 2019, 24(5): 413-422.

[2] 蔡柏蔷, 何权瀛, 高占成. 成人支气管扩张症诊治专家共识(2012 版)[J]. 中华危重症医学杂志(电子版), 2012, 5(5): 315-328.

[3] PANKAJ J, DAO MN, LILIBETH F. Tracheal bronchus: Anesthetic implications and importance of early recognition in the context of bronchial blocker use for lung isolation[J]. J Cardiothorac Vasc Anesth, 2019, 34(4): 1019-1022.

[4] DAVID F, PETER A, EMMA C. Lung isolation for thoracic surgery: from inception to evidence-based[J]. J Cardiothorac Vasc Anesth, 2017, 31(2): 678-693.

第五章　围手术期镇痛

第一节　硬膜外镇痛

胸外科手术后常伴中度或重度疼痛。开胸术后伤口的急性疼痛会影响患者呼吸、咳嗽及排痰,加剧通气血流比例失调,导致肺萎陷、低氧血症,还可引起术后恶心呕吐、胃肠排空延迟、尿潴留、血液高凝状态、失眠焦虑、谵妄,甚至术后恢复延迟。因此手术操作应尽可能避免神经损伤,术后应早期积极进行镇痛治疗,避免急性疼痛进展为持续性慢性疼痛。

硬膜外镇痛是广为接受的镇痛技术,胸段硬膜外镇痛(thoracic epidural analgesia,TEA)是胸外科手术术后疼痛管理的"金标准",常应用局麻药和镇痛药。研究表明,TEA 可以抑制应激反应、降低心血管和肺部并发症(包括呼吸衰竭)的发生率,减少尿潴留、运动阻滞、出血和血栓的发生,且对肿瘤转移可能具有不同程度的预防作用。但 TEA 操作难度大,管理复杂,应严格把握适应证和禁忌证,规范操作流程,尽量降低并发症的发生,更好实现舒适化医疗。

【病例】

患者,女性,61岁,体重 62kg。诊断"左肺上叶肿瘤",拟行"胸腔镜下左肺上叶切除术"。既往高血压病史 5 年,规律口服硝苯地平缓释片,嗜烟 10 年,平时常口服去痛片。

【知识点】

1. 疼痛的定义及术后疼痛的机制是什么?
2. 硬膜外阻滞概述和胸段硬膜外穿刺方法及用药是什么?
3. 胸外科手术不同的手术方式,其疼痛程度有什么区别?
4. 硬膜外镇痛在围手术期能否减少心脏并发症?
5. 硬膜外镇痛的副作用和并发症是什么?
6. 吗啡硬膜外腔给药发生呼吸抑制的机制是什么?
7. 硬脊膜穿刺后头痛的预防与治疗的方法是什么?

1. 疼痛的定义及术后疼痛的机制是什么?

疼痛是组织损伤或潜在组织损伤所引起的不愉快感受和情感体验,具有感觉、情绪、认知和社会层面的痛苦体验。术后疼痛是疾病本身和手术创伤对机体产生的复杂生理反应。手术切割和器官牵拉刺激外周伤害感受器,产生由外周有髓鞘(Aδ)神经纤维介导的刺痛,和外周无髓鞘(C)神经纤维介导的灼痛。伤害性感受传入通路和其他下行调控机制相互关联,手术切口能触发交感神经系统的炎症性深层反应,引起周围神经活化及敏感化,即原本非疼痛性刺激或一般疼痛刺激会引起患者疼痛或很强烈的疼痛。如果此时疼痛仍得不到有效控制,由外周传入脊髓的大量神经冲动刺激脊髓背角神经元释放兴奋性氨基酸,激活受体,进一步提高神经元兴奋性,使细胞内信息传递系统改变,导致中枢敏化的发生,表现为远离受损组织的刺激即可引起痛觉过敏。结果可导致儿茶酚胺释放、氧耗及神经内分泌活动增加,造成多个器官和系统活动亢进,引发心血管、内分泌、胃肠及免疫系统并发症和心理并发症。

此外,术后急性疼痛的严重程度和发生术后慢性疼痛具有相关性。急性疼痛得不到有效治疗可能进展为持续性慢性疼痛。神经病理性疼痛可能是引起长期术后疼痛的最重要原因。

2. 硬膜外阻滞概述和胸段硬膜外穿刺方法及用药是什么?

(1) 硬膜外阻滞的定义和分类:将局麻药注入硬脊膜外间隙,阻滞脊神经根部,使其支配区域产生暂时性麻痹称为硬膜外间隙阻滞麻醉,简称为硬膜外阻滞。局麻药作用于脊神经根、背根神经节,并可透过脊膜作用于脊髓。根据阻滞部位不同将硬膜外阻滞分为:高位硬膜外阻滞(穿刺点 $C_5 \sim T_6$)、中位硬膜外阻滞(穿刺点 $T_{6 \sim 12}$)、低位硬膜外阻滞(穿刺点为腰部各棘突间隙)和骶管阻滞(经骶裂孔穿刺)。硬膜外阻滞分为单次法和连续法。单次法可控性差,易发生严重并发症,已罕用。连续法是向硬膜外间隙置入导管,根据病情、手术范围和时长,分次给予药物,延长麻醉时间,减少并发症,目前临床常用。

神经纤维的阻滞顺序一般为:交感神经→温度感觉→痛觉→触觉→运动神经→压力感觉→本体感觉最后消失。

硬膜外阻滞的适应证:硬膜外阻滞主要适用于腹部手术。颈部、上肢及胸部手术也可应用,但管理稍复杂,凡适于蛛网膜下隙麻醉的下腹及下肢等手术,均可采用硬膜外麻醉。高位硬膜外主要用于术后镇痛或全麻复合硬膜外麻醉,以减少全麻药的药量,使麻醉更加平稳。留置硬膜外导管可用于术后行患者自控硬膜外镇痛。

硬膜外阻滞对严重贫血、高血压病及心脏代偿功能不良者慎用,严重休克患者应禁用。穿刺部位有炎症或感染病灶者,也视为禁忌。对呼吸困难的患者也不宜选用颈、胸段硬膜外麻醉。

(2) 脊神经的特点及神经支配区的分布:脊神经共有 31 对,其中颈神经 8 对、胸神经 12 对、腰神经 5 对、骶神经 5 对和尾神经 1 对。每条脊神经由前根和后根合并而成,后根司感觉,前根司运动。神经纤维分为无髓鞘纤维和有髓鞘纤维两种,前者包括自主神经纤维和多数感觉神经纤维,后者包括运动神经纤维。无髓鞘纤维接触较低浓度的局麻药即可被阻滞,而有髓鞘纤维往往需要较高浓度的局麻药才能被阻滞。硬膜外腔给予局麻药物后,不仅感觉和运动神经可被阻滞,支配内脏的交感和副交感神经也同样被阻滞。

神经根从脊髓的不同节段发出,称为神经节段。躯干部皮肤的脊神经支配区见表 5-1-1 及图 5-1-1。

支配内脏感觉和内脏躯体反射的传入神经的脊髓节段平面,要高于皮肤测定的感觉平面。

表 5-1-1 脊神经感觉神经分布相应的皮肤节段

体表标志	神经支配	体表标志	神经支配
甲状软骨部皮肤	C_2	耻骨联合部	T_{12}
胸骨柄上缘	T_2	大腿前面	$L_{1\sim3}$
两侧乳头连线	T_4	小腿前面和足背	$L_{4\sim5}$
剑突下	T_6	足、小腿及大腿后面	骶神经
季肋部肋缘	T_8	骶尾部和会阴部	骶神经
平脐	T_{10}	上肢	$C_3\sim T_1$

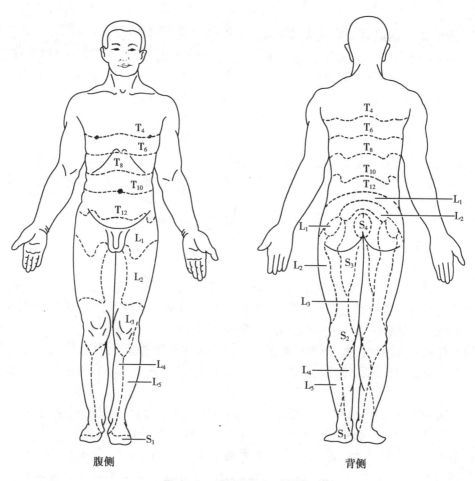

图 5-1-1 脊神经的体表分布

（3）胸段硬膜外穿刺间隙的选择：胸壁和壁胸膜刺激产生的疼痛冲动沿肋间神经传递。膈胸膜的疼痛冲动在膈神经的传入纤维内上行，来自肺和纵隔的疼痛冲动由迷走神经传输。切口疼痛由前支介导，交感神经介导来自脏胸膜、肺和神经体液的疼痛。硬膜外阻滞可直接阻滞脊髓分支和交感神经，使用较少的麻醉药物，可有效控制疼痛，并减少呼吸和中枢神经系统抑制。但硬膜外镇痛不可能完全阻断器官的所有疼痛传入纤维。

相对于皮肤的神经支配,内脏神经支配复杂,传入纤维数量相对较少,因此连续硬膜外阻滞的最佳穿刺节段主要取决于手术切口位置,一般是根据手术切口对应的脊神经分布来选择穿刺点,理想情况下,选择的间隙应位于所需麻醉范围的中点。

据文献报道,肺叶切除手术硬膜外穿刺间隙较多选择 $T_{4\sim7}$,头侧置管 3~4cm。食管癌根治术、纵隔肿瘤切除术多选择 $T_{5\sim6}$ 或 $T_{6\sim7}$ 间隙穿刺。在胸管移除和疼痛强度评分降低后移除硬膜外导管,通常是术后 3~7d。

(4) 胸段硬膜外穿刺角度及入路:胸椎上段与颈椎相似,下段与腰椎类似,中段胸椎最为典型,其椎体前后径长,椎孔小而圆,椎板较宽,从上向下相互重叠,棘突比较长(图 5-1-2)。从颈椎至第 4 胸椎(T),棘突与椎体的横截面呈水平方向,穿刺时可以垂直进针;而 $T_{4\sim12}$ 胸椎棘突长并呈叠瓦状排列,$T_{5\sim8}$ 胸椎斜度更大。因此,$T_{4\sim12}$ 穿刺方向要向头侧倾斜 45° ~ 60°,方能进入(图 5-1-3)。

相邻椎骨的椎弓由三条韧带相连接,这三条韧带从外向内的顺序依次是:棘上韧带、棘间韧带及黄韧带(图 5-1-4)。棘上韧带是连接 T_7 到骶骨棘突的圆柱形纤维束,组织致密,针尖穿过常有一定阻力。老年人由于钙化原因,部分人的棘上韧带坚硬如骨,无法经正中入路穿刺,需避开棘上韧带,选用旁正中入路穿刺,以减少发生穿刺困难。棘间韧带连接上下两棘突,前面连接黄韧带,后方连接棘上韧带。棘间韧带相对比较薄弱,一般针穿过时无明显阻力。黄韧带是垂直相邻椎板的弹力纤维,厚度相当于椎管后壁的 1/2,黄韧带组织致密,针尖穿过时多数会有落空感,临床上常作为判断穿刺针进入硬膜外腔的重要指征。硬膜外间隙在中线处最宽,两侧逐渐变窄,腰段中线处间隙宽 5~6mm,而中胸段间隙仅宽 3~5mm,而且脊髓动脉、硬膜外静脉和脊神经根多分布在间隙两侧,因此无论选择正中入路还是旁正中入路,穿刺针均应从中线处进入硬膜外腔,以减少血管和神经根损伤的危险。

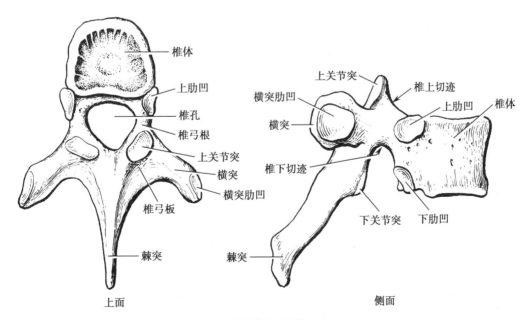

图 5-1-2　胸椎

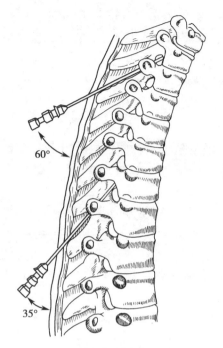

图 5-1-3　胸椎椎管穿刺进针方向

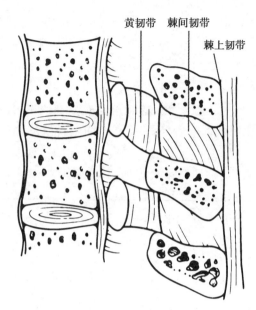

图 5-1-4　黄韧带、棘间韧带及棘上韧带

（5）硬膜外镇痛常用药物及浓度及镇痛泵参数设置：患者自控硬膜外镇痛（patient-controlled epidural analgesia，PCEA）适用于术后中、重度疼痛，硬膜外联合应用局麻药和阿片类药，可产生较好的镇痛效果及较少并发症。临床常采用低浓度罗哌卡因、布比卡因、左旋布比卡因和氯普鲁卡因等局麻药复合芬太尼、舒芬太尼、吗啡等阿片类镇痛药物。与全身性镇痛相比，能更好地控制疼痛，仅有轻微的运动阻滞和镇静作用。一般采用电子镇痛泵，有背景持续输注辅以患者自控的镇痛模式。但目前还没有理想的用药方案或联合用药方面的数据，不同的医疗机构会使用不同浓度的局麻药和阿片类药物，采用不同的药物组合。

TEA 仅需 3ml 1.5% 利多卡因（含 1:200 000 肾上腺素）的试验剂量就可阻断 3~4 个节段的温度感觉。可通过调节局麻药浓度来调节麻醉深度：低浓度局麻药可以阻断痛觉、温觉；高浓度局麻药可阻断触觉、运动觉，最终阻断本体感觉。局麻药向头侧和尾侧扩散，扩散范围主要由药物容量决定，且一般来说，药物的容量比浓度更为重要。药物中添加肾上腺素可以减少硬膜外腔药物的全身性吸收，增加药物在蛛网膜下腔渗透，从而改善镇痛效果。

根据《成人手术后疼痛管理专家共识（2017 年）》，PCEA 常用的药物、浓度如表 5-1-2 和表 5-1-3 所示，硬膜外镇痛泵的参数设置：首次剂量为 6~10ml，维持剂量为 4~6ml/h，冲击剂量为 2~4ml，锁定时间为 20~30min，最大剂量为 12ml/h。

表 5-1-2　硬膜外术后镇痛常用局麻药及浓度

常用局麻药	浓度（%）	常用局麻药	浓度（%）
罗哌卡因	0.15~0.25	左旋布比卡因	0.1~0.2
布比卡因	0.1~0.2	氯普鲁卡因	0.8~1.4

表 5-1-3 硬膜外术后镇痛伍用阿片类药物及浓度

伍用阿片类药物	药物浓度（μg/ml）	伍用阿片类药物	药物浓度（μg/ml）
舒芬太尼	0.4~0.8	吗啡	20~40
芬太尼	2~4		

采用硬膜外输注局麻药，静脉追加阿片类药物作为补救方案，可以灵活地经胃肠外给予阿片类药物，在 TEA 镇痛不全时提供满意的替代镇痛方案。初次使用阿片类药物的患者可能会出现便秘、恶心呕吐、嗜睡、尿潴留、瘙痒和眩晕等不良反应，其中便秘最常见，而且会持续存在于阿片类药物镇痛治疗的全过程，其他不良反应大多是暂时性的。当患者出现难以耐受的不良反应时，停用静注阿片类药物比停用椎管内给予阿片类药物，症状缓解要快得多。

硬膜外镇痛应至少维持到术后第 3d 或肠道功能恢复后，在拔除硬膜外导管前应进行停药试验，避免过早停用硬膜外镇痛。术后疼痛程度与手术范围的大小及患者对疼痛的耐受程度等多种因素相关，所以硬膜外镇痛应个体化管理，术后常规随访，及时调整所用药物、浓度和剂量以提供有效镇痛，并及早发现和及时处理并发症。

（6）药物选择对镇痛效果和安全性是否有影响：常用于术后镇痛的局部麻醉药如上所述，其中布比卡因作用时间长、价格低，广泛用于术后镇痛，但药物过量易导致中枢神经系统和心脏毒性。布比卡因对运动功能阻滞较明显，出现下肢无力时难以鉴别是局麻药过量还是硬膜外血肿压迫所致。低浓度输注时可避免局麻药中毒，可安全使用。左旋布比卡因药理特性与布比卡因类似，但心脏毒性低于布比卡因。罗哌卡因的显著特点是"运动-感觉分离"，即产生有效镇痛的低药物浓度（0.062 5% ~ 0.15%）对运动神经阻滞作用相对较弱，罗哌卡因的药效和作用时间与布比卡因相似，但其与钠通道解离较快，因此其心血管毒性较小。在等效剂量下，布比卡因、左旋布比卡因和罗哌卡因的临床效果差别很小。持续输注时，决定硬膜外效果的因素主要是剂量，其次是容积和浓度。

国内外研究药物的安全性多集中于腰部硬膜外阻滞，胸段阻滞研究相对较少。罗哌卡因用于高位胸段硬膜外阻滞，麻醉效果满意，对呼吸、循环影响小于布比卡因，不良反应发生率低于布比卡因，用于临床是安全有效的。

低浓度局麻药用于胸科手术术后硬膜外镇痛，对膈肌功能和功能残气量的损害很小，改善了整体肺功能的预后，较小剂量即可获得良好镇痛而不产生下肢运动阻滞。当 TEA 镇痛不充分时，可以考虑辅助使用对乙酰氨基酚等 NSAIDs 药物。

PCEA 应用阿片类镇痛药可以明显降低局麻药浓度，降低运动阻滞和低血压的发生率，但是可能增加瘙痒、恶心和呕吐的发生率。

研究显示，在开胸手术后，胸段硬膜外给予 0.5μg/ml 右美托咪定复合 0.1%罗哌卡因可以提供更好的镇痛镇静效果，其镇痛效果优于 0.5μg/ml 舒芬太尼复合 0.1%罗哌卡因，并且，未显著影响血流动力学稳定性，未增加呼吸抑制等并发症，患者的满意度增加。

如上所述，硬膜外镇痛常用的局麻药布比卡因、左旋布比卡因和罗哌卡因，在等效剂量下临床效果差别很小。合用芬太尼或舒芬太尼可降低局麻药的最低有效浓度，增强镇痛效果，降低局麻药用量，减少低血压和运动阻滞等不良反应。右美托咪定与局麻药合用于硬膜外镇痛可能具有一定优势,尚待进一步研究证实。

3. 胸外科手术采用不同的手术方式,其疼痛程度有什么区别?

目前,胸外科手术的方式主要有开胸手术、胸腔镜手术(video-assisted thoracic surgery,VATS)和机器人辅助下胸腔镜手术(robot-assisted thoracic surgery,RATS)等方式。

开胸手术是几个世纪以来标准的治疗方式。随着开胸手术传统技术的改进,如保留肌肉的后外侧开胸手术,已证实其术后疼痛显著减轻。有研究显示 VATS 技术不仅能提高患者的舒适度,而且能减少术后早期肺功能的抑制,与开胸相比,可减轻术后急性和慢性疼痛。RATS 的优点是可以改善人体工程学,三维光学和腕式仪器的运动;缺点是成本高、需要更专业的设备、手术时间长,术中无法进行肺触诊。大部分文献显示微创手术可以改善肺手术结果。但微创手术并未改变肿瘤患者的结局,比较不同的胸外科手术方式,患者的长期生存率并没有显著差异。

有研究显示术后早期硬膜外镇痛能有效控制开胸术后疼痛,其疼痛强度与胸腔镜术后使用静脉自控镇痛(patient controlled intravenous analgesia,PCIA)的患者疼痛程度相当。最近一项关于不同术式肺叶切除手术的研究显示,开胸手术、VATS 和 RATS 三组手术,术后均使用罗哌卡因和舒芬太尼进行胸段硬膜外镇痛,三种手术方式之间术后数字模拟量表疼痛评分(number rating scale,NRS)均小于 3 分(总分为 10 分),且三组间并无显著差异。但目前比较三种方式胸外科手术术后疼痛的研究较少,还需要更多高质量的大规模研究证实。

4. 硬膜外镇痛在围手术期能否减少心脏并发症?

局麻药阻断 T_{1-5} 心交感神经,还可通过阻滞 $T_6 \sim L_1$ 神经潜在调节肾上腺髓质系统,降低心率、平均动脉压及心肌耗氧量;心电图、超声心动图和血管造影证实,TEA 可缓解冠状动脉供血不足。

有数据表明,硬膜外镇痛可降低非心脏手术患者的死亡率。围手术期心脏并发症目前仍较常见,即使亚临床性心肌损伤患者的死亡风险也增加 4 倍以上。胸段硬膜外麻醉降低交感神经活性,提供良好的心肌氧供需平衡。研究显示,TEA 的患者,胸腹部手术心肌梗死的发生率显著降低。TEA 对缺血性心脏病和急性心肌梗死患者可能具有心肌保护作用。

胸段硬膜外阻滞复合全麻时术中血压波动小,不增加心率,较少发生心律失常,血浆心肌肌钙蛋白 I(cardiac troponin I,cTnI)(评估心肌损伤程度的指标)浓度上升幅度也明显下降,表明胸段硬膜外阻滞有利于减轻心肌受损程度。

5. 硬膜外镇痛的副作用和并发症是什么?

硬膜外镇痛的副作用与持续硬膜外注射相似,包括瘙痒、恶心、过度镇静、低血压、运动障碍和呼吸抑制等。

局麻药注入硬膜外腔可阻断交感神经,扩张血管,尤以内脏血管扩张更为明显,从而使心脏前负荷下降,导致低血压,术前过度紧张或存在血容量不足的患者更为明显。有心血管并发症风险的患者应用硬膜外镇痛引起低血压时,应谨慎处理。

硬膜外给予亲脂性阿片类药物如舒芬太尼时,给药后短时间内血药浓度升高到一定水平即可引起呼吸抑制。硬膜外注射亲水性阿片类药物如吗啡后,药物渗透进入脑脊液,可导致延迟性呼吸抑制,一般发生在硬膜外给药后 12~24h。

局麻药更易引起尿潴留,硬膜外腔注射布比卡因比注射芬太尼更易引起排尿后残余,但硬膜外输注低浓度局麻药或阿片类药物并不增加再次导尿的概率。

TEA 的并发症包括:穿破硬膜后的头痛、置管误入鞘内未及时发现导致的高位脊髓麻醉、硬膜外血肿(严重可致截瘫)、神经根损伤、感染、硬膜外脓肿等风险。

6. 吗啡硬膜外腔给药发生呼吸抑制的机制是什么?

一般情况下,呼吸抑制是指呼吸频率减慢,小于 10~12 次/min,血氧饱和度降低,动脉血氧饱和度 90%~92% 以下,或高碳酸血症,如 $PaCO_2$ 超过 50mmHg。其他如潮气量减少或临床症状如困倦、镇静、周期性呼吸暂停、青紫等也可提示有呼吸抑制。应采用最低有效剂量的药物,以提高病人的安全性,减少呼吸抑制的发生,降低呼吸频率或血氧水平下降所造成的不良后果,例如心跳突然停止、脑损伤,甚至死亡。

吗啡是最具选择性的脊髓阿片类药物,在硬膜外也经常被使用。吗啡易在脑脊液中停留,与脊髓阿片受体结合,起到了高度选择性脊髓镇痛的作用。可用于硬膜外单次注射或连续输注,连续输注镇痛效果更好。可以单用或与局麻药联合使用,以提高局麻药的疗效,但副作用也相应增加。硬膜外注射亲水性吗啡后,药物渗入脑脊液并随脑脊液扩散,若药物扩散到高级神经中枢,损伤延髓对 CO_2 的反应,抑制桥脑内的呼吸调节中枢,则可引起延迟呼吸抑制。另外,吗啡中枢镇静作用所致的呼吸遗忘也可引起延迟呼吸抑制。但经硬膜外腔给药时,药物到达第四脑室的时间较长,所以吗啡经椎管内与静脉给药时的呼吸抑制不同,多为迟发性,一般在硬膜外给药 12~24h 后发生。

术毕一次性在硬膜外导管内注射 2~3mg 吗啡,持续镇痛 24h,尽管在椎管内小剂量吗啡不会引起严重的呼吸抑制,但要注意延迟呼吸抑制的发生。特别对年老、体弱多病、睡眠呼吸暂停综合征、呼吸功能不全、合用镇静剂者,应在 24h 内加强呼吸频率、呼吸深度和氧合状况的监测,并谨慎合用静脉阿片类药物。

当出现呼吸抑制时,应立即吸氧,保持呼吸道通畅,并根据情况应用吗啡抗氧化剂纳洛酮,其常用剂量为 0.3~0.4mg 缓慢静脉推注,同时注意苏醒后再次出现呼吸抑制。

7. 硬脊膜穿刺后头痛的预防与治疗的方法是什么?

尽管脑脊液漏被认为是硬脊膜穿刺引起头痛的主要原因,但是真正的原因却不清楚。硬脊膜穿刺后头痛的相关危险因素有:女性,体重指数(body mass index,BMI)偏低,年龄小,不吸烟,抑郁病史,慢性或反复头痛史,既往硬脊膜穿刺后头痛史,重复硬脊膜穿刺次数,穿刺针的粗细和斜向等。与非孕期妇女相比,男性发病率明显降低,并且由于儿童和 50 岁以上成人的脑脊液压力降低,硬脊膜穿刺后头痛的发生率降低。调查表明,BMI<31.5kg/m^2 的产妇比 BMI≥31.5kg/m^2 的产妇发生硬脊膜穿刺后头痛的概率更大。

所采取的预防措施包括:采用细针或非切割式穿刺针,前端钝圆,壁薄,穿刺针(如 17G型穿刺针,Tuohy 或 Weiss);穿刺针斜面与脊柱长轴平行,因为硬脊膜纤维走行与脊柱长轴平行,如果穿刺针斜面垂直脊柱长轴进针,造成硬脊膜穿破时即为横断面,穿刺孔较平行进针大,加快了脑脊液外流;在硬膜外穿刺时,采用液体阻力消失法,判断针尖斜面是否进入硬脊膜外间隙;避免重复硬脊膜穿刺;预防性硬膜外血补丁。研究显示,经硬脊膜外穿刺针缓慢注射 10ml 自体静脉血至硬脊膜外间隙,可明显降低头痛发病率。硬膜外阻滞属于盲探性操作,应严格按照正规操作规程施行,不要过分依赖各种硬膜外间隙指示器,并能熟练掌握各种入路的穿刺方法,操作轻巧从容,抛弃不合用的穿刺针和不合适的导管,尽量减少硬脊膜破裂的危险,重视试验量的作用。

硬脊膜穿刺后头痛的治疗策略:

（1）保守治疗:该病具有自限性,首选保守治疗。患者卧床休息、适当补充液体、给予心理安慰、使用镇痛药如对乙酰氨基酚、NSAIDs 和加巴喷丁等措施。

（2）积极的治疗:如果保守治疗效果不佳,可采用蛛网膜下腔留置导管、枕神经阻滞、静脉用甲基黄嘌呤及对症治疗等方法。

（3）传统的有创治疗:如果积极治疗仍不能缓解头疼,应采取硬膜外血补丁治疗,若存在禁忌证,可以硬膜外注射羟乙基淀粉或生理盐水替代血补丁。

（4）积极的有创治疗:当使用硬膜外补丁后,仍有持续性严重头痛时,可在 CT 引导或盲穿下硬膜外注射纤维蛋白胶,以封堵硬膜外穿刺破口,阻止脑脊液渗漏,但存在严重神经并发症风险。以上治疗均失败后,可进行神经外科手术修补脑脊膜漏口。

此患者进行胸腔镜下左肺上叶切除术,术后疼痛属于中至重度疼痛,考虑该患者没有凝血功能障碍等硬膜外麻醉禁忌证,且患者经常服用镇痛药,胸段硬膜外镇痛对其更为有效。经过与患者沟通,术中采用全麻复合硬膜外麻醉,术后给予 0.15% 罗哌卡因复合 0.5μg/ml 舒芬太尼进行胸段硬膜外镇痛,术毕连接硬膜外镇痛泵,首次剂量为 6ml,维持剂量为 4ml/h,冲击剂量 1ml,锁定时间 15min,最大剂量为 10ml/h,术后随访,静息状态下 NRS 均小于 3 分,运动或咳嗽前给予一次冲击剂量,NRS 均小于 4 分,未出现恶心、呕吐及瘙痒等并发症,镇痛效果较为满意。

【思考题】

1. 单选题:世界卫生组织继血压、呼吸、脉搏、体温之后,定为第五大生命体征的是
　　A. 血氧　　　B. 心率　　　C. 疼痛　　　D. 瘙痒　　　E. 体温
【答案】C
【答案解析】疼痛是组织器官受到内、外源性伤害时发出的信号,具有保护机体的作用,但作为复杂的生理心理现象,疼痛尤其是剧烈而持续的疼痛常常引起强烈的应激,引起机体重要功能严重失调,仍是 21 世纪影响人类健康的主要问题之一,因此世界卫生组织将疼痛列为继血压、呼吸、脉搏、体温之后的第五大生命体征。

2. 单选题:从第 4 胸椎至第 12 胸椎,硬膜外穿刺方向要向头侧倾斜 45°~60°,方能进入。是因为该棘突的排列形状呈
　　A. 垂直　　　　　　　B. 水平　　　　　　　　　　C. 左倾斜
　　D. 叠瓦　　　　　　　E. 右倾斜
【答案】D
【答案解析】颈椎、胸椎上段及腰椎的棘突与椎体的横截面呈水平方向,穿刺时可以垂直进针,而从第 4 胸椎至第 12 胸椎,棘突呈叠瓦状排列,间隙狭窄,穿刺方向要向头侧倾斜 45°~60°,方能进入,穿刺困难时可采用旁路法。

3. 单选题:脊神经共有 31 对,每条脊神经由前根和后根合并而成。后根主要支配和前

根主要支配分别为

  A. 感觉,运动　　　　　　B. 运动,感觉　　　　　　C. 感觉,感觉

  D. 运动,运动　　　　　　E. 感觉和运动,感觉和运动

【答案】 A

【答案解析】 脊神经共有 31 对,每条脊神经由前根和后根合并而成。后根主要支配感觉,前根主要支配运动。

4. 单选题:神经纤维分为无髓鞘纤维和有髓鞘纤维两种,与有髓鞘纤维相反,可阻滞无髓鞘纤维的局麻药浓度为

  A. 较高浓度　　　　　　　B. 较低浓度　　　　　　　C. 较大容量

  D. 较小容量　　　　　　　E. 低浓度大容量

【答案】 B

【答案解析】 神经纤维分为无髓鞘纤维和有髓鞘纤维两种,前者包括自主神经纤维和多数感觉神经纤维,后者包括运动神经纤维。无髓鞘纤维接触较低浓度的局麻药即可被阻滞,而有髓鞘纤维往往需要较高浓度的局麻药才能被阻滞。

5. 单选题:下列与硬脊膜穿刺后头痛的相关危险因素不相关的是

  A. 女性　　　　　　　　　B. 瘦弱患者　　　　　　　C. 抑郁症患者

  D. 13 岁以下的儿童　　　　E. BMI 较小

【答案】 D

【答案解析】 硬脊膜穿刺后头痛的相关危险因素有:女性、BMI 较小、年龄、不吸烟、抑郁病史、慢性或反复头疼、穿刺针斜面方向、既往硬脊膜穿刺后头痛史、反复多次硬脊膜穿刺、穿刺针粗细等。13 岁以下的儿童和 50 岁以上的成年人脑脊液压力较低,硬脊膜穿刺后头痛发生概率也低。

(顾广英　编写　王琦　审校)

参考文献

[1] VAN DER PLOEG,AYEZ N,AKKERSDIJK GP,et al. Postoperative pain after lobectomy:robot-assisted,video-assisted and open thoracicsurgery. J Robot Surg,2020,14(1):131.

[2] FURRERM,RECHSTEINER R,EIGENMANN V,et al. Thoracotomy and thoracoscopy:postoperative pulmonary function,pain and chest wall complaints. Eur J Cardiothorac Surg,1997,12(1):82.

[3] 王月兰,邓小明等. 成人手术后疼痛管理专家共识(2017)[M].北京:人民卫生出版社,2017:219-227.

[4] CHOI EJ,YOON JP,CHOI YM,et al. Intravenous infusion of dexmedetomidine amplifies thoracic epidural analgesic effect after openthoracotomy:A prospective,double-blind,randomized controlled trial. Medicine(Baltimore),2019,98(48):e17983.

[5] 袁红斌,顾卫东.围手术期疼痛医学[M].北京:人民卫生出版社,2018:133.

[6] O'CONNOR CJ. Thoracic epidural analgesia:physiologic effects and clinical applications. J Cardiothorac Vasc Anesth,1993,7(5):595.

[7] 刘凤岐,傅世英,修春红,等.上胸段硬膜外阻滞对扩张型心肌病心腔及收缩功能的影响.中华麻醉学杂志,2001,21(3):178.

[8] SHARAWI N,CARVALHO B,HABIB AS,et al. A Systematic Review Evaluating Neuraxial Morphine and Di-

amorphine-Associated Respiratory Depression After Cesarean Delivery. AnesthAnalg,2018,127(6):1385.

［9］刘进,李文志.麻醉学临床病案分析.北京:人民卫生出版社,2014,453.

第二节　静脉镇痛

【病例】

患者,男性,4 岁,身高 103cm,体重 19kg,ASA Ⅰ级,心功Ⅰ级,诊断为"漏斗胸",拟行"胸腔镜下漏斗胸矫正术"。术前检查血尿常规、肝肾功、离子、血糖、凝血象、ECG 均未见明显异常。该患者如何优化术后镇痛方案?

【知识点】

1. 常用静脉镇痛药物分类及基本特征有哪些?

2. 常用静脉镇痛方法有哪些?

3. 成人患者如何实施静脉自控镇痛?

4. 阿片药物的常见副作用及处理原则是什么?

5. 地佐辛如何应用于术后镇痛?

6. 酮咯酸如何应用于术后镇痛?

7. 氯胺酮如何应用于术后镇痛?

8. 右美托咪定如何应用于术后镇痛?

9. 静脉应用利多卡因在围手术期镇痛中的指征及用法?

10. 地塞米松在围手术期镇痛中的作用?

11. 加巴喷丁类药物是否可以应用于围手术期镇痛?

12. 儿童如何实施静脉自控镇痛?

13. 曲马多在儿童中如何应用?

14. 对乙酰氨基酚在儿童中应用剂量?

15. 根据疼痛程度不同,儿科患者如何选择用药?

1. 常用静脉镇痛药物分类及基本特征有哪些?

(1) 阿片类药物:阿片类药物为麻醉性镇痛药物,主要作用于中枢神经系统,选择性消除或缓解痛觉,镇痛时保持意识清醒,其他感觉不受影响,同时消除因疼痛引起的不良情绪反应。阿片类药物通过与阿片类受体结合发挥镇痛作用。目前已经证实的阿片类受体包括 μ、κ、δ 及孤啡肽四种类型,其中 μ、κ、δ 受体与镇痛有关。

阿片类药物种类多样,根据镇痛强度的不同分为强阿片类药物和弱阿片类药物。强效阿片类受体激动药物镇痛作用强、无器官毒性、无封顶效应,使用时遵循能达到最大镇痛效果和不产生难以忍受的不良反应的两者兼顾原则。由于阿片类药物的镇痛作用和不良反应为剂量依赖和受体依赖,故提倡多模式镇痛,以达到减少阿片类药物用量和降低副作用的效应。

(2) 曲马多:曲马多为中枢镇痛药物,属于弱阿片类。其具有两种异构体:(+)-曲马多和(-)-曲马多。前者及其代谢产物(+)-O-去甲基曲马多(M1)是 μ 阿片受体激动剂,两者又分别抑制中枢 5-羟色胺和去甲肾上腺素的再摄取,提高了对脊髓疼痛传导的抑制作用。两种异构体的协同作用增强镇痛效果。曲马多的镇痛作用比吗啡弱,常用剂量 50~100mg 与 30mg 喷他佐辛相当,镇痛作用为可待因的 1/2。

术后镇痛中,推荐剂量为手术结束前 30min 静脉注射 1.5~3mg/kg,术后患者自控镇痛剂量为 300~400mg/24h,冲击剂量不低于 20~30mg,锁定时间为 5~6min。在儿童中,静脉注射剂量为 1~2mg/kg,4~6h/次。

曲马多的主要副作用为头晕、恶心、呕吐、嗜睡、出汗和口干等,少数患者可见皮疹、低血压等变态反应。静脉注射太快可出现面部潮红、出汗及短暂的心动过速。便秘和躯体依赖的发生率低于阿片类药物。禁与单胺氧化酶抑制剂合用,孕妇及哺乳期妇女不宜使用。另外,镇痛剂量的曲马多具有防治术后寒战作用。

(3) 非甾体抗炎药物(nonsteroidal anti-inflammatory drugs,NSAIDs):对乙酰氨基酚:单独应用对轻度至中度疼痛有效,与阿片类或曲马多或其他 NSAIDs 药物联合应用,可发挥镇痛相加或协同效应。

非选择性 NSAIDs 和选择性 COX-2 抑制剂:此类药物具有解热、镇痛、抗炎、抗风湿作用,主要作用机制是抑制环氧合酶(COX)和前列腺素(PGs)合成。COX-1 是结构酶,参与血小板、胃肠及肾脏等组织的生理过程,维持机体自身稳定,被激活后合成 PGs 发挥保护胃黏膜等作用,一旦 COX-1 活性受抑,胃黏膜等受损。COX-2 是诱导酶主要存在于炎症部位,在致炎因子等诱导下激活、释放炎症介质,诱发疼痛和炎症抑制该酶活性可明显减轻组织炎症所致疼痛。对 COX-1 和 COX-2 作用的选择性是其发挥不同药理作用和引起不良反应的主要原因之一。临床上常用的静脉注射药物有氟比洛芬酯、帕瑞昔布、酮咯酸、氯诺昔康等,常用注射剂量及不良作用风险因素见表 5-2-1。

表 5-2-1　常用静脉注射 NSAIDs 类药物

药物	剂量范围 (mg)	起效时间 (min)	维持时间 (h)	用法用量
氟比洛芬酯	50~200	15	8	50mg/次 iv. 3~4 次/日,极量 200mg/日
帕瑞昔布	40~80	7~13	12	首剂 40mg iv.,后续 40mg/12h
酮咯酸	30~120	30	4~6	首剂 30mg iv.,后续 15~30mg/6h,极量 120mg/日
氯诺昔康	8~24	20	3~6	8mg/日,2~3 次/日,极量 24mg/日

非选择性 NSAIDs 抑制体内所有前列腺素类药物生成,在抑制炎性前列腺素发挥解热镇痛抗炎效应的同时,也抑制对生理功能有保护作用的前列腺素,由于导致血小板、消化道、肾脏及心血管副作用。选择性 COX-2 抑制剂的上述不良反应有不同程度减轻,但也可加重心肌缺血,对心脏手术患者和脑卒中风险应该视为相对或绝对禁忌。导致 NSAIDs 类药物不良反应的风险因素见表 5-2-2。

NSAIDs 类药物用于术后镇痛的主要指征包括:①中小手术镇痛或作为局部镇痛不足时的补充措施;②于大手术镇痛时,可以与阿片药物或曲马多联合多模式镇痛,减少阿片药物的用量及不良作用;③停用患者自控镇痛后,手术残留痛的镇痛作用;④术前应用选择性 COX-2 抑制剂帕瑞昔布可以增强术后镇痛作用。

表 5-2-2　使用 COX 抑制剂的危险因素

年龄>65 岁
原有易损脏器的基础疾病
同时服用糖皮质激素或血管紧张素转换酶抑制剂及利尿剂
长时间、大剂量服用
高血压、高糖血症、高脂血症、吸烟、酗酒等

2. 常用静脉镇痛方法有哪些？

（1）单次或间断静脉注射药物

（2）持续静脉注射药物

（3）患者静脉自控镇痛（PCIA）

PCIA 起效较快，血药浓度稳定，可通过给予单次注射剂量及时控制爆发痛，并且具有用药个体化，副作用相对低且患者围手术期镇痛满意度高等特点，是目前围手术期镇痛最常用的方法。PCIA 需要设置负荷剂量、持续剂量或背景输注剂量、单次注射剂量及锁定时间。

3. 成人患者如何实施静脉自控镇痛？

PCIA 采用的主要镇痛药物为阿片类药物、曲马多或氟比洛芬酯等。在急性伤害性疼痛中阿片类药物的强度有相对效价比，通常以吗啡为标准，静脉注射等效强度当量剂量换算如下：

哌替啶 100mg ≈ 曲马多 100mg ≈ 吗啡 10mg ≈ 阿芬太尼 1mg ≈ 芬太尼 0.1mg ≈ 舒芬太尼 0.01mg ≈ 羟考酮 10mg ≈ 布托啡诺 2mg ≈ 地佐辛 10mg。常用 PCIA 药物推荐方案见表 5-2-3。NSAIDs 药物在给予负荷剂量后，可持续或分次静脉给药，但药物镇痛作用有封顶效应，不应超剂量给药。阿片类药物应个体化分次给予负荷剂量，给药后观察 5~20min，并酌情重复此量至 NRS 评分<4 分。

表 5-2-3　常用成人 PCIA 药物推荐方案

药物	负荷剂量/次	单次注射剂量	锁定时间	持续输注
吗啡	1~3mg	1~2mg	10~15min	0~1mg/h
芬太尼	10~30μg	10~30μg	5~10min	0~10μg/h
舒芬太尼	1~3μg	2~4μg	5~10min	1~2μg/h
羟考酮	1~3mg	1~2mg	5~10min	0~1mg/h
布托啡诺	0.25~1mg	0.2~0.5mg	10~15min	0.1~0.2mg/h
曲马多	1.5~3mg/kg 术毕前 30min 给予	20~30mg	6~10min	10~15mg/h
地佐辛	2~5mg	1~3mg	10~15min	30~50mg/48h
氟比洛芬酯	25~75mg	50mg		200~250mg/24h

4. 阿片药物的常见副作用及处理原则是什么?

阿片类药物的多数副作用为剂量依赖性,除便秘外多可在短期内(1~2周)耐受,但就术后短期痛而言,需要防治其副作用。阿片类药物常见副作用及原因见表5-2-4。

表5-2-4　阿片类药物常见副作用

恶心呕吐	是术后最常见并导致患者不适的不良反应
呼吸抑制	阿片类药物导致呼吸抑制,尤其较大剂量使用,或老年、慢性阻塞性肺疾病患者或并用其他镇痛药物的患者
耐受	
瘙痒	
肌僵、肌阵挛和惊厥	肌僵直主要是胸壁和腹壁肌肉僵直,多见于快速静脉给药
镇静及认知功能障碍	
瞳孔缩小	M受体和κ受体兴奋眼神经副交感和瞳孔缩小,长期使用阿片类药物可发生耐受,但增加剂量仍可表现为瞳孔缩小
体温下降	阿片类药物使血管扩张,改变下丘脑体温调节机制而引起降温作用
免疫功能抑制	强阿片类药物可造成免疫功能抑制,严重疼痛也可导致免疫抑制
便秘、耐受、精神依赖	长期使用阿片类药物者可出现此副作用

阿片类药物副作用的处理原则为:停药或减少阿片类药物用量;治疗副作用;改用其他阿片类药物;改变给药途径。

5. 地佐辛如何应用于术后镇痛?

地佐辛是合成的阿片类药物,属于小分子、高脂溶性药物。其主要激动κ受体产生镇痛作用,同时对μ受体具有拮抗作用,但对μ受体无依赖性,降低呼吸抑制和成瘾的发生率;对δ受体活性极弱,故临床上患者很少产生烦躁、焦虑不适感;其抗过敏活性通过脊髓μ阿片受体激活和去甲肾上腺素再摄取抑制作用。其镇痛作用是激动κ受体产生镇痛作用,但不能合用其他μ受体阿片类药物,否则会削弱其他阿片类药物的镇痛作用。

地佐辛可以单独应用于中小手术的术后镇痛(见表5-2-5),也可联合应用于大手术的多模式镇痛(见表5-2-6)。多模式镇痛中,推荐地佐辛与NSAIDs联用时,一般采用各50%剂量或只减少50%地佐辛剂量。注意NSAIDs的"天花板"效应。与阿片类药物连用,多为吗啡、芬太尼及舒芬太尼。也有地佐辛与地塞米松、右美托咪定及氯胺酮联合用于多模式镇痛的报道。同时,地佐辛也可与其他镇痛方法(主要是外周神经阻滞或创口局部浸润等区域阻滞方法)联合构成多模式镇痛方案(见本章第三节)。

地佐辛的不良反应包括嗜睡、恶心呕吐、呼吸抑制等。其单独应用时,一般不会产生呼吸抑制,但与其他镇静镇痛药物联合协同作用时可出现呼吸抑制,需密切观察。另外,虽然其依赖性和耐受性远低于强阿片类药物,但仍然有非剂量依赖的欣快感和药物喜好,值得注意。

表 5-2-5　地佐辛在中小手术镇痛中的推荐方案

给药方式	给药时机	负荷剂量	手术后控制条件
PCIA	手术结束前 10~20min	0.1mg/kg	0.8mg/kg,容量 100ml 生理盐水,持续输注 2ml/h,单次负荷剂量 0.5~2ml,锁定时间 10~15min,持续镇痛 24~48h
单次或持续静脉注射	手术结束前 10~20min	5mg	手术结束后 2.5~10mg,i. v. q2~4h,持续 48h 或 0.8mg/kg,容量 100ml 生理盐水,持续泵注,单次负荷剂量 2~4mg,i. v. 或其他镇痛药物

表 5-2-6　地佐辛在多模式镇痛中的推荐方案

复合药物	初始给药时机及剂量	手术后控制条件
氟比洛芬酯	手术结束前 10~20min,地佐辛 2.5~5mg 或氟比洛芬酯 50mg	PCIA:地佐辛 12.5~25mg+氟比洛芬酯 125~250mg,容量 100ml 生理盐水,持续输注 2ml/h,单次负荷剂量 1ml,锁定时间 15min
帕瑞昔布	手术结束前 10~20min,地佐辛 5mg,i. v. +手术前或手术结束前 30~60min 帕瑞昔布 40mg,i. v. 或手术前 30~60min,两药合用	PCIA:地佐辛 25~50mg,容量 100ml 生理盐水,持续输注 2ml/h+帕瑞昔布 20~40mg,i. v. q8~12h,单次负荷剂量 1ml,锁定时间 15min
吗啡		PCIA:地佐辛 0.25mg/(kg·d)+吗啡 0.25~0.4mg/(kg·d)
芬太尼		PCIA:地佐辛 0.1~0.4mg/kg+芬太尼 5~15μg/kg
舒芬太尼		地佐辛 0.3mg/kg+舒芬太尼 1.5μg/kg 地佐辛 0.4mg/kg+舒芬太尼 1.25μg/kg

6. 酮咯酸如何应用于术后镇痛?

酮咯酸的临床常用剂型为酮咯酸氨丁三醇盐,是由左旋、右旋异构体组成的消旋体,其右旋 S(+)异构体具有镇痛作用。其抑制 COX-1/COX-2 的比率为 0.36,可单独用于术后轻、中度疼痛,也可与阿片类药物联合应用于术后较严重的急性重度疼痛。酮咯酸氨丁三醇的药物动力学特性研究表明,静脉注射 10mg,达峰值时间为 5min。体内主要与肝脏葡萄糖醛酸结合及羟基化代谢,经肾脏排泄。给药后剂量的 92%经肾脏随尿液排除,其中约 40%为代谢物,60%为酮咯酸原形物,还有约 6%的药物经粪便排泄。青年人血浆 $T_{1/2}$ 为 4~6h,老年人为 6~7h,肾功能不全者为 9~10h。

临床应用中,静脉注射 30min 内开始起效,1~2h 达最大镇痛效果,镇痛时间持续 4~6h。成人静脉注射,单次剂量为 30mg,时间不少于 15s,可以每 6h 重复,24h 内极量为 120mg;年龄≥65 岁、肾损伤及体重低于 50kg,则将单次剂量调整为 15mg,24h 内极量为 60mg。重复连续使用时间≤5d。对于 2~16 岁患者,单次剂量为 0.5mg/kg,单次极量为 15mg,仅接受单次用药。

若将酮咯酸应用于镇痛泵,则可与舒芬太尼、芬太尼、羟考酮、地佐辛等阿片类药物联合,且较单用阿片类药物镇痛效果更理想,并可减少阿片类药物用量和相关不良反应。在使用酮咯酸进行 PCIA 时,建议将酮咯酸注射液 60~240mg 联合中小剂量阿片类药物用生理盐水稀释至 100ml 或 200ml,以 2ml/h 或 4ml/h 速度持续泵入(表 5-2-7)。

表 5-2-7 酮咯酸应用于静脉镇痛泵的药物配比

	剂量配比	控制条件
曲马多	曲马多 5mg/ml+酮咯酸 1.5mg/ml+生理盐水 100ml	PCIA:1.5ml/h, PCA 0.2ml, 间隔 30min,持续 36h
芬太尼	芬太尼 10μg/kg+酮咯酸 3mg/kg+生理盐水至 100ml	PCIA:2ml/h,持续 48h
吗啡	吗啡 0.5mg/ml+酮咯酸 1.5mg/ml+生理盐水 100ml	PCIA:2ml/h,持续 48h
舒芬太尼	舒芬太尼 1.5~2μg/kg+酮咯酸 120~240mg+生理盐水至 100ml	PCIA:2ml/h,持续 48h

对于胸外科成人患者,酮咯酸可单独或联合其他类镇痛药物用于开胸手术术后镇痛。在开胸手术后每 6h 肌肉注射 10mg 或 30mg 酮咯酸,联合肋间神经阻滞及吗啡静脉自控镇痛可更有效的用于术后疼痛。同时也推荐每 6h 静脉注射 30mg 酮咯酸联合氢吗啡酮硬膜外自控镇痛,且其效果由于单纯氢吗啡酮硬膜外自控镇痛,并可以改善开胸患者术后肺功能。对于患儿术后镇痛可单独应用酮咯酸,单用效果不佳时可联用小剂量阿片类药物;给药方式为单次肌肉注射(1mg/kg,最大用量不超过 30mg)、静脉注射(0.5mg/kg,最大用量不超过 15mg)。

酮咯酸镇痛作用位点为外周神经,因此一般无中枢神经性不良反应,且不产生呼吸抑制、无依赖性,安全性更高。但仍需注意存在便秘、呕吐、头痛、胃肠道疼痛、高血压、瘙痒、皮疹、恶心、消化不良、腹泻、嗜睡、头晕、水肿、出汗等不良作用。对于 65 岁以上老年患者,酮咯酸静脉平均剂量超过 60mg/d 及连续使用 5d 以上,胃肠道出血风险增加,建议对高危患者进行风险评估,并使用质子泵抑制剂、胃黏膜保护剂和 H_2 受体拮抗剂降低胃、十二指肠溃疡等不良反应及风险。

7. 氯胺酮如何应用于术后镇痛?

临床上常用的氯胺酮为右旋与左旋氯胺酮异构体的消旋体,右旋氯胺酮的麻醉效价为左旋氯胺酮的 4 倍。尽管氯胺酮可以结合 μ 阿片受体、毒蕈碱受体、单胺能受体及 γ-氨基丁酸受体等,其镇痛作用主要源自 NMDA(N-甲基-D-天冬氨酸,N-methyl-d-aspartate,NMDA)受体的非竞争性阻滞作用。其选择性阻滞脊髓网状结构束对痛觉信号的传入,阻断疼痛向丘脑和皮质区的传播,产生镇痛作用。

与其麻醉作用下的血药浓度相比(9 000~25 000ng/ml),氯胺酮在极其低的血药浓度(100~200ng/ml)时即可产生镇痛作用。临床中,应用亚麻醉剂量的氯胺酮 0.3~0.5mg/kg,对术后镇痛和预防神经病理性疼痛形成具有良性作用。若要求镇痛时间延长,一般以 0.1~0.2mg/(kg·h)静脉输注。在 2018 年关于静脉应用氯胺酮的一项共识中,推荐在没有强化监测条件下,氯胺酮负荷剂量不超过 0.35mg/kg,急性剧烈疼痛时不超过 1mg/kg。同时注意,由于个体药动学及药效学差异、氯胺酮暴露等外源因素,可能存在需要超出上述剂量的情形。氯胺酮还可以减少阿片药物的痛觉敏化。

氯胺酮的禁忌证通常是基于麻醉剂量下研究,对于亚麻醉剂量氯胺酮应用的禁忌证还未达成共识。但是目前研究认为心血管疾病控制不佳、妊娠及活动性精神疾病应避免使用氯胺酮;颅内压及眼内压升高患者应避免使用;存在严重肝功能不全(如肝硬化)患者避免输注氯胺酮。

8. 右美托咪定如何用于术后镇痛?

右美托咪定是一种新型高选择性 α_2 受体激动剂,具有较好的镇静、镇痛作用,对呼吸系统的抑制作用较轻。现已有大量证据证明儿童用药的安全性和有效性,可滴鼻、静脉、硬膜外、神经阻滞和局部切口浸润时应用,不仅可获得良好的镇痛效果,还能提供良好的镇静,对预防术后躁动也有较好的效果。静脉首次剂量 $0.5 \sim 0.75 \mu g/(kg \cdot h)$,静注时间>10min。

9. 静脉应用利多卡因在围手术期镇痛中的指征及用法?

利多卡因作为局麻药物,主要用于神经阻滞和硬膜外麻醉或镇痛。但是 2019 年发表的关于围手术期镇痛修正版中认为,对于大手术患者,若不能实施局部麻醉,则强烈建议静脉输注利多卡因以用于术后镇痛及加快术后康复。应用剂量为:负荷剂量 $1 \sim 2mg/kg$,输注剂量 $1 \sim 2mg/(kg \cdot h)$。

10. 地塞米松在围手术期镇痛中的作用?

对于麻醉患者,经常于诱导期给与地塞米松以降低全身麻醉术后恶心呕吐的发生。目前有多项研究认为,围手术期应用地塞米松有助于降低术后疼痛评分及阿片类药物用量,建议应用剂量为:成人 8mg,i.v.,儿童 0.15mg/kg,i.v.。

11. 加巴喷丁类药物是否可以用于围手术期镇痛?

加巴喷丁或普瑞巴林作为术前用药,可以降低术后第一天疼痛强度,吗啡用量及恶心呕吐发生率。但是,这两种药物会增加过度镇静、嗜睡的风险,甚至可能导致视觉障碍(普瑞巴林),同时对预防慢性疼痛也并未有显著作用。平衡收益/风险比后,不建议术前静脉给予加巴喷丁类药物用于围手术期后镇痛。

12. 儿童如何实施静脉自控镇痛?

与传统的按需给药相比,PCIA 能更好地提供术后镇痛,提高患者满意度,降低肺部并发症等。但需注意,在儿童中 PCIA 也会导致恶心呕吐、镇静过度、低脉搏血氧饱和度、静脉炎及静脉通路阻塞等不良反应。儿童常用 PCIA 推荐方案见表 5-2-8。

表 5-2-8　儿童常用 PCIA 推荐方案

药物	负荷剂量	单次注射剂量	锁定时间	持续输注
吗啡	$50\mu g/kg$	$10 \sim 20\mu g/kg$	$5 \sim 15min$	$0 \sim 4\mu g/(kg \cdot h)$
芬太尼	$0.5\mu g/kg$	$0.1 \sim 0.2\mu g/kg$	$5 \sim 10min$	$0.3 \sim 0.8\mu g/(kg \cdot h)$

续表

药物	负荷剂量	单次注射剂量	锁定时间	持续输注
舒芬太尼	0.05μg/kg	0.01~0.02μg/kg	5~10min	0.02~0.05μg/(kg·h)
曲马多	0.5mg/kg	100~200μg/kg	5~10min	100~400μg/(kg·h)

13. 曲马多在儿童中如何应用?

曲马多作为中枢镇痛药,通过5-羟色胺和去甲肾上腺素系统产生镇痛作用,属于弱阿片类镇痛药。作为轻度到中度疼痛的镇痛药物,已广泛用于所有年龄段儿童,可口服、静脉或直肠给药。推荐临床剂量:口服、直肠或静脉:1~2mg/kg,4~6h可重复。

14. 对乙酰氨基酚在儿童中应用剂量?

对乙酰氨基酚是常用的解热镇痛药物,由于其毒副作用小,可以定时规律给药,成为各类术后疼痛的基础用药。轻度疼痛可以单独应用,中度疼痛可以与NSAIDs或可待因等弱阿片药物联合应用,常用静脉给药推荐剂量见表5-2-9。对乙酰氨基酚在肝脏代谢,新生儿因肝脏某些酶类未发育成熟而药物清除率低,而对于2~6岁儿童,由于肝脏的相对比重大而药物代谢快。若超出极量使用,将产生肝脏毒性。营养不良或脱水患儿,易出现药物蓄积。

表 5-2-9 对乙酰氨基酚静脉给药剂量推荐表

体重(kg)	单次剂量	间隔	极量/日
<5	7.5mg/kg	4~6h	30mg/kg
5~10	10mg/kg	4~6h	30mg/kg
10~50	15mg/kg	4~6h	60mg/kg
>50	1g	4~6h	4g

15. 根据疼痛程度不同,儿科患者如何选择用药?

在2018年,欧洲儿科麻醉学学会(european society for pediatric anesthesiology,ESPA)提出儿科围手术期疼痛阶梯治疗方案(见表5-2-10,表5-2-11及表5-2-12)。该方案中认为,对于儿科患者,首选口服和直肠给予非阿片类药物或实施区域麻醉镇痛,而静脉应用阿片类药物时则需要相关监测。儿科围手术期疼痛管理的目标是把疼痛控制在轻度水平,即疼痛评分<4(10分制)。

表 5-2-10 儿科围手术期疼痛阶梯治疗推荐方案

轻度	中度	重度	推荐剂量
直肠给药-NSAIDs			
布洛芬	布洛芬	布洛芬	10mg/kg,q8h
双氯芬酸	双氯芬酸	双氯芬酸	1mg/kg,q8h
普萘生	普萘生	普萘生	5~7.5mg/kg,q12h

轻度	中度	重度	推荐剂量
口服给药-NSAIDs			
双氯芬酸	双氯芬酸	双氯芬酸	1mg/kg,q8h
静脉给药-NSAIDs			
		酮咯酸	单次给药:0.5~1mg/kg,极量30mg 重复给药:0.15~0.2mg/kg(极量10mg), q6h(短时镇痛,≤48h)
		酮洛芬	1mg/kg,q8h
直肠给药-对乙酰氨基酚(NSAIDs直肠给药难以实施时)			
对乙酰氨基酚	对乙酰氨基酚	对乙酰氨基酚	20~40mg/kg(若<10kg,则15mg/kg)(大 剂量直肠给药时生物利用度相对低)
口服给药-对乙酰氨基酚			
对乙酰氨基酚	对乙酰氨基酚	对乙酰氨基酚	10~15mg/kg,q6h
静脉给药-对乙酰氨基酚			
		对乙酰氨基酚	<10kg:7.5mg/kg >10kg:15mg/kg 浓度10mg/ml
静脉给药-阿片类药物			
芬太尼	芬太尼	芬太尼	1~2μg/kg
吗啡	吗啡	吗啡	25~100μg/kg(按年龄给药,滴定给药效 果)
	氰苯双哌酰胺(pi- ritramide)	氰苯双哌酰胺(pi- ritramide)	0.1~0.15mg/kg
	阿芬太尼	阿芬太尼	10~20μg/kg
	舒芬太尼	舒芬太尼	单次剂量:0.5~1μg/kg; 或负荷剂量0.5~1μg/kg后输注0.5~ 1μg/(kg·h)
		瑞芬太尼	0.05~0.3μg/(kg·min)
静脉给药-氯胺酮/S-氯胺酮			
氯胺酮/S-氯胺酮	氯胺酮/S-氯胺酮	氯胺酮/S-氯胺酮	0.5mg/kg术中辅助阿片类药物应用,若 应用S-氯胺酮则减量
静脉应用安乃近(Metamizol)			
		安乃近	10~15mg/kg,q8h或术中给予负荷剂量 后输注2.5mg/(kg·h) (注意长期应用可导致粒细胞缺乏症, 仅限院内短时应用)

表 5-2-11　儿科 PACU 中突发疼痛静脉给药推荐方案

轻度	中度	重度	推荐剂量
芬太尼	芬太尼	芬太尼	0.5~1.0μg/kg(滴定效果)
吗啡	吗啡	吗啡	25~100μg/kg(按年龄给药,滴定给药效果)
曲马多	曲马多	曲马多	1~1.5mg/kg(滴定效果)
氯胺酮/S-氯胺酮	氯胺酮/S-氯胺酮	氯胺酮/S-氯胺酮	0.5mg/kg,若应用 S-氯胺酮则减量
	氰苯双哌酰胺	氰苯双哌酰胺	0.1~0.15mg/kg(滴定效果)
	纳布啡	纳布啡	0.1~0.2mg/kg(按年龄给药,滴定效果)

表 5-2-12　儿科病房中突发疼痛推荐治疗方案

	轻度	中度	重度	推荐剂量
静脉	曲马多	曲马多	曲马多	1~1.5mg/kg,q4~6h
		纳布啡	纳布啡	0.1~0.2mg/kg,q3~4h(按年龄给药)
		氰苯双哌酰胺	氰苯双哌酰胺	0.1~0.15mg/kg,q4~6h
		安乃近	安乃近	10~15mg/kg,q8h
口服	曲马多	曲马多	曲马多	1~1.5mg/kg,q4~6h
		安乃近	安乃近	10mg/kg,q8h

【思考题】

1. 单选题:为优化围手术期镇痛,下列镇痛方案比较适宜该患者应用的是

　　A. 单次静脉注射曲马多+对乙酰氨基酚

　　B. 单纯 PCIA

　　C. 单次静脉注射阿片类药物,辅助应用曲马多

　　D. 胸椎旁阻滞+辅助应用阿片类药物或曲马多

　　E. 大剂量使用阿片类药物

【答案】D

【答案解析】研究表明,胸椎旁阻滞可以显著降低 Nuss 手术患儿术后疼痛评分及不良行为。但持续外周神经置管用于小儿术后镇痛可能出现一些并发症,总体发生率为 12%。应用胸椎旁阻滞后,当 VAS 评分>4,可以静脉给予阿片类药物或曲马多 1~2mg/kg。

2. 多选题:患者应用阿片类药物镇痛后,出现呼吸抑制时的处置包括

　　A. 立即停止阿片类药物

　　B. 吸氧,必要时建立人工气道

　　C. 静脉注射纳洛酮 0.1~0.2mg

　　D. 静脉注射纳洛酮 1~2mg

　　E. 强疼痛刺激

【答案】ABCE

【答案解析】阿片类药物可导致呼吸缓慢,尤其较大剂量给药后未及时调整药量,或者老年、慢性阻塞性肺疾病及合并使用镇静剂患者,易发生呼吸抑制。表现为呼吸频率≤8次/min,SpO_2<90%(FiO_2=0.21)或出现浅呼吸。处理方法包括立即停止阿片类药物,吸氧,强疼痛刺激,必要时建立人工气道或机械通气,静脉注射纳洛酮[0.1~0.2mg/次,直至呼吸频率>8次/分或吸空气时SpO_2>90%,维持剂量5~10μg/(kg·h)]。

3. 多选题:NSAIDs 用于术后镇痛的主要指征包括

　　A. 多模式镇痛的一部分　　　　　　　B. 中小手术术后镇痛
　　C. 大手术术后与阿片类药物联合应用　D. 大手术 PCA 停用后,残余疼痛的镇痛
　　E. 超前镇痛

【答案】ABCDE

【答案解析】NSAIDs 类药物用于术后镇痛的主要指征包括:①中小手术镇痛或作为局部镇痛不足时的补充措施;②大手术镇痛时,可以与阿片药物或曲马多联合和多模式镇痛,减少阿片药物的用量及不良作用;③停用 PCA 后,手术残留痛的镇痛作用;④术前应用选择性 COX-2 抑制剂帕瑞昔布可以增强术后镇痛作用。

(王楠 编写　徐杨 审校)

参考文献

[1] CONEN SP,BHATIA A,BUVANENDRAN,et al. Consensus Guidelines on the Use of Intravenous Ketamine Infusions for Chronic Pain From the American Society of Regional Anesthesia and Pain Medicine,the American Academy of Pain Medicine,and the American Society of Anesthesiologists[J]. Reg Anesth Pain Med,2018,43(5):521.

[2] SCHWENK ES,VISCUSI ER,BUVANENDRAN A,et al. Consensus Guidelines on the Use of Intravenous Ketamine Infusions for Acute Pain Management From the American Society of Regional Anesthesia and Pain Medicine,the American Academy of Pain Medicine,and the American Society of Anesthesiologists[J]. Reg Anesth Pain Med,2018,43(5):456.

[3] MUNOZ DE CABO C,HERMOSO ALARZA F,COSSIO RODRIGUEZ A,et al. Perioperative management in thoracic surgery[J]. Med Intensiva,2020,44(33):185.

[4] 方向明,朱涛,米卫东等. 酮咯酸镇痛专家共识[J]. 临床麻醉学杂志,2019,35(3):298.

[5] 徐建国,黄宇光,邓小明等. 地佐辛术后镇痛专家建议(2018)[J]. 临床麻醉学杂志,2018,7(34):712.

[6] AUBRUN F,NOUETTE-GAULAIN K,FLETCHER D,Det al. Revision of expert panel's guidelines on postoperative pain management[J]. Anaesth Crit Care Pain Med,2019,38:405.

[7] 左云霞,冯春,刘飞等. 小儿术后镇痛专家共识(2017)[M]. 北京:人民卫生出版社,2017:295-311.

[8] PAPIC JC,FINNELL SM,HOWENSTEIN AM,et al. Postoperative opioid analgesic use after Nuss versus Ravitch pectus excavatum repair[J]. J Pediatr Surg,2014,49(6):919.

[9] SEMMELMANN A,KALTOFEN H,LOOP T. Anesthesia of thoracic surgery in children[J]. Paediatr Anaesth,2018,28(4):326.

[10] VITTINGHOFF M,LONNGQVIST PA,MOSSETTI V,et al. Postoperative pain management in children:Guidance from the pain committee of the European Society for Paediatric Anaesthesiology(ESPA Pain Management Ladder Initiative)[J]. PaediatrAnaesth,2018,28(6):493.

第三节　神经阻滞

【病例】

患者,男性,22岁。右侧自发性气胸,拟行胸腔镜下肺大疱结扎、胸膜固定术。患者既往体健。麻醉方式选择全麻复合神经阻滞。

【知识点】

1. 外周神经阻滞的基本条件有哪些?

2. 外周神经阻滞的适应证、禁忌证和并发症有哪些?

3. 胸部外周神经阻滞超声引导定位的优势有哪些?

4. 外周神经阻滞时可以考虑加入的辅助药物有哪些? 发挥何种作用?

5. 什么是局麻药的全身毒性?

6. 局麻药的全身毒性如何预防?

7. 如何使用脂肪乳剂?

8. 什么是局麻药的外周毒性? 如何评估?

9. 如何实施肋间神经阻滞?

10. 如何实施前锯肌平面阻滞?

11. 如何实施胸椎旁阻滞?

1. 外周神经阻滞的基本条件有哪些?

脊神经根从椎间孔发出后,走行至外周神经末端,理论上在此范围内的任何位置行神经阻滞技术,都能达到此位置远端神经支配区感觉和/或运动阻滞的目的。外周神经阻滞如欲获得满意的效果,应选择解剖清晰、位置固定、局麻药液扩散局限性好的位置进行穿刺。此外,还应具备三个条件:①局麻药达到足够的浓度;②必须有充分的作用时间;③有足够的神经长轴与局麻药物直接接触,至少接触1cm神经(因为有鞘神经纤维的冲动能跳跃2~3个郎飞结)。

2. 外周神经阻滞的适应证、禁忌证和并发症有哪些?

外周神经阻滞是较普遍使用的麻醉方法之一,只要手术部位局限于某一或某些神经干(丛)所支配的范围,并且阻滞时间能满足手术需要即可适用,尤其适用于椎管内麻醉有禁忌证或全身状态差、对全身麻醉耐受差的患者。在胸科手术中,单独实施神经阻滞麻醉常常难以满足手术需要。因此胸科手术常常在全身麻醉下复合适当的神经阻滞技术,目标是更加完善围手术期疼痛管理。

禁忌证主要包括穿刺部位及周围组织感染、肿瘤、对局麻药过敏、无法配合操作、患者拒绝、同侧或对侧存在神经肌肉疾病或损伤、操作者对解剖不熟悉或对技术不熟练等。除此之外,当神经存在短期难以恢复的病变(如神经脱髓鞘)、涉及到神经本身的手术(如神经损伤探查术)或者阻滞的目标神经已经发生缺血、水肿、断裂等损伤时,应慎重选择外周神经阻滞技术。

并发症主要包括潜在感染、神经损伤、局麻药中毒、血管损伤、出血或血肿等。

3. 胸部外周神经阻滞超声引导定位的优势有哪些?

胸部外周神经阻滞的定位方法主要有体表解剖定位法和超声引导法。超声引导是近十几年发展最快的一种定位技术。优势是可以"看见"目标神经周围的组织结构,实时观察进针路径,准确判断针尖位置,确认局麻药的扩散情况。必要时可以调整进针角度与路径,避开重要的血管结构。超声引导的神经阻滞技术能减少穿刺次数,加深操作者对解剖的理解,提高患者舒适度。但需要注意的是超声引导并不能降低神经阻滞的并发症风险,必要时还需要联合其他监测方法(例如注射压力监测)以及"水分离法"等辅助方法,以提高神经阻滞的安全性。

4. 外周神经阻滞时局麻药中可以考虑加入的辅助药物有哪些? 这些辅助药物能发挥何种作用?

在局麻药中加入辅助药物对于外周神经阻滞的起效时间、麻醉持续时间以及术后镇痛有不同的效果。应明确添加药物的药理学特性、药物效果以及全身副作用等情况,并结合局麻药类型以及外科因素和患者因素综合考虑。

外周神经阻滞时局麻药中加入的辅助药物,应该具有的特性包括水溶性,与局麻药混合时不会发生化学反应,性质稳定等。常用药物有肾上腺素、阿片类药物、右美托咪定、可乐定、地塞米松等。可乐定是美国食品药品监督管理局(food and drug administration,FDA)批准应用于外周神经周围的药物,而局麻药中加入地塞米松或右美托咪定则属于超说明书用药。

在中效局麻药(如利多卡因)中加入肾上腺素(一般≤1:400 000),可以增强阻滞强度,延长麻醉和镇痛时间。但辅助肾上腺素可能产生全身效应,包括心动过速、心肌收缩力增强等。因此,有明确心脏病史的患者应慎用。当阻滞区域血流减少时,也应避免使用肾上腺素。

地佐辛是高脂溶性的合成阿片类药物。有研究显示,对于上肢手术行臂丛神经阻滞的患者,0.5%布比卡因20ml中加入地佐辛0.05mg/kg可延长麻醉镇痛持续时间。对于开胸手术,有临床研究以0.375%罗哌卡因行$T_{4\sim7}$椎旁神经阻滞+地佐辛0.8mg/kg或$T_{4\sim8}$椎旁神经阻滞+地佐辛10mg+舒芬太尼2μg/kg+右美托咪定100μg行PCIA,有较好的镇痛协同效果。地佐辛也可作为其他部位超声引导下外周神经阻滞术后镇痛不足时的补充镇痛药物。

在大鼠模型中,局麻药中加入可乐定能延长坐骨神经阻滞的持续时间,感觉阻滞和运动阻滞起效时间无显著差异。

在动物实验中,右美托咪定能抑制表皮细胞凋亡、减少炎性细胞浸润,减轻炎症反应,降低布比卡因在损伤部位的神经毒性。临床研究显示,坐骨神经阻滞时局麻药中加入右美托咪定,感觉阻滞延长的时间与右美托咪定呈剂量相关性。锁骨上臂丛神经阻滞时,与单独应用布比卡因或罗哌卡因相比,加入右美托咪定能延长神经阻滞时间,加强镇痛效果。

大量外周神经阻滞的研究都表明,局麻药中加入地塞米松能显著延长阻滞时间,减少术后24h内阿片类药物的用量。也有研究发现布比卡因中加入地塞米松,能降低大鼠坐骨神经阻滞后的短暂神经毒性,发挥外周神经保护作用。

5. 什么是局麻药的全身毒性?

局麻药的全身毒性是由于血浆中局麻药浓度快速升高,达到或者超过阈值引起的后果。最常见的是误入血管,其次是局麻药注射部位全身吸收。中枢神经系统对局麻药的毒性作用更为敏感,症状最先出现。局麻药全身毒性反应的临床表现,可能为抑制型,也可能为兴奋型,若兴奋型毒性反应不及时发现并处理,加重后可转为抑制型,需引起注意。

6. 局麻药的全身毒性如何预防?

预防:局部麻醉前必须开放静脉通道,并常规监测心电图、无创血压、脉搏血氧饱和度等;严格按照操作流程正确实施局部麻醉;局麻药必须严格限量,杜绝逾量;注射药物前回抽,避免血管内注射;使用含有肾上腺素(1∶200 000)的试验剂量,减缓机体对局麻药的吸收;使用小剂量分次注射直至达到完善的阻滞效果。

即使按照以上措施操作,也不能完全避免局麻药毒性反应的发生。在实际操作中,必须提高警惕,时刻关注患者生命体征及意识变化,早期发现并及时正确处理局麻药毒性反应,才能避免导致严重后果。

7. 如何使用脂肪乳剂?

局部麻醉药尤其是使用布比卡因后引起的循环虚脱和顽固性室颤或心脏停搏,非常难以复苏。应立即行基础生命支持(basic life support,BLS)和高级生命支持(advanced cardio-vascular life support,ACLS)。在布比卡因所致心搏停止的治疗中,抗心律失常药和传统的复苏用药没有确切的疗效。因此,在布比卡因所致的室性心律失常的治疗中不建议使用利多卡因和胺碘酮,降低肾上腺素使用量(小于$1\mu g/kg$或使用$10\sim100\mu g$)。很多证据表明,20%脂肪乳(intralipid)治疗是非常有益的。具体用法为:初始剂量$1ml/kg$,注射时间$>1min$;随后按$0.25ml/(kg\cdot min)$持续输注;如果$5min$后仍未恢复稳定的自主心律,可每隔$5min$重复注射初始剂量($1ml/kg,>1min$),持续输注速度可以达到$0.5ml/(kg\cdot min)$;持续输注脂肪乳,直至循环稳定;最大剂量为$12ml/kg$;开始脂肪乳治疗前,可以留取血样分析局麻药浓度。需注意,丙泊酚不能作为脂肪乳的替代品。

8. 什么是局麻药的外周毒性? 如何评估?

局麻药的外周神经毒性,主要集中在动物研究。不同的动物模型都证实无论神经周围注射还是神经内注射局麻药都可导致神经组织学改变。也有研究发现即使神经内注射生理盐水,也会产生类似的神经损伤。所以尚无法确定神经束内注射局麻药后的神经损伤究竟是针尖机械性损伤所致,还是局麻药神经毒性所致。

目前认为局麻药可能通过直接的神经毒性和神经束内血管收缩导致的间接作用引起神经功能障碍。局麻药的直接神经毒性主要是与细胞浆内Ca^{2+}的长期增加有关,导致三磷酸腺苷耗尽、线粒体损伤、细胞膜功能障碍,最终导致神经细胞死亡。虽然动物模型和研究方法不同,但是都表明大多数局麻药(布比卡因除外)具有血管收缩特性。除此之外,动物模型研究发现,局麻药的神经毒性还与作用的时间和浓度相关,但在人体是否适用尚不明确。也有一些病例报道和临床研究发现,置入导管的连续神经阻滞,暂时性神经功能障碍的发生率较高,症状持续 6 个月以上的发生率达到 0.2%~1.9%。但仍需要更多前瞻性的研究来阐明不同浓度局麻药对长期暴露于神经的安全性影响。

尽管局麻药的神经毒性需要引起重视,但按照目前临床推荐的剂量使用局麻药用于周围神经阻滞通常认为是安全的。

很多在动物实验中可以采取的判断局麻药神经毒性或者神经损伤的研究方法,在临床研究中难以实现。由于对神经损伤的报告不一致,难以通过一个量化的指标评价神经损伤程度。而且,神经功能障碍可于术后即刻发生,也可能在外周神经阻滞后 3 周才发生,所以,神经功能的评估时机也难以统一。目前,仅能简单地根据临床症状进行推断,例如持续无力、感觉异常、感觉迟钝、运动障碍或者神经阻滞操作过程中出现疼痛等。发生轻微损伤的神经一般几周内可缓慢恢复,严重者可能需要手术探查。

值得注意的是,神经损伤是多种因素共同作用的结果(图 5-3-1)。由于手术过程中不适当的体位和外科手术操作本身,也可能发生神经损伤,需要与外周神经阻滞操作造成的损伤相鉴别。可能有效的方法为神经电生理检查(例如肌电图)确认损伤部位。胸科手术中,无论是开胸手术,还是胸腔镜辅助下的手术,都可能损伤肋间神经,造成患者术后持续的、剧烈的疼痛。术中侧卧位时,上侧手臂外展角度过大,也可能导致臂丛神经损伤,引起同侧上肢感觉异常、麻木、无力,甚至运动功能障碍。

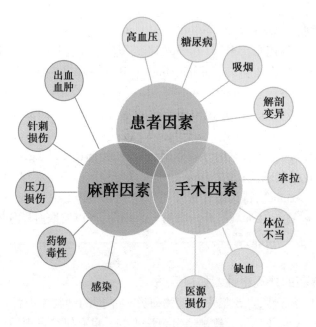

图 5-3-1　神经损伤影响因素

9. 如何实施肋间神经阻滞?

肋间神经阻滞(intercostal nerve blocks)是胸部和腹部基本神经阻滞之一。多年来,这种技术已经得到广泛的应用,如肋骨骨折和开胸手术。随着肥胖患者的增加,传统的肋骨触诊(一种主要的定位方法)变得更加困难。肋间神经阻滞的主要危险是误穿胸膜,但在超声引导和熟练的技术支持下,理论上这种危险应该逐渐减少,实际情况仍需要大量的临床回顾性研究证实。

　　胸壁和上腹部腹壁的躯体感觉神经来自脊神经的腹侧支,它在相应肋骨的肋下沟,在肋间内肌和肋间最内肌之间向前走行。每一根肋间神经都有一个外侧皮支在腋中线位置分出,并在腹侧终止为前皮支。单根或多根肋间神经阻滞几乎可用于任何胸壁或上腹壁手术。当硬膜外麻醉有困难或禁忌时,或需要单侧镇痛时(如开胸、肋骨骨折),或椎旁神经阻滞困难或禁忌,都可以考虑肋间神经阻滞。

　　操作前,患者连接基本生命体征监护,包括心电图、无创血压、脉搏血氧饱和度等。选择高频线阵探头(10~15mHz)。患者体位可以为坐位、侧卧位或俯卧位。双侧阻滞时最好是坐位或俯卧位,单侧阻滞时可以侧卧位。每个肋间神经需要推注约5ml局麻药,如果要阻断多个肋间水平,通常每侧需要20~40ml局麻药。0.25%布比卡因或0.25%罗哌卡因足以维持24h的镇痛。肋间神经阻滞与其他任何神经阻滞相同,需注意局麻药的总剂量和潜在毒性。

　　操作时,探头首先应该放在背侧肋骨的冠状位,即垂直肋骨的角度。距离脊柱中线至少8~10cm,或者在腋中线的后外侧。但最好不超过15cm,否则难以阻滞肋间神经外侧皮支。如果探头放置距离脊柱中线过近(靠近椎旁间隙)也会增加阻滞难度。超声图像下确认呈高回声凸起弧形的肋骨、肋骨下无回声的声影、比肋骨高回声低1cm左右高回声的胸膜。两根肋骨和胸膜之间即为肋间隙。时而在胸膜浅面可识别出多层的肋间肌结构。这些肌肉从浅层到深层,分别为肋间外肌、肋间内肌和肋间最内肌。大多数情况下,很难确定特定的肌肉。因为肋间神经位于突出的肋骨下缘(肋下沟)内侧,肋间内肌和肋间最内肌之间,所以通常难以辨认。穿刺点选择探头外侧,平面内技术,针尖朝向头侧进针(图5-3-2)。针尖目标位置为上位肋骨的下侧,肋间内肌和肋间最内肌之间。确保针尖位于比肋骨更深一点的位置,不仅仅是肋骨表面的边界。回抽无血无气后,注入局麻药。如果看不见针尖,就小剂量注射盐水或局麻药以确定针尖的位置。当推注局麻药时,可见液体推动胸膜向更深处缓慢移动。肋间神经阻滞流程见图5-3-3。

　　如果计划放置导管,则在确认肋间隙之后,将目标肋骨置于超声图像的中心,然后慢慢旋转探头90°,超声图像上高回声条纹即为肋骨的纵向图像,下方为无回声的声影。向尾侧

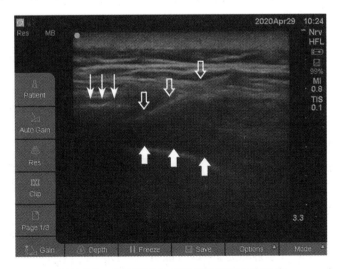

图5-3-2　超声引导肋间神经阻滞的超声图像
⬆所指为胸膜;⇧所指为穿刺针;↑所指为肋骨。

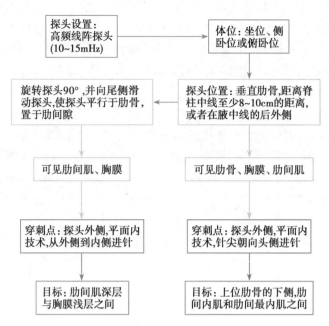

图 5-3-3　肋间神经阻滞流程图

滑动探头,使探头平行于肋骨,置于肋间隙。此时可以在超声图像上识别出肋间肌和胸膜。平面内技术,从外侧到内侧进针,针尖目标位置在肋间肌深层与胸膜浅层之间。当推注局麻药时,可见液体推动胸膜向更深处缓慢移动,局麻药形成无回声的间隙,将导管推出针尖,置于此间隙内。使导管的顶端放置在尽可能接近脊椎旁的位置,有利于局麻药向更广的范围扩散。

观察胸膜是否在推注局麻药时被推的更深,是一个确认针尖位置的特定标志,与胸椎旁阻滞类似。但是,在肋间神经阻滞时,即使胸膜没有被推得更深,肋间阻滞可能仍然有效。所以,不必为了追求这个现象,而不断向深层进针,否则会增加气胸的风险。

这种阻滞也可在术后进行,因为术后能更好的确认手术部位和切口间隙。肋骨骨折或开胸术后,可将探头垂直肋骨,确认压痛最明显的间隙或者切口间隙,保证在正确的肋间行阻滞。

高位肋间神经阻滞时,理想穿刺点被肩胛骨覆盖,可以将探头置于肩胛骨前缘腋中线后方,当肩胛骨不再遮挡肋骨时,在超声图像上肋骨和胸膜才可见,或者行胸椎旁阻滞。低位肋间神经阻滞时,将探头向下滑动至目标肋间隙。虽然肋骨仍然可见,但肋骨之间可见的高回声不是胸膜,而是壁层腹膜。

并发症主要包括阻滞失败、气胸、血肿、硬膜外阻滞、局麻药毒性反应等。

10. 如何实施前锯肌平面阻滞?

前锯肌平面(serratus anterior plane,SAP)阻滞通过阻滞胸部肋间神经、胸背神经和胸长神经,给胸壁的前外侧和部分后侧提供镇痛,该阻滞平面可达 T_{2-9},可作为胸段硬膜外麻醉和胸椎旁阻滞的替代方法。

前锯肌平面阻滞广泛应用于肋骨骨折、前路开胸手术和乳腺手术。同样,超声技术的应用促进了这项技术的发展,但是目前关于这种阻滞疗效的文献有限,关于其毒性的研究证据也有限。还需要大量研究确定其有效性和安全性。

　　操作时,患者连接基本生命体征监护,包括心电图、无创血压、脉搏血氧饱和度等。若仰卧位,则阻滞侧手臂外展;若侧卧位,则上侧手臂外展置于胸前。选择高频线阵探头,放置在乳头水平腋前线,此位置为第四肋骨的水平。确定第四肋骨后,向尾侧滑动探头,确认第五肋骨。再向背侧滑动探头,至腋后线后方水平。此时,超声图像下可以识别背阔肌。如果无法确认背阔肌,稍倾斜探头,可能有助于识别。位于背阔肌的深层的即为前锯肌。使用彩色多普勒超声模式,寻找位于前锯肌浅层的胸背动脉,穿刺时避开此动脉,确保进针路径内没有血管,降低出血、血肿的风险。采用平面内技术,穿刺针由上向下,或者由前向后进针。针尖的理想位置是前锯肌筋膜的浅层或者深层(图 5-3-4)。回吸无血无气后,推注 0.25% 布比卡因或 0.25%~0.5% 罗哌卡因 20ml。如果在前锯肌浅层无法给药,可以选择前锯肌深层、肋骨表面。为了更安全的操作,进针时保持针尖始终位于第四肋骨上方,以防进针过深。

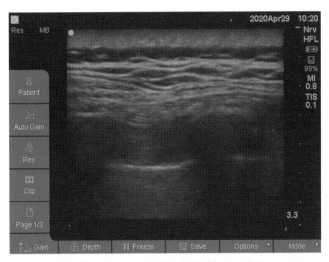

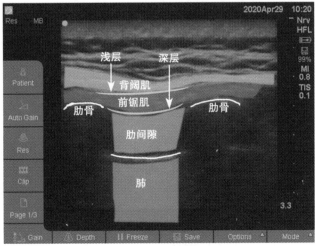

图 5-3-4　前锯肌平面超声图像

提高穿刺成功率的方法包括在初始扫描时,增加深度,增加增益,降低频率,或调整超声屏幕上的焦点位置,可以更容易识别肋骨和胸膜。倾斜探头可以降低识别解剖结构的难度。向前或向后倾斜探头,可以使胸膜和肋骨的回声更高,更容易显示。如果因患者瘦弱或者高龄等原因导致肌肉组织含量低,可能难以识别前锯肌及背阔肌,此时可以在第四肋骨表面推注局麻药。如果因患者过于肥胖或者其他因素导致肌肉层次无法辨认,可以在多个层次给药。但需要注意局麻药总量,避免因药物超过安全剂量而导致毒性反应。阻滞时应优先考虑前锯肌深层阻滞,可以避免因误注入气体而导致的深层组织难以辨认。

前锯肌平面阻滞属于浅表阻滞,所以由放置引流管导致的脏层胸膜损伤,继而引起的疼痛,是难以通过前锯肌平面阻滞解决的。除了前锯肌的完整性会影响阻滞效果,手术切口处的筋膜层因手术或外伤影响而发生改变时,也可能导致难以确定前锯肌平面阻滞时药液扩散范围,最终难以达到理想的阻滞效果。这也是前锯肌平面阻滞存在争议的原因之一。前锯肌平面阻滞流程见图 5-3-5。

并发症包括阻滞失败或不完善、气胸、血肿和局麻药毒性反应。

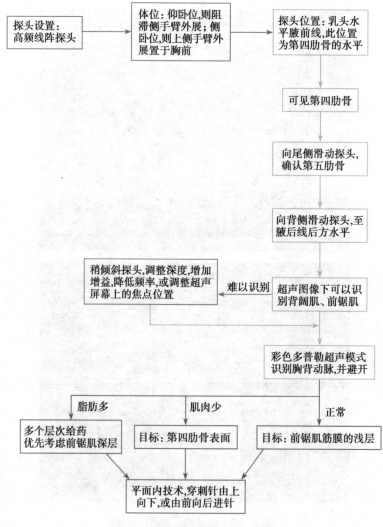

图 5-3-5　前锯肌平面阻滞流程图

11. 如何实施胸椎旁阻滞？

椎旁阻滞（paravertebral block，PVB）是一种效果确切、实用的神经阻滞技术，是将局麻药物注射在椎旁间隙（图5-3-6），阻滞从此位置穿过的神经根，从而达到神经阻滞的目的。椎旁间隙与肋间隙、硬膜外腔相通，局麻药可向头侧或尾侧纵向扩散；也可以向肋间隙或硬膜外腔横向扩散；通过椎前筋膜，椎旁间隙也可与对侧椎旁间隙相通，所以有时局麻药也会向对侧横向扩散。椎旁阻滞所产生的麻醉和镇痛效果类似于单侧硬膜外阻滞，所以不会引起剧烈的血流动力学波动。椎旁阻滞以及留置导管，均可在术前或术后进行操作。留置导管，可延长神经阻滞的作用时间，但同时也增加了感染、出血、血肿的风险。椎旁阻滞麻醉和镇痛的范围，取决于阻滞平面的选择和注入局麻药的容量。同时阻滞多个胸椎节段可获得更加满意的阻滞效果。椎旁阻滞的失败率较高，文献报道约6%~10%。通过超声引导定位或在关胸前由术者在直视下进行操作，能降低阻滞的失败率。

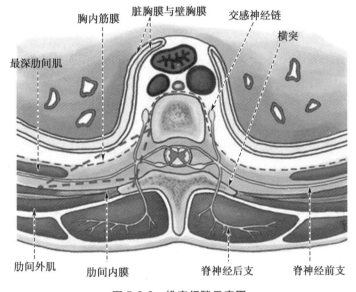

图5-3-6 椎旁间隙示意图

PVB适用于各种胸、腹部手术，当硬膜外麻醉禁忌时，可以考虑作为替代镇痛方式。并发症包括感染，气胸、低氧血症、出血、血肿、局麻药毒性反应、神经损伤及意外的全脊髓麻醉。

首次可推注局麻药5ml，排除误入硬膜外和气胸可能后，可以推注剩余的局麻药。0.5%罗哌卡因镇痛时间可达8~12h。在超声引导下可观察到局麻药的扩散，与单点穿刺比较，多节段给予相同容量的局麻药能达到更广的扩散范围。在胸科手术时，若目标阻滞 $T_{1~6}$，可以在 $T_{2~3}$ 和 $T_{4~5}$ 两个间隙穿刺。同时，因为局麻药可以扩散至多个节段，所以没有必要在每个节段都穿刺给药。椎旁间隙内药物吸收率较高，需要控制局麻药的总量，罗哌卡因应小于3mg/kg，总剂量小于200mg。

操作时，患者连接基本生命体征监护，包括心电图、无创血压、脉搏血氧饱和度等。体位可选择坐位、俯卧位或者侧卧位，前两种体位适用于双侧阻滞，侧卧位适用于单侧阻滞。探头选择高频线阵探头(10~15mHz),如果患者肥胖,可能需要准备低频凸阵探头。调节超声图像在适合的深度、聚焦范围和增益。

PVB阻滞超声引导法又分为横向法和纵向法,两种方法又可以分别采用平面内技术或平面外技术穿刺。实践操作的难易程度及风险大小各有不同,其中横向平面内技术和纵向平面外技术的应用最为广泛。无论采用何种方法,正确评估和确认脊髓节段都是非常重要的。从第一肋开始识别计数,是高效且准确的方法。还可以根据乳头或者肩胛下角计数肋骨。术后操作的话,使用超声来识别离切口最近的肋骨,然后将探头向后滑动至横突水平,在此过程中保持目标肋骨在平面内。超声图像下肋骨为高回声(明亮的白线)弧形凸起的条纹,其下方的声影(黑色)。肋骨之间肋间肌呈灰色。胸膜为高回声,位置比肋骨深约1cm,具有闪烁和随呼吸滑动的性质,即"沙滩征",超声波可以透过胸膜,能辨识胸膜更深的肺组织。

横向平面内技术时,识别理想的脊髓节段后旋转探头90°,使探头平行于肋骨。向头侧轻微滑动或倾斜探头,可使探头正好置于上位肋骨下缘,并平行于肋间隙。此时超声图像下可识别内侧的横突、肋间肌和胸膜,三者形成的楔形的低回声层即为椎旁间隙。横突及其下方的无回声声影图像是操作过程中重要的定位标志。针尖目标位置为超声图像中横突表面边缘下方1cm处。然而,当探头正好置于椎旁间隙正中间时,可能无法识别横突及其下方的无回声声影图像。此时,穿刺针尖不要过于靠近横突的内侧,否则会增加蛛网膜下腔或硬膜外腔注射的风险。可以用彩色多普勒鉴别间隙内的肋间血管,如果可以,应避免误穿血管。获得满意的超声图像后(图5-3-7),采用平面内技术,从外侧向内侧进针,观察针尖穿过肋间隙并进入胸椎旁间隙,过程中患者可能会有刺痛感。针尖的理想位置,应该刚好在横突表面边缘下方1cm左右,或者在胸膜上方0.5cm处。回吸无血无气后,分次推注局麻药,每推注3~5ml局麻药后回吸确认一次。局麻药推动胸膜向下方移动,是胸椎旁阻滞的特殊迹象。尽管没有研究证实这一迹象能改善椎旁阻滞的效果,但至少能说明不必继续向前推进针尖。

纵向平面外技术时,识别理想的脊髓节段后,探头沿矢状面从脊柱外侧4~5cm处开始向中线扫描,超声图像下确认弧形高回声的肋骨和下方的高回声的胸膜,然后探头向中线移动直至确认接近方形高回声的横突结构,横突距离皮肤比肋骨更深。上下横突间可见胸膜,相比肋骨水平,此时胸膜位置更深,更模糊(图5-3-7)。如果探头距离中线过近,椎旁间隙则不可见,此时向外滑动探头即可。将目标间隙置于超声图像中间,采用平面外技术,从探头外侧中点进针至胸椎旁间隙,在刺破肋横突上韧带时,可能会有"突破感",回吸无血无气后,缓慢注入局麻药,可见胸膜向深面推移,证明针尖位置正确。

如果在注射药物前回吸时发现有气体,可能是因为穿刺针进入过深,引起气胸所致。如果在注射药物前回吸时发现有液体,若为透明,可能是脑脊液或胸腔积液;若为红色,可能是针尖误入血管。无论是哪种情况,都应退针,重新定位穿刺。平面内进针应清楚地跟踪针尖及周围的结构,避免进针过深;平面外进针时,有时难以看清针尖,可通过进针时周围肌肉的轻微活动协助判断针尖的位置,还可以根据测量皮肤到胸膜的距离避免进针过深,通过"水分离"法也有助于判断针尖的位置。胸椎旁阻滞流程见图5-3-8。

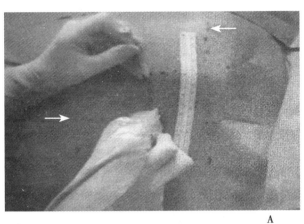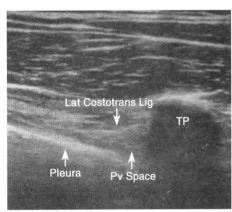

A

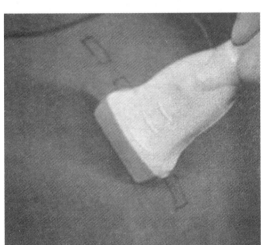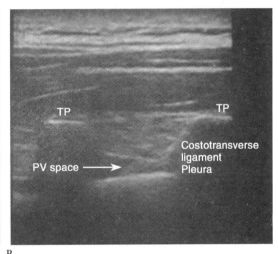

B

图 5-3-7 超声引导胸椎旁阻滞
A.横向平面内技术;B.纵向平面外技术。

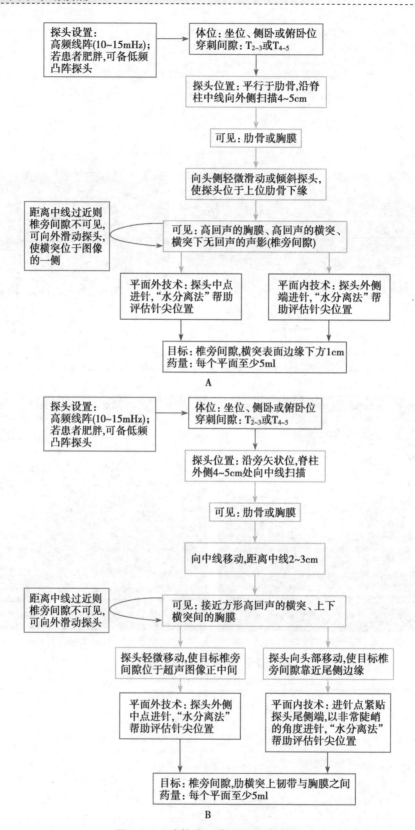

图 5-3-8　胸椎旁阻滞流程图(组图)

A. 横向平面内技术；B. 纵向平面外技术。

【专家点评】

　　胸外科手术后疼痛剧烈,由于术后疼痛使患者不能早期活动,不敢用力呼吸和咯痰,易发生肺感染和肺不张。为有效镇痛而应用大剂量阿片类药物会增加患者术后恶心、呕吐和抑制胃肠蠕动的发生率。因此减少阿片类药物使用,保证有效的术后镇痛是胸外科快速康复的关键一环。超声的应用,使许多有效的区域麻醉方法得以在临床开展,既提供有效的镇痛,同时减少术中和术后阿片类药物的应用。胸科手术的超声引导下区域麻醉主要有胸椎旁阻滞、前锯肌平面阻滞、和肋间神经阻滞等。胸椎旁阻滞既能有效镇痛,又能阻滞手术侧的交感神经,减少手术的应激反应。上述几种区域麻醉方法既可以单次进行,也可以置管,用于术后患者的自控镇痛。但要注意导管放置的位置要准确,避免导管穿破胸膜和感染等情况的发生。进行区域麻醉时尤其要注意患者的凝血功能,掌握好适应证,在进行操作时要打开多普勒避开血管位置和避免反复操作,减少出血的概率。

【专家简介】

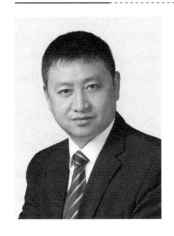

　　丁文刚,哈尔滨医科大学附属第二医院麻醉科,主任医师,主要研究方向:围手术期肺功能保护的基础与临床研究,超声技术的围手术期应用。发表 SCI 收录文章 15 篇。现任黑龙江省医学会麻醉学分会区域麻醉学组副组长等学术兼职。

【思考题】

　　1. 单选题:胸椎旁神经阻滞平面外进针时,神经阻滞针进入胸椎旁间隙突破的最后一层结构是

　　A. 胸膜　　　　　　　B. 棘上韧带　　　　　　C. 肋横突外侧韧带
　　D. 肋横突上韧带　　　E. 肋间内肌

　　【答案】 D

　　【答案解析】 胸膜是椎旁间隙最深层的结构,一旦刺破可能造成气胸或者血胸。棘上韧带是附着在棘突上的结构,椎旁阻滞时自始至终都不经过此结构。肋横突外侧韧带是横突外侧与同节段肋骨之间相连接的韧带,其下方是肋横突关节。横向平面内进针时,经过肋间肌,最后经过的肌肉层次为肋间最内肌。肋横突韧带连接上位横突下缘与下位肋骨上缘,是胸椎旁神经阻滞平面外进针时,进入胸椎旁间隙的最后一层结构。

　　2. 多选题:周围神经阻滞导致神经损伤的可能病因包括

A. 穿刺针引起的机械性损伤　　　　B. 注射液的神经毒性

C. 局麻药液的压力　　　　　　　　D. 已存在的神经病变

E. 手术损伤

【答案】ABCDE

【答案解析】神经损伤可以大致分为机械性因素、化学性因素和周围环境因素造成。例如针尖进入髓鞘内造成的神经损伤是机械性因素,注入髓鞘内的局麻药造成的高压力也是机械性因素,同时局麻药对外周神经的毒性又是化学性因素,如果神经本身就存在病理生理改变,则周围环境因素也同时加重损伤。手术本身也可能损伤神经,也可以归类为周围环境因素。

（罗娟 编写　王琦 审校　专家点评 丁文刚）

参考文献

[1] KOSINSKI S,FRYZLEWICZ E,WILKOJC M,et al. Comparison of continuous epidural block and continuous paravertebral block in postoperative analgaesia after video-assisted thoracoscopic surgery lobectomy:a randomised,non-inferiority trial[J]. Anaesthesiology Intensive Ther,2016,48(5):280.

[2] SEMYONOV M,FEDORINA E,GRINSHPUN J,et al. Ultrasound-guided serratus anterior plane block for analgesia after thoracic surgery[J]. Journal of Pain Research,2019,12:953.

[3] TSUI BCH,KIRKHAM K,KWOFIE MK,et al. Practice advisory on the bleeding risks for peripheral nerve and interfascial plane blockade:evidence review and expert consensus[J]. Can J Anesth,2019,66(11):1356.

[4] NAROUZE S,BENZON HT,PROVENZANO,et al. Interventional Spine and Pain Procedures in Patients on Antiplatelet and Anticoagulant Medications Guidelines From the American Society of Regional Anesthesia and Pain Medicine,the European Society of Regional Anaesthesia and Pain Therapy,the American Academy of Pain Medicine,the International Neuromodulation Society,the North American Neuromodulation Society,and the World Institute of Pain[J]. Reg Anesth Pain Med,2015,40:182.

[5] STUART AG,DAVID BA. Ultrasound Guided Regional Anesthesia,Second Edition[M]. New York:Oxford University press. 2017:268.

[6] FARBER SJ,SAHEB-AI-ZAMANI M,ZIESKE L,et al. Peripheral Nerve Injury After Local Anesthetic Injection[J]. Anesth Analg,2013,117:731.

第四节　老年人镇痛

【病例】

患者,男性,84 岁。诊断右肺中叶肺癌,拟在全身麻醉下行胸腔镜下右肺中叶切除术。既往高血压病史 10 余年,规律服药、血压控制良好;糖尿病史 2 年;吸烟史 60 余年。

【知识点】

1. 老年人有哪些生理改变?

2. 老年人药代动力学有哪些改变?

3. 术后疼痛对老年患者有哪些影响?

4. 老年人术后疼痛管理的意义是什么?

5. 老年人围手术期的并发症与疼痛有什么关系?

6. 老年人胸科手术术后镇痛方式如何选择?

7. 老年人如何实施多模式镇痛?

1. 老年人有哪些生理改变?

从医学概念看,老年是指因年龄增长而致周身器官功能减退和组织细胞退行性改变的阶段。老年人由于衰老过程所带来的生理改变,导致所有器官储备功能进行性降低,程度却因人而异(表5-4-1)。老年人神经系统呈退行性改变,脑血流量和脑代谢影响不大,但是脑内重要的神经递质多巴胺、乙酰胆碱、去甲肾上腺素、5-羟色胺等随年龄增长而减少。脑内许多区域的阿片受体减少,皮肤和内脏感觉减退,痛阈值升高,对吗啡或其他麻醉性镇痛药敏感性增高。老年人硬膜外腔减小,脑脊液减少,硬脊膜渗透性增高。神经根的有髓神经纤维的直径和数量都有所减少,周围神经施万细胞间距离减小。这些变化导致老年人对椎管内麻醉和外周神经阻滞都更加敏感。

表 5-4-1 老年人主要生理改变

	生理改变	影响
中枢神经系统	多种神经递质随年龄增加而减少 阿片受体减少	术后谵妄风险高 阿片类药物敏感性增高
外周神经系统	硬膜外腔减小 脑脊液减少 神经纤维数量和直径减少	对椎管内麻醉和外周神经阻滞更敏感
循环系统	心收缩力下降 心排血量下降	心脏功能降低
呼吸系统	肺活量下降 残气量和功能残气量增加 通气血流比例失调	更容易发生低氧血症、高二氧化碳血症、酸中毒
体温调节	产热减少 血管收缩反应降低	容易发生低体温
代谢	基础代谢率降低 肝血量减少 肾功能减退	药物清除率下降
合并症	多数合并4种以上疾病	器官储备功能下降 术后并发症风险增加

老年人心肌收缩力降低、心肌弹性下降、心室充盈压增加,心功能降低,心排血量可较青年人减少30%~50%。老年人潮气量与肺容量无显著变化,肺活量和用力肺活量随年龄增长而下降,残气量和功能残气量随年龄增长而增加,通气血流比例失调。缺氧性肺血管收缩反应减弱,脑干和颈动脉化学感受器敏感性降低,对高碳酸血症和低氧血症的通气反应减弱。因此,老年人在应激时易于发生低氧血症、高二氧化碳血症和酸中毒。

老年人基础代谢率降低,产热减少,对寒冷的血管收缩反应降低。体温降低对人体有诸多不利影响。首先是寒战,使机体耗氧增加,并加重心脏负担。其次,低温可使术后蛋白质分解代谢增加,加重营养不良。

老年患者常并存有各种疾病,如高血压、冠心病、慢性呼吸系统疾病、慢性肾脏疾病、慢性肝脏疾病、代谢性疾病等。据统计,老年患者有 4 种以上疾病者约占 78%,有 6 种以上疾病者约占 38%,有 8 种以上疾病占 3%。这些疾病对老年人已经减退的各脏器系统的功能有广泛和(或)严重的影响,将进一步损害重要器官的储备功能,增加麻醉和手术的危险。

2. 老年人药代动力学有哪些改变?

老年人药代动力学改变体现在药物在体内的分布和消除速率。其中,药物分布取决于机体的构成成分,老年人机体构成特点是脂肪组织增加,体液总量和肌肉组织减少,其中男性比女性变化更为显著。老年人机体成分的改变直接导致了脂溶性药物稳态分布容积显著增加、血浆药物浓度降低、药物的清除时间也明显延长。麻醉镇痛药大多具有脂溶性属性,包括芬太尼、舒芬太尼等阿片类药物。老年人对镇痛药物的敏感性增加,同时呼吸抑制等并发症的发生率增加。相反,脂溶性差的药物分布容积小,血浆浓度降低快。其次,老年人肝血流减少,肝肾功能减退,相应造成药物的清除效率明显降低。而血浆蛋白的减少,或者蛋白结合位点效能降低,都可能导致游离的药物浓度增高,药理活性增强。有些老年人术前长期服用某些药物,虽然可能不与麻醉药发生作用,但可能会通过干扰血浆蛋白结合,影响麻醉镇痛药的效能,表现为老年人对药物敏感性提高,不良反应增加。

3. 术后疼痛对老年患者有哪些影响?

术后疼痛引起的病理生理改变是机体对手术刺激的一系列动态反应过程。术后疼痛对患者术后恢复产生众多的不良影响,也是术后并发症和死亡率增多的重要因素之一。许多术后呼吸、循环系统的并发症都可能与术后伤口疼痛和应激反应有关。

老年人常有冠心病和高血压等基础疾病,维持心肌氧供与氧需之间的平衡显得尤为重要。应避免引起心肌缺血的因素,例如低血压、高血压、心动过速、疼痛、贫血和寒战等。同时,过高的血压还容易引起脑血管意外。充分的围手术期镇痛有助于避免增加不良应激反应。

老年患者对临床疼痛感受或症状强度显著降低,痛阈提高,对药物的耐受性较差,心血管的调控能力下降。术后疼痛有时可使高血压患者血压骤升而发生脑血管意外,若镇痛处理不当,又可能使血压急剧下降,继而出现脑缺血严重并发症。老年人呼吸功能常已有减退,对某些药物耐受性较差,呼吸功能更容易进一步受抑制,因此,术后镇痛在老年患者中更为重要,需特别重视。

4. 老年患者术后疼痛管理的意义是什么?

随着麻醉和外科技术的飞速发展,在需要手术的患者中,老年人所占的比例明显逐年增加。如何合理地选择镇痛药物和镇痛方法,对老年患者进行适宜的术后镇痛镇静治疗,对防止围手术期并发症、减轻患者术后痛苦、提高生活质量,具有重要意义。

对术后镇痛的高度重视是近十年来麻醉学和外科学领域中一个重要的观念更新。传统观念认为老年人反应能力差、痛觉不敏感,且全身状况差,不宜给予镇痛治疗。而实际上,老年人术后疼痛的感知程度个体差异很大,如果不能因人而异地进行术后急性疼痛的处理,过度的应激反应可能导致重要脏器的功能损害,轻者影响术后恢复,重者可危及生命。其次,从伦理及人道主义角度考虑,应该倡导进行有效的术后镇痛。有效的术后镇痛能减轻患者的痛苦和术后并发症,改善患者的预后:改善患者呼吸功能、减少肺不张、肺部感染等肺部并发症;促使患者早期离床活动,降低深部静脉血栓的发生率;减轻术后疼痛引发的应激反应,减少心血管意外;加速患者康复、减少住院时间,节约费用。

5. 老年人围手术期并发症与疼痛有什么关系?

术前心动过速及心肌缺血与围手术期心肌梗死发生率增高有关。围手术期镇痛可使这些事件的发生率降低。有研究表明:在高危人群中,硬膜外镇痛有效地降低了心血管发病率,且硬膜外镇痛与静脉应用吗啡相比,肺部并发症显著降低(呼吸衰竭 8% vs 32%;感染 8% vs 52%)。老年患者最严重的并发症之一是术后谵妄,其与死亡率增高和住院时间延长密切相关。手术创伤引起的激素和炎症因子水平变化都可能导致术后认知功能障碍,积极的围手术期疼痛管理可以抑制应激反应,减少炎症因子水平,降低术后认知功能障碍的发生率。

术后连续硬膜外镇痛本身可使术后心血管患病率、机械通气、肺部感染、ICU 停留时间及住院费用大大降低。因此,老年患者采取积极的围手术期疼痛管理会带来显著的益处,减少老年患者的术后不良事件。

6. 老年患者胸科手术术后镇痛方式如何选择?

老年患者胸科手术后镇痛方式包括区域镇痛和静脉镇痛。区域镇痛主要包括硬膜外镇痛,椎旁阻滞,肋间神经阻滞,切口局部浸润麻醉等。静脉镇痛包括单次、多次注射镇痛药以及镇痛泵持续泵注镇痛药。选择哪种术后镇痛方式应根据麻醉科医师个人能力以及患者的病理生理特点进行抉择。

硬膜外镇痛虽然镇痛最为确切,但是操作风险、难度较大,对患者凝血功能要求较高。近几年由于便携式超声的大规模普及,超声引导下神经阻滞越来越多的应用于临床术后镇痛,尤其是患者合并严重心肺功能障碍、凝血功能异常时,可为患者提供较满意的术后镇痛。单次切口浸润虽然镇痛效果褒贬不一,但是有研究报道在切口皮下置入导管,通过镇痛泵泵药方式持续进行切口浸润,也可以有效的减轻患者术后疼痛。而临床中较为常见的是多次静脉注射或泵注静脉镇痛药。

对于老年患者胸科手术的术后镇痛,建议静脉使用阿片类药物和 NSAIDs 联合应用。老年患者由于药物代谢缓慢,对于阿片类镇痛药更为敏感,容易发生呼吸抑制、嗜睡、尿潴留等并发症,应适当减量。老年患者的疼痛评估和镇痛药物剂量的选择都具有难度,镇痛方式上建议全身用药如静脉自控镇痛与区域镇痛相结合。

除此之外,老年患者可能存在一定的情感表达、认知和观念上的障碍,这对老年患者的疼痛管理提出了严峻的挑战。老年人的给药方案中,更多依据患者的年龄而非体重,同时使用药物的方法有时比选择药物更重要。所以,老年患者应该根据生理特点酌情减少阿片类镇痛药物的用量,同时复合多模式镇痛和个体化镇痛,减少各类镇痛药物不良反应的发生率,术后加强监护,及时根据疼痛管理评分情况调整镇痛方案。

《中国老年患者围手术期麻醉管理指导意见(2017)》推荐:环氧酶抑制剂小剂量短期使用;阿片类减量,加强监护,防治呼吸抑制;曲马多酌减;推荐神经阻滞,尤其是一般情况差的老年患者;局麻药用量酌减;多模式镇痛。

7. 老年人如何实施多模式镇痛?

多种不同作用机制的镇痛药物和多种镇痛模式联合应用,可以减少单种药物的用药剂量和不良反应,同时通过多种镇痛途径抑制不同发生机制的术后疼痛。

胸段硬膜外镇痛是老年患者胸科手术后首选的镇痛方式。手术切口造成的锐痛和内脏牵拉造成的钝痛都使外周伤害性感受器激活,将伤害性刺激通过外周神经传导至脊髓背角。其临床意义主要体现在:①胸段硬膜外使用局麻药或联合应用阿片类药物,通过阻断疼痛刺激的产生和传递,实现镇痛目标;②胸部硬膜外麻醉可以抑制机体的应激反应和免疫系统功能障碍,减少促炎因子的分泌,降低应激所致的皮质醇分泌增加,减弱机体炎症反应的程度;③硬膜外麻醉由于抑制胸段交感神经,可以扩张血管,从而增强肺、食管、胃的微循环血液供应,加快手术后胃肠道功能恢复,尽早的进食改善术后营养状况;④硬膜外镇痛可以通过减少甚至避免使用阿片类镇痛药,从而降低其相关的恶心、呕吐、皮肤瘙痒等不良反应发生率;⑤硬膜外麻醉可以降低全身麻醉药物的使用,抑制手术引起的应激反应,从而降低老年患者术后认知功能障碍的发生率,减少术后肺炎、呼吸衰竭、慢性开胸术后疼痛综合征的发生。还有部分研究表明围手术期的硬膜外麻醉和镇痛可以降低癌症复发率,延长患者生存期。

对于存在硬膜外麻醉禁忌的患者,则可以选择椎旁神经阻滞、肋间神经阻滞、前锯肌阻滞等镇痛方法。由于低浓度局麻药联合小剂量阿片类药物的胸段硬膜外阻滞镇痛选择性阻滞脊髓疼痛受体,较少阻滞交感神经,使循环系统罕受影响,低浓度局麻药使运动功能不受影响,能够更好的术后活动,加速康复,所以神经阻滞联合全身使用镇痛药物更适用于高龄危重患者的术后镇痛。

静脉镇痛方法主要使用阿片类药物联合 NSAIDs 药物,同时酌情加用 $0.2\mu g/(kg \cdot h)$ 的氯胺酮,术后可以选择性泵注 $0.2 \sim 0.4\mu g/(kg \cdot h)$ 的右美托咪定,协同增强镇痛,减少阿片类药物用量。

常用的 NSAIDs 包括氟比洛芬酯(非选择性 COX 抑制剂)和帕瑞昔布(选择性环氧合酶 COX-2 抑制剂)。这两种药物用于术后镇痛,减少了术后阿片类药物的消耗,减少了老年患者谵妄的发生。氟比洛芬酯抑制机体炎症反应,减少白介素-1β(IL-1β)、肿瘤坏死因子-α(TNF-α)和血栓素 B_2(TXB$_2$)合成,从而改善神经功能和神经元存活率;抑制 COX 和促炎细胞因子的释放,预防老年患者术后谵妄的发生。但是,伴有消化性溃疡,严重血液性疾病,心、肝、肾功能严重异常,严重高血压以及过敏史的患者禁用。帕瑞昔布抑制炎症反应,减少 TNF-α、IL-1、IL-6 合成;降低血清中脑特异性钙结合蛋白 S100β 水平、减弱缺血后神经细胞凋亡、抑制内质网应激、减少术后神经元损伤、发挥直接神经保护作用。动物实验中,还发现帕瑞昔布能逆转疼痛导致的记忆减退。

右美托咪定是一种高度选择性的 α$_2$ 受体激动剂,具有镇静、催眠、抗焦虑和轻微镇痛等作用。复合用药可提高镇痛效果,延长镇痛时间。小剂量右美托咪定 $0.1\mu g/(kg \cdot h)$ 静脉输注可改善术后老年患者的睡眠质量,减少术后谵妄。右美托咪定改善术后睡眠质量的原因可能包括:通过改善术后镇痛效果而改善睡眠,药物吸收入血后作用于蓝斑核 α$_2$ 肾上腺素受体而产生睡眠作用。术中使用右美托咪定可降低术后疼痛强度并减少阿片类药物用量,显著抑制炎性细胞因子过度分泌,减少术后谵妄。老年患者使用右美托咪定时要警惕过度镇静、高血压及心动过缓等药物不良反应。

【专家点评】

随着进入老龄化社会,老年人所占手术的比例逐年显著增加。合理选择镇痛药物和镇痛方法,对预防围手术期并发症、减轻术后痛苦、提高生活质量,具有重要意义。老年人随着年龄的增长,出现生理功能衰退、药物代谢及排泄减缓、疼痛评估的难度增加特点,如何合理采用预防性镇痛、个体化镇痛、按时镇痛及多模式镇痛是对老年人术后镇痛的关键。根据年龄及老年人整体状态尤其是并存疾病合理选择镇痛药物及镇痛方法,同时注意药物的剂量及副作用,加强用药期间的监测,确保老年人的安全。

老年人胸科术后镇痛方式选择是一个挑战,胸段硬膜外镇痛是老年人胸科手术后的首选镇痛方式,它既能麻醉中镇痛(节省阿片类药物),又能减弱机体炎症反应的程度,还能达到心肌保护的目的,但要选择合理的药物、浓度及剂量,将对呼吸和循环的影响降到最低。如果不能应用胸段硬膜外镇痛,可以应用区域镇痛主要包括椎旁阻滞,肋间神经阻滞,切口局部浸润麻醉等。除此之外,还要联合全身镇痛用药,如阿片类镇痛药、曲马多、联合NSAIDs、小剂量的氯胺酮、右美托咪定等达到多模式镇痛的目的。

【专家简介】

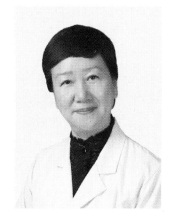

张瑞芹,哈尔滨医科大学附属第二医院麻醉科,主任医师、教授,硕士研究生导师。主要研究方向:术后镇痛及其相关研究,承担课题10余项,发表文章60余篇,曾任黑龙江省麻醉专业学会委员兼秘书,现任黑龙江省肠外与肠内营养学分会快速康复外科学组副组长、黑龙江省医师协会加速康复外科委员会副主任委员等兼职。

【思考题】

1. 单选题:下列关于老年人生理改变错误的是
    A. 硬膜外腔减小、脑脊液减少、硬脑膜渗透性增高
    B. 心肌收缩力降低、心脏功能降低、心排血量降低
    C. 残气量和功能残气量降低
    D. 脑干和颈动脉化学感受器敏感性升高
    E. 脂肪组织增加、体液总量和肌肉组织减少
    【答案】D
    【答案解析】老年人缺氧性肺血管收缩反应迟钝,脑干和颈动脉化学感受器敏感性降低,对高碳酸血症和低氧血症的通气反应减弱。因此,在应激时易于发生低氧血症、高二氧化碳血症和酸中毒。

2. 多选题:老年患者胸科手术后可选的镇痛方式包括
    A. 胸段硬膜外镇痛

　　B. 胸椎旁阻滞

　　C. 静脉自控镇痛

　　D. 超声引导下胸椎旁阻滞+NSAIDs 药物

　　E. 静脉自控镇痛+NSAIDs 药物

【答案】ABCDE

【答案解析】胸段硬膜外镇痛是老年患者胸科手术后首选的镇痛方式;存在硬膜外镇痛禁忌的患者也可以选择胸椎旁神经阻滞;神经阻滞联合全身使用镇痛药物更适用于高龄危重患者的术后镇痛;NSAIDs 药物用于术后镇痛,能减少术后阿片类药物的使用及术后谵妄发生率,但某些基础疾病可能限制其使用。

　　3. 单选题下列关于老年患者术后镇痛错误的是

　　A. 阿片类药物酌减

　　B. 曲马多减量

　　C. 环氧酶抑制剂可长时间使用

　　D. 推荐多模式镇痛

　　E. 神经阻滞局麻药用量酌减

【答案】C

【答案解析】《中国老年患者围手术期麻醉管理指导意见 2017》推荐的镇痛意见是:老年患者使用环氧合酶抑制药和对乙酰氨基酚应尽可能小剂量短期使用,特别是在合并心肌严重缺血或心肌梗死的患者,应禁忌静脉使用环氧合酶抑制药。阿片类减量;曲马多酌减;推荐神经阻滞;局麻药用量酌减;多模式镇痛。

（王红蕾　编写　高伟　审校　专家点评　张瑞芹）

参考文献

［1］ MOON MR, LUCHETTE FA, GIBSON SW, et al. Prospective, Randomized Comparison of Epidural Versus Parenteral Opioid Analgesia in Thoracic Trauma［J］. Annals of surgery,1999,229(5):684.

［2］ 徐建国. 成人手术后疼痛处理专家共识［J］. 临床麻醉学杂志,2017,33(09):911.

［3］ 杨立群,周双琼,俞卫锋,等. 围手术期规范化镇痛管理基本技术及药物的专家共识［J］. 中华麻醉学杂志,2017,37:3.

［4］ 朱鸣雷,黄宇光,刘晓红,等. 老年患者围手术期管理北京协和医院专家共识［J］. 协和医学杂志,2018,9(01):36.

［5］ BATCHELOR TJP,RASBURN NJ,ABDELNOUR-BERCHTOLD E,et al. Guidelines for enhanced recovery after lung surgery:recommendations of the Enhanced Recovery After Surgery(ERASVR)Society and the European Society of Thoracic Surgeons(ESTS)［J］. European Journal of Cardio-Thoracic Surgery,2018,0:1.

［6］ LI XB. Advances in the use of analgesics for postoperative pain in elderly patients［J］. Guide of China Medicine,2015,13(12):37.

［7］ LI Y,DONG H,TAN S,et al. Effects of thoracic epidural anesthesia/analgesia on the stress response,pain relief,hospital stay,and treatment costs of patients with esophageal carcinoma undergoing thoracic surgery A single-center,randomized controlled trial［J］. Clinical Trial/Experimental Study. 2019,98:7.

［8］ FELTRACCO P,BORTOLATO A,BARBIERI S,et al. Perioperative benefit and outcome of thoracic epidural in esophageal surgery:a clinical review［J］. Dis Esophagus,2018,31(5).

[9] GU CY,ZHANG J,QIAN YN,et al. Effects of epidural anesthesia and postoperative epidural analgesia on immune function in esophageal carcinoma patients undergoing thoracic surgery[J]. Mol ClinOncol,2015,3:190.

[10] HEINRICH S,JANITZ K,MERKEL S,et al. Short and long term effects of epidural analgesia on morbidity and mortality of esophageal cancer surgery[J]. Langenbecks Arch Surg,2015,400:19.

[11] KHORONENKO VE,MALANOVA AS,BASKAKOV DS,et al. Regional and peripheral blockades for prevention of chronic post-thoracotomy pain syndrome in oncosurgical practice[J]. Khirurgiia(Mosk),2017,(8):58.

[12] WANG X,WANG Y,HU Y,et al. Effect of flurbiprofen axetil on postoperative delirium for elderly patients[J]. Brain Behav,2019,9(6):e01290.

[13] GENG W,HONG W,WANG J,et al. Flurbiprofen axetil enhances analgesic effects of sufentanil and attenuates postoperative emergence agitation and systemic proinflammation in patients undergoing tangential excision surgery[J]. Mediators of Inflammation,2015,2015:601083.

[14] SU X,MENG ZT,WU XH,et al. Dexmedetomidine for prevention of delirium in elderly patients after non-cardiac surgery:arandomised,double-blind,placebo-controlled trial[J]. Lancet,2016,388(10054):1893.

第五节　凝血功能异常患者镇痛

【病例】

患者,男性,65岁。诊断"左肺下叶占位",拟行"胸腔镜下左肺下叶切除术"。既往冠心病史,1年前行经皮冠状动脉介入治疗。目前正在服用双重抗血小板药物治疗。

【知识点】

1. 什么是经皮冠状动脉介入治疗? 为何术后需抗凝治疗?

2. 什么是双重抗血小板治疗?

3. 临床常用口服抗凝药物有哪些?

4. 凝血功能异常对镇痛方式的选择是否有影响?

5. 如果患者正在接受低分子肝素抗凝治疗,需要注意什么?

6. 如果患者正在口服抗凝或抗血小板药物,需要注意什么?

7. 检查发现,患者同时合并肝功能障碍,对凝血功能是否有影响?

8. 还有哪些合并疾病可能影响凝血功能?

9. 如果这名患者计划实施胸段硬膜外镇痛,实验室检查需达到怎样的标准?

1. 什么是经皮冠状动脉介入治疗? 为何术后需抗凝治疗?

经皮冠状动脉介入治疗(percutaneous coronary intervention,PCI)是指经主动脉行冠状动脉造影、狭窄血管球囊扩张成形、支架植入及术后抗凝等一系列治疗的统称。通过PCI机械性地扩张血管会造成血管损伤,尤其是对血管内皮的破坏,使该区域血管有血栓形成的倾向。球囊成形术后,血管的再内皮化大约需要2~3周;在金属裸支架植入后,血管再内皮化可持续12周;植入药物洗脱支架,在一年后也未必能完全完成内皮化。所以,血管成形术后以及支架植入后血栓形成对风险极高,需要行抗凝治疗。

PCI术后4周内行非心血管手术,发生主要心血管不良事件(例如死亡、心肌梗死、支架血栓形成等)的概率为 10.5%。如在 PCI 术后 31~90 天进行手术,则降低为 3.8%,90 天后概率为 2.8%。植入金属裸支架术后 6 周内行手术,发生主要心血管不良事件的概率增长为 5%~30%。

2. 什么是双重抗血小板治疗?

双重抗血小板治疗指联合应用两种抗血小板药物,以达到更有效的抗血栓形成的治疗目的。大量临床研究证实,阿司匹林联合氯吡格雷较单用阿司匹林对支架植入术后血栓形成有更好的预防作用。氯吡格雷停药是支架血栓形成最重要的独立预测因子,停药后事件发生率至少增加 14 倍。使用药物洗脱支架的患者在 PCI 术后 1 个月内停药,在接下来的 11 个月中发生致命后果的可能性增加 10 倍。对于双重抗血小板治疗,现在的推荐有:无支架的球囊成形术至少需要 2 周,金属裸支架植入后至少需要 6 周,药物洗脱支架植入后至少需要 1 年。

3. 临床常用口服抗凝和抗血小板药物有哪些?

临床常用口服抗凝药主要有干扰维生素 K 参与凝血因子合成的华法林,直接凝血酶抑制剂达比加群酯,凝血因子 Xa 抑制剂利伐沙班、阿哌沙班等。

口服抗血小板药物主要有阿司匹林、氯吡格雷等。其中阿司匹林为非甾体抗炎药(NSAIDs),对 COX-1 的亲和力远远高于 COX-2。阿司匹林能减少血小板寿命,抑制血小板活化、聚集和血栓形成。氯吡格雷是第二代 P2Y12 受体拮抗剂,其在化学结构上属噻吩并吡啶类化合物,是前体药物,需要在肝脏中通过细胞色素 P450(CYP 450)酶代谢成为活性代谢物后,才会不可逆地抑制 P2Y12 受体,抑制血小板的聚集反应。除此之外,还有第三代 P2Y12 受体拮抗剂普拉格雷,环戊烷三唑并吡啶类的新型抗血小板药物替格瑞洛。与氯吡格雷相比,普拉格雷和替格瑞洛起效更迅速、个体差异小、对血小板抑制活性更高,但出血风险亦增加,也在一定程度上限制了其临床应用。常用口服抗凝药和抗血小板药物特点见表 5-5-1。

表 5-5-1　常见口服抗凝药和抗血小板药特点

药物	特点	半衰期	达血浆峰浓度时间
华法林	维生素 K 拮抗剂	36~42h	90min
利伐沙班	凝血因子 Xa 抑制剂	7~11h	2~4h
阿哌沙班	凝血因子 Xa 抑制剂	8~15h	3~4h
依度沙班	凝血因子 Xa 抑制剂	9~10h	1~2h
达比加群酯	直接凝血酶抑制剂	12~14h	2~3h
阿司匹林	对 COX-1 高选择	与剂量相关	1~2h
氯吡格雷	P2Y12 受体拮抗剂	6h	0.5~1h
普拉格雷	P2Y12 受体拮抗剂	2~15h	0.5h
替格瑞洛	P2Y12 受体可逆性结合	7h	2.5h

4. 凝血功能异常对镇痛方式的选择是否有影响?

对于凝血机制正常的患者,围手术期镇痛方式的选择多种多样。但对于正在接受抗凝药物治疗,或凝血功能障碍的患者,如创伤、大量失血、肝功能异常和弥漫性血管内凝血(diffuse intravascular coagulation,DIC)等,镇痛方式对选择往往就存在局限性。因为有创性操作可能引起出血、血肿、假性动脉瘤等并发症。区域麻醉技术,尤其是胸段硬膜外间隙穿刺和置管术,导致发生出血和血肿的风险增高。一旦椎管内发生血肿,可造成严重的不良后果(如截瘫)。例如,对于应用溶栓或纤溶药物者,出血风险极高,应避免椎管内操作。所以,凝血功能异常对镇痛方式对选择具有一定的影响,术前需详细评估。

对于应用神经阻滞进行围手术期镇痛患者,按照阻滞部位不同,出血及血肿形成的风险不同,留置导管的硬膜外镇痛风险最高,其次为单次硬膜外穿刺、胸椎旁神经阻滞。风险相对低的为胸壁神经阻滞、前锯肌平面阻滞、和肋间神经阻滞等,风险最低的为竖脊肌平面阻滞。置入导管的连续外周神经阻滞相对出血、血肿风险较单次穿刺的外周神经阻滞风险高,需谨慎选择。加拿大麻醉学会在2019年发表了外周神经阻滞时发生出血风险的共识,见表5-5-2。

表 5-5-2　外周神经与筋膜平面阻滞出血风险分级

低风险	中等风险	高风险
枕大神经阻滞	肌间沟臂丛神经阻滞	颈深丛阻滞
颈浅丛阻滞	肌间沟臂丛神经阻滞	腰丛阻滞
腋路臂丛神经阻滞	锁骨上臂丛神经阻滞	腰方肌阻滞
股外侧皮神经阻滞	锁骨下臂丛神经阻滞	椎旁阻滞
踝神经阻滞	股神经阻滞	
腹股沟韧带以下髂筋膜阻滞	腹股沟韧带以上髂筋膜阻滞	
竖脊肌平面阻滞	闭孔神经阻滞	
远端尺、桡、正中神经阻滞	各个入路的坐骨神经阻滞	
	收肌管阻滞	
	腹直肌鞘阻滞	
	腹横肌平面阻滞	
	胸壁神经阻滞	
	前锯肌阻滞	
	肋间神经阻滞	
	髂腹下和髂腹股沟神经阻滞	

总之,对于围手术期凝血功能障碍的患者,围手术期镇痛(区域麻醉)方案的选择,更应关注实施时机并掌握不同类型抗血栓药物的基本特点,同时合理应用超声引导技术,将围手术期疼痛程度降到最低,对机体的影响降到最低,达到最大舒适度,使患者受益更大。

5. 如果患者正在接受低分子肝素抗凝治疗,则需要注意什么?

针对应用预防性普通肝素者,即每日2次皮下注射肝素5 000U,并不是椎管内麻醉的禁忌证。但是对于每次应用剂量达10 000U且每日3次者,需进行个体化风险/获益评估。同时,临床医生需谨记:皮下注射肝素后1~2h后效果达高峰。同时注意,应用肝素患者可能出现肝素诱导的血小板减少症,肝素使用超过4d,则椎管内阻滞和拔出硬膜外导管前需再次检查血小板计数。

术前应用低分子肝素(low molecular weight heparin,LMWH)同时并用其他抗血小板或口服抗凝药物者,由于联合用药将增加椎管内阻滞后血肿形成的风险,则不建议行椎管内麻醉。LMWH 在给药后 2~4h 作用达到高峰。手术结束 2h 以内给予预防剂量的 LMWH,应避免椎管内操作。建议在给予预防性 LMWH 后(如依诺肝素 40mg/d 或 30mg/12h),最后一次给药 12h 后再行椎管内操作。若给予治疗剂量的 LMWH[如依诺肝素 1.5mg/(kg·d)或 1mg/(kg·12h)],则最后一次给药 24h 后才能进行椎管内操作,且不能给予治疗剂量。同时,在拔出硬膜外导管前需停用 LMWH 至少 12h。

6. 如果患者正在口服抗凝或抗血小板药物,需要注意什么?

(1)阿司匹林:单纯服用阿司匹林(81~325mg)患者,无椎管内阻滞禁忌。但应注意,未停用阿司匹林患者行椎管内麻醉时应尽可能减少穿刺次数和损伤。并注意,若阿司匹林同时与其他非甾体抗炎药物、氯吡格雷、华法林或 LMWH 及肝素合用时,区域麻醉出血风险增加。

(2)非甾体抗炎药:单纯服用非甾体抗炎药物者,无椎管内阻滞禁忌。

(3)华法林:术前服用者:椎管内穿刺前 4~5d 停用华法林,且不建议应用其他抗血小板药物。硬膜外穿刺前检测凝血酶原时间(prothrombin tine,PT)/国际标准化比值(international normalized ratio,INR)(PT/INR)至正常值。多数建议 INR≤1.2 可行硬膜外穿刺置管(也有建议 INR 至少≤1.4)。若患者停药不足 3d,且 INR>1.4 仍需要手术及围手术期镇痛管理,则可给予患者口服小剂量维生素 K,尽量使 INR 恢复正常。术后服用者:对于留置硬膜外导管患者,导管应留置至 INR<1.5。拔管前检测 PT/INR。若 INR≤1.5,可拔出硬膜外导管。若多次复查指标 INR>1.5,则需先给予新鲜冰冻血浆后行硬膜外导管拔出,并严密监测患者神经功能。若 INR>3,则应延缓拔出硬膜外导管同时将华法林减量。

(4)氯吡格雷及噻氯匹定(ADP 受体抑制剂):椎管内阻滞前,氯吡格雷应用至少 7d;噻氯匹定停用至少 14d。替罗非班、依替巴肽及阿昔单抗椎管内阻滞前,替罗非班及依替巴肽通用 8h,阿昔单抗停用 24~48h。血小板功能恢复正常。

7. 检查发现,患者同时合并肝功能障碍,对凝血功能是否有影响?

肝功能障碍的患者,凝血功能障碍十分常见。由于肝脏合成功能障碍导致凝血因子合成减少,抗凝血因子合成减少,抗纤溶酶生成减少,同时血小板的数量减少,功能异常。血小板功能异常主要表现为释放障碍、聚集性缺陷和收缩不良。因此肝功能障碍患者常有出血倾向。绝大多数凝血因子都是在肝脏合成的,尤其是维生素 K 依赖性凝血因子,因此补充维生素 K 有助于增强止血效果。同时,肝细胞产生大量抗凝蛋白和抗纤溶酶原激活物抑制剂。凝血因子生成减少同时合并抗凝调节因子浓度降低通常会导致凝血与抗凝血平衡失调,大量失血,甚至 DIC。凝血因子浓度、纤维蛋白原含量,血小板计数和其他参数的实验室检查,结合临床出血观察和血栓弹力图有助于诊断出血倾向的原因和制定最佳的治疗方案。

INR 的延长与肝功能的日益恶化存在很强的相关性,是预测肝病患者预后的一个可靠指标。INR 并不能全面反映凝血功能。可表明肝脏合成凝血因子功能受损,但对整个血液凝固级联反应的评估还需要其他检测。

8. 还有哪些合并疾病可能影响凝血功能?

在某些情况下,患者可能因为术前合并疾病或创伤而导致围手术期凝血功能障碍。

比如重大创伤导致休克、血液稀释、低温、酸中毒等因素,患者多伴有凝血功能障碍。该类患者行区域麻醉时,要对凝血功能进行再次评估。尿毒症患者常伴发贫血、血小板减少,同时多数进行定期透析,该类患者术前需要关注血小板数量和凝血功能,必要时对肝素进行拮抗。

9. 如果这名患者计划实施胸段硬膜外镇痛,实验室检查该达到怎样的标准?

美国区域麻醉与疼痛医学协会已确定在抗凝患者实施区域麻醉的风险。要点包括:除了在最极端的情况下,正在接受溶栓/纤溶治疗的患者不应该实施区域麻醉。在择期手术前口服抗凝药应停止应用 4~5d,并且凝血酶原时间/国际标准化比值应正常。可用 LMWH 作为停用口服抗凝药的替代治疗。

目前应用的药物通过不同的机制影响凝血,使得实施区域麻醉复杂化。因此,决策必须个体化。通过监测凝血指标,评估患者行区域麻醉的风险性,见表 5-5-3。

表 5-5-3 实验室检查与区域麻醉风险

实验室检查	正常值	风险低	需进一步个体评估	避免椎管内麻醉
PT	11~14s (INR:0.8~1.2)	INR≤1.4	INR 1.41~1.7	INR≥1.7
APTT	25~37s	正常值上限	超过正常值1~4s	超过正常值4s
PLT	(100~300)×10⁹/L	>80×10⁹/L	(50~80)×10⁹/L	≤50×10⁹/L

【思考题】

1. 单选题:对于服用华法林患者,若行胸段硬膜外阻滞镇痛,停药 4~5d 后,复查 INR 应

    A. ≤1.4   B. ≤3   C. ≤1.2   D. ≤1.5   E. ≤1.0

【答案】A

【答案解析】拟行硬膜外穿刺置管的患者,术前华法林停药时间为 4~5d,且 INR ≤1.4。

2. 单选题:正在接受治疗剂量低分子肝素者,以下出血风险最高的操作是

    A. 臂丛阻滞   B. 腹横肌平面阻滞   C. 椎旁阻滞
    D. 竖脊肌阻滞   E. 髂筋膜阻滞

【答案】C

【答案解析】椎旁间隙血管丰富,且位置较深,一旦发生误穿血管,难以压迫止血。臂丛阻滞发生误穿血管可以通过压迫出血点有效止血,其他几个选项都是筋膜层阻滞,位置相对表浅且血管组织相对较少。

(张学忠 编写 高伟 审校)

参考文献

[1] STUART AG,DAVID BA. Ultrasound Guided Regional Anesthesia,Second Edition[M]. New York:Oxford University press,2017:268.

[2] TSHUI BCH,KIRKHAM K,KWOFIE,et al. Practice advisory on the bleeding risks for peripheral nerve and interfascial plane blockade:evidence review and expert consensus[J]. Can J Anesth,2019,66(11):1356.

[3] OPREA AD,NOTO CJ,HALASZYNSKI TM,et al. Risk stratification,perioperative and periprocedural management of the patient receiving anticoagulant therapy[J]. Journal of Clinical Anesthesia,2016,34:586.

[4] 王秀丽,王庚,冯泽国,等. 抗凝或抗血小板药物治疗患者接受区域麻醉与镇痛管理的专家共识(2017)[M].北京:人民卫生出版社,2014:174-180.

[5] BARILLA F,PEKKICCIA F,BORZI M,et al. Optimal duration of dual anti-platelet therapy after percutaneous coronary intervention:2016 consensus position of the Italian Society of Cardiology[J]. J Cardiovasc Med(Hagerstown),2017,18(1):1.

第六节　多模式镇痛

【病例一】

患者,男性,64 岁,诊断左肺上叶肺癌,拟行左肺上叶切除、淋巴结清扫术。患者既往心律失常,偶发室上性期前收缩,吸烟史 45 年,每天至少 1 包,合并慢性阻塞性肺疾病。

【知识点】

1. 疼痛的定义是什么?
2. 围手术期疼痛管理有什么意义?
3. 术后疼痛管理的评估如何进行?
4. 常用疼痛强度评分法有哪些?
5. 术后镇痛方式有哪些?
6. 镇痛方式的选择对预后是否有影响?
7. 围手术期多模式镇痛的概念和实施原则是什么?
8. 围手术期多模式镇痛的核心理念是什么?

1. 疼痛的定义是什么?

根据国际疼痛研究学会的定义,疼痛是由实际的或潜在的组织损伤,或者根据这种损伤所描述的一种不愉快的感觉和情感经历。急性疼痛指持续时间通常短于 1 个月,常与手术创伤、组织损伤或某些疾病状态有关。慢性疼痛指持续 3 个月以上的疼痛,可在原发疾病或组织损伤愈合后持续存在。

疼痛感觉由化学性、机械性、放射性刺激或者热能通过激活感觉末梢引起伤害感受性疼痛。伤害感受性疼痛与受损组织有关,可以源自躯体或者内脏。躯体疼痛位置表浅、定位明确、疼痛呈锐痛、针刺样、烧灼样,或者疼痛位置深在且弥散,为钝痛或者酸痛。内脏痛一般为弥散性,并牵涉体表部位,常伴有不愉快的感受。由于肿瘤细胞的浸润、压迫或者不同的治疗措施,导致神经元放电性质出现病理变化,最终导致神经病理性疼痛。通常被描述为烧灼样、刺痛、麻木或瘙痒。心理痛苦通常由于恐惧、抑郁、生存问题、愤怒、社会和财务问题、社会支持,以及疼痛对家庭及看护者的影响造成的。大多数患者存在一个以上部位的疼痛,尤其是癌症晚期患者。

2. 围手术期疼痛管理有什么意义?

围手术期急性疼痛控制不良,可能发展为术后慢性疼痛,其性质也可能转变为神经病理性疼痛或混合性疼痛。同时在术后加速康复(enhanced recovery after surgery,ERAS)计划中,良好的围手术期镇痛也是保证患者术后快速康复和缩短住院时间的关键因素。而且术后疼痛也是患者术前最关心的问题之一。此外,焦虑、抑郁和恐惧等心理因素也将影响术后的疼痛管理,导致恶性循环。

3. 术后疼痛管理的评估如何进行?

评估静息和运动时的疼痛强度,只有运动时疼痛减轻才能保证患者术后早期下床活动,和尽早恢复躯体功能。在疼痛未充分控制时,应反复评估每次干预后的效果。原则上静脉给药后 5~15min、口服用药后 1h,或药物达最大作用时,都应分别评估治疗效果。记录治疗效果,包括不良反应,并对可能的并发症做出及时诊断和治疗。对突发的剧烈疼痛,尤其伴随生命体征改变时应立即评估及处理。生命体征包括低血压、心动过速或发热等。疼痛治疗结束时应由患者再次对疼痛管理过程进行评价。

4. 常用疼痛强度评分法有哪些?

视觉模拟评分法(visual analogue scale,VAS)为一条长 100mm 的标尺,一端标示"无痛",另一端标示"最强烈疼痛"。其中一面无任何标记,为患者面;医生面为 100 分平均等分的分值,"无痛"为 0 分,"最强烈疼痛"为 100 分。患者根据疼痛的强度标定相应的位置,由医师确定其分值。VAS 评分相对简单可行,且具有高度敏感性,同时其评估结果可用于参数分析。

数字等级评定量表(numerical rating scale,NRS)用 0~10 数字的刻度标示出不同程度的疼痛强度等级,由患者指认。评分后认为"0"为无痛;"1~3"轻度疼痛,指不影响睡眠;"4~6"中度疼痛;"7"以上为严重疼痛,指不能睡眠或从睡眠中痛醒;"10"为最剧烈疼痛。NRS 评分系统具有容易记录,不受种族和文化语言差异的影响的优势。同时,对于癌痛患者,NRS 评分可以用于评估患者疼痛程度。

语言等级评定量表(verbal/descriptor rating scale,VRS/VDS)将描绘疼痛程度的词汇通过口头表达为无痛、轻度疼痛、中度疼痛、重度疼痛。该评定量表可以用于识别那些真正需要镇痛治疗而又不善于表达疼痛的患者(图 5-6-1)。

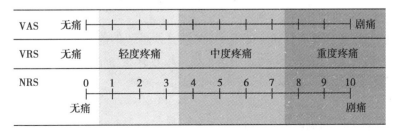

图 5-6-1　常用疼痛评估方法的比较

面部表情量表（Wong-Baker face pain rating scale）由 6 张从微笑或幸福直至流泪的不同表情的面部象形图组成。这种方法适用于儿童（3~5 岁）、老年人等交流困难、意识不清或不能用言语准确表达的患者。但容易受情绪、文化、教育程度、环境等因素的影响，应结合具体情况使用。

5. 术后镇痛方式有哪些？

（1）全身给药

口服给药：无创、使用方便，适用于神志清醒、非胃肠手术和术后胃肠功能良好患者的术后轻、中度疼痛的控制。

皮下注射给药、肌肉注射给药以及胸膜腔或腹膜腔给药。皮下给药虽有注射痛的不便，但可通过置入导管较长时间给药。肌注给药、胸膜腔和腹膜腔给药因副作用风险较大，不推荐常规使用。

静脉注射：起效快，适用于多种术后镇痛，一般采用患者自控方式。

（2）局部给药

局部浸润：简单易行，适用于浅表或小切口手术如阑尾切除、疝修补术、膝关节镜检术等。

外周神经阻滞：患者可保持清醒，对呼吸、循环功能影响小，适用于相应神经丛、神经干支配区域的术后镇痛。

椎管内给药：不影响神志和病情观察，镇痛完善，可做到不影响运动和其他感觉功能，适用于胸、腹部及下肢术后疼痛的控制。

（3）患者自控镇痛（patient-controlled analgesia，PCA）是目前术后镇痛最常用和最理想的方法，适用于术后中到重度疼痛，包括静脉 PCA（PCIA）、皮下 PCA（PCSA）、硬膜外 PCA（PCEA）、外周神经阻滞 PCA（PCNA）。

（4）多模式镇痛（multimodal analgesia）联合使用作用机制不同的镇痛药物或镇痛方法。

6. 镇痛方式的选择对预后是否有影响？

近年来，有大量的回顾性研究综合分析了各种镇痛方式对疾病预后对影响，尤其是对癌症复发的影响。很多研究证据表明，硬膜外镇痛与围手术期发病率的降低相关，特别是肺和心脏相关并发症更少。有 meta 分析显示，接受全身麻醉的患者，术后接受胸段硬膜外镇痛组明显比静脉镇痛组死亡率低。与全身应用阿片类药物相比，硬膜外使用阿片类药物能减少术后肺不张、低氧血症和肺部其他并发症的发生率。硬膜外技术能有效控制因疼痛导致的肺功能不全，限制患者咳嗽程度低，促进患者更早下床活动，以及更早配合术后物理治疗。全麻复合胸段硬膜外镇痛，因阻滞交感神经，可发挥心脏保护作用。胸段硬膜外镇痛能降低室上性心动过速和心肌梗死的发生率。

在本病例中，患者合并心脏和肺部疾病，在没有禁忌证的前提下，更加适用胸段硬膜外镇痛，并可减少术中及术后阿片类药物用量。也可以选择超声引导下胸椎旁神经阻滞，能更大幅度的减少双侧交感神经阻滞造成的循环不稳定。

7. 围手术期多模式镇痛的概念和实施原则是什么？

围手术期多模式镇痛（perioperative multimodal analgesia），是指在围手术期，联合应用不同作用机制的镇痛药物(阿片类,NSAIDs、局麻药等)、辅助药物以及不同作用途径的镇痛技术(硬膜外阻滞、神经阻滞、静脉、口服等),来治疗通过不同机制产生的术后疼痛,达到最佳的镇痛效果,降低镇痛相关并发症的发生概率。多模式镇痛的原则包括:术前、术中、术后,多时间点镇痛;神经末梢、外周神经、脊髓水平、大脑皮质水平,多层面镇痛;使用多种类型药物和镇痛技术,多受体镇痛;充分利用各种药物和技术的优势,减少并发症的发生,达到最佳的镇痛效果,促进快速康复。

8. 围手术期多模式镇痛的核心理念是什么?

临床上围手术期多模式镇痛的核心理念是个体化,通过多途径、多方法、多技术和多药物来实施。强调对疼痛进行预测和评估,主张预防性镇痛,包括时间预防,术前、术中、术后;对因预防,针对疼痛、创伤、炎症,疾病等问题;机制防控,痛觉敏化、慢性痛的预防。镇痛过程强调阶段性,努力实现全程、多方、过度、补救的镇痛理念。尤其针对术前已有疼痛存在的患者,术中应针对手术刺激强度个体化镇痛,术后及时有效镇痛以防止手术急性疼痛向慢性疼痛转化,取得安全满意的镇痛效果。

【病例二】

患者,男性,34 岁。诊断咯血、右肺中叶支气管扩张,拟行右肺中叶切除术。患者既往贫血、营养不良。麻醉方式选择快速诱导,术中七氟烷维持麻醉,并定时追加芬太尼。手术结束前静注曲马多 80mg,术毕患者清醒,送 PACU。

【知识点】

1. 术后急性疼痛的管理目标是什么?
2. 对拟行开胸手术患者的镇痛管理如何考虑?
3. 什么是开胸术后疼痛综合征?
4. 胸腔镜手术能否降低术后慢性疼痛的风险?
5. 推荐什么镇痛方案?
6. 患者自控镇痛有哪些方案?
7. 怎样选择口服镇痛药?
8. 患者镇痛期间需要哪些监测?
9. 治疗急性疼痛还有其他技术吗?

1. 急性疼痛管理的目标是什么?

急性疼痛管理的目标包括:在安全的前提下,持续、有效镇痛;无或仅有易于忍受的轻度不良反应;最佳的躯体和心理、生理功能,最高的患者满意度;利于患者术后康复。

2. 对拟行开胸手术患者的镇痛管理如何考虑?

对拟行胸科手术患者,必须在术前告知所有术后可能发生的事件,因为对手术和疼痛的预期和对康复的理解能促进康复和恢复正常活动。术后疼痛是指术后即刻发生的急性疼痛,包括躯体痛和内脏痛,通常持续不超过 3~7d,其性质为伤害性疼痛,是临床最常见和最需紧急处理的急性疼痛。如果镇痛不当,开胸术后患者可能有极为严重的疼痛感受,不仅仅是手术部位的疼痛,可能还伴随着开胸侧肋骨骨折的疼痛。胸科手术本身会可导致肺功能损害,而术后疼痛可能会加重此结果。因此,镇痛和维护肺功能是术后早期的主要目标。术前积极改善患者肺功能,措施包括戒烟 2 周以上、深呼吸锻炼或者吹气球锻炼。

术前、术中、术后以及出院后可采用不同的方法处理疼痛。方法包括前文所述的胸段硬膜外镇痛、静脉镇痛和神经阻滞,并逐步过渡到口服镇痛药物。术前还应该让患者学习如何使用视觉模拟评分量表,能够让患者更好的参与到术后疼痛管理中来,在此病例中,患者行开胸手术,手术创伤大、术中肋间神经受损、术后可能还需进行化疗,是发展为慢性疼痛的高危人群。因此,必须对该患者进行良好的术后镇痛。

3. 什么是开胸术后疼痛综合征?

开胸术后疼痛综合征(post thoracotomy pain syndrome,PTPS)是指术后至少 2 个月沿手术瘢痕反复性或持续性疼痛,且与肿瘤复发和感染无关。开胸术后疼痛综合征大多数是神经病理性疼痛,程度不一,发生率较高,约 44%~80%。有研究显示,严重的围手术期疼痛是慢性术后疼痛综合征的预测因素,最主要的风险因素是在手术后 4d 内始终有持续的中重度疼痛,其余危险因素包括术前疼痛、多次手术、术中神经损伤和精神因素。因此,积极处理早期术后疼痛可能对于预防术后慢性疼痛综合征有效。

4. 胸腔镜手术能否降低术后慢性疼痛的风险?

胸腔镜手术(video-assisted thoracic surgery,VATS)是胸外科手术发展中极大造福于患者的一大创举,它彻底改变了胸外科手术的手术方法,完善了胸腔手术,已经发展成为了一个相对常规的技术。机器辅助胸腔镜术其实是胸腔镜技术的一个补充,随着达芬奇机器人系统的引进,将有越来越多的胸腔镜手术在机器辅助下完成。虽然较小的切口可以避免因使用肋骨撑开器械导致的肋骨骨折,但是仍会引起肋间神经和肌肉损伤。并且,无论哪种手术方法,胸腔引流管引起的疼痛都不可避免。所以,胸腔镜手术并未达到预期中的降低术后慢性疼痛的目的。

5. 推荐什么镇痛方案?

胸科手术后多模式镇痛方案推荐:

(1) 胸段硬膜外自控镇痛:局麻药+阿片类药物

(2) 静脉自控镇痛+NSAIDs 药物

(3) 超声引导下胸椎旁阻滞+NSAIDs 药物(或曲马多)

(4) 超声引导下前锯肌平面阻滞+静脉自控镇痛(或曲马多)

(5) 静脉自控镇痛+超声引导下肋间神经阻滞(或局麻药切口浸润)

6. 患者自控镇痛有哪些方案?

患者自控镇痛(patient-controlled analgesia,PCA)包括:

(1) 静脉自控镇痛(PCIA):操作简单、起效快、疗效好、适应证广。适用于各种术后镇痛及癌痛综合治疗。常用阿片类药(布托啡诺、吗啡、芬太尼、舒芬太尼、阿芬太尼)和 NSAIDs 等。详见本章第二节。

(2) 皮下自控镇痛(PCSA):适用于静脉穿刺困难或在家进行疼痛治疗的患者。常用吗啡、氯胺酮和丁丙诺啡。哌替啶具有组织刺激性,不宜用于 PCSA。

（3）硬膜外自控镇痛（PCEA）:镇痛范围局限,对全身影响较小。常采用局麻药与阿片类镇痛药联合使用。详见本章第一节。

（4）连续神经阻滞镇痛（PCNA）:神经丛或神经干留置导管给药。常用药物为长效局麻药。

7. 怎样选择口服镇痛药?

当患者镇痛不满意,或者即将出院时,可加用或者改用口服镇痛药。常用口服镇痛药物包括:

对乙酰氨基酚:常用解热镇痛药,口服用于术后轻-中度疼痛的镇痛,或在术前、手术结束后即刻服用作为多模式镇痛的组成部分。

非选择性 NSAIDs 和选择性 COX-2 抑制剂:可用于术后轻-中度疼痛的镇痛,或在术前、手术结束后即刻使用作为多模式镇痛的组成部分,有口服如布洛芬、双氯芬酸、美洛昔康等。

曲马多:中枢镇痛药,适用于术后中-重度疼痛的镇痛,与对乙酰氨基酚、环氧化酶抑制剂合用效应相加或协同。

8. 患者镇痛期间需要哪些监测?

即使使用安全剂量的镇痛药物,也要重视基本生命体征的监测,尤其是术后早期。基本的生命体征监测包括:心电图、无创血压、脉搏血氧饱和度。除此之外,对于使用阿片类药物的患者,还推荐监测呼气末二氧化碳浓度。越来越多的研究表明,与脉搏血氧饱和度相比,监测呼气末二氧化碳浓度能更早的发现通气量不足及呼吸抑制。对呼吸功能不全或者老年人意义更加重大,更有利于保证围手术期安全。

9. 治疗急性疼痛还有其他技术吗?

除了前文所述的各种镇痛技术,心理学方法对急性疼痛也有一定作用。例如呼吸调整、冥想、催眠、生物反馈和认知-行为治疗都有一定效果。针灸具有一定的镇痛效果,同时还可减轻头痛缓解焦虑,处理焦虑和抑郁等常见的疼痛伴随症状往往效果良好。

【思考题】

1. 单选题:关于术后疼痛管理,下列说法正确的是
   A. 阿片类药物具有良好的镇痛作用,可放心使用
   B. 心律失常患者不适宜胸段硬膜外镇痛
   C. 良好的术后镇痛能缩短住院时间,改善患者预后
   D. 胸科手术术后镇痛的目标不包括维护肺功能
   E. 胸科手术术后疼痛程度与远期预后无关

【答案】C

【答案解析】阿片类药物副作用明显,必须根据患者状态和术后疼痛程度酌情增减剂量;硬膜外镇痛时阻滞交感神经,可发挥心脏保护作用,能降低室上性心动过速和心肌梗死的发生率;胸科手术本身会导致肺功能损害,而术后疼痛可能会加重此结果,因此镇痛和维护肺功能是术后早期的主要目标;严重的围手术期疼痛是慢性术后疼痛综合征的预测因素,

最主要的风险因素是在手术后 4d 内始终有持续的中重度疼痛。

2. 多选题：开胸手术围手术期镇痛可以采用的镇痛方法包括
    A. 胸段硬膜外镇痛
    B. 连续胸椎旁阻滞
    C. 静脉自控镇痛
    D. 口服曲马多
    E. 切口局部浸润

【答案】ABCDE

【答案解析】以上方法均可用于胸科手术围手术期镇痛管理。胸段硬膜外镇痛效果确切，为老年患者首选镇痛方式；神经阻滞技术能有效减少阿片类药物用量，且循环稳定；静脉自控镇痛操作简单、可选药物种类多；对于镇痛仍不满意患者可以口服镇痛药物；切口局部用药，能减少全身用量。

（代小奇 编写　王红蕾 审校）

参考文献

[1] RAWAL N. Current issues in postoperative pain management[J]. Eur J Anaesthesiol,2016,33(3):160.

[2] RODIGUEZ-ALDRETE D,CANDIOTTI KA,JANAKIRAMAN R,et al. Trends and New Evidence in the Management of Acute and Chronic Post-Thoracotomy Pain-An Overview of the Literature from 2005 to 2015[J]. J Cardiothorac Vasc Anesth,2016,30(3):762.

[3] LDENMENGER WH,VAN DER RIJT CC. Feasibility of assessing patients acceptable pain in a randomized controlled trial on a patient pain education program[J]. Palliat Med,2017,31(6):553.

[4] KRECHEL SW,BILDNER J. CRIES:a new neonatal postoperative pain measurement score. Initial testing of validity and reliability[J]. PaediatrAnaesth,1995,5(1):53.

[5] MERKEL SI,VOEPEL-LEWIS T,SHAYEVITZ JR,et al. The FLACC:a behavioral scale for scoring postoperative pain in young children[J]. Pediatr Nurs,1997,23(3):293.

[6] 徐建国,黄宇光,邓小明,等. 地佐辛术后镇痛专家建议（2018）[J]. 临床麻醉学杂志,2018,34(07):712.

[7] 徐建国. 成人手术后疼痛处理专家共识[J]. 临床麻醉学杂志,2017,33(09):911.

第六章　围手术期肺功能保护研究进展

第一节　胸外科术后并发症的流行病学研究

世界上每年有3亿多患者接受手术。这些因素中,肺部并发症是导致术后死亡率和住院时间延长的主要因素,对患者的生存和预后有重要影响。手术后常见肺部并发症(postoperative pulmonary complications,PPC)包括肺不张、疑似肺部感染、肺炎、支气管炎、支气管痉挛、胸腔积液、气胸、肺水肿、急性呼吸窘迫综合征(acute respiratory distress syndrome,ARDS)、呼吸衰竭、肺栓塞、吸入性肺炎、基础慢性肺病加重等。其发病率可达9%~40%,其中肺炎19.5%,肺不张8.4%,持续7天以上气胸7%~15%,胸腔积液6.8%,肺水肿5.5%,痰潴留4.7%,呼吸衰竭0.5%~3.7%,ARDS 0.3%,平均住院时间延长1~2周。

(一) PPC是一组具有共同病理生理基础的疾病(包括肺萎陷和呼吸道感染)

1. CT检查或胸部X线检查发现的肺不张。

2. 使用美国疾病控制中心的标准界定肺炎。

3. 使用柏林定义的ARDS。

4. 误吸史(对临床和影像学证据进行鉴别)。

根据病情的严重程度,肺部并发症分为:

没有:有计划地使用氧疗法或机械性呼吸辅助疗法,仅作为常规护理手段,而不治疗并发症或生理功能下降。应将其记录为无,仅作为单纯的预防或预防性治疗,如高流量鼻导管氧吸入或持续气道正压通气(continuous positive airway pressure,CPAP)。

轻度:治疗性吸氧,吸入氧浓度<60%。

中度:治疗性吸氧,吸入氧浓度≥60%,鼻导管吸氧流量大,或两者兼有。

重度:无计划的无创机械通气,CPAP或需要气管插管的有创机械通气。

下列未见共同病理生理学机制的其他诊断最好单独评估,并确定与下一步治疗相关:①肺栓塞;②胸腔积液;③心源性肺水肿;④气胸;⑤支气管痉挛。

(二) 肺炎

仅推荐美国疾病控制中心的诊断标准。

1. X线检查至少具有下列一种情况:①新发的或逐渐形成的浸润阴影;②实变;③空洞。

2. 至少出现下列一种症状:①无其他病因的发热(体温>38℃);②白细胞减少(WBC<4×10⁹/L)或白细胞增多(WBC>12×10⁹/L);③年龄在70岁以上无其他病因引起的精神状态改变。

3. 同时至少有以下两个方面:①新出现的脓性痰或痰质改变,或呼吸道分泌物增加,或吸痰需要增加;②咳嗽,或呼吸困难,或病情恶化,或呼吸急促;③出现湿啰音或支气管呼吸音;④气体交换功能恶化(低氧血症,需氧量增加,呼吸机需求增加)。

符合 1、3 和 2 中的任意一项,并除外肺结核、肺部肿瘤、非感染性肺间质性疾病、肺水肿、肺不张、肺栓塞、肺嗜酸性粒细胞浸润症及肺血管炎等,可建立临床诊断。

(三) 呼吸衰竭

包含两个方面:ARDS 和机械通气。

1. ARDS(根据 ARDS 柏林定义)

起病时间:明确诱因下 1 周内出现的急性或进展性呼吸困难。

胸部影像:双侧肺阴影不能由胸腔积液、肺叶萎陷或结核所解释。

造成水肿的原因:呼吸衰竭不能完全由心衰或液体超负荷所解释(需要客观的评估,如排除肺水肿的超声心动图)。

氧合状态:轻度:呼气末正压(positive end-expiratory pressure,PEEP)或 CPAP $\geqslant 5cmH_2O$ 时,吸入氧浓度与氧分压(partial pressure artery oxygenation,PaO_2)之比为 200～300mmHg;中度:PEEP $\geqslant 5cmH_2O$ 时,PaO_2 与吸入氧浓度之比为 100～200mmHg;重度:PEEP $\geqslant 5cmH_2O$ 时,PaO_2 与吸入氧浓度之比小于 100mmHg。

2. 机械通气   手术拔管后 30d 内再次需气管插管及机械通气,或超过 24h 机械通气。可考虑无创通气。

根据有关文献报道,再次机械通气的适应证包括:①术后出现呼吸衰竭,术后需要持续机械通气>72h 或任意时间需要重新机械通气;②急性肺损伤,突然出现 $PaO_2/FiO_2 \leqslant$ 100mmHg,胸部影像显示浸润性病变,但未排除左心房压力增高;③肺炎,体温>38℃,脓痰增多,有再次手术止血指征;④支气管胸膜瘘;⑤经对比检查证实后,栓塞;⑥胸腔出血,输注红细胞悬液超过 4U 或有再次手术止血指征;⑦胸腔积液,每日积液引出较多或患者自觉症状明显,需行穿刺引流或重新置入闭式引流管;⑧肺不张,影像学显示肺叶或全肺不张,部分患者需行支气管镜检查或治疗后确诊;⑨气胸,影像学上确诊,穿刺抽气无效,需再次置入闭式引流管进行治疗;⑩支气管痉挛,有咳嗽、呼吸急促等症状,呼气时间延长,听诊闻及干啰音,需应用解痉药物缓解并除外心源性哮喘;⑪肺持续漏气,漏气时间大于 5d。

通过对非心脏手术患者 PPC 的危险因素进行评估,两个多中心、大样本的研究通过手术患者呼吸系统风险指数(assess respiratory risk in surgical patients in Catalonia,ARISCAT)和 PERISCOPE 提出 PPC 发生率分别为 5% 和 7.9%。ARISCAT 研究中,胸部手术的 PPC 发生率高达 31.4%,主要并发症有呼吸衰竭(2.6%)、支气管痉挛(1.8%)、胸腔积液(1.7%)、呼吸道感染(1.6%)、肺不张(1.4%)、吸入性肺炎(0.4%)和气胸(0.3%)。在至少 123 名 PPC 患者中,90d 死亡率为 24.4%。没有 PPC 的 2 341 名患者中,死亡率只有 1.2%。通过回归分析确定了 7 个 PPC 的独立预测因子,并建立了评价表。在所有危险因素中,有 4 个与患者有关(术前低血脂、近期呼吸道感染、年龄和低血红蛋白浓度),3 个与手术有关(胸内或上腹部手术、手术时间、急诊手术),占 45%。以 7 个独立的 PPC 危险因素评分,将患者发生 PPC 的风险累积总分数分为低、中、高风险,评分>45 分为高危患者(表 6-1-1),其发生 PPC 的危险将显著增加。呼吸衰竭是 PERISCOPE4 研究中最常见的并发症(4.7%),其次是胸腔积液(3.1%)、肺不张(2.4%)、肺感染(2.4%)、支气管痉挛(0.8%)、气胸(0.6%)和吸入性肺炎(0.2%)。其中至少 1 种 PPC 的死亡率(8.3%)明显高于无 PPC 的患者(0.2%)。

表 6-1-1 7 项 ARISCAT 危险因素相关回归系数及评分

指标		β 回归系数	评分/分
年龄/岁	≤50	0	0
	51~80	0.331	3
	>80	1.619	16
术前 SpO$_2$/%	≥96	0	0
	91~95	0.802	8
	≤90	2.375	24
近 1 个月存在呼吸道感染	否	0	0
	是	1.698	17
Hb≤100g/L	否	0	0
	是	1.105	11
手术部位	外周	0	0
	上腹部	1.480	15
	胸内	2.431	24
手术时间/h	<2	0	0
	2~3	1.593	16
	>3	2.268	23
急诊手术	否	0	0
	是	0.768	8

注:<26 分:低风险;26~44 分:中风险;≥45 分:高风险。

（高伟 编写　罗娟 审校）

第二节　术前危险因素及处理

　　胸外科手术后 PPC 的危险因素主要有患者和手术两个方面。患者相关的危险因素包括吸烟、健康状况不佳、患者术前肺部基础疾病、慢性阻塞性肺疾病（COPD）、年龄、肥胖症、长期卧床和糖尿病等。其危险因素主要有手术部位、麻醉药物、麻醉方法、手术方法、手术时间、体液平衡及镇痛等。

　　通过对胸外科患者 PPC 术前因素的研究,Dales 等发现,如果患者有吸烟史、中度运动后出现呼吸困难、第 1s 用力呼气量<60% 预期值、呼吸储备量<25L、最大氧耗量<1.25L 等,PPC 的发生率会增加 2 倍以上。

　　（一）年龄

　　年龄大于 70 岁是发生 PPC 的危险因素之一。60~69 岁和 70~79 岁人群中 PPC 的发病率分别是 60 岁以下人群的 2 倍和 3 倍。

　　随年龄增长,肺纤维结缔组织增多,弹性收缩力、肺组织和胸壁顺应性、通气功能、支气管纤毛输送系统功能下降,小气道压力和肺泡压力降低,肺泡内残气量逐渐增加,闭合气量呈递增趋势,肺活量减少,肺功能出现不同程度的下降。此外,老年患者常伴有 COPD,加上老年患者因免疫功能下降而导致分泌物淤滞、抵抗力下降,更容易合并肺部感染。已有研究表明,大于 60 岁的患者中 PPC 发生率明显增高。

(二) 吸烟和酗酒

吸烟者发生 PPC 的相对危险性比不吸烟的人高 1.4~4.3 倍。甚至对于没有慢性肺病的患者,吸烟也会增加 PPC 的风险。一项涉及心脏手术,胸部手术和矫形手术的 Meta 分析显示,至少在术前 4 周戒烟可以降低 PPC 的发生率。戒烟 12 小时以上,血液中的碳氧血红蛋白浓度将下降。吸烟会延长组织的缺氧时间,创面组织的氧分压与创面愈合能力及抗感染能力有关。手术后吸烟患者的住院时间明显延长,PPC 相关死亡率也显著高于未吸烟患者。布卢曼等发现,在戒烟 2 周后 PPC 发生率较高。与不吸烟者相比,非心脏外科手术的吸烟患者 PPC 发生率增加了 4 倍。Moores 等认为,戒烟的最佳时间为 6~8 周。欧洲呼吸协会(european respiratory society,ERS)指南建议术前戒烟 2~4 周。对于要做手术的患者进行戒烟宣教很重要,但似乎没有必要推迟手术来保证更长时间的戒烟。

长期饮酒会导致术后感染、出血、认知功能障碍及心肺功能下降。酒精引起的免疫抑制、凝血功能紊乱、戒断症状、肝功能异常及中枢神经系统功能紊乱是其主要原因。每日摄取 60g 乙醇的患者,发生急性肺损伤(acute lung injury,ALI)的风险比未长期饮酒的患者增加两倍。术前有慢性酒精中毒或呼吸系统疾病的患者,肺部防御机制降低,毛细血管容量减少,炎症反应增强,易导致手术后 ALI。在 1 221 个病例中,术后 ALI 的发生率为 2.2%,ALI 患者的死亡率为 52%。大多数患者(3.1%)在术后 3d 出现原发性 ALI,与长期饮酒史、肺叶切除、大量输液和机械通气等因素有关;少数患者(1.1%)出现继发性 ALI,与术后 3d 出现支气管肺炎、支气管瘘或误吸等因素有关。原发 ALI 的 4 个独立危险因素包括:术中机械通气性肺损伤(ventilator induced lung injury,VILI),术后 24h 内大量输液,全肺切除术,术前酗酒。

(三) 肺部基础疾病

肺部基础疾病,如 COPD、哮喘、结核和其他疾病所致的间质性肺炎和特发性肺间质纤维化,可能增加 PPC 发生的危险。对通气功能不全、运动耐量降低的 COPD 患者,术前应积极治疗。择期手术的患者,若 COPD 急性加重,应推迟手术。PPC 在哮喘患者中约占 30%,显著高于非哮喘患者。气道高反应性(airway high response,AHR)增加了慢性支气管炎和哮喘患者发生 PPC 的风险。

COPD 是 PPC 的一个常见危险因素,其严重程度与 PPC 呈正相关。经过术前治疗,COPD 患者 PPC 的发生率与正常人相同。所以对 COPD 急性加重的患者应推迟手术。对于COPD 患者不建议经验性应用抗生素,而分泌过多的患者应短期口服抗生素。出现持续性症状时,应考虑使用皮质激素。术后肺部康复训练和呼吸肌训练能有效地改善肌纤维重建及围手术期肺功能。其他降低 COPD 患者 PPC 发生率的措施与哮喘患者类似,围手术期应避免气道损伤,避免使用可以导致支气管痉挛的药物。在 COPD 患者中,围手术期应持续应用支气管扩张剂。

哮喘患者经良好控制后,肺功能和动脉血气指标大部分正常,则无发生严重 PPC 的风险。但是,症状控制较差的哮喘患者,发生 PPC 的风险增加。对于哮喘患者,需要收集术前用药使,哮喘发作频率及诱发因素。用力呼气时间大于 6s 与第 1s 用力呼气量(forced expiratory volume in 1 second,FEV_1)/用力肺活量(forced vital capacity,FVC)的比值异常有关,提示需要进一步检查。术前戒烟 8 周、使用短效的皮质类固醇或支气管扩张剂,对哮喘患者有一定的疗效。

最近几年,肺动脉高压也被认为是 PPC 的一个危险因素。肺高压患者由于不能适应手术中前、后负荷的生理变化而增加了发生 PPC 的风险。在肺动脉高压组和非肺动脉高压组中,呼吸衰竭发生率分别为 21% 和 3%。早期研究认为肺动脉高压患者的肺功能特点是肺容量正常和限制性通气功能障碍。而最近的研究发现,肺动脉高压患者也常常有阻塞性通气功能障碍。肺动脉高压的发生率随年龄的增加而显著增加,进而成倍增加术后呼吸衰竭的风险。接受非心脏手术的 36 例肺动脉高压患者 PPC 的发病率和死亡率都明显增加。对肺动脉高压患者围手术期调理的重点是防止血压下降和肺动脉压急性升高。

(四) 肺功能不全

年龄在 60 岁以上、有肺部疾病和吸烟史的胸外科患者,术前常规进行肺功能检查。在肺功能检查各指标中,FEV_1 是预测肺叶切除手术术后并发症最有意义的单项指标,FEV_1 低于预测值 60% 是发生 PPC 的危险因素。肺功能检查结果异常,特别是 FEV_1 低,PPC 的发生风险较大,应充分完善术前检查,评估手术风险,采取相应措施,尽可能改善患者肺功能,减少术后并发症的发生。

肺功能不全是 PPC 发生的主要危险因素之一。在预测 PPC 发生时,FEV_1 和 CO 弥散量(diffusion capacity for carbon monoxide of the lung,DLCO)是重要指标。最近的研究发现,这两项指标在微创胸外科手术 PPC 风险预测中同样重要。结果显示 12.7% 的患者出现 1 例或多例 PPC。术前血清白蛋白浓度、术前化疗、DLCO 和术后 DLCO 预测值(predictive post-operative diffusion capacity for carbon monoxide of the lung,DLCOppo)与 PPC 有显著的单变量相关性。在这些因素中,仅 DLCOppo 和术前化疗是 PPC 的独立危险因素。新辅助化疗增加了 PPC 的危险,主要是因为新辅助化疗对弥散功能的不利影响。美国胸科医师协会指南(american college of chest physicians,ACCP)也提示术前新辅助化疗可能会增加 PPC 的发生率,但指南并不建议过度依赖这些数字。

另外,通气功能障碍($FEV_1/FVC<70\%$)也是术后发生呼吸衰竭的独立危险因素。奥加瓦等发现,$FEV_1<1.5L$ 的患者 PPC 的风险是正常患者的 3.6 倍。FEV_1 可变截断值(35% ~ 80%)可用来评估 COPD 的严重性和预测 PPC 的风险。有研究报道在 1993 年至 2004 年间,1 222 例常规肺癌切除术患者被分为正常肺功能组、轻度 COPD 组($FEV_1<70\%$)、中度 COPD 组(FEV_1 50% ~ 70%)和重度 COPD 组($FEV_1<50\%$)。全部病死率为 2.9%,其中 1.1% 为正常或轻度 COPD,5.8% 为中度 COPD,3.1% 为重度 COPD。ALI(41%)、心血管不良事件(31%)、出血(19%)或原因不明者(8%)是主要原因。手术前后 PPC 的发生率与肺功能损害密切相关,肺功能正常至轻微受损的患者发生 PPC 概率为 10%,中度 COPD 为 25%,重度 COPD 为 27%。但 ppo-FEV_1 低于预测值 35% 的患者,其围手术期死亡率和 PPC 发生率分别为 7.1% 和 28.1%,比 ppo-FEV_1 大于 35% 的患者死亡率和 PPC 发生率显著增加(分别为 2.3% 和 17.2%)。通过多元回归分析,低于预测值 60% 的 FEV_1 是 PPC 和 30 天死亡的独立危险因素。FEV_1 的相对/绝对预计值目前在术前风险评估中已得到广泛应用。尽管低于 35% 的 ppo-FEV_1 与较高的死亡率和 PPC 有关,但将该因子纳入多元分析并不能提高风险评估能力。研究发现,术前肺功能 $FEV_1\%<70\%$ 的肺癌患者,死亡率为 35%;而 $FEV_1\%>70\%$ 的患者,死亡率为 7.6%。

对肺功能不全的患者,可通过术前有氧训练、阻力训练、呼吸肌训练等方法,减少术后

PPC发生率、术后引流管留置时间、术后住院时间，并可提高术后活动能力和肺活量。为增强患者对手术的耐受性和术后恢复能力，近年来提出了术前肺部康复的概念。肺部康复强调运动训练和自我管理能力的培养。特别是对于术前肺功能不全的老年患者，如吹气球、爬楼梯、呼吸功能锻炼等，提高肺功能，以减少围手术期肺部并发症的发生。已有研究显示，术前肺康复训练能优化COPD患者的肺功能状况，提高生存质量；而术前及术后同时进行肺康复训练能显著改善FEV_1、FVC及术后生存质量；术前运动及戒烟也能显著改善患者肺功能，减少术后并发症，缩短住院时间。但只在术后进行呼吸功能锻炼，住院时间及术后并发症发病率均未降低。对肺功能不全的患者，建议术前、术后联合进行肺功能康复训练。

此外，减少呼吸道分泌物，保持呼吸道通畅，对保护患者肺功能，减轻PPC也有重要意义。当前清洁呼吸道的药物主要有两种：黏液分泌促进剂和黏液溶解剂。黏液分泌促进剂（氯化铵）的疗效难以确定，尤其在痰液黏稠的情况下几乎没有效果。以氨溴索为代表的黏液溶解剂，它是溴在体内新出现的一种有效代谢产物，能促进黏痰溶解，降低痰与纤毛的黏性，增加呼吸道分泌物的排泄。对有高危因素的患者，可适当增加氨溴索的用量，以便更好地清除呼吸道分泌物，使患者的呼吸道保持畅通。物理治疗包括体位引流、胸背拍打等，均有利于呼吸道分泌物排出。对于有高风险因素（吸烟史、高龄、基础肺疾病和肥胖等）的患者，即使无痰液，也应强调在术前预防性使用盐酸氨溴索，建议剂量为1g/d。另外，输液，雾化吸入，湿化气道，雾化支气管扩张剂，体位引流，胸背拍打等都利于呼吸道分泌物的排出。术前常规使用速效支气管扩张剂治疗老年、COPD和哮喘患者，有助于提高基础肺功能，改善患者血氧饱和度，进一步提高术前准备质量。对并发COPD的肺癌患者，如无相关禁忌证，术前应用长效β受体激动剂或长效抗胆碱药物，可降低PPC发生率，改善预后。

（五）长期卧床

长期卧床可造成下列后果：①上呼吸道黏膜和腺体萎缩，加温加湿作用减弱；②呼吸道免疫功能和自我屏障功能减低；③呼吸肌肌力减低，咳嗽排痰能力减弱；④小气道狭窄、塌陷，分泌物潴留；⑤咽喉部黏膜退化，感觉迟钝，吞咽反射减弱，误吸风险增加；⑥双肺后基底段坠积性水肿。

（六）肥胖症

尽管大多数研究没有发现肥胖与PPC之间的相关性，但肥胖症通常被认为是一种风险因素。肥胖者常出现低氧血症和高碳酸血症，睡眠呼吸暂停综合征是其典型表现。肥胖者病理生理学改变主要是由于通气不足和组织灌注增加所致的通气血流比值下降、肺容积减少、胸廓运动下降及膈肌活动障碍。FRC、FVC和FEV_1在肥胖者中都有不同程度的下降，因此在呼吸暂停时更易发生缺氧。另外，肥胖症患者在手术后很难动员下床活动，这意味着术后发生DVT和肺栓塞的风险增加。肥胖者术前体重减少10%~15%，睡眠呼吸暂停的严重性就会降低50%，从而降低发生PPC的风险。

（七）病菌定植

致病性病菌定植是指在正常无菌的呼吸道中出现的病菌，它能够持续存在并不断生长繁殖，但不会导致严重的细菌感染的临床症状。病菌定植与感染的区别在于：病菌定植是指病菌在消化道、呼吸道等黏膜表面持续存在而没有发生宿主反应。细菌与宿主之间的长期共生关系可能导致或进一步发展成感染。细菌性感染是指在局部组织或侵入血液循环中生长繁殖的病菌或条件致病菌所引起的急性全身或局部感染，临床上有相应症状。所以，定植并非一种感染，而是一种重要感染源和危险因素。结果表明，呼吸道致病菌定植是PPC的独立危险因素。术前肺部致病菌的定植主要有以下几个方面:①目前肺癌患者中40%~70%伴有不同程度的COPD。在稳定期COPD患者中,25%~40%的患者通过呼吸道分泌物的定量培养检测到了植入菌。②感染因素在肺癌的发生发展过程中起着重要作用,恶性肿瘤伴随着免疫抑制和营养状态异常,也为病原菌的定植提供了条件。

对急性上呼吸道感染患者,应控制炎症后择期手术治疗。为预防和控制慢性呼吸系统疾病患者的肺部感染,术前3天常规使用抗生素。

(八) 既往治疗史

术前长期应用糖皮质激素、新辅助放/化疗以及既往有胸外科病史和外伤史等均可增加PPC发生率。但对于新辅助靶向治疗和免疫治疗是否会增加手术风险还没有明确的结论。一个观点认为新辅助治疗不会增加PPC的发生率;另一个观点则完全相反。最近发表的国际大型临床研究发现,术前序贯手术-放化疗联合治疗模式,可明显改善食管癌患者的生存率。这也为术前同步放化疗在食管癌治疗中的应用奠定了基础。肺脏是胸腔放射治疗剂量受限的主要器官之一,因为肺组织对射线非常敏感。同时化疗的放射增敏作用,可能会增加放化疗期间肺组织的不良反应,从而潜在地增加胸科手术中PPC的风险。随着食管癌患者放/化疗同步化的逐步进行,放/化疗后的围手术期安全性特别是肺毒性反应日益受到临床关注。

当前有关胸部放化疗对肺功能影响的研究报道不多。Jawde发现食管癌患者放化疗后DLCO%显著降低,其余指标无明显改变。在肺癌患者中也有类似的报道。放化疗对肺泡毛细血管通透性的影响可能与肺的弥散功能损害有关。放射能抑制肺泡上皮细胞增生,对血管内皮细胞和肺泡上皮细胞造成放射性损伤,最终导致毛细血管闭塞,改变肺泡-毛细血管通透性。此外,除了放射治疗的增敏作用外,化疗药物本身也会引起肺毒性反应。常用的化疗药物包括烷化剂和微管蛋白抑制剂,这些药物主要通过对肺组织的直接毒性、过敏性反应和肺毛细血管损伤而导致间质性肺炎、肺纤维化、超敏综合征或毛细血管渗漏综合征。最后影响肺泡-毛细血管屏障导致弥散功能下降。

术前1~3d应用小剂量糖皮质激素可减少PPC发生率,术前30min静脉注射甲基泼尼松龙(10mg/kg)可减少食管癌患者单个或多个器官衰竭的发生率。食管切除手术前使用500mg甲基泼尼松龙,患者术后疼痛评分降低,心率、体温及体液平衡预后较好。

(九) 健康状况及其他风险因素

美国麻醉医师协会(American Society of Anesthesiologists, ASA)疾病评估分级是预测PPC的一个重要因素,ASA分级≥Ⅲ级是PPC的一个独立风险因素。结果表明,ASA分级≥Ⅲ级患者中PPC的发生率(16.6%)是ASA分级<Ⅲ级患者PPC发生率的8倍(2.0%)。

术前营养不良、低蛋白血症患者PPC发生率明显升高;术前低血清白蛋白(<35g/L)是发生PPC的独立危险因素。术后30天内死亡率较高,术后易发生肺内分流、低氧血症、换气功能减退及肺间质水肿等。术后再插管、肺炎及机械通气辅助治疗的发生率也显著增加。在过去的6个月中,体重下降超过10%也是PPC的独立风险因素。PPC风险升高与营养不良密切相关。所以胸外科患者术前应积极纠正低蛋白血症、贫血和水电解质紊乱,改善营养状况,严重时可在术前给予10~14d的营养支持。

其他与PPC相关的危险因素包括器官功能下降,精神状态改变、糖尿病、心力衰竭、贫血、以及心脏、肝、肾等器官功能不全,这些都会增加PPC发生的风险。

糖尿病是影响下呼吸道感染的独立危险因素。PPC在胸、腹外科患者中发生率为

11.5%,最主要危险因素是糖尿病、长期住院(住院5d以上)和术前并发肺疾病。长期高血糖状态的糖尿病患者,其免疫功能下降,血浆渗透压升高,白细胞吞噬及趋化能力下降。术前控制血糖(≤12mmol/L)可预防PPC。

手术前贫血常反映患者有慢性病理生理变化,如营养不良或肾病,贫血本身也是PPC的独立危险因素。缺血性心脏病患者的血氧携带能力降低,导致组织灌注不足,愈合不良,特别是对支气管残端愈合影响更显著。支气管残端本身易发生血供不足,若合并贫血其愈合较差,极易发生支气管残端瘘管,是全肺切除术后最严重的并发症。另外,术前贫血严重的患者需要输血,因此PPC的发生率增加。

(李晶媛 编写　罗娟 审校)

第三节　术中危险因素及应对策略

胸外科手术的类型、范围、时间及方式对PPC的形成有一定的影响。所以,在评价胸科手术患者PPC的发生及如何有效预防、治疗PPC时,应根据其危险因素采取相应的干预、治疗。

一、手术因素

(一)手术方式

开胸术中对组织严重破坏,常导致患者术后剧烈疼痛,延迟组织愈合,甚至术后感染。手术后疼痛不仅限制了患者的呼吸运动,影响肺功能的恢复,还会引起肺不张、排泄不畅、低氧血症,并促进PPC的发生。

胸腔镜手术对患者胸壁、肌肉及肺组织的损伤较传统开胸手术小,因此可减少PPC的发生,缩短术后住院时间,减轻术后疼痛,减少引流管留置时间,降低死亡率等。尽管胸腔镜手术有更多的好处。但是,有2.5%~23%的胸腔镜手术会发生中转开胸手术,主要原因是术前评估不足、胸腔镜手术不能完成,以及手术过程中大量出血,导致患者术后肺功能恢复缓慢。一般采用三孔法、双孔法和单孔法进行胸腔镜手术。研究报道显示,与三孔或双孔入路相比,单孔入路手术患者术后疼痛评分降低,术后肺功能恢复快,PPC发生率降低,引流管留置时间减少,住院时间缩短。

机器人辅助手术具有创伤小、操作灵活等特点,越来越受到外科医师的青睐。但是,研究发现:与开胸手术相比,机器人辅助手术虽然能改善预后,但其PPC的发生率和长期生存与胸腔镜手术相比没有显著差异,而且手术费用也大大增加。应综合考虑术后预后及经济效益,选择合适的手术方式。

(二)手术切除范围

术中切除范围是影响PPC的独立危险因素。切除范围越大,术后发生肺部感染和肺炎的概率越高。尽可能缩小手术切除范围,减少淋巴结切除数量,在一定程度上可降低PPC发生率。

(三)手术时长

除了手术方式和切除范围外,手术时间也是影响PPC发生的重要因素之一。延长手术时间,不仅可使患者肺组织损伤加重,而且可使患者机械通气时间和单肺通气(one lung ventilation,OLV)时间延长使机械通气性肺损伤(ventilation induced lung injury,VILI)损伤加重。

研究表明在手术时间超过 3h 的情况下,PPC 发生率明显增加。缩短手术时间可以减少患者的通气时间、麻醉时间和组织损伤,从而降低 PPC 的发生率,改善患者的预后。

二、麻醉与镇痛

伴随着对麻醉方法和麻醉药物研究的不断深入,有关麻醉药物、麻醉方法对患者预后的影响已受到广泛关注。

(一) 麻醉药物

当前临床上常用的麻醉方式是静吸复合麻醉(七氟烷或异氟烷复合瑞芬太尼)和静脉麻醉(丙泊酚复合瑞芬太尼)。在胸科手术 OLV 过程中,麻醉剂对炎症反应和 PPC 的作用尚无定论。在 OLV 过程中,丙泊酚可通过抑制氧化应激反应、减轻大潮气量引起的 VILI、减少肺内分流、提高氧合指数和肺动态顺应性等作用。吸入麻醉剂的抗炎、抗氧化应激作用明显强于丙泊酚,对肺的保护作用更明显,尤其是七氟烷和地氟烷。结果表明,吸入麻醉药七氟烷、地氟烷可显著降低 OLV 后肺泡内炎症因子的浓度,改善术后患者的换气功能,增加氧饱和度。七氟烷甚至能使 OLV 后的肺泡内炎因子达到 OLV 前的水平。但上述临床研究在患者入组、手术方式、麻醉药物选择等方面均不一致,且研究样本量差异较大。这些小型临床研究不能得出相对客观、真实的结论。

2018 一项 Meta 分析报道指出,虽然吸入麻醉剂可增加术中肺内分流,降低术中氧合指数,但能降低 PPC 发生率(肺炎、肺不张、肺水肿、ARDS)。本文认为,吸入麻醉剂可引起肺内分流增加,主要原因是吸入麻醉剂可活化诱导型的一氧化氮合酶,抑制缺氧性肺血管收缩,从而在 OLV 期引起肺内分流,进而引起患者术中低氧血症。但吸入麻醉剂治疗 PPC 的疗效,可能与其强效抗炎作用有关。结果表明,PPC 与 OLV 期肺部炎症反应关系密切。通过激活腺苷受体和 ATP-κ 通道,吸入麻醉剂减少中性粒细胞的活化。Grabitz SD 和其他研究人员发现,与低浓度(0.45~0.64MAC)相比,高浓度的麻醉剂(1.1~1.3MAC)能更好地减轻肺部炎症反应,减少 PPC 的发生,这种肺保护作用在老年患者中尤其显著。所以,根据目前的研究结果,建议在胸科手术中应用静吸复合麻醉,特别是对于术前肺功能异常的老年患者。

(二) 麻醉与镇痛方式

1. 硬膜外麻醉　除静吸复合麻醉以及全凭静脉麻醉外,椎管内麻醉、区域神经阻滞复合麻醉也越来越多地应用于临床。就非胸外科手术而言,前瞻性和回顾性研究均证实,术中硬膜外麻醉和术后镇痛可减少 PPC(肺不张、肺炎和呼吸衰竭)的发生,特别是对 COPD 患者。

尽管大多数临床研究发现,特别是术前合并 COPD 的患者,全麻复合硬膜外麻醉可明显减少胸科 PPC 的发生率,改善术后肺功能,降低术后 30 天死亡率。但是也有一些研究认为复合硬膜外麻醉会加重 OLV 期患者的肺内分流,导致低氧血症。在 OLV 过程中,硬膜外麻醉对肺内分流的影响主要是由于硬膜外麻醉药物浓度的增加。低浓度布比卡因或罗哌卡因用于胸段硬膜外麻醉时,对肺内分流、通气血流比影响不大,甚至可降低外周血中的促炎因子,而高浓度布比卡因或罗哌卡因可促进肺内分流。另外,硬膜外麻醉可使患者术中及术后有较好的镇痛作用,减少阿片类药物的使用,减少其副作用,有助于患者术后呼吸功能的恢复,避免因术后疼痛而导致的肺不张及低氧血症。鉴于吸入麻醉药对围手术期肺功能的保护作用,吸入麻醉复合椎管内麻醉在临床应用时,对于患者术后肺功能恢复较静脉麻醉复合椎管内麻醉好。尽管硬膜外麻醉具有上述许多优点,但在临床上也存在着较大的局限性:如患者的凝血功能异常、穿刺部位感染、穿刺失败后可能引起的严重并发症（全脊髓麻醉、脊髓损伤、硬膜外血肿等）等。

2. 椎旁神经阻滞　随着超声技术在临床麻醉中的广泛应用，超声引导下的局部神经阻滞逐渐得到外科和麻醉医师的认可。超声引导椎旁神经阻滞是将局麻药物注入患者椎旁间隙，阻滞脊神经传导，从而起到镇痛作用。椎旁神经阻滞对患者术中血流动力学影响较小，术后镇痛效果与硬膜外麻醉相似，但其临床安全性优于硬膜外麻醉。在临床上，超声引导下椎旁神经阻滞主要有单点注射、多点单次注射、连续椎旁间隙置管注射等。与单点注射相比，多点注射具有更广的阻滞范围，而连续注射具有更持久的止痛效果。尽管超声引导下椎旁神经阻滞比硬膜外麻醉风险小，但仍有气胸、出血、局部血肿等严重并发症的报道。

3. 其他神经阻滞　近几年来，在超声引导下的竖脊肌平面阻滞和前锯肌阻滞都获得了很大的成功。2016 年，Forero 公司首次报道了竖脊肌平面神经阻滞在临床麻醉中的应用。和椎旁间隙直接阻滞脊神经不同，竖脊肌层面阻滞是将局麻药注入竖脊肌和横突之间的筋膜内，起到止痛作用。结果表明，在胸腔镜手术患者术后 24 小时静息状态下，超声引导下椎旁连续神经阻滞镇痛效果优于连续竖脊肌神经阻滞，但在活动期疼痛评分无差异性。此外，前锯肌神经阻滞、肋间神经阻滞也是胸科手术后较好的镇痛方法。

（三）麻醉辅助用药

1. 右美托咪定　选择性 α_2 受体激动剂，具有良好的镇静、镇痛作用，现已广泛应用于临床外科手术。在 OLV 过程中，右美托咪定不仅能有效地改善患者的氧分压和通气血流比值，纠正低氧血症，而且能减轻术后疼痛，减少术后镇痛药的使用。在 COPD 患者中，右美托咪定也能提高术中氧合指数，改善术后肺功能及肺顺应性。在椎管内麻醉或神经阻滞时，右美托咪定也可作为局部麻醉的辅助药物，从而延长术后镇痛时间。此外，右美托咪定静脉泵注或罗哌卡因椎旁注射可减少萎陷肺内炎性因子释放，从而减轻萎陷肺损伤及肺组织细胞凋亡。右美托咪定复合异氟烷麻醉不仅能改善患者手术前后的氧合功能，而且能降低术后ICU 住院率，减少 PPC 的发生。这可能是因为它能减少中性粒细胞活化，抑制 OLV 引起的全身炎症反应。所以，无论是静脉注射还是局部应用，都能给患者带来一定的疗效。

2. 氟比洛芬酯　非甾体类抗炎性镇痛药。在 OLV 期，氟比洛芬酯可降低通气血流量比值，从而增加 OLV 期间患者的氧分压，这可能与其上调 TXB2/6-K-PGF1 的比值有关。

三、其他药物

（一）糖皮质激素

在 OLV 前给予 2mg/kg 甲基泼尼松龙，可降低儿童血浆中的炎性促进因子，并增加抗炎标志物。如能在诊断后 72h 内早期应用糖皮质激素，可明显提高胸科手术后 ALI 或 ARDS 患者的疗效，改善 ALI 评分，缩短机械通气时间，减少术后谵妄的发生率。

（二）抗炎药物

1. 西维来司钠　中性粒细胞弹性蛋白酶抑制剂，可抑制中性粒细胞的活化，改善术中低氧血症，减轻术后肺损伤。在围手术期应用西维来司（连续 7 天）可明显提高术后氧合指数，缩短术后机械通气时间和 ICU 住院时间。

2. 伊洛前列素　一种选择性肺血管扩张剂，在 OLV 期吸入伊洛前列素（20μg）可明显增加患者 OLV 期的氧分压，减少肺内分流，改善氧合，纠正低氧血症。

3. 尼可地尔　一种钙离子拮抗剂。对术前有心肌缺血的患者，在进行胸科手术时，常需给予扩张冠状动脉的药物以改善心肌供血。与硝酸甘油相比,在麻醉诱导期间给予大剂量尼可地尔,负荷剂量为 0.08mg/kg,然后以 0.08mg/(kg·h)的速率输注,可显著提高 OLV 期患者的氧合指数。

四、机械通气

胸外科手术常采用 OLV 通气,但 OLV 可导致严重的炎症反应,导致 VILI。术中,为了保证器官充分的氧供,维持正常脉搏氧饱和度,通气侧肺部往往需要给予较高的潮气量进行机械通气。特别是术前有呼吸系统疾病的患者,更易发生 VILI。机械通气会使肺泡过度膨胀(容量伤),使肺泡壁跨壁压力差增大(气压伤),使肺泡表面活性物质减少,从而导致肺不张(不张伤),使炎症介质大量释放引起肺损伤(生物伤),从而增加 PPC 的发生率。在 OLV 治疗后,患者肺泡中的炎性细胞数量、炎性因子浓度、总蛋白和白蛋白浓度显著增加。机械通气是 OLV 术后肺损伤的独立危险因素。与 15cmH$_2$O 比较,当气道峰值压力大于 25cmH$_2$O 时,急性肺损伤的发生率提高了 3 倍。与通气侧肺相比,非通气侧肺因 OLV 期呼吸运动停止而引起缺氧再氧合反应,释放活性氧和炎症因子,从而引起非通气侧肺损伤。因 OLV 期肺损伤机制不同,术中可以对非通气侧肺及通气侧肺保护。

(一) 非通气侧肺

正如前面所提到的,非通气侧肺损伤主要是由手术引起的机械损伤和缺氧再氧合引起的。外科手术是不可避免的因素,如何通过改善外科手术来减轻肺损伤,在前面的章节中已经讨论了。这部分重点讨论如何减轻缺氧再氧合反应损伤。

1. 持续吹入氧气　对缺氧再氧合所致的非通气侧肺损伤,给予适量的氧气供给,可在一定程度上缓解非通气侧肺损伤。开胸或胸腔镜手术时,将 3L/min 的氧气吹入非通气侧肺,可有效改善 OLV 期的动脉氧合,减少 OLV 期低氧血症的发生。

2. 持续气道正压通气(continuous positive airway pressure,CPAP)　除向肺部吹氧外,还可在非通气侧肺应用 CPAP,以纠正缺氧血症,减轻肺损伤。CPAP 不仅能减轻 OLV 期低氧血症,而且能减少患者外周血、通气侧肺和非通气侧肺内炎症因子的释放,抑制 OLV 引起的炎症反应,从而减轻 OLV 引起的肺损伤。

3. 周期性肺复张策略　在 OLV 期,每 20min 实施一次肺复张术(包括 10s 肺膨胀,5s 肺萎陷,4 次重复,持续 1min),可有效地提高患者的氧饱和度,减少术后肺不张的发生率。

4. 小潮气量机械通气　因肺部持续萎陷,即使采用持续吹氧、CPAP 或肺复张策略,也可能无法避免发生低氧血症。目前已发现,与单独给予 CPAP 相比,在不影响手术操作的情况下,对非通气侧肺部给予最低潮气量机械通气(潮气量 50ml,气道压力 10cmH$_2$O),能更好地改善患者的氧合状态,提高氧分压。特别对不能应用 CPAP 的患者,优势更为明显。

对于非通气侧肺的保护措施,目前临床上研究较少。尽管上述研究均通过改善萎陷肺组织的氧供、氧合功能,从而减轻低氧血症甚至肺内炎症反应,但非通气侧肺损伤仍然存在,且严重。所以需要更多的临床研究,提出更有针对性的治疗方法,以减轻非通气侧肺损伤。

(二) 通气侧肺

通气侧肺损伤主要由机械通气所致。所以,要从 VILI 的病理生理学机制入手减轻通气侧肺损伤。大潮气量机械通气可引起术后肺损伤、肺不张、肺水肿等。为了减少 OLV 术后肺损伤,建议在临床麻醉中采用保护性通气策略进行 OLV 管理。许多研究已经证明,保护通气策略(包括低潮气量、低气道压、呼气末正压、肺复张策略等)可以减少 PPC 在胸科手术中的发生,降低术后急性肺损伤的发生率,甚至降低术后死亡率。

1. 吸入氧浓度　在传统的 OLV 期,为了提高患者的氧饱和度,往往倾向于吸入高浓度的氧。但吸入高浓度氧气的时间较长,易引起氧化应激反应,释放活性氧,损伤肺泡上皮细胞。所以现在临床开始接受适度的低氧血症,即在双肺通气期 $SpO_2>95\%$,在 OLV 期 $SpO_2>90\%$ 的基础上,尽可能降低吸入氧浓度和调整呼吸参数,从而减轻肺损伤。

2. 潮气量　OLV 期的潮气量变化与术后肺损伤的发生率呈正相关。大潮气量机械通气可引起患者肺泡内吸入物体积增大,引起肺泡机械损伤,释放大量炎症因子,诱发 VILI。与 6~8ml/kg 潮气量相比,4ml/kg OLV 潮气量组血管外肺水份明显减少。在 OLV 潮气量达10ml/kg 时,术后 ALI 的发生率可增加 3 倍,采用低潮气量通气可明显降低术后 ALI 的发生率。低潮气量(6.7ml/kg)患者术后发生呼吸衰竭的概率比大潮气量(8.3ml/kg)显著降低。目前胸科手术的潮气量建议为:双肺通气期 8ml/kg,OLV 期 6ml/kg。OLV 期若给予低潮气量,不仅会导致严重的缺氧血症,甚至会导致术后肺不张。此外,保护通气策略(双肺通气6ml/kg,OLV 3ml/kg)与传统的通气模式(双肺通气 10ml/kg,OLV 5ml/kg)相比,患者的肺部生物标志物无明显差异。所以在 OLV 期,究竟选择多大潮气量的机械通气,尚需更广泛、更深入的临床研究来证实。

3. 气道压　VILI 的主要病理生理学机制包括:气道压力过高造成的气压伤;因肺泡膨胀造成的容量伤;因肺泡循环开放或闭合造成的不张伤;上述三个因素引起炎症因子释放,造成生物伤。呼吸道压力是影响胸科手术患者 PPC 的独立危险因素。如果呼吸道压力超过 $40cmH_2O$,即使单一的机械通气也会导致肺泡炎。相对于气道峰压,平台压与 PPC 的关系更密切。高平台压($29cmH_2O$)与低平台压($14cmH_2O$)相比,明显增加了术后 ALI 的发生率。所以保护通气策略的主要目的是降低机械通气时平台压,从而降低肺泡所承受的压力。

但最近的一种观点认为,VILI 的主要原因是由于大潮气量引起的肺泡过度膨胀。有研究结果表明,即使维持低气压,给予大潮气量的机械通气仍然会导致肺损伤。但在高压状态下,通过限制胸廓运动,给予小潮气量的机械通气,可降低肺损伤发生率。所以把气道峰压控制在低于 $40cmH_2O$,把气道平台压控制在低于 $25cmH_2O$ 是比较安全的。

4. 通气模式　临床上常用的机械通气模式包括容量控制通气和压力控制通气。胸科手术中容量控制通气与压力控制通气的优劣,至今仍无定论。对肺功能正常的患者,两种通气方式在术中氧分压,血氧饱和度,PPC 等方面无统计学差异。一个 2016 年的 Meta 分析提出,压力控制通气方式除了能降低患者气道峰压和提高氧合作用之外,没有其他临床优势。但术前有呼吸障碍或肺损伤的患者,压力控制通气模式可降低肺内气道压力,减少肺内分流,增加术中氧合指数,降低肺泡-动脉氧分压差,减少生理无效腔。压控通气模式不仅能改善患者术中的氧合状态,而且能改善术后 24h 内的氧合状态,甚至能缩短患者术后呼吸机通气时间、ICU 住院时间和总住院时间。所以,对于术前有肺功能障碍的患者或老年患者,建议采用压力控制通气模式。

另外,近几年来,驱动压通气模式逐渐为人所知。在治疗 ARDS 患者时,首先采用驱动压通气模式。驱动压是在患者机械通气过程中平台压力减去 PEEP。该研究发现,驱动压通气模式可减轻 ARDS 患者肺损伤,增加氧分压,降低死亡率。Park 等人在临床胸科麻醉中首次使用驱动压通气模式进行通气,与传统保护性通气策略相比,驱动压通气模式可减少 PPC (肺炎和 ARDS)的发生率。这种新的机械通气方式为胸科手术围手术期呼吸系统并发症的改善提供了一个新的治疗思路。

5. 呼气末正压(positive end-expiratory pressure,PEEP)　虽然保护性通气可减轻 VILI,但小潮气量机械通气也容易造成通气不足,术后肺不张。对此,有学者提出,接受小潮气量机械通气患者应配合 PEEP 治疗。研究表明,在 OLV 过程中,PEEP 从 $0cmH_2O$ 升到 $5cmH_2O$,肺内分流下降了 5%;当 PEEP 上升到 $10cmH_2O$,肺内分流下降了 11%。在 OLV 期,选择 PEEP 的什么水平,既可以减轻患者的缺氧血症,又不会加重患者的跨壁压力? 各种临床研究提供了不同的参数。所以需要寻找最佳的 PEEP。目前有研究结果表明,与 $0cmH_2O$ 相比,$5cmH_2O$ PEEP 组的患者氧合指数明显升高,而 PEEP 从 $0cmH_2O$ 升高到 $10cmH_2O$ 时,氧合指数不但没有提高,反而降低了患者左右心室舒张期的功能。但与 $5cmH_2O$ 相比,$10cmH_2O$ 的 PEEP 能更好地改善术中氧合,增加氧分压。所以 PEEP 的实施不能一概而论,应该个性化设置,这样才能起到最好的效果。与固定 PPEP 相比,个体化 PEEP 能较好地改善呼吸力学指标,提高氧合。个性化 PEEP 的设定:PEEP 从 $20cmH_2O$ 开始,每次 $2cmH_2O$ 逐渐降低,同时测量肺动态顺应性,当顺应性达到最佳状态时,此时的 PEEP 被认为是最佳/个性化 PEEP。此外,理想的 PEEP 不仅要满足患者肺部通气时的最佳状态顺应性,还应尽量避免对患者血流动力学的影响,使肺泡保持开放,避免肺泡过度膨胀。

6. 肺复张策略　肺复张策略源于 ARDS 患者肺不张的治疗。使萎陷的肺泡再次膨胀,通过增加肺泡跨壁压力来减轻肺不张。鉴于胸外科手术中出现不同程度的肺不张,因此在临床胸科手术中应用肺复张策略。加用肺复张策略,可有效地减轻术后肺不张,改善手术前后的氧合。

在 OLV 前以 $40cmH_2O$ 压力复张 10 次,再加 PEEP,可有效地改善 OLV 全过程中的氧饱和度,增加氧合。肺复张后,再加合适的 PEEP,不仅能提高术中氧合指数,而且能降低 PPC 的发生率。在 OLV 期采用 $40cmH_2O$ 肺复张策略和 $10cmH_2O$ PEEP 能有效地改善 OLV 引起的低氧血症,提高氧分压。对 OLV 前和后分别采用肺复张策略,可减少患者肺泡无效腔,改善氧合。有研究表明,在肥胖患者 OLV 期采用肺复张策略与 PEEP,结合 autoflow 通气模式,有效降低气道压力,降低肺内炎性因子浓度,降低肺内分流,增加患者氧分压。当前临床应用的复张策略大多选用 $40cmH_2O$ 压力复张联合 $10\sim20cmH_2O$ 的 PEEP,进行 10 次。但也有人认为,采用高压力复张手法不仅会引起肺泡损伤,而且会引起肺泡周围肺组织损伤,引起炎症因子释放。已有研究证明,单次 $40cmH_2O$ 的压力超过 40s,就会导致肺泡内炎性因子的释放。所以采用何种水平压力进行肺复张,仍需更多的临床研究来证实。

7. 吸/呼比　对 ARDS 患者机械通气时延长患者吸气时间,可增加氧输送,提高氧分压。胸外科手术在 OLV 期延长吸气时间,不仅能延长输氧时间,还能促进肺泡开放,避免肺泡塌陷,从而增加氧饱和度,预防术后肺不张。在 OLV 期采用 1:1 的吸/呼比值,虽然可以改善患者机械通气的呼吸力学指标,但对氧合功能的影响不大。

8. 高碳酸血症　高碳酸血症最初源于 ARDS 患者的保护性通气策略,在 20 世纪 90 年代正式命名为高碳酸血症。高碳酸血症能有效地减轻 ARDS 患者的肺部炎症反应,减轻肺损伤,降低死亡率。根据制备方法和目的的不同,高碳酸血症可分为治疗性高碳酸血症和允许性高碳酸血症。允许性高碳酸血症主要是通过降低患者的潮气量和呼吸频率而被动地引起高碳酸血症。在临床胸外科手术中采用保护通气策略时可引起轻度高碳酸血症,但疗效不佳。有学者在临床工作中发现,通过降低患者的潮气量和呼吸频率使 $PaCO_2$ 浓度达到 60mmHg 时,患者常会出现严重的低氧血症。治疗性高碳酸血症是通过吸入外源性 CO_2 气体制备出高碳酸血症。结果表明,吸入外源性 CO_2 气体使 $PaCO_2$ 分压达到 $60\sim70$mmHg,不仅能改善 OLV 通气力学指标,而且能减少肺泡内炎性因子的释放,提高患者术中、术后的氧合水平。

五、液体输注管理

1. 输液　输液过多是胸科手术后发生 ARDS 的独立危险因素。回顾性研究发现:围手术期第一个 24h 内输液 $3\sim4$L 与术后 ARDS 的发生有直接的关系。手术期间限制输液量,对预防术后 ARDS 及肺水肿有重要意义。术中低血压通常是由于麻醉药导致血管容量扩张而很少是由于大量失血引起的。在保证患者有效循环血容量的前提下,多输注 500ml 液体,可使术后 FEV_1 下降 5%,ARDS 发生率增加。手术期间净液量大于 4L,患者 PPC 发生率及死亡率均显著增加。此外,术前等容血液稀释(500ml)可破坏 COPD 患者的术中氧合功能,导致低氧血症。所以从理论上讲,限制输液可以减轻肺组织内液体的负荷,改善低氧血症。所以,对于胸科手术患者,建议按照目标导向的输液原则,尽可能减少输液对患者的影响。

2. 输血　输血是导致 PPC 和术后 90d 死亡率独立的危险因素。术中未输血患者的 PPC 发生率、30d 死亡率及术后住院时间均优于输血患者。回顾性研究表明,在保证有效血容量前提下,食管癌未输血患者与输血患者相比其预后较好,术后死亡率较低。所以在胸科手术中,保证患者的有效循环血容量时,尽可能减少输血,可以降低 PPC 的发生率,降低患者的死亡率。

(侯武钢　编写　潘鹏　审校)

第四节　术后肺功能保护

胸外科手术患者术后处于恢复阶段。在这段时间内,应针对患者围手术期病理生理学变化,实施综合术后治疗、护理措施,以尽量避免 PPC 的发生。

(一)保持患者气道通畅

常规保持气道通畅的措施可参照术前气道管理的方法。对于有长期大量吸烟史、高龄、肥胖、合并 COPD、哮喘等基础肺疾病或合并糖尿病的患者,即使没有痰液,预防性应用氨溴索也能降低 PPC 的发生。在 PPC(肺不张、低氧血症、ARDS 等)的防治中,氨溴索是一种有效药物。大剂量的氨溴索(1g/d)能起到抗炎、抗氧化和清除体内自由基的作用,并能增加肺泡表面活性物质,减少 PPC 的发生。此外,短效抗胆碱药雾化吸入,一方面可湿化气道,保持呼吸道通畅,改善患者肺功能,有利于排痰;另一方面可减少黏液分泌,降低 PPC 的危险。

(二)术后镇痛

术后疼痛是 PPC 的危险因素之一。胸外科手术因切口涉及肋间神经、肋间外肌和肋间内肌等解剖结构,造成严重的组织和神经损伤,术后疼痛剧烈。不仅限制了患者的呼吸,减少了功能残气量,而且也限制了术后咳嗽及呼吸道分泌物的排出,从而导致呼吸道阻塞,低氧血症发生,增加了术后肺不张和肺感染的风险。此外,部分急性疼痛患者可发展为慢性疼痛(神经痛),严重影响患者的生活质量。开胸术和手术时间超过 2.5h,均为术后慢性疼痛的危险因素。

术后合理有效的镇痛,不仅能为患者提供良好的康复条件,而且能促进呼吸功能的改善,分泌物的排泄,残气量的增加,尽早下床活动。术后镇痛的方法和方式目前临床上比较多,各有利弊(见本书第六章第三节)。无论采用何种镇痛方法,只要能起到良好的镇痛作用,促进肺泡复张,早期下床活动,都能减少 PPC 的发生,有助于患者术后恢复。

(三) 手术后肺部感染的防治

肺部手术患者术后肺炎发生率约25%。手术后患肺炎的患者经常需要无创机械通气或再次插管,其死亡率高达 20%。为了降低术后肺炎和肺部感染的发生率,临床上常采用预防性应用抗生素(术前 30~60min),直至拔出导管为止。抗生素的预防性使用没有明确的种类限制。而术后发生肺部感染,则应根据感染的病原菌进行针对性的抗生素治疗。迄今为止,临床上还没有针对如何使用抗生素进行大规模的临床研究,更多的是基于临床医师自身的经验。有研究证实,与术前及术后单次使用广谱抗生素相比,围手术期持续使用48h 或直至拔管,并不能减少患者术后肺部感染的发生率。如患者术后可提前拔除导管,提前下床活动,则更有利于预防术后肺部感染。

(四) 术后辅助呼吸法

胸外科手术患者术后一旦发生严重肺部感染,往往需要机械通气支持,如无创呼吸机或气管插管。为了避免 VILI 的发生,临床多使用无创呼吸机。术后预防性应用 CPAP 模式呼吸支持(3 次/d,每次 2h),可减少 PPC 的发生率,缩短患者住院时间。但需要大样本量的临床研究来证明此方法。虽然 CPAP 能减少 PPC 的发生,缩短住院时间,但通气时患者不舒服,影响饮食及语言交流等。

高流量鼻导管氧(high-flow nasal oxygen,HFNO)是通过让患者鼻导管吸入高流量氧气(一般流量大于 2L/min),产生流量依赖的呼吸道正压,维持肺泡跨壁压力。研究表明,肺切除患者术后给予 HFNO(氧流量 20~50L/min,目标血氧饱和度 93%,呼吸频率<16 次/min,患者无不适感),可缩短患者住院时间,增加患者满意度,降低患者住院费用。但其对患者术后肺功能的影响,尚需进一步的临床研究证实。

(五) 合理补液、控制血糖

术后补液应尽可能采用口服或肠内营养的方法。禁食水的患者术后静脉补液主要为晶状液;在补充液量方面,目前倾向于限制性或目标导向性补充。过量输液可加重心脏负担,增加血管外肺水分甚至引起肺水肿,造成肺组织弥散功能障碍。

糖尿病患者围手术期肺部并发症增加,PPC 发生率及死亡率与术后胰岛素抵抗呈正相关。术后应监测血糖,控制血糖低于 216mg/dl(12mmol/L),避免低血糖的发生。低血糖也是 PPC 的危险因素。

(六) 早期下床活动与肺功能恢复训练

应鼓励胸科手术患者在手术后尽早下床活动,或增加患者肩部运动,促进肺功能的恢复,预防PPC 发生。术后第 2 天或术后患者可单独活动时增加踏步机锻炼,可明显减少术后呼吸道感染和呼吸困难的发生率,并可显著缩短住院时间。手术后早期下床行走对减少肺栓塞的发生也有重要意义。

术后肺功能康复是一项多学科协作的肺功能保护方案,其主要措施包括:激励性肺活量测定,鼓励患者咳嗽和深呼吸,口腔卫生护理,患者与家属的教育,早期并经常床下活动(>3次/d),床头抬起30°以上。该研究证实,这种多学科协作的肺保护策略可以明显降低PPC和计划外插管的发生率。

(七) 术后加速康复

目前在胸科手术中也开始采用加速康复理论。患者接受加速康复措施,如维持适当的麻醉深度、避免使用长效肌松药物和镇静剂、限制输液、保持体温在36℃以上、进行呼吸系统管理如雾化吸入、控制血糖和血压、纠正电解质平衡、完善术后镇痛、减少引流管留置时间,可以减少肺部和其他器官并发症的发生,明显缩短术后住院时间,显著减少总体住院费用。

但是,加速康复策略对于胸科手术是否与其他类型手术具有同样的临床价值,目前尚无共识。2016年的前瞻性研究指出,加速康复策略能够减少PPC的发生;另一项研究表明,与常规手术治疗相比,加速康复没有临床预后上的差异;甚至还有一项研究表明,加速康复反而会增加患者的2次住院率。所以胸科手术中加速康复的指导原则仍需大规模的临床研究来证明。

已经有研究团队提出了关于胸科手术加速康复的应用指南(主要建议包括术前咨询、营养调节、戒烟戒酒、避免长时间禁食、禁饮、预防静脉血栓栓塞和避免体温过低;术中使用短效麻醉药以促进早期恢复,使用多模式镇痛方案,防止恶心、呕吐,减少阿片类药物的使用,维持有效的循环血容量,减少手术创伤;术后早期拔出胸腔引流管,尽量避免留置导尿管,术后早期下床活动)。但该临床指南目前缺乏足够的术后临床数据支持,而且其对于患者预后的影响尚无定论。对胸科手术后加速康复治疗情况的评估目前已建立数据库,并已开始正式收集有关资料,作为胸科手术加速康复治疗情况的指导原则。

围手术期肺功能保护的目的是保护患者肺功能,预防PPC的发生,使患者安全地度过围手术期,改善患者预后。在胸外科手术中,围手术期保护肺功能是降低PPC的重要措施。围手术期肺功能保护策略应从术前、术中、术后开始,并需要一系列有效措施的有机结合,是一个多学科合作的过程,除了外科医师、麻醉科医师、康复治疗师和护理人员外,还需要患者及其家属的积极配合。

(姜涛 编写　潘鹏 审校)

参考文献

[1] TEF A,AJ F,P P,et al. A systematic review and consensus definitions for standardised end-points in perioperative medicine:pulmonary complications[J]. Br J Anaesth,2018,120(5):1066-1079.

[2] MAZO V,SABATE S,CANET J,et al. Prospective external validation of a predictive seore for postoperative pulmonary complications[J]. Anesthesiology,2014,121(2):219-231.

[3] BONGIOLATTI S,GONFIOTTI A,VIGGIANO D,et al. Risk factors and impact of conversion from VATS to open lobectomy:analysis from a national database[J]. Surg Endosc,2019,33(12):3953-3962.

[4] ZHANG W,ZHANG S,Li B,et al. Paravertebral dexmedetomidine as an adjuvant to ropivacaine protects

against independent lung injury during one-lung ventilation：a preliminary randomized clinical trial［J］. BMC Anesthesiol，2018，18（1）：67.

［5］ GONZALEZ M，ABDELNOUR-BERCHTOLD E，PERENTES JY，et al. An enhanced recovery after surgery program for video-assisted thoracoscopic surgery anatomical lung resections is cost-effective［J］. J Thorac Dis，2018，10（10）：5879-5888.